TÉLÉCHARGEZ :

- La table complète pour savoir si tel aliment renferme un peu, moyennement ou beaucoup de Fodmaps.
- Votre fiche journée alimentaire.
- Le protocole SOS régime d'épargne digestive.
- Vos 20 recettes illustrées en couleurs.

Rendez-vous vite sur la page :

http://blog.editionsleduc.com/bible-confort-digestif.html

ou scannez ce code

Pour scanner le QR code avec votre téléphone ou votre tablette, téléchargez sur votre magasin d'applications mobiles (App Store, Android market, etc.) une application permettant de lire les QR codes. Lancez l'application et visez le QR code avec l'appareil photo de votre téléphone mobile. L'application reconnaît automatiquement le QR code et vous permet de voir son contenu sur votre écran.

Vous pouvez également accéder au contenu via le lien indiqué, il vous suffira pour cela de taper ce lien directement dans la barre de recherche de votre navigateur Internet.

Des mêmes auteurs, aux éditions Leduc.s

500 recettes pour bien digérer, 2016.

Danièle Festy :

Soignez vos troubles digestifs avec les huiles essentielles, 2016.
Le Grand Livre des probiotiques et des prébiotiques, 2014.
Tout vient du ventre (ou presque), 2010.

Pierre Nys :

Plus jamais mal au ventre avec le régime Fodmaps, 2015.
Mes petites recettes magiques sans Fodmaps, 2015.

Ce titre est la réédition du livre *Ma bible du ventre* paru en 2016.

Maquette : Sébastienne Ocampo
Illustrations : Fotolia, Nicolas Treve, Deletraz

29 boulevard Raspail
75007 Paris – France
ISBN : 979-10-285-1022-0

DANIÈLE FESTY Dr PIERRE NYS

MA BIBLE DU CONFORT DIGESTIF

LEDUC.S PRATIQUE

SOMMAIRE

INTRODUCTION

Remontées acides, digestion lente, ballonnements, maux de ventre, constipation, aphtes à répétition, mauvaise haleine… Nous avons coutume de nous accommoder de nos « petits maux » qui nous paraissent bénins et courants, alors qu'ils pourraient être soulagés avant de dégénérer en maladies plus problématiques, ou avant de nous pourrir la vie. Souvent, il faut bien le dire, c'est parce que nous n'avons pas le choix : ballottés de consultation en consultation, de spécialiste en expert, on finit par baisser les bras et accepter son sort. Pourtant, il y a toujours quelque chose à faire. Et si jadis on ne vous considérait « malade » (donc à soigner) que si les radios ou autres prises de sang indiquaient un problème, les choses ont bien changé aujourd'hui : vous pouvez « aller très bien » sur un plan biologique, mais moyen sur un plan clinique ; vous tordre de douleur à la moindre bouchée de riz au lait, de pain frais ou de concombre, alors que les examens ne « montrent rien ».

C'est que la palette des maux digestifs s'est considérablement accrue ces dernières années. D'une part parce que l'alimentation s'est complexifiée, apportant son lot de molécules indigestes et d'additifs à problème. D'autre part parce que l'on met désormais un nom sur un problème considéré autrefois comme « psychologique » (intolérance au gluten, sensibilité aux Fodmaps…). Résultat : des patients qui souffrent, des médecins souvent dépassés, des symptômes qui durent, s'ancrent, pour ne plus faire qu'un avec leur hôte.

Pourtant, des solutions sont possibles. On peut toujours tenter quelque chose, il ne faut jamais renoncer. Tous les conseils proposés dans ce livre sont naturels et efficaces, dans la majorité des cas, TRÈS rapidement. N'attendez pas pour mettre en pratique ! Pour autant, ils ne remplacent en aucun cas une consultation médicale. Si vos symptômes persistent ou s'accompagnent de fièvre ou de douleurs intenses, ne tardez surtout pas à consulter.

Ne vous lancez pas non plus dans une automédication « dure » sans trop savoir ce que vous avez. Par exemple, ne faites pas systématiquement appel à des laxatifs (même à base de plantes !) en cas de constipation, ni à des « antiacides » si votre estomac vous brûle. Respectez votre corps en général, votre intestin en particulier, et ne vous obstinez pas à vous débrouiller tout seul si, à l'évidence, votre autotraitement ne fonctionne pas.

Première partie

Lorsque le ventre va bien

À QUOI SERVENT NOS ORGANES DIGESTIFS ?

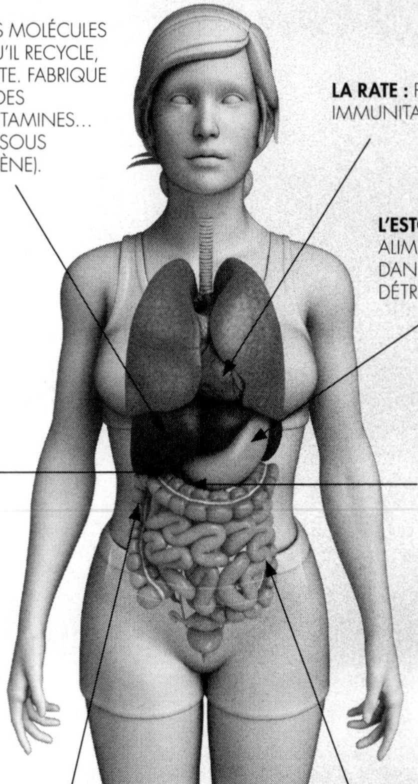

LE FOIE : REÇOIT DES MOLÉCULES EN TOUT GENRE QU'IL RECYCLE, TRANSFORME, REJETTE. FABRIQUE LA BILE. DÉBLOQUE DES HORMONES, DES VITAMINES… STOCKE DU SUCRE (SOUS FORME DE GLYCOGÈNE).

LA RATE : PRODUIT DES CELLULES IMMUNITAIRES ANTI-INFECTIEUSES.

L'ESTOMAC : RÉCEPTIONNE LES ALIMENTS MÂCHÉS, LES BRASSE DANS UN BAIN ACIDE POUR DÉTRUIRE LES MICROBES.

LA VÉSICULE BILIAIRE : RÉCEPTIONNE ET GARDE LA BILE, PUIS LA DÉVERSE LORSQUE C'EST LE MOMENT DE DIGÉRER.

LE PANCRÉAS : SÉCRÈTE DES ENZYMES DIGESTIVES (PETITS CISEAUX POUR DÉCOUPER LES LIPIDES, GLUCIDES, PROTÉINES) ET DES HORMONES POUR MAINTENIR CONSTANT LE TAUX DE SUCRE DANS LE SANG (INSULINE, GLUCAGON).

LE CÔLON (GROS INTESTIN) : SIÈGE D'UNE AUTRE PARTIE DE LA FLORE INTESTINALE… ET DES DOULEURS DE TYPE « COLITE ». C'EST ENFIN ICI QUE LE CORPS ABSORBE L'EAU ET LES MINÉRAUX. LES « RESTES » SE CONCENTRENT AINSI ET DEVIENNENT DES SELLES, QUE L'ORGANISME EXPULSERA PAR L'ANUS.

L'INTESTIN GRÊLE : SIÈGE D'UNE PARTIE DE LA FLORE INTESTINALE. C'EST LÀ QUE SE PASSE LA MAJEURE PARTIE DE LA DIGESTION, C'EST-À-DIRE DE L'ABSSORPTION DES ÉLÉMENTS PRÉSENTS DANS LES ALIMENTS ET JUGÉS UTILES.

COMMENT NOTRE CORPS DIGÈRE ET OÙ ÇA PEUT COINCER ?

La digestion, c'est la grande affaire de notre vie. C'est le « poste énergétique » le plus important consenti par le corps, et de très loin. Une formidable machinerie soutenue par une logistique hors pair mène à bien cette activité vitale : digérer. Tout le but consiste à transformer les aliments en nutriments, c'est-à-dire en molécules capables de traverser la barrière intestinale pour aller rejoindre la circulation sanguine. Cette dernière les dirigera vers les sites concernés : les sucres ici, les graisses là, les vitamines là-bas, etc. Vous ne pouvez pas présenter directement à vos muscles un œuf mayonnaise, qu'en ferait-il ? Le tube digestif est conçu pour garder en lui tout ce qu'il contient, jusqu'à ce que la plus petite molécule soit capable d'être absorbée par le sang ou la lymphe.

SUBSTANCES	DÉBUT DE LA DIGESTION	FIN DE LA DIGESTION	ABSORPTION
Glucides	Bouche : amidon Intestin grêle : sucres simples	Intestin grêle	Intestin grêle
Protéines	Estomac	Intestin grêle	Intestin grêle
Lipides	Intestin grêle	Intestin grêle	Intestin grêle
Vitamines, sels minéraux, eau	Gros intestin	Gros intestin	Gros intestin

Pour réaliser cet exploit permanent, l'ensemble du corps est sollicité. Le chemin parcouru par un aliment, et les organes au travail, est le suivant : bouche – œsophage – estomac – intestin grêle/vésicule/foie – pancréas – côlon. Tout au long de ce trajet, il peut se passer une infinité de choses. Chaque organe est un théâtre sur la scène duquel de multiples personnages se côtoient, parfois dans l'indifférence ou la bienveillance, et d'autres fois dans le drame voire la tragédie.

La salive : un starter digestif

La salive est un liquide incolore, opalescent, plus ou moins visqueux. Légèrement acide, elle est constituée de 99 % d'eau. Dans le 1 % restant, on trouve pêle-mêle des sels minéraux et une enzyme, l'amylase, qui démarre la digestion des amidons (sucres présents dans les féculents : pâtes, riz, pomme de terre…). Elle contient aussi des sels calciques qui, en précipitant, forment le tartre dentaire, mais c'est une autre histoire… Elle protège la bouche et les dents. Nous en sécrétons entre 1 à 2 litres par 24 heures, selon nos besoins. Certaines personnes ne fabriquent pas assez de salive, ce qui pose des problèmes. Plus sujettes aux problèmes dentaires (caries…), elles se plaignent aussi souvent d'une digestion perturbée. La première précaution à prendre est de boire suffisamment entre les repas. Dans bien des cas, la sécheresse de la bouche n'est que le reflet d'une déshydratation générale. On comprend donc qu'il faille une mastication prolongée de la bouchée pour l'imprégner au maximum de cette enzyme avant d'avaler.

De haut en bas, voici un inventaire des problèmes qui nous préoccupent le plus, et des solutions tellement simples et efficaces qu'on regrette de ne pas les avoir appliquées plus tôt.

Le parcours d'une tranche de gâteau au chocolat

Petits meurtres entre amis

« Nous vous informons que ce programme peut heurter la sensibilité des plus jeunes. »
C'est l'anniversaire de Laurent. Il a soufflé ses bougies. Tous ses amis sont heureux de partager ce moment avec lui. Mais derrière les rires et les exclamations, un génocide se prépare. Un film d'horreur où il est question d'écraser, de broyer, d'attaquer chimiquement, de comprimer, de réduire en poussière. Pour avoir excité nos narines, provoqué notre regard et nos papilles, une tranche de fondant au chocolat sera sacrifiée sur l'autel de la gourmandise. Ça lui apprendra. La part de gâteau, allumeuse à souhaits, a tout fait pour nous séduire. Tant pis pour elle : nos lèvres et notre langue s'en emparent, pour s'offrir un baiser plein de rondeur, de sucre et de salive. Mais ce n'est que pour mieux endormir leur proie. Brusquement, la bouche gourmande se transforme en machine à broyer.

→

Avec une violence inouïe, ses incisives, canines et molaires hachent menu l'objet du désir.

Toboggan et bain d'acide

Le fondant, tendre et innocent, ne résiste pas à la pression des mâchoires qui atteint 100 kg/cm^2, tandis que la chimie de la salive attaque déjà ses angles moelleux. Sans pitié, la langue dirige le pauvre magma de chocolat vers l'œsophage, via le pharynx. La séance de toboggan (30 cm), se termine par un bain d'acide. S'il restait quelque chose du joli morceau qui s'offrait à nous dans la petite cuillère, c'en est fini de lui dans l'estomac où tout est malaxé, réduit en bouillie, anéanti. Le jus corrosif, déversé en giclées dans cet atelier de démolition, ne fait pas qu'attaquer la nourriture : il réveille aussi les enzymes qui doivent découper en petits morceaux les protéines, les graisses et les sucres. C'est à ce moment que la tranche de chocolat réalise que sa beauté n'était qu'éphémère : ses sucres sont tronçonnés en minuscules molécules de glucose, absolument semblables à celles qui formaient les spaghettis, les pommes de terre et la pizza avant le dessert ! L'enrobage chocolat n'était donc qu'habile maquillage. Ici, tout le monde est logé à la même enseigne : sous l'effet de l'amylase, tous les glucides (sucres) sont transformés en la seule forme de sucre assimilable par l'organisme : le glucose. Même sort subi par les autres composants de ce qui n'est déjà plus qu'un souvenir d'aliment. À ce stade, il est rebaptisé « chyme ».

Tunnel de torture

Le chyme, donc, sorte de purée informe, migre vers l'intestin. Le « videur » (pylore) ne laisse entrer que de minuscules quantités de chyme à la fois, qui vont ramper sur 8 mètres de tuyaux, nageant au beau milieu des sécrétions les plus nauséabondes et brutales. Une vraie pataugeoire obscure et sinistre ! Rien à voir avec une piscine ludique. Pendant 6 heures, à raison de 12 contractions par minute, tout va y passer : ce qui reste de vaguement compact est taillé en pièces par de nouvelles enzymes, qui règlent notamment le sort de toutes les graisses, mais également de reliquats de protéines et de glucides qui avaient échappé au carnage gastrique. On trouve aussi quelques dures à cuire, comme les fibres, qui parviennent à tout encaisser sans trop broncher. Mais leur avenir reste sombre, et risque fort de se terminer dans le côlon.

Là, dans l'intestin, où les caméras de notre reportage assistent en direct à cet horrible scénario, la bile et le suc pancréatique s'en donnent à cœur joie. À la fin de ce tunnel de torture, l'appétissant fondant aux suaves senteurs cacaotées est devenu un tas de glucose (ex-sucres), d'acides aminés (ex-protéines) et d'acides

→

gras (ex-lipides). Les vitamines et minéraux ont miraculeusement survécu, afin de parvenir intacts aux millions de cellules qui, tout au long de la paroi intestinale, absorbent les composés pour les déguster en paix. Ces voraces, carrément gloutonnes, pompent chaque jour une quantité astronomique de nourriture. En moyenne près d'un kilo, mais elles aiment aussi la salive (2 litres !), la bile et le suc pancréatique (2 litres aussi !), les sécrétions gastriques et intestinales (3 litres !). Pour faire passer le tout, ajoutons un bon litre d'eau. Soit jusqu'à 8,5 litres de liquide en tout chaque jour ! Impressionnant.

Commerce équitable

Après, c'est une simple affaire de partage équitable. Les cellules absorbantes, rassasiées, expulsent leur fardeau dans le sang, puis tout va sagement se stocker dans le foie. C'est lui qui le dispatche ensuite aux quatre coins du corps. Dans le côlon, ultime étape avant l'évacuation, les fortes têtes qui sont parvenues jusqu'ici vont payer le prix fort. Les fibres, puisqu'il s'agit d'elles, mais aussi parfois d'autres bricoles (restes de protéines…) sont prises d'assaut par les milliards de bactéries qui se délectent de nos restes de digestion, jamais complète. Voici donc notre chère flore intestinale, sommée de rattraper les erreurs commises par les collègues déployées en amont. Elle se jette sur ces reliquats comme la pauvreté sur le monde, recommençant à nouveau ce délirant découpage de grosses molécules en molécules absorbables. Mais même ici, dans l'antichambre de la sortie, certains résidus indigestes résistent bravement. Ils iront rejoindre les 150 g de matières fécales qui patientent tranquillement dans le rectum avant de retrouver l'air libre, et un peu de lumière ! Les matières rebelles, non digérées (fibres indigestes, protéines non découpées, etc.) se mêlent aux bactéries, aux cellules mortes et à l'eau, qui lie le tout. Si le processus s'est déroulé normalement, entre l'entrée de la merveille chocolatée et la sortie de ses déchets, il s'est passé entre 12 et 24 heures.

À QUEL MOMENT DE LA DIGESTION ÇA COINCE ?

Le tube digestif part de la bouche et descend jusqu'à l'anus. Il est composé des *organes digestifs*, priés d'effectuer leur travail mécanique (broyage et progression des aliments du haut vers le bas), et ponctué de *glandes digestives*, chargées d'élaborer des liquides chimiques de nature à transformer les aliments en nutriments utilisables par le corps.

1. DANS LA BOUCHE : LA GUERRE MÉCANIQUE

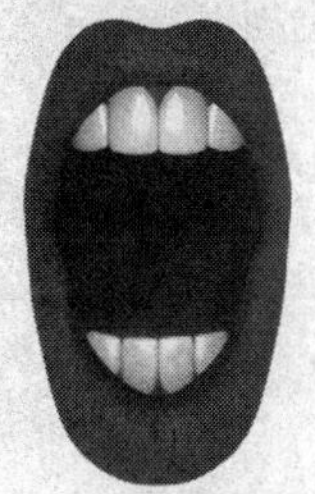

C'est ici qu'entre l'aliment. Il y est déchiqueté et broyé par les dents (effet mécanique), et commence à être digéré par la salive (effet chimique). La salive renferme une enzyme précieuse pour digérer les Fodmaps (et les sucres complexes en général), appelée amylase. Mâcher longuement ensalive le maximum de petits morceaux d'aliments, et donc les imprègne d'amylase. C'est un stade digestif extrêmement important car tout ce qui n'est pas accompli ici devra l'être plus tard, au niveau du côlon, ce qui posera les problèmes que l'on sait. Les troubles fonctionnels du côlon commencent… dans la bouche chez celles et ceux qui ne mâchent pas assez ! Ce que ne fait pas la bouche, les intestins le font mal.

Ce qu'il faut faire

- ☺ *Mastiquer,* mâcher !
- ☺ *Veiller à la bonne santé de vos dents, de vos gencives.* Combien de troubles intestinaux sont dus à une gingivite ou autre douleur dentaire, empêchant de mâcher correctement ?
- ☺ *Brosser vos dents* au minimum deux fois par jour.
- ☺ *Consulter votre dentiste* dès que vous avez besoin de soins.

Ce qu'il ne faut pas faire

☹ *Avaler quasiment tout rond,* à toute vitesse.

2. DANS L'ESTOMAC : LA GUERRE CHIMIQUE

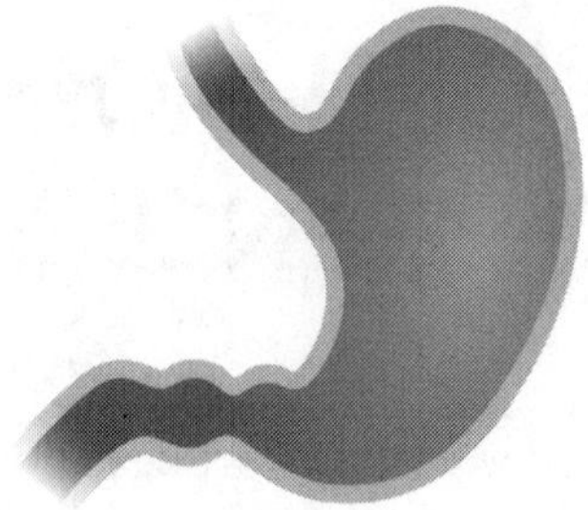

C'est ici que tombe l'aliment après une petite séance de toboggan dans l'œsophage. Cette étape est cruciale pour la digestion des protéines et des graisses, mais un peu moins des sucres (donc des Fodmaps), par conséquent, nous passons rapidement.

Ce qu'il faut faire

☺ *Manger léger.* Ne pas abuser ni des protéines, ni, surtout, du gras, dont l'excès fait mauvais ménage avec la digestion, comme vous l'avez déjà probablement constaté à vos dépens.

Ce qu'il ne faut pas faire

☹ *Manger trop froid* ou dans un environnement froid, ce qui sidère l'estomac et le rend moins efficient. Douleurs, nausées et vomissements à prévoir.

☹ *Manger vite,* stressé, une cigarette à la main, une tasse de café dans l'autre.

3. DANS L'INTESTIN : LA GUERRE BACTÉRIOLOGIQUE

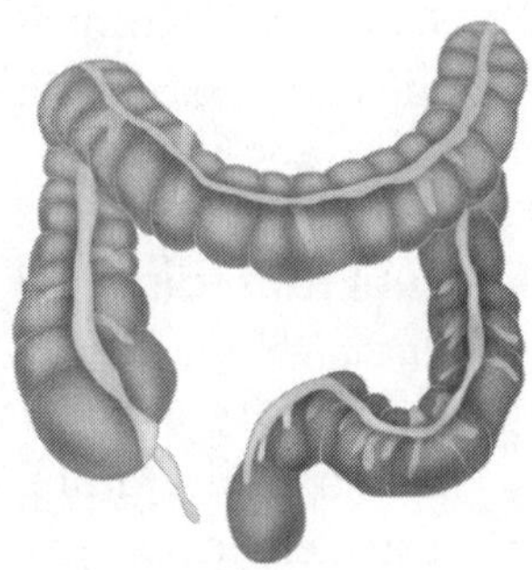

C'est là qu'atterrit l'aliment déjà passablement entamé, pour une ultime transformation/récupération, avant de terminer soit redistribué sous forme de matériaux à chacune des cellules, soit éliminé dans les fèces pour tout ce qui est inutilisable (déchets). Ici, les sucs pancréatiques et intestinaux, ainsi que la bile, s'attaquent aux derniers « morceaux » non broyés et digérés précédemment. On retrouve, entre autres, notre amylase, enzyme chargée de découper les sucres en minuscules morceaux de manière à les rendre digestes. Le magma alimentaire passe d'abord par l'intestin grêle pour finir dans le côlon : là, des bactéries finissent le travail qui n'a pas été fait avant, pour une raison ou une autre. Elles attendent leur pitance, tapies dans le côlon. Leur tâche ressemble à une séance de compost : elles « mangent » les Fodmaps (et autres composés alimentaires non digérés auparavant) pour les transformer enfin en molécules digestes, et cette transformation provoque la production de gaz. De beaucoup de gaz ! Les protéines sont prises en charge à gauche, la cellulose et autres débris et fibres indigestes, à droite.

Amis de la poésie...

Les gaz induits par le travail bactérien sur les protéines sont nettement plus malodorants que ceux induits par le travail sur les fibres et Fodmaps. Un bon moyen pour vous de savoir ce que vous avez du mal à digérer. Si vos pets sont vraiment terriblement malodorants, de type « œuf pourri », c'est que vous peinez à digérer les protéines. S'ils sont plus bruyants que malodorants, ce sont les glucides complexes (dont Fodmaps) qui posent problème. L'un n'empêchant pas l'autre...

Ce qu'il faut faire

☺ *Veiller à avoir une flore intestinale performante et équilibrée.* Par exemple prendre des probiotiques avec tout traitement antibiotique, lui offrir des aliments bons pour elle, etc.

☺ *En cas de troubles digestifs rétifs malgré une diététique adaptée*, rechercher une éventuelle candidose digestive, due à la prolifération du *Candida albicans*.

Ce qu'il ne faut pas faire

☹ *Perturber sa flore intestinale,* notamment en raison d'une prise répétée d'antibiotiques. Si vous n'avez pas le choix, protégez votre flore et aidez-la à se réensemencer à l'aide de probiotiques adéquats.

En dehors de rares exceptions, comme l'eau, les vitamines ou les sels minéraux, directement assimilables par l'organisme sans nécessiter une quelconque digestion, la totalité de ce que nous avalons passe par chacune de ces étapes.

UN RYTHME DE PROGRESSION BIEN PRÉCIS

L'ensemble de ce processus se déroule sans notre intervention consciente, et normalement devrait se passer sans heurt ni anicroche. Le tout selon un rythme de progression bien précis. Sauf que pour des dizaines de raisons, la mécanique peut se gripper, et s'emballer (brûlures d'estomac, diarrhée...) ou, au contraire, ralentir (constipation, lenteur digestive...). Le système nerveux autonome, bien nommé car il vit sa vie « tout seul », fortement influencé par nos émotions et notre hygiène de vie, intervient en modifiant justement le rythme digestif. Et cela aussi bien en bouche que dans l'estomac. Ou dans l'intestin, ce qui nous concerne ici.

LA CHAÎNE DIGESTIVE AU COMPLET

Il faut bien comprendre que si l'intolérance aux Fodmaps se manifeste effectivement dans le côlon, ce dernier n'est pas isolé du reste du tube digestif ! Aussi, mâcher insuffisamment en début de chaîne digestive expose à coup sûr à une aggravation des symptômes puisque les aliments arriveront en trop gros morceaux au niveau intestinal, et que cela rendra la tâche plus difficile et plus longue aux bactéries qui s'en occuperont. Avec autant de gaz et de douleurs en plus. Même chose pour l'estomac : si vous souffrez de brûlures et prenez systématiquement des médicaments antiacides, le pH gastrique ne sera, justement, plus suffisamment acide pour jouer correctement son rôle, et là encore, cela perturbera le processus digestif. Qui se termine toujours par l'étape côlon.

DES SUCRES EN GÉNÉRAL

Tous sont réduits, au fil de la digestion par des procédés mécaniques et chimiques, en particules élémentaires de glucose, la seule forme de sucre assimilable par le corps. Cette réduction concerne même le glycogène animal.

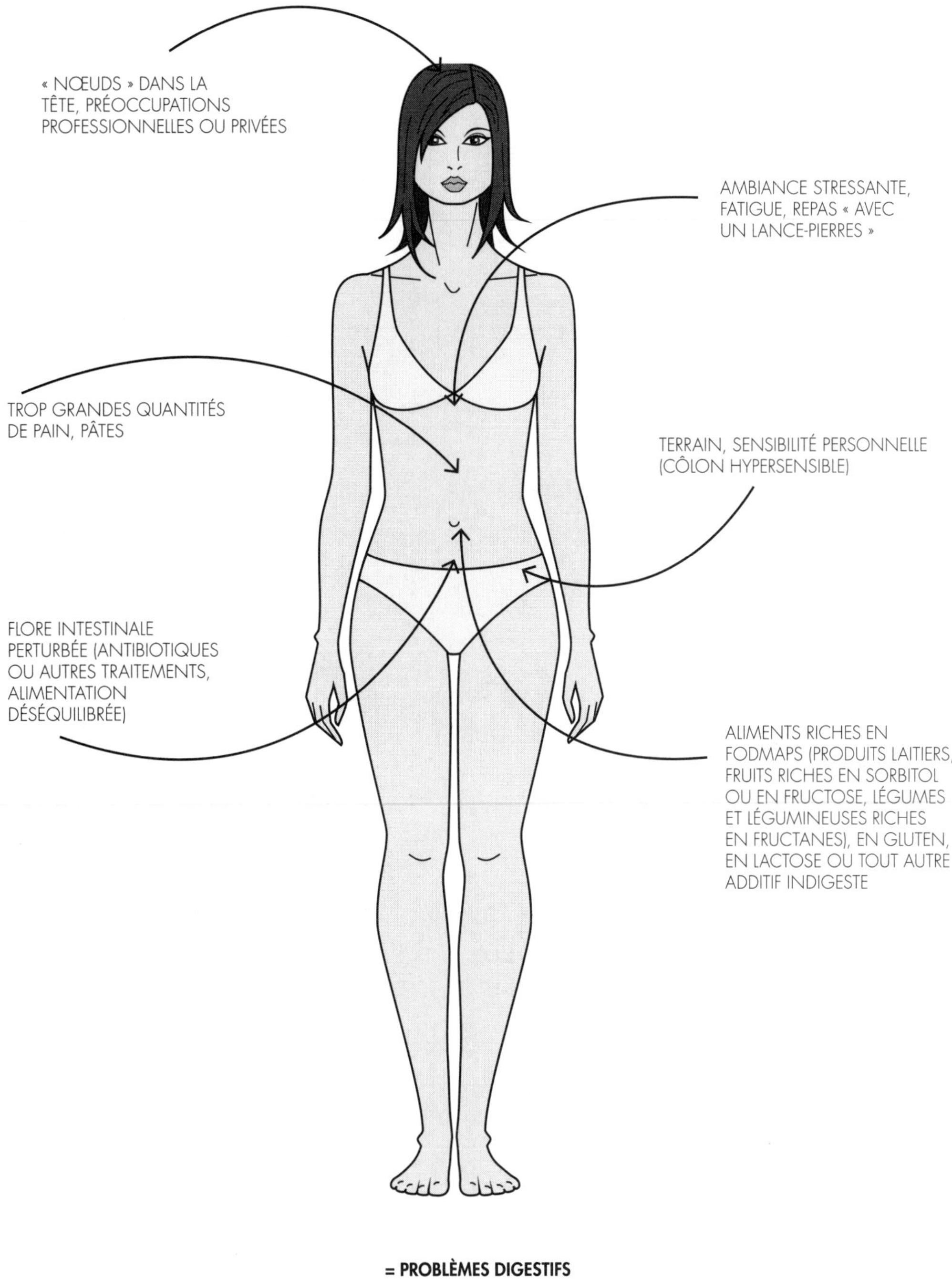
« NŒUDS » DANS LA TÊTE, PRÉOCCUPATIONS PROFESSIONNELLES OU PRIVÉES
AMBIANCE STRESSANTE, FATIGUE, REPAS « AVEC UN LANCE-PIERRES »
TROP GRANDES QUANTITÉS DE PAIN, PÂTES
TERRAIN, SENSIBILITÉ PERSONNELLE (CÔLON HYPERSENSIBLE)
FLORE INTESTINALE PERTURBÉE (ANTIBIOTIQUES OU AUTRES TRAITEMENTS, ALIMENTATION DÉSÉQUILIBRÉE)
ALIMENTS RICHES EN FODMAPS (PRODUITS LAITIERS, FRUITS RICHES EN SORBITOL OU EN FRUCTOSE, LÉGUMES ET LÉGUMINEUSES RICHES EN FRUCTANES), EN GLUTEN, EN LACTOSE OU TOUT AUTRE ADDITIF INDIGESTE
= PROBLÈMES DIGESTIFS

MISCELLANÉES DIGESTIVES

8. C'est le nombre de muscles présents dans la langue. Laquelle ne sert pas qu'à blablater, mais joue aussi un rôle dans l'alimentation et la digestion !

300 calories. C'est la quantité que l'on avale en plus si l'on mange devant la télé.

14 % de gras « au ventre » en moins : c'est ce que vous pouvez espérer simplement si vous vous mettez à pédaler. À partir de 32 km par semaine, vous pourriez réduire votre graisse abdominale de 7 % et la viscérale également de 7 %.

10 000. C'est le nombre de papilles gustatives que nous avons dans la bouche : 9 000 sur la langue, 1 000 sur les joues et le palais. Il nous faut **12** jours pour les renouveler.

1,5 kg. C'est le poids du foie.

15 cm. C'est la taille du pancréas.

200 grammes. C'est le poids de la rate.

50 ml. C'est le volume de la vésicule biliaire.

1,5 litre. C'est la quantité moyenne de salive que notre bouche fabrique par jour, grâce à ses 6 glandes dédiées.

2 semaines. C'est le temps nécessaire à notre estomac pour produire une nouvelle couche de mucus. Et il doit le faire sans cesse sinon il s'autodigérerait, car il y règne une acidité infernale de pH 2 !

500 ml d'acide et d'enzymes digestives : c'est ce que sécrètent les cellules de l'estomac tous les jours.

6 mois. C'est l'âge limite au-delà duquel un bébé ne peut plus avaler et respirer en même temps. Mais avant, il en est capable !

25. C'est le nombre de muscles nécessaire à la simple action de déglutition.

3 000. C'est la quantité de microvillosités que comporte chaque cellule qui tapisse l'intestin grêle.

7 mètres. C'est la taille de l'intestin grêle. Il se décompose en 3 parties : le duodénum, le jéjunum, l'iléon. Si on l'étalait, il aurait la superficie d'un terrain de basket.

2 mètres. C'est la taille du gros intestin.

17 milliards. C'est le nombre de nouvelles cellules de muqueuse intestinale fabriquées chaque jour ; chacune vit entre 2 et 6 jours.

2 fois moins. C'est le nombre d'appendicectomies que l'on a gagné en « 20 ans », grâce à l'imagerie médicale. Plus d'une intervention sur deux était donc inutile jadis.

1 à 3 jours. C'est la durée d'une gastro-entérite infectieuse. Mais elle est plus ou moins violente !

9 mètres. C'est la taille de l'appareil digestif.

15 minutes par jour. C'est le temps de méditation nécessaire, sur 9 semaines, pour soulager les douleurs inflammatoires (intestin irritable) : cette activité permet de modifier l'expression de tout un ensemble de gènes impliqués dans l'inflammation.

48. C'est le nombre d'heures qu'il faudrait aux bactéries « méchantes » de la flore intestinale pour nous rendre mortellement malades si les « bonnes bactéries » ne les contrôlaient plus.

200. C'est le nombre d'espèces différentes de bactéries dans notre intestin. 60 sont communes à plus de 90 % d'entre nous.

1 kg. C'est le poids des 100 000 milliards de bactéries formant notre flore intestinale.

80 %. Ce sont les espèces présentes dans notre flore intestinale que nous n'avons pas encore identifiées.

500 millions. C'est le nombre de neurones présents dans notre système nerveux entérique (autrement dit dans « le cerveau situé dans notre ventre » !).

3 ans. C'est l'âge auquel notre flore intestinale (= microbiote) est désormais mature. Elle ne variera plus vraiment au cours de la vie. Sauf bien plus tard, ou sauf accident.

1 000. C'est le nombre de graines de psyllium qu'il y a dans 2 grammes. Elles sont vraiment minuscules !

4 %. C'est la quantité de masse grasse que l'on peut perdre simplement en prenant les bons probiotiques (ceux qui aident à empêcher le « stockage »).

30 %. C'est la quantité de calories que vous avalerez en moins si vous mangez avec votre main gauche (si vous êtes droitier), ou l'inverse pour les gauchers. Soit plus de 63 000 calories en moins par an. Ce chiffre concerne le snacking exclusivement, mais c'est la même chose en mangeant à table : préférez les baguettes à la fourchette, par exemple.

30 tonnes. C'est la quantité de nourriture que chacun d'entre nous avale au cours d'une vie, soit 80 000 repas. Ajoutez-y **50 000 litres** de boissons.

100 milliards. C'est le nombre de bactéries dans 1 gramme de selles.

400. C'est le nombre d'espèces d'Aloès. Parmi elles, l'aloe Vera est celui que l'on utilise pour ses propriétés digestives

99 %. C'est le pourcentage d'eau présent dans l'aloe vera.

LES 65 ALIMENTS CHAMPIONS DE LA DIGESTION

1. AIL : LE SUPER-AROMATE

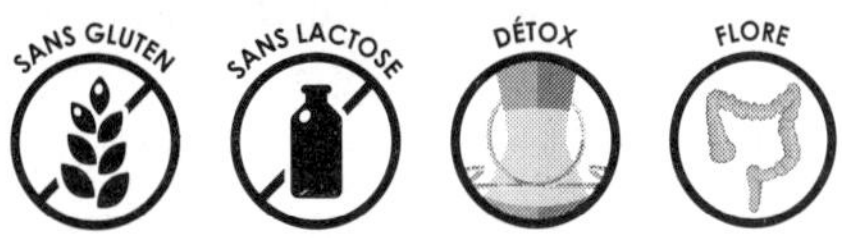

L'ail est l'un des dix aliments les mieux fournis en prébiotiques (sous forme d'inuline). C'est de plus un remarquable antiseptique et antiparasitaire intestinal : il combat aussi bien les microbes que les « vers ». Enfin, ses composés soufrés sont de bons détoxifiants hépatiques.

Nos conseils en +

- À consommer raisonnablement, d'une part pour préserver votre haleine, d'autre part parce que, en trop grande quantité (à voir selon le seuil de tolérance de chacun), il peut provoquer au contraire de légers troubles intestinaux. 1 à 2 gousses par jour suffisent amplement.
- L'ail rose de Lautrec est le plus digeste, l'ail rouge d'Égypte, le plus doux.
- Pour atténuer l'odeur forte (haleine), croquez 1 ou 2 grains de café en fin de repas, ou mâchez des brins de persil, de menthe ou encore des graines de cardamome.
- Éliminez le germe vert du milieu, il rend l'ail amer.
- Pour atténuer son parfum, parfois écrasant, faites tremper les gousses 1 heure dans l'eau froide avant utilisation.

2. ALOE VERA (GEL) : LE SUPERALIMENT MAGIQUE CONTRE LES MAUX DE VENTRE

SANS FODMAPS · SANS GLUTEN · SANS LACTOSE · DÉTOX · FLORE

Fortement anti-inflammatoire, détox et anti-aigreurs d'estomac, l'aloe vera agit comme s'il déposait un voile de velours sur une muqueuse gastrique agressée et un côlon en désarroi. Vous pouvez compter sur lui en cas de ballonnements, brûlures d'estomac en tous genres (acidités, aigreurs, douleurs gastriques, reflux…), constipation, hernie hiatale…

On peut évidemment le considérer davantage comme un complément nutritionnel (une « médication naturelle »), ce qu'il est, disponible par exemple dans les herboristeries ou au rayon « phyto » des boutiques diététiques. Mais de plus en plus de cuisiniers aventureux et de restaurants spécialisés dans le bien-être, les plats végétariens, les superfood… le proposent comme ingrédient de recettes de cuisine ou de boissons bienfaisantes.

Le principe : on en consomme 1 à 3 cuillères à soupe par jour, nature ou dilué dans une préparation liquide. Mais la recommandation est d'y aller progressivement, en fonction de vos possibilités : 1 cuillère à café le 1er jour, éventuellement 1 seconde si tout va bien ; le lendemain, 2 cuillères à café, une 3e si tout va bien, etc. Et ainsi de suite jusqu'à votre posologie de « croisière » de 3 cuillères à soupe par jour.

À prendre en cures de 3 semaines, éventuellement renouvelable (avec un arrêt d'une semaine entre chaque).

Nos conseils en +

- Il existe du jus d'aloe vera (à prendre plutôt comme antifatigue) et du gel d'aloe. C'est ce dernier qui convient pour traiter les troubles digestifs. En effet, la forme « gel » permet de poser un baume, tandis que le jus « traverse » le système digestif sans s'y arrêter.
- Pour l'usage interne, choisissez uniquement un gel d'aloe vera naturel, sans transformation, obtenu par stabilisation à froid. Il coûte plus cher, mais n'a rien de comparable avec les produits obtenus plus brutalement (jus pasteurisé, poudres, produits à base d'aloe vera avec additifs…). Si vous avez plusieurs produits répondant à cette mention (obligatoire, on insiste !), choisissez celui qui contient le moins d'aloïne, certes laxatif mais aussi irritant.
- Une fois ouvert, conservez impérativement votre gel d'aloe au réfrigérateur, et consommez rapidement – le temps de la cure.

- L'aloe vera agit comme un « gel » : il emprisonne donc une partie du sucre et du gras qu'il croise sur sa route, puis les élimine. C'est bien pour aider à contrôler la glycémie et le cholestérol (notamment), mais d'un autre côté cela peut être perturbant pour les diabétiques. Tenez-en compte.
- L'aloe vera agit comme une éponge : il attire à lui certains éléments, d'où ses propriétés détox. Cela signifie qu'il ne faut pas le prendre en même temps que d'éventuels médicaments. Ni en même temps qu'un autre traitement naturel, comme de l'argile (il risque de le « capter » et de l'éliminer avant que vous puissiez en profiter !).

3. ANANAS : IL AIDE À DIGÉRER LES PROTÉINES

SANS FODMAPS · SANS GLUTEN · SANS LACTOSE · DÉTOX

Il apporte des enzymes digestives appelées bromélaïne. Ces enzymes aident à digérer les protéines, et sont remarquablement anti-inflammatoires. Il existe d'ailleurs des médicaments allopathiques à base de bromélaïne, préconisés en cas d'accident, de gros coup ou de choc afin d'éviter et de réduire les gonflements (hématomes) dus à l'inflammation. Il renferme aussi de la vitamine C, de la vitamine B6, du manganèse… un dessert sain et léger, que l'on peut agrémenter d'aromates « no Fodmap » comme la vanille ou la réglisse.

Nos conseils en +

- L'ananas reste un fruit assez riche en fructose, aussi il n'est pas question de boire des litres de jus (sauf allongé d'eau). Si vous tolérez mal son fructose, contentez-vous d'une demi-tranche et/ou, faites-le cuire. Poêlé ou même grillé au barbecue, il aura transformé une partie de son fructose en glucose, et se montrera doux et très bon.
- Évitez les tranches d'ananas au sirop, beaucoup trop sucrées et qui ne présentent pas les mêmes propriétés que l'ananas frais.
- L'ananas est l'aliment le plus riche en iode, juste après les produits de la mer. Étonnant, non ? Pensez régulièrement à lui si vous avez des petits problèmes d'hypothyroïdie, puisque cette dernière ne peut pas fabriquer d'hormones sans iode.

4. ARACHIDE (CACAHUÈTE)

L'arachide est l'une des meilleures sources de protéines, de bore (un minéral anti-âge méconnu et bon pour les os), de resvératrol (superbe antioxydant aussi présent dans le vin rouge), de vitamine E et même de fibres !

Nos conseils en +

- Attention quand même : même si les cacahuètes sont de très bons aliments, elles restent extracaloriques. À consommer avec modération !
- Évitez celles huilées/salées (apéritif) : trop de sel, trop de gras, c'est néfaste pour la santé.
- Méfions-nous d'une allergie éventuelle.

5. ARTICHAUT : UN FOIE EN PARFAIT ÉTAT

L'un des légumes experts les plus drainants et « nettoyants » digestif. Chaud ou froid, c'est toujours un plaisir savoureux qu'il est bien inutile de noyer sous la vinaigrette… et si le cœur est souvent très recherché, ne négligeons pas les feuilles, porteuses de bienfaits pour la santé. Cure de jouvence hépatique, l'artichaut est un aliment détox incontournable puisque le foie est précisément l'organe « éboueur » de notre corps. Si vous vous sentez un peu nauséeux, c'est parce qu'il est débordé. Aidez-le ! Il protège aussi le foie grâce à un tanin, la cynarine, et stimule la production de la bile et peut donc être utilisé lorsqu'on se sent un peu nauséeux. Ce sont les feuilles externes qui en concentrent le plus. En fait, pour en bénéficier totalement, il faudrait faire une décoction de ces feuilles. C'est pourquoi l'eau de sa cuisson possède aussi ces propriétés : pourquoi ne pas l'utiliser pour préparer les potages ?

Nos conseils en +

- Ce légume se conserve très mal après cuisson. Des moisissures toxiques peuvent se développer. N'en préparez pas d'avance !
- L'artichaut se consomme très frais : plus on attend, plus il devient fibreux et amer. Rincez bien avant utilisation car il « retient » les résidus de pesticides dans les replis de ses feuilles.
- Le petit artichaut violet peut être utilisé cru : retirez ses feuilles, taillez-le en très fines lamelles que vous mettrez à mariner dans un mélange de jus de citron, d'huile d'olive, sel, poivre. 1 heure plus tard, ajoutez des mini-cubes de tomate, des lamelles de parmesan, de la ciboulette crue ciselée… et régalez-vous !

6. ASPERGE

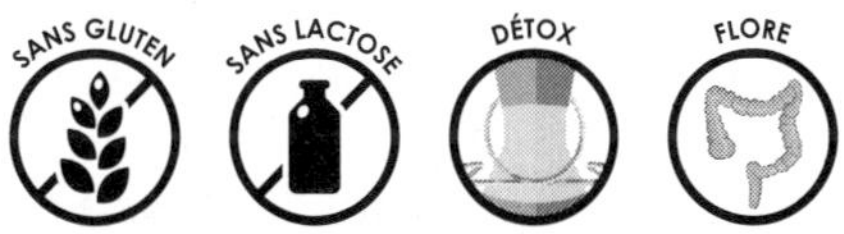

Madame « + » : par rapport à la plupart des légumes, elle apporte plus de prébiotiques, de polyphénols antioxydants, de vitamine K (coproduite dans notre intestin), de composés détox… L'asperge est la racine qui aide à digérer et à éliminer (et à se régaler), par excellence.

Nos conseils en +

- Les asperges fraîches sont indiscutablement meilleures. Avant d'acheter une botte, plantez légèrement un ongle dans l'un des talons. S'il s'enfonce, c'est bon signe : une fois cuites, elles seront tendres. Si, au contraire, l'ongle rencontre un obstacle dur, elles sont fibreuses. Laissez-les au marchand.
- Si nécessaire, épluchez-les au couteau économe, bien à plat sur une planche à découper. Partez de la tête et descendez vers le talon. Rincez ensuite soigneusement pour éliminer d'éventuels grains de sable.
- Les asperges de printemps, toutes tendres et fines, se passent d'épluchage. Rincez-les simplement.
- Les asperges surgelées sont une bonne solution hors saison. Vertes ou violettes concentrent un maximum de polyphénols.
- Asperges en boîte ? Ouvrez-la par le fond, pour éviter de briser les tendres pointes. Attention, elles sont vraiment salées…

7. AUBERGINE : LA CRAVACHE À ENZYMES DÉTOX

SANS GLUTEN SANS LACTOSE DÉTOX

Puissamment antioxydante et riche en fibres, c'est le légume à double tranchant par excellence. Car bien préparé c'est le meilleur, le plus léger… mais frit ou accompagné d'une tonne de fromage ou d'appareil salé (moussaka…), c'est le pire et le plus indigeste. À vous de ne pas tout gâcher ! Anticholestérol, elle aide à stabiliser l'appétit selon le même principe que l'agar-agar et que tous les aliments très riches en fibres solubles. Dernier point, c'est l'un des légumes les moins caloriques, n'allons pas tout gâcher avec un bain d'huile, quand bien même elle serait d'olive !

Nos conseils en +

- Les grosses aubergines sont généralement plus amères (car plus riches en composés phénoliques) et ont plus de pépins que les petites.
- C'est évidemment cuite à la vapeur et non frite ni rissolée qu'il faut envisager les choses… Comptez 10 minutes à la vapeur, coupée en morceaux. Puis seulement, faites la revenir dans un peu d'huile d'olive.
- Elle adore l'ail, le gingembre, la noix de muscade, le piment, le poivron, la tomate, les céréales complètes et les légumineuses.

8. BADIANE : ÉTOILE DIGESTIVE

SANS FODMAPS SANS GLUTEN SANS LACTOSE DÉTOX

Une star en phytothérapie, l'une des plantes les plus faciles à trouver et à utiliser. L'une des plus délicieuses, aussi ! On en utilise le fruit séché, qui se présente sous forme d'une magnifique étoile. Anti-inflammatoire, antalgique, antiballonnements, antispasmodique, c'est l'amie jurée des appareils digestifs torturés. Son essence aromatique (que l'on retrouve sous forme d'huile essentielle dans les flacons) est riche en anéthol, comme celles d'anis et de fenouil. On peut l'utiliser par voie interne (suivre exactement les recommandations des spécialistes en aromathérapie) ou même par voie externe, à raison de 4 gouttes d'huile essentielle sur une compresse imbibée d'eau chaude, puis appliquée sur le ventre au niveau de la région douloureuse. Laissez en place 10 à 15 minutes. Renouvelez 3 à 4 fois dans la journée.

Nos conseils en +

- La badiane est d'origine asiatique, chinoise pour être précis. La badiane japonaise (falsification) ne doit pas être utilisée.

- La badiane convient très bien aux enfants qui souffrent de troubles digestifs, mais pas aux femmes souffrant de maladie aux seins (mastose, cancer).

9. BANANE MÛRE : SUPER-DOUCE POUR L'ESTOMAC

SANS FODMAPS SANS GLUTEN SANS LACTOSE

Pas assez mûre, la banane fait partie des aliments riches en oligosaccharides, des Fodmaps, donc « interdits » en phase 1 de votre régime. Mais bien mûre, c'est autre chose ! Ces sucres ont été « prédigérés » par des enzymes dans le fruit et vous pourrez profiter de votre banane sans craindre de représailles. Sauf si votre problème, c'est le fructose, alors là… Bien mûre, c'est aussi une véritable merveille de douceur pour les estomacs grincheux.

Nos conseils en +

- Évitez vraiment les bananes « vertes », vous risquez d'en manger « toute la journée » comme le dit cette patiente, lorsqu'elle désigne un aliment qu'elle ne digère pas.
- La banane mûre reste très riche en fructose. Pas question d'en avaler des régimes entiers. ½ fruit semble raisonnable. Pour éviter toute frustration, achetez plutôt des mini-bananes, encore plus parfumées et agréables que les grandes. Et contentez-vous d'une seule.

10. BASILIC : SON HUILE ESSENTIELLE EST ANTISPASMODIQUE

SANS FODMAPS SANS GLUTEN SANS LACTOSE DÉTOX

Le basilic évoque avec force la cuisine italienne, le soleil, la chaleur. Une chouette herbe ! Et pas seulement. Il deviendra bientôt, pour vous, un admirable compagnon anti-spasmes digestifs et anti-douleurs intestinales. Comment une simple feuille peut-elle réaliser cet exploit ? Parce que le puissant parfum qui s'en dégage, lorsque vous la froissez ou la croquez, est en partie dû à son eugénol, une molécule aromatique fortement antispasmodique. Le basilic facilite aussi la digestion dans son ensemble. De plus, il aide les cellules à rester saines, autrement dit, participe à la prévention anti-cancer. Il est très fortement antioxydant : 100 g contiennent davantage d'antioxydants que les petits fruits rouges et noirs ou que le chocolat noir

Notre conseil en +

- Séché, il n'a plus d'intérêt santé ni gustatif. Frais, c'est l'idéal, mais surgelé, mieux que rien. Tout le monde n'habite pas dans le Sud et n'a pas un pot de basilic à portée de main !
- *Voir aussi « Menthe » (p. 51).*

11. BEURRE : CRU, IL EST DIGESTE, CUIT, ON OUBLIE

SANS FODMAPS SANS GLUTEN SANS LACTOSE

La mauvaise réputation du beurre repose sur un malentendu. Si l'on en mange trop ou qu'il a cuit, il est effectivement indigeste. Mais cru, le matin, sur les tartines, que lui reproche-t-on au juste ? Rien. Et il n'est pas plus gras que l'huile d'olive, parée de toutes les vertus, au contraire : l'huile affiche 100 % de gras, le beurre, « seulement » 80 %. Sus aux préjugés ! Enfin, il apporte des vitamines A et D, précieuses pour l'immunité et la digestion, entre autres.

Nos conseils en +

- Évitez toutes les sauces au beurre. En tête le beurre noir, évidemment.
- Préférez-le en fine couche sur un bon pain au levain (sans gluten si nécessaire, au petit-déjeuner) ou sur des galettes de riz.

12. CÂPRE

SANS FODMAPS SANS GLUTEN SANS LACTOSE FLORE

Comme les cornichons, les câpres sont des aliments lactofermentés, Quelques petites câpres par-ci, par-là, c'est quelques petits probiotiques en plus.

Notre conseil en +

- Les câpres ne sont pas toujours bien tolérées par les estomacs sensibles, au grand dam des amateurs. Tout est question de quantité : avec quelques-unes, vous ne risquez rien. Après tout, ce sont des condiments, pas des légumes : même si vous les adorez, allez-y doucement !

13. CAROTTE : L'AMIE DU FOIE

SANS FODMAPS · SANS GLUTEN · SANS LACTOSE · DÉTOX

Pour ce qui est de rendre aimable, rien n'est prouvé. Mais comme alliée de la cellule hépatique, la carotte est admirable. En jus ou cuite, vous n'aurez jamais rien à lui reprocher. Râpée, crue, vérifiez qu'elle ne vous tracasse pas ; il suffit généralement de contrôler les quantités pour que tout se passe bien. Ne la noyez pas sous un litre de sauce, ce serait trop dommage. Du jus de citron et un trait d'huile d'olive ou de noix, c'est très bien ! La carotte est un bon aliment santé, fortement pourvue en caroténoïdes (couleur orange). Elle est bien placée dans les « hit-parades » diététiques de la prévention anticancer, antidiabète, antiemphysème (pour une bonne respiration pulmonaire) et protectrice cardiaque.

Notre conseil en +

- Si possible, évitez d'éplucher vos carottes, vous jetez à la poubelle de précieux minéraux, vitamines et antioxydants. Grattez-les sous l'eau, c'est suffisant.

14. CARVI : SOS BALLONNEMENTS

SANS FODMAPS · SANS GLUTEN · SANS LACTOSE

Le carvi, aussi appelé cumin des prés, est justement un cousin nordique du cumin, mais en moins « fort ». C'est un expert antiballonnements, antispasmodique et qui ouvre l'appétit. On utilise son fruit séché, qui devient alors une épice très appréciée pour sa saveur anisée. Il renferme une huile essentielle riche en carvone et en limonène, très antispasmodique des muscles lisses intestinaux. Il apaise aussi les troubles digestifs « à distance », notamment au niveau cardiaque, quand les ballonnements provoquent des troubles du rythme par exemple.

Notre conseil en +

- Il stimule la lactation, donc évitez-le si vous avez décidé d'arrêter d'allaiter.

15. CHICORÉE

SANS FODMAPS · SANS GLUTEN · SANS LACTOSE · FLORE

De loin la salade la plus riche en prébiotiques. En plus, sa légère amertume trahit une bonne capacité d'aide digestive : elle ouvre l'appétit, s'oppose aux remontées acides et autres tracas digestifs (dyspepsie).

Nos conseils en +

- Si sa saveur vous paraît un peu forte, mélangez-la avec d'autres salades (laitue, mâche...), et assaisonnez avec une vinaigrette relevée.
- La chicorée aime le poivron rouge, les noix de cajou, le magret de canard, les pommes... et si vous mélangiez tout ça ?
- Elle pourrait avoir des propriétés anticholestérol et antitriglycérides. En attente de confirmation, mettez-la de toute façon régulièrement à votre menu. Avec de l'huile d'olive, de colza et/ou de noix, bien sûr, pour protéger votre cœur.
- La chicorée du petit-déjeuner a perdu la plupart de ses prébiotiques pendant la torréfaction. Dommage, mais c'est bien sous forme de salade, et seulement ainsi, que l'on profite vraiment de ses bienfaits.

16. CHOUCROUTE

SANS FODMAPS · SANS GLUTEN · SANS LACTOSE · FLORE

La choucroute est probablement l'aliment lactofermenté le plus connu. Il faut dire que la transformation entre le chou et la choucroute est spectaculaire. Et le travail est intégralement imputable aux bactéries lactiques, une bonne vingtaine de variétés différentes en tout ! Au final, le chou est non seulement bien plus digeste (la choucroute est extrêmement facile à digérer, si l'on exclut les saucisses et compagnie), mais, en plus, porteur de quantité de probiotiques.

Raw food et bactéries

La lactofermentation n'a pas seulement un intérêt probiotique. Elle possède aussi un avantage nutritionnel : les aliments fermentés par les bactéries lactiques sont mieux digérés et leurs nutriments mieux assimilés par l'organisme. Par ailleurs, l'aliment lactofermenté est considéré, à raison, comme « vivant », donc compatible avec les principes d'une « raw food » (littéralement « alimentation vivante », en comparaison avec les aliments stérilisés, « morts »), recommandée par certains nutritionnistes ou naturopathes.

Nos conseils en +

- Dans l'idéal, sur un plan « bienfaits santé », achetez votre choucroute crue chez le charcutier et consommez-la crue, en salade. Avec du fenouil et du jus d'orange par exemple, c'est un délice. Ou, même, si le cœur vous en dit, faites-la « maison » ; ce n'est pas si compliqué. Mais il faut de la patience…
- À votre avis, à quoi servent les grains de genièvre proposés avec la choucroute, au restaurant ? À faciliter sa digestion. Non pas du chou fermenté lui-même, qui passe tout seul, mais de l'ensemble du plat. N'écartez pas les grains sur le coin de l'assiette, ils ne sont pas là seulement pour décorer !

17. CITRON, CITRON VERT : L'EXPERT EN DÉTOX DIGESTIVE

SANS FODMAPS · SANS GLUTEN · SANS LACTOSE · DÉTOX

Le fruit roi de la détox digestive par excellence. C'est l'ami fidèle des lendemains de fête, il aide à digérer à peu près tout et n'importe quoi, désengorge le foie, stimule le pancréas bref : réveille toutes les fonctions digestives. Le jus est riche en eau, potassium (et autres minéraux), vitamine C et acide citrique. Le zeste, plutôt en polyphénols antidiabète et anticholestérol, mais consommé en trop faible quantité généralement pour avoir un réel impact. Son acide citrique est antiseptique, donc fort apprécié en cas de gastro-entérite : il combat les microbes digestifs en tout genre. C'est lui aussi qui stimule la détox hépatique et, au passage, la diurèse (il donne envie de « faire pipi »)

Notre conseil en +

- Consommé à jeun, il peut révéler une sensibilité gastrique. Attention à la citronnade (citron + eau), recommandée le matin au réveil en cure détox, ce n'est pas forcément une bonne idée pour tout le monde. Cependant, si le citron à jeun vous fait « mal au ventre », ce n'est pas la faute du fruit, mais de votre muqueuse gastrique, probablement en mauvais état. Car même si le jus de citron est acide, notre estomac est parfaitement apte à le supporter, à condition d'être en bonne forme. Pour retrouver un environnement gastrique serein, attaquez-vous au problème, et non au citron… par exemple en faisant une cure de vinaigre de cidre (= vinaigre de pomme) : 1 c. à c. dans un grand verre d'eau, à boire en matinée chaque jour. Seul le vinaigre de cidre peut vous aider à réguler, les autres vinaigres sont trop acides et n'ont pas la même teneur en potassium, anti-acidité.

18. CITRON CONFIT

Le citron improprement qualifié de « confit » (on devrait l'appeler « citron lactique » !), ayant subi une acidification lactique, n'a rien à voir avec les classiques fruits confits des pâtisseries, effectivement « confits » dans le sucre. Nous parlons bien ici du citron proposé au rayon « épicerie » des supermarchés et des marchés. Pas du tout sucré, il est employé dans nombre de plats salés, les tajines par exemple.

Notre recette

Lavez et brossez 6 citrons bio sous l'eau. Pratiquez une incision profonde en croix en partant d'une extrémité et en vous arrêtant à 1 ou 2 cm de la base. Écartez légèrement les quartiers et déposez 1 c. à s. de sel fin. Tassez au maximum les citrons dans un bocal stérilisé. Ajoutez 2 feuilles de laurier, 10 grains de poivre noir et recouvrez de 7 c. à s. de sel fin. Laissez reposer 2 à 3 jours. Les citrons vont se tasser. Ajoutez de nouveaux citrons et recouvrez d'eau portée à ébullition et tiédie. Fermez le bocal et laissez reposer 2 mois.

19. CLÉMENTINE : LA SUPER-CHAMPIONNE LOW FODMAPS

Pauvre en fructose, pauvre en sorbitol, elle a tout pour nous plaire. En plus, sa composition nutritionnelle se rapproche de celle du citron, désigné d'office comme un roi parmi ses sujets surdoués en détox digestive. Mais personne ne consomme de citron en guise de dessert, alors qu'une mandarine ou une clémentine, si ! Bien qu'ils soient (plus ou moins) acides en bouche, ces fruits ne sont pas acidifiants pour l'organisme. Ils respectent donc l'équilibre acido-basique et, même, y participent activement. Pour rappel, l'équilibre acido-basique est le premier équilibre chimique du corps ; il est, entre autres, indispensable à une bonne digestion.

Notre conseil en +

- Il arrive que les fruits consommés en fin de repas soient indigestes. Si c'est votre cas, mangez-les en dehors des repas, tout simplement. Car alors ce n'est pas le fruit qui pose problème, mais un mauvais « timing ».

20. CORIANDRE : AIDE À DIGÉRER ET À ASSIMILER

SANS FODMAPS · SANS GLUTEN · SANS LACTOSE · DÉTOX · FLORE

Graines ou feuilles, la coriandre renferme une huile essentielle fortement antiseptique pour le tube digestif, d'où l'élimination de bactéries, levures et champignons dont on n'a que faire et qui favorisent les fermentations. Mais cette plante géniale pour l'appareil digestif est également antispasmodique, c'est-à-dire qu'elle relaxe les muscles lisses impliqués dans la digestion (ceux qui se contractent et donnent mal au ventre quand on stresse par exemple).

Notre conseil en +

- Certains adorent, d'autres détestent. Demandez à vos invités avant d'en mettre partout !

21. CORNICHON

SANS FODMAPS · SANS GLUTEN · SANS LACTOSE · FLORE

Le plus croquant de tous les aliments lactofermentés. En plus, son inimitable petit goût à mi-chemin entre acidulé et acide aide à calmer l'appétit. Pas mal du tout pour un aromate aussi peu calorique ! N'oubliez pas d'en glisser ici ou là, d'en picorer à l'apéritif, d'en trancher un ou deux pour accompagner un tartare de bœuf, un filet de maquereau ou colorer une salade.

Notre conseil en +

- On ne prend pas ses cornichons avec les doigts directement dans le pot. Il s'agit de préserver justement le milieu écologique et microbien (ami) du vinaigre. On ne les pique pas non plus avec les dents d'une fourchette. On les prélève grâce à une pince en bois, comme au restaurant.

22. CURCUMA : L'ÉPICE-MÉDICAMENT

SANS FODMAPS · SANS GLUTEN · SANS LACTOSE · DÉTOX · FLORE

Toutes les victimes de digestion difficile devraient en avoir un flacon posé sur la table à manger, ou sur la table de travail en cuisine. Le curcuma est « l'épice-médicament » 100 % adaptée à notre sujet. Elle lutte contre les douleurs et les inconforts digestifs – ballonnements, brûlures gastriques, nausées, crise de foie, sensation de surcharge, syndrome de l'intestin irritable, diarrhées, flatulences, ulcères, parasites… Il suffit de saupoudrer ses plats d'un peu de curcuma à chaque repas. L'OMS (Organisation mondiale de la santé) le reconnaît d'ailleurs pour soigner les troubles digestifs. De fait, il fait partie de l'arsenal thérapeutique classique traditionnel en Inde, en Chine, au Japon, en Thaïlande et en Indonésie. Incorporez-le à votre Régime Fodmaps, avec un peu de poivre et de corps gras (huile d'olive par exemple), il agira plus vite car son absorption intestinale sera améliorée par ces deux « amis ». Fortement anti-inflammatoire, antibactérien, antiviral et antifongique, le curcuma est une assurance santé utile en cuisine. Il est incontournable dans le cadre des maladies inflammatoires, notamment digestives (maladie de Crohn…). Et puisqu'il possède un goût discret, il plaît à tous et convient bien aux plats sucrés comme salés.

Nos conseils en +

- N'espérez aucun résultat en deçà de 1 cuillère à café par jour en prévention, le double voire le triple si vous souffrez d'inflammations digestives. Vous obtiendrez ainsi des doses de curcumine allant de 300 mg à 600 mg, c'est correct.
- Si vous êtes sous traitement anticoagulant (héparine, coumadin, aspirine), le curcuma, lui-même anticoagulant, peut augmenter les risques de saignement.
- Faites-en une décoction antidouleur du côlon : versez ½ cuillère à café de poudre de curcuma dans une tasse, remplissez d'eau frémissante (ou de lait végétal frémissant), laissez tiédir. Consommez le tout. En un petit quart d'heure, à peine, vous serez soulagé.
- En cuisine comme dans les boissons antidouleurs (comme celle indiquée ci-dessus), vous pouvez ajouter au curcuma un peu de poudre de gingembre pour un résultat anti-inflammatoire encore plus probant.

23. ÉPICES ET HERBES AROMATIQUES

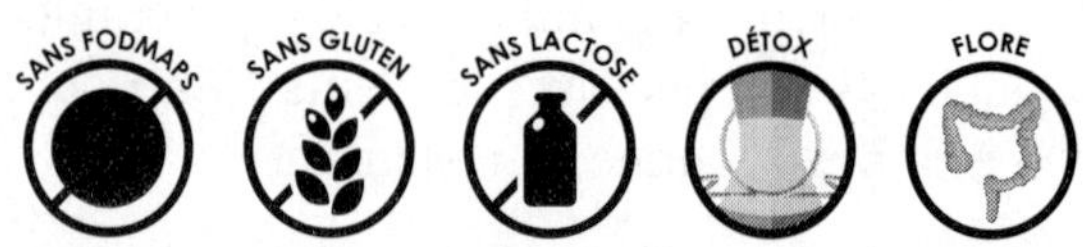

Toutes les épices sont antioxydantes, assainissantes et antiseptiques, grâce à leurs huiles essentielles et à leurs fibres. Toutes les herbes aromatiques sont vitaminées, riches en minéraux, en composés protecteurs divers et en fibres. Les unes comme les autres possèdent de réels pouvoirs pour faciliter la digestion : ce n'est pas pour rien que l'on parsème les plats un peu lourds d'aromates. Pas un hasard non plus si l'on termine un repas chargé par une tisane digestive, généralement à base de plante aromatique. Une verveine menthe s'il vous plaît !

De plus, elles sont fréquemment employées dans les préparations lactofermentées. Plusieurs bonnes raisons à cela : elles aromatisent, parfument, et empêchent de pourrir.

Notre conseil en +

- Les épices s'utilisent en petites quantités. Achetez-les donc également en petites quantités car leur arôme s'estompe rapidement. Les plantes aromatiques s'emploient au contraire *larga manu*. L'idéal est d'en avoir des fraîches, à portée de main. Un potager, c'est le paradis, mais en ville, un simple pot dans la cuisine suffit. Si vraiment vous n'avez pas les pouces verts, rabattez-vous sur les herbes surgelées. Oubliez les flacons d'herbes déshydratées, vraiment sans aucun intérêt.

24. FEUILLE DE VIGNE

SANS FODMAPS · SANS GLUTEN · SANS LACTOSE · FLORE

Si vous n'êtes pas fan de cuisine méditerranéenne, vous en faites une consommation anecdotique. Mais les amateurs de plats libanais, grecs ou consorts en avalent régulièrement, souvent au moins une fois par semaine. Ils ne savent pas qu'ils dévorent une délicieuse feuille de vigne… lactofermentée.

Notre conseil en +

- Rien n'empêche de conserver des feuilles de vigne fraîchement récoltées fin août début septembre. C'est le bon moment ! Lavez-les et séchez-les soigneusement, puis recouvrez-les simplement d'eau de source salée (30 g de sel par litre d'eau) dans un bocal bien fermé. Vous pourrez les utiliser cet hiver, sans problème.

25. FRAISES ET FRAMBOISES : ATTENTION AUX PETITS GRAINS

SANS FODMAPS · SANS GLUTEN · SANS LACTOSE · DÉTOX

Elles sont toutes mignonnes ces messagères du printemps et de l'été ! Côté Fodmaps, elles sont innocentes comme l'agneau qui vient de naître, car extrêmement pauvres en sucres. Ce qui, par ailleurs, les rend particulièrement attractives aussi pour contrôler sa glycémie (diabétiques notamment) ou son poids. Super-légères, elles concluent en finesse un repas. Gorgées de vitamines et d'antioxydants, ce sont les meilleurs choix « fruits » de l'été, sur un plan Fodmaps. On en trouve sur les étals d'avril à octobre, mais c'est en juillet-août qu'elles donnent le meilleur. Hors saison, profitez des framboises surgelées.

Notre conseil en +

- Gare à leurs petits grains, moins amicaux. Si vous avez du mal avec eux, pas le choix, il faut écraser les fruits et les consommer sous forme de coulis, sans les fameux grains.

26. FROMAGE : UN JOLI PLATEAU AFFINÉ

Le fromage renferme des protéines de bonne qualité. Et s'il est évidemment trop gras pour prétendre remplacer de la viande ou du poisson, il constitue un apport protéique complémentaire non négligeable. Intolérants au lactose, vous supporterez sans problème des pâtes molles ou dures, mais affinées : comté, emmental, brie, camembert, roquefort, chèvre « faits » (secs ou non)... Seuls les fromages frais conservent une teneur en lactose (= Fodmap) trop élevée : tous les fromages frais, la faisselle, et même la ricotta, peuvent poser problème aux intolérants.

Nos conseils en +

- Avec le plateau de fromage, n'abusez pas... du pain ! Et un bon conseil : sur un plan acido-basique, le fromage est l'aliment le plus acidifiant. Ce n'est pas grave si vous le consommez en petite quantité, mais accompagnez-le systématiquement de salade verte, de raisin (en petite quantité et en éliminant pépins et peau)... et pourquoi ne pas remplacer vos tranches de pain par des feuilles d'endives ? Frais et agréable en bouche, et zéro Fodmap !
- Attention aux graisses cuites, plus elles ont chauffé moins elles sont digestes : un plateau de fromages, oui, une fondue ou une raclette... non.

27. FRUITS DE MER (CREVETTES, MOULES, PRAIRES, HUÎTRES, CRABE...) : LES DONS DE LA MER

Comme les autres « viandes », les fruits de mer sont faibles en Fodmaps car ils ne renferment pas de glucides. Un plateau de fruits de mer, c'est une bonne idée, à tout moment de votre protocole, mais cuits avec des légumes ou du riz, c'est bien aussi. D'autant que cette ribambelle de bivalves et crustacés est bien pourvue en glutamine, un acide aminé indispensable à la bonne intégrité de la muqueuse intestinale. Très maigres, très riches en minéraux et en protéines, ils sont particulièrement recommandés en cas de fatigue ou pour retrouver un certain tonus. Enfin, ils soutiennent l'activité cérébrale et le système immunitaire.

Nos conseils en +

- La mayonnaise, la sauce à l'échalote et le pain qui accompagnent les fruits de mer, c'est une autre histoire.
- Si la mayo est maison, OK en petite quantité, mais en tube ou en pot, non !
- La sauce à l'échalote, méfiance : le vinaigre peut agresser les estomacs fragiles et l'échalote fait partie des aliments riches en Fodmaps.
- Quant à la « pizza aux fruits de mer », inutile d'aborder la question.
- On les adopte en plateau ou « assiette du pêcheur », crus, avec un filet de jus de citron.

28. GRUYÈRE

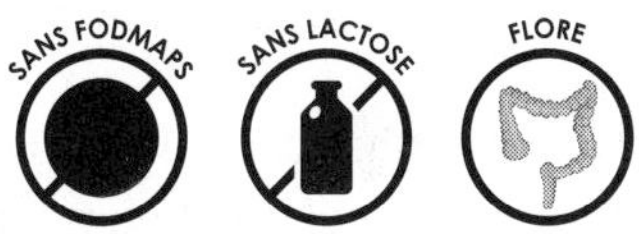

Le gruyère est fermenté par des bactéries bien particulières. D'ailleurs, ce fromage à pâte cuite possède une saveur caractéristique, et des grosses « bulles » (les trous), justement procurées par ces drôles de bactéries amies appelées « propioniques ». Bien que leur mode d'action diffère légèrement, leurs propriétés sont comparables à celles des bactéries probiotiques : elles soutiennent notre flore intestinale.

Notre conseil en +

- Son manque de goût vous désespère ? Rabattez-vous sur l'emmental (pas vraiment mieux !) ou le comté, eux aussi élaborés grâce aux bactéries propioniques.

29. HARICOTS VERTS

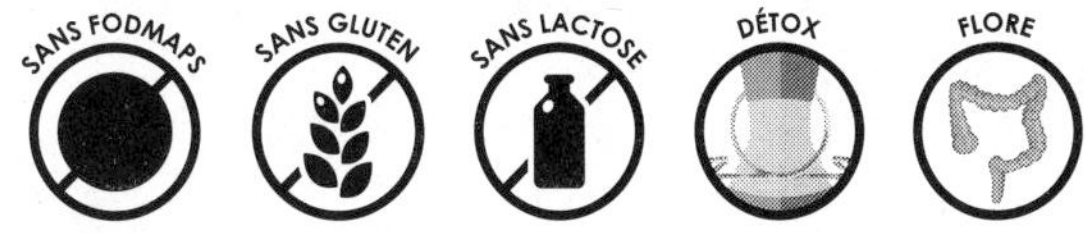

Ni prébiotiques, ni probiotiques (quoique rien n'empêche de les conserver par méthode de lactofermentation, comme les cornichons, les achards, les pickles…), les haricots verts renferment un petit peu d'isoflavones. Ils possèdent donc un « effet prébiotique », certes modeste, mais c'est l'un de nos légumes préférés, alors, à force, leur présence finit par « compter » !

Notre conseil en +

- Frais ou surgelés, mêmes propriétés. Ne vous gênez pas pour profiter des promotions régulièrement proposées sur ce légume dans les enseignes spécialisées en surgelés. Et achetez exclusivement des « extrafins », tellement meilleurs…

30. HUILE D'OLIVE : LE PLUS DIGESTE DES CORPS GRAS

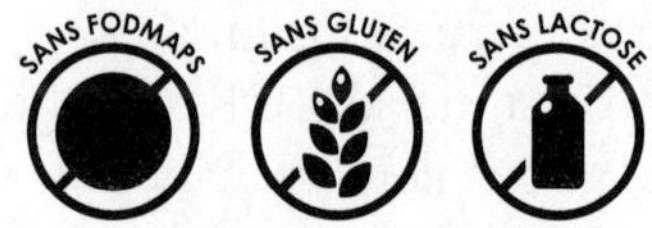

De par sa composition en acides gras, c'est probablement l'une des, sinon la, plus digestes de toutes. Bonus : elle protège le système cardio-vasculaire.

Nos conseils en +

- Des repas trop gras n'ont jamais fait bon ménage avec une bonne digestion, huile d'olive ou pas. C'est pire avec des graisses cuites, spécialement le « beurre noir ».
- L'huile d'olive possède exactement le même nombre de calories que les autres (colza, noix, arachide, tournesol, pépins de raisin…). Toutes sont à consommer avec modération : sans dépasser les 3 cuillères à soupe par jour (toutes préparations confondues).

31. HUILES ESSENTIELLES

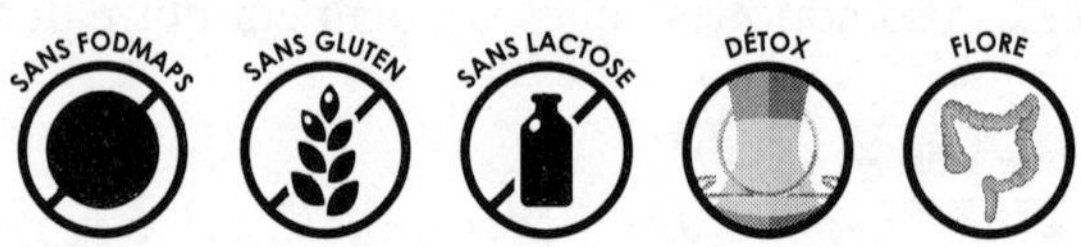

Que vous les consommiez sous forme d'épices alimentaires ou que vous versiez une ou deux gouttes d'un flacon d'huile essentielle dans votre préparation ne change rien : ce sont bien dans les deux cas les effets de l'aromathérapie que vous recherchez. Sans le savoir, généralement !

Prévention : basilic, cannelle, cardamome, citron, coriandre, girofle

Les huiles essentielles de basilic, cannelle, cardamome, citron, coriandre et girofle sont de remarquables antiseptiques au quotidien. D'où l'intérêt d'en mettre régulièrement dans les plats si l'on est fréquemment sujet aux désordres intestinaux. Amicales avec la flore intestinale, elles l'aident à faire un tri : on garde les bonnes bactéries, les autres, ouste, dehors.

Soin/entérite : cannelle, ravintsara

Les huiles essentielles de cannelle et de ravintsara sont extrêmement antiseptiques pour les intestins. Elles sont employées avec succès pour traiter tout type d'entérite, quelle que soit son origine. Il est recommandé de consommer au quotidien des boissons à l'huile essentielle de cannelle ou/et de ravintsara (1 goutte de chaque dans une petite cuillère de miel plongée dans un thé ou une tisane) lorsqu'on se rend dans des pays à risques de « turista ». Ces deux huiles essentielles suffisent à prévenir les désordres intestinaux classiques, et même à retrouver en quelques heures à peine la paix du ventre si la diarrhée est là.

Nos conseils en +

- Attention, soyez parcimonieux (voire maniaque) lorsque vous incorporez vos huiles essentielles en cuisine. Allez-y goutte par goutte : pour les plus parfumées d'entre elles, une seule goutte suffit pour un plat de 4 personnes.
- L'huile essentielle ne remplace pas exactement l'épice. Elle possède une profondeur gustative et un impact antiseptique nettement supérieurs, mais n'apporte pas, par exemple, les fibres de l'épice (très importantes dans le cas de la cannelle). Apprenez à marier les deux, à jouer avec les saveurs des unes et des autres. C'est amusant et cela élargit la palette des nutriments protecteurs consommés.

32. KÉFIR

SANS FODMAPS — SANS GLUTEN — FLORE

Le kéfir est une boisson fermentée consommée dans le Caucase, en Europe de l'Est, en Russie et au Moyen-Orient depuis des centaines d'années. Il est considéré par tous ces peuples comme source de santé et de longue vie. On le prépare avec des grains vraiment extraordinaires : les grains de kéfir. Ces grains sont constitués d'amas plus ou moins gélatineux. Les chimistes appellent cette structure des polysaccharides – ce qui n'est autre qu'une espèce particulière de sucre/fibres – et les chercheurs la nomment, eux, le kéfiran. Ce kéfiran héberge des bactéries lactiques (dont certaines communes au yaourt), des levures (d'où la fermentation alcoolique et le titrage en alcool de la boisson finale) et, enfin, des bactéries acétiques (comme dans le vinaigre, d'où son côté un peu acidulé), le tout aboutissant à une véritable « soupe probiotique ».

À propos du kéfiran

Le kéfiran est très étudié car il posséderait théoriquement des propriétés anti-inflammatoires pour la muqueuse de la barrière intestinale, et agirait comme anticholestérol, antihypertension et, même, anticancer. Tout ceci est à prendre avec de grandes précautions car les études formelles et scientifiques solides manquent pour affirmer avec certitude tout cela. Par ailleurs, le kéfir « maison » possède une composition variable (bactéries intrinsèques à la cuisine, au récipient, au réfrigérateur de chacun...), aussi ces résultats ne sont probablement pas exactement reproductibles. Mais, en tout cas, les spécialistes du kéfir estiment que ce kéfiran, véritable masse vivante et qui se reproduit (si vous en avez chez vous, vous l'avez déjà remarqué : on passe vite de quelques grains à une colonie d'une trentaine de grains voire plus, sans rien faire !) est en grande partie à l'origine des propriétés de la boisson finale.

Préparation et consommation

Qu'il soit au lait ou à l'eau, le kéfir est amusant à préparer et vraiment doux en bouche. Son petit côté légèrement pétillant et acidulé plaît à tous, petits et grands. Pour le clin d'œil, le mot kéfir vient du turc *keif*, qui signifie « sensation de bien-être après l'avoir bu ».

Et sachez raison garder : le kéfir est paré de mille vertus... dont aucune n'est réellement prouvée. C'est un fait : les utilisateurs rapportent généralement un mieux-être intestinal et une plus grande vitalité. Mais si vous êtes fragile ou malade, les avis sont partagés quant à l'intérêt de consommer du kéfir (comme du kombucha), certains spécialistes estimant que ce mélange bactérien ne convient pas forcément à tous, notamment si votre système immunitaire est déficient.

Kéfir de lait – À l'origine, les peuples caucasiens laissaient fermenter du lait dans des gros récipients en chêne, jamais nettoyés. Apparurent des sortes de minuscules « choux-fleurs » élastiques blancs : les grains de kéfir, dont les premières descriptions remontent aux années 1880. Ces grains sont une vraie caverne d'Ali Baba probiotique, comme vu plus haut. Le kéfir de lait est une boisson naturellement gazeuse et acidulée, obtenue en laissant fermenter les fameux grains dans du lait (de chèvre, de jument, de vache ou de tout autre mammifère). Traditionnellement consommée par les peuples caucasiens, elle s'est exportée en Europe et en Asie. Elle fait presque davantage penser à la bière qu'au yaourt.

Kéfir d'eau (de fruits) – Le kéfir de fruits, plus fréquemment consommé dans les pays du Sud, est une autre boisson aux propriétés santé reconnues depuis des milliers d'années. En France, il arrive qu'on en trouve par hasard dans certains restaurants ou épiceries, mais si vous souhaitez en consommer régulièrement, il est plus rentable et confortable de la faire vous-même. En plus, c'est amusant et très facile !

Notre conseil en +

- Les grains de kéfir pour fermenter le lait (*sakwaska*) diffèrent de ceux destinés à fermenter l'eau sucrée et fruitée (*gingerbeerplant* ou *tibi*). Même si on les regroupe sous l'appellation « kéfir » parce qu'ils fournissent, l'un comme l'autre, des boissons fermentées présentant plusieurs points communs. On trouve les grains en vente sur certains sites Internet, mais en cherchant un peu, vous pourrez en récupérer facilement gratuitement (moyennant d'éventuels frais de port) sur des forums de jardinerie, dans des boutiques de diététique, auprès d'amis ou de parents, de magazines de santé naturelle, bref : par le bouche-à-oreille. Le kéfir « circule », tout comme le kombucha d'ailleurs, ou sur un autre registre, les « mères » de vinaigre…

Des goûts adaptés aux cultures

Par rapport au kéfir originel, les grains qui circulent dans l'Hexagone ou pays limitrophes sont généralement doux, car moins riches en levures. La saveur de la boisson finale est moins prononcée et moins alcoolisée. Ne soyez pas surpris si au cours d'un voyage à l'étranger vous buvez du kéfir beaucoup plus « fort » !

Du kéfir en poudre

Si vous ne trouvez pas de grains (vous êtes sûr ?) ou que vous êtes impatient de démarrer tout de suite la fabrication de votre kéfir, vous pouvez aussi acheter de la poudre lyophilisée à base de kéfir, ferments spéciaux, disponibles dans le commerce (pharmacies, boutiques diététiques). Une remarque : sous cette forme, il n'est pas certain de bénéficier de tous les avantages du kéfiran d'une part, et le résultat gustatif est différent (mais agréable) d'autre part. En outre, une fois le sachet utilisé pour votre litre de boisson, vous ne pouvez plus réutiliser la poudre – en revanche vous pouvez refaire quelques « tournées » avec un peu de boisson comme « base de départ », comme pour les yaourts. Alors que les grains de kéfir, réellement « vivants », se reproduisent à l'infini, permettant de fabriquer sans cesse de la boisson fermentée pour zéro centime. La forme naturelle, les « vrais » grains, est donc préférable, plus économique et probablement plus intéressante pour la santé.

Attention !

Le kéfir est un petit peu alcoolisé… 2° environ. Il titre même jusqu'à 3° s'il est laissé longtemps à fermenter.

33. KOMBUCHA, UN CHAMPIGNON SANS CHAMPIGNON

Le kombucha, appelé « champignon de vie » en Asie, nous vient précisément de Mongolie. En réalité, ce n'est pas du tout un champignon, mais comme les grains de kéfir, un ensemble de bactéries et de levures réunies en « amas », qui ressemble vaguement à un champignon (il faut quand même avoir de l'imagination…). On le fait « travailler » dans du thé sucré, et cela donne, là encore, une boisson lactofermentée riche en bactéries supposées amicales. Il est traditionnellement employé pour ses propriétés indéniables d'aide digestive, ainsi que comme « boisson santé » d'une manière générale. On le dit antioxydant, détoxifiant, immunostimulant, bon pour le foie… Oui, peut-être, mais ces résultats n'ont été pour le moment validés que chez l'animal. Une certaine prudence s'impose.

Nos conseils en +

- On prend un verre en début de repas pour mieux digérer et favoriser l'absorption des nutriments du repas.
- C'est un produit actif qu'il faut boire en quantité raisonnable. On peut en faire une cure : 1 ou 2 verres par jour pendant 2 à 3 semaines, au moment des changements de saison.
- Kombucha maison : composition aléatoire
- Si vous préparez à la maison votre boisson avec du kombucha, vous ne maîtriserez pas exactement les populations bactériennes et de moisissures qui s'y

développeront. À l'opposé, si vous achetez votre kombucha dans le commerce, il risque d'être très sucré d'une part, et de renfermer des additifs indésirables d'autre part, qui peuvent en outre annuler complètement ses supposés bienfaits.

34. LAITS VÉGÉTAUX (AMANDE, RIZ) : GARANTIS SANS LACTOSE

SANS FODMAPS SANS GLUTEN SANS LACTOSE

Laits de riz, d'amande, de soja, d'avoine… si vous ne supportez pas les laits animaux pour cause de lactose, passez aux « laits » végétaux. Leur composition nutritionnelle est totalement différente, leurs saveurs aussi. On apprécie, ou pas… mais en tout cas ils ne contiennent pas un atome de lactose (un Fodmap non digéré par les *intolérants* au lait), ni de caséine (une protéine non tolérée en cas *d'allergie* au lait), ni de cholestérol. Et moins de calcium (selon l'ingrédient de base), il faut le préciser. Chaque « lait » végétal apporte son propre intérêt nutritionnel, et sa saveur bien sûr. C'est tout un univers gustatif qui s'ouvre à vous. Dans l'ensemble, ces produits réduisent l'acidité gastrique et sont donc particulièrement recommandables aux personnes ayant des remontées acides, des brûlures d'estomac, des renvois acides.

Nos conseils en +

- Toutes les marques ne sont pas équivalentes, vous pouvez apprécier un lait de soja ici mais le trouver détestable là. Soyez curieux et ne vous arrêtez pas à un « échec ».
- Pour ceux qui aiment cuisiner, apprenez à les faire vous-même, ce n'est pas si compliqué, et vous éviterez certains additifs parfois présents dans les briques industrielles. Pour les personnes n'habitant pas à proximité d'une boutique diététique ou d'une grande surface suffisamment bien fournie, c'est une bonne façon de tester toutes les saveurs.
- Ne croyez pas que les produits en grandes surfaces sont forcément moins chers qu'en boutiques bio/diététiques. Comparez, ce n'est pas toujours le cas, loin de là.

35. LÉGUMES FERMENTÉS

Voir « Choucroute » (p. 36).

Quels végétaux peut-on lactofermenter ?

Ail, bette (blette), betterave (crue), céleri, champignon, choux, câpre (ce sont des boutons floraux), citron, citron vert, concombre, cornichon (c'est une variété de concombre), courgette, feuille de vigne (et autres feuilles comestibles), haricot vert, kumquat, navet, oignon, orange, pamplemousse, petit pois, poivron, potiron, radis, riz/blé (ou blé/soja = sauce soja), salicorne (plante marine bien connue des habitants du littoral), scarole, soja, tomate… la liste n'est pas exhaustive.

Attention : la lactofermentation est une méthode de conservation pour aliments crus. On ne peut donc lactofermenter QUE des végétaux crus : n'essayez pas de faire lactofermenter une boîte de petits pois, ça ne marchera jamais !

36. MÉLISSE : QUAND LES NERFS « INTOXIQUENT » LA DIGESTION

SANS FODMAPS SANS GLUTEN SANS LACTOSE

Délicatement citronnée, la mélisse est exquise au goût et puissamment apaisante dans tous les sens du terme. Elle calme les nerfs, l'anxiété et le stress… surtout lorsqu'ils se matérialisent par des maux de ventre, des spasmes. C'est la plante digestive idéale pour les spasmophiles, les strressés, les anxieux. Elle possède en effet la double casquette d'apaiser les nerfs et de faciliter la digestion, entre autres en augmentant le flux biliaire. Si vos stress, angoisses et autres contrariétés vous « nouent », causent des troubles et douleurs digestifs, vous intoxiquent la vie, c'est votre plante exactement.

Nos conseils en +

- Ne la confondez pas avec la citronnelle, qui n'a absolument rien à voir. Elle est pourtant parfois désignée comme synonyme !
- Ajoutez quelques feuilles fraîches dans une salade (salée ou de fruits), sur un poisson (cru ou cuit), dans le mixeur (jus verts, smoothies…).

37. MENTHE : HALEINE FRAÎCHE

Comme le basilic (voir p. 33), la menthe renferme une huile essentielle précieuse en cas de troubles digestifs, tous problèmes confondus. Les douleurs digestives, les spasmes intestinaux, les ballonnements, elle n'en fait qu'une bouchée. Mais gare à elle si vous souffrez de remontées acides (voir + bas). La menthe verte est la plus utilisée en cuisine, la menthe poivrée, en aromathérapie. Rafraîchissante, elle assainit l'haleine, souvent un peu chargée en cas de troubles digestifs. Elle renferme des flavonoïdes et de l'acide rosmarinique, fortement antioxydants.

Nos conseils en +

- Son goût puissant, dû à son huile essentielle, prend vite le pas dans un mets. Utilisez-la avec parcimonie.
- Elle peut aggraver les reflux et aigreurs d'estomac car elle amoindrit la tonicité du sphincter de l'œsophage. Évitez-la si vous avez tendance à la dyspepsie, aux remontées acides.
- Elle entrave l'absorption du fer (comme le thé).
- On la préfère en infusion bien chaude : quelques feuilles de menthe, 3 minutes de patience. Sans sucre, bien entendu.

38. MIEL

De récentes études lui ont découvert un effet prébiotique : il favoriserait la croissance et le développement des bifidobactéries et des lactobacilles (bactéries majeures de la flore intestinale). Les chercheurs pensent que cette action bénéfique vient des oligosaccharides, un sucre du miel. Quoi qu'il en soit, le miel est bon pour la santé, ne vous en privez pas ! Baume pour l'estomac, il procure un véritable « pansement » anti-ulcère gastrique aux malades. En plus, c'est un antiseptique intestinal et un anti-inflammatoire digestif.

Par ailleurs, à chaque miel ses propriétés :

- le miel d'*acacia* est régulateur intestinal et anti-douleurs digestives ;
- le miel de *châtaignier* est bon pour la circulation du sang ;
- le miel d'*eucalyptus* lutte contre les maladies respiratoires ;
- le miel de *lavande* est apaisant ;
- le miel d'*oranger* est calmant ;
- le miel de *sapin* est antiseptique respiratoire.

Nos conseils en +

- Choisissez de préférence un miel extrait à froid (c'est indiqué sur l'étiquette). Cela préserve ses enzymes et le rend plus digeste.
- Attention : miel = sucre = carie. Boire un lait chaud sucré au miel avant d'aller se coucher, et sans se laver les dents, est une très mauvaise idée.

39. MISO (PÂTE DE SOJA FERMENTÉE)

SANS FODMAPS · SANS GLUTEN · SANS LACTOSE · FLORE

Si vous allez régulièrement au restaurant japonais, vous connaissez forcément la soupe miso. Les petits cubes blancs et souples qui flottent dans le liquide salé, c'est du tofu. Et le miso, invisible dans la soupe, c'est une pâte de soja lactofermentée. Outre des probiotiques, le miso apporte une grande quantité de protéines parfaitement assimilées, des vitamines B, nécessaires à la bonne santé nerveuse et à l'énergie du corps, des enzymes qui facilitent la digestion et l'absorption des nutriments.

Nos conseils en +

- Le miso est très salé : consommez-le avec parcimonie. Ne rajoutez pas de sel dans votre soupe.
- Vous trouverez du miso en épicerie asiatique, au rayon « exotique » de votre supermarché (s'il est bien fourni) ou dans certains magasins bio. Ne le prenez surtout pas pasteurisé : il a perdu toutes ses bonnes bactéries !

40. MORUE (CABILLAUD)

SANS FODMAPS · SANS GLUTEN · SANS LACTOSE · FLORE

C'est l'une des meilleures sources alimentaires de glutamine, cet acide aminé fort convoité par notre système digestif car il aide à réparer la barrière intestinale, facilite le transit et réduit le risque d'infection dans les intestins. En plus, il n'y a pas plus maigre ni plus protéiné que ce poisson.

Nos conseils en +

- La morue, c'est du cabillaud salé. Très très salé. Veillez à la dessaler correctement avant préparation, sinon elle risque d'être tout bonnement immangeable.
- Sa texture très ferme tolère une large palette de préparations et même de cuisson. Avez-vous déjà goûté de la morue grillée à la braise ? À la plancha ? Au barbecue ?

Du stockfish (morue nordique) ? Redécouvrez ce poisson méconnu, il en vaut la peine.
- Lorsque le restaurant propose sa brandade de morue en plat du jour, n'hésitez pas : c'est pour vous.

41. MOUTARDE : L'ASSAISONNEMENT « FORT » QUI REMPLACE L'AIL

Certes, la moutarde, ce n'est pas de l'ail. Mais si vous devez vous passer de ce dernier pour les raisons que l'on sait, essayez la moutarde. Elle possède cette puissance en bouche recherchée par les amateurs d'ail, et... zéro Fodmap. La moutarde relève n'importe quel plat un peu fade, et permet d'utiliser moins de gras (voire pas du tout) à cet effet. Or, le gras est vite indigeste alors que la moutarde, au contraire, aide à digérer. Le bilan total = moins de gras, moins de calories, moins de troubles digestifs... et plus de goût !

Nos conseils en +

- Tous les estomacs ne supportent pas la moutarde qui, parfois, n'y va pas avec le dos de la cuillère côté « force en bouche ». Testez sur de minuscules quantités, allez-y doucement.
- Méfiez-vous des moutardes (sucrées, aromatisées...) pas toujours digestes.

42. MUSCADE : APRÈS UNE PASTA PARTY

Jadis, au Moyen Âge, on gardait une noix de muscade dans sa poche pour conjurer toute maladie... mais son action est certainement plus efficiente par voie interne ! Elle stimule la digestion – surtout après un repas lourd ou un abus de féculents comme une assiette pantagruélique de pâtes – et empêche l'aérophagie. Elle est aussi antidiarrhéique (diarrhées chroniques).

Notre conseil en +

- Sa myristicine est anesthésiante, sédative et même toxique en cas d'abus. Allez-y doucement.

43. MYRTILLE : ANTIDIARRHÉE

SANS FODMAPS · SANS GLUTEN · SANS LACTOSE · DÉTOX

Cet humble petit fruit possède des propriétés antidiarrhéiques reconnues. Si vous êtes embêté par un transit intestinal (trop) accéléré, pensez à elle. La myrtille fait partie des fruits les plus antioxydants. Quelques-unes au quotidien constituent des petites gourmandises notamment pour le cerveau, la peau et les yeux.

Nos conseils en +

- La cueillette est réglementée dans plusieurs régions, renseignez-vous avant de vous lancer.
- Il existe différentes variétés de myrtilles, plus ou moins aromatiques, plus ou moins doucereuses. Souvent, les gros fruits, généralement importés, n'ont aucun goût, méfiez-vous.

La soupe de myrtilles stop-diarrhées made in Suède

Si vous habitez une région « à myrtilles », faites le plein à la belle saison. Et plutôt que de tout mettre en pots de confiture, gardez-en de côté pour les faire sécher. Vous pourrez ainsi préparer des soupes de myrtilles, typiquement suédoises, pour apaiser les diarrhées vite et bien. Ce remède traditionnel est principalement utilisé en cas de diarrhées « à microbes », comme celles que l'on contracte lors d'une épidémie de gastro-entérite. Mais les tanins des myrtilles sont astringents, donc calmeront aussi les diarrhées nerveuses.

Mode d'emploi – Lorsque le problème se présente, faites mijoter des myrtilles séchées recouvertes d'eau pendant quelques minutes. Servez sans filtrer et consommez le tout, si possible sans sucre, sinon avec un peu de sirop d'érable. Vous pouvez aussi consommer cette soupe bien froide, en été c'est agréable. C'est le principe des tisanes de fruits, plus gourmandes que des tisanes classiques et bien plus riches en tanins puisque l'on consomme les fruits.

44. ŒUF

SANS FODMAPS · SANS GLUTEN · SANS LACTOSE

L'œuf possède les protéines parmi les plus adaptées à nos besoins. Il n'est pas question de ne manger que cela, mais un œuf coque ou en omelette, ce n'est pas un luxe pour le sujet qui nous préoccupe. Ce cher œuf est en effet une source privilégiée de thréonine, acide aminé d'autant plus précieux que relativement peu représenté dans l'alimentation. La thréonine, un des nutriments préférés de l'intestin, fait partie des éléments constitutifs de la barrière intestinale. En fait, elle entre dans la composition des muqueuses, de la peau, des tendons… un vrai petit architecte !

Nos conseils en +

- Les œufs pochés, à la coque ou au plat (sans matière grasse) sont parfaits.
- Renouez de temps à autre avec la tradition anglo-saxonne, qui consiste à petit-déjeuner d'un œuf coque avec du jambon. Un moyen protéiné et malin de se « caler » le matin et de faire le plein de thréonine… avec des mouillettes !

45. OIGNON

SANS GLUTEN · SANS LACTOSE · DÉTOX · FLORE

Ce grand « Monsieur prébiotiques » s'offre aussi le luxe de protéger notre foie et de participer à la prévention de plusieurs cancers digestifs. Si c'est cru qu'il donne le meilleur de lui-même côté prébiotiques, une fois cuit, il renferme toujours ses polyphénols protecteurs.

Nos conseils en +

- Lorsque vous achetez vos oignons, vérifiez qu'ils sont impeccables, sans trace de germination ni point « mou ».
- Blancs, jaunes, rouges : tous possèdent des saveurs et des personnalités bien différentes. Le jaune mijote, le rouge (presque sucré) resplendit cru en salade, le blanc est si doux…
- Opération « stop-larmes » : pour éviter de pleurer, épluchez vos oignons sous l'eau fraîche (robinet ou dans un saladier) ou… portez un masque de plongée.
- Pour éliminer les odeurs d'oignon sur vos mains, frottez-les à l'aide d'une écorce de citron, d'orange, ou avec un galet métallique.
- Faites mariner vos oignons quelques heures dans de l'huile d'olive ou dans du jus de citron pour les adoucir.

46. OLIVES

Voir « Légumes lactofermentés » (p. 49).

47. ORANGE : LE FRUIT FAIBLE EN FODMAPS

L'orange reste une valeur sûre sur un plan « aliment santé » et, en plus, se paye le luxe d'être pauvre en Fodmaps. L'orange, c'est Madame vitamine C, vous ne l'ignorez pas. Une belle orange chaque jour à la mauvaise saison et vous voilà déjà bien parti pour être en forme toute la matinée, et aussi pour ne pas tomber malade. À la belle saison, continuez sur votre lancée.

Nos conseils en +

- Évitez les jus d'orange bas de gamme, en briques, « pas chers », ainsi que ceux enrichis en ceci ou en cela. Et aussi les « boissons à l'orange », y compris les sodas, bourrées de sucres et d'additifs divers, apportant certainement plus de Fodmaps que d'orange !
- Si vous êtes un adepte des jus, choisissez-les d'orange, c'est eux qui passeront le mieux, à condition de ne pas dépasser 100 ml/jour. L'idéal : pressez vous-même vos oranges, sinon, achetez un jus « haut de gamme », avec pulpe, au rayon frais. Oui, c'est plus cher. Mais c'est meilleur. Ça marche aussi avec le pamplemousse…

48. PAIN AU LEVAIN

Le pain est fait avec du blé tendre (froment), contrairement aux pâtes, au blé dur. S'il est au levain, donc a priori de qualité supérieure, il passe par l'étape « fermentation lactique » : les micro-organismes amis de la farine ont tout le temps de se développer tranquillement pendant la phase de « repos ». Ce n'est pas le cas du pain fabriqué à la levure, de moins bonne qualité et qui « monte » beaucoup plus vite. Par ailleurs, le blé, tout spécialement le froment, est, de toute façon, riche en prébiotiques. Mangez du pain !

Nos conseils en +

- Préférez le pain bio, au levain naturel (pas à la levure chimique), bien meilleur au goût et pour la santé. Si votre boulanger vous propose du pain intégral, allez-y les yeux fermés.
- À la crêperie ou à la maison, les galettes et crêpes sont également faites avec du froment. Pourquoi ne pas vous en préparer avec du poireau (en version salée) et de la banane (en version sucrée) pour un repas breton 100 % prébiotiques ?

49. PARMESAN

Encore une excellente source de glutamine, l'acide aminé préféré de l'intestin car il aide à réparer la barrière intestinale, donc sa perméabilité. Il la renforce, pour résumer. La glutamine favorise aussi la prolifération de la flore intestinale (de bonne qualité), et à ce titre joue également un rôle « à effet prébiotique ».

Nos conseils en +

- Le parmesan est un excellent fromage, de loin le plus riche en calcium. Prenez l'habitude d'en mettre un petit peu sur vos pâtes, si vous l'appréciez.
- Il est beaucoup trop salé pour être consommé en « part », et heureusement, car il est également fort calorique et très acidifiant. C'est normal car très sec (il a perdu une grande partie de son eau d'origine), il est mathématiquement spécialement concentré en nutriments et… en gras. Mais on en consomme incomparablement moins qu'un fromage « normal », donc pas d'inquiétude.
- Achetez-le en morceau et râpez-le vous-même. Un tout petit effort pour une grande récompense côté saveur.

50. POIREAU : BALAYEUR EN CHEF

Le poireau est remarquable pour quiconque cherche à régulariser son transit intestinal, car ses longues, très longues fibres font un travail remarquable. Surtout celles de la partie « verte » tandis que celles, plus tendres, de la partie blanche, sont davantage de type soluble : anticholestérol et bonnes pour équilibrer la glycémie. Par ailleurs, il renferme des substances soufrées, de la même famille que l'ail et l'oignon, aux propriétés préventives anticancer de l'estomac et de l'intestin. Il est très diurétique grâce à ses fructosanes, donc s'oppose à la rétention d'eau. Il est particulièrement riche en fibres (donc anticonstipation) mais pauvre en calories. La spécificité de ses fibres en fait un remarquable coupe-faim.

Nos conseils en +

- Mieux vaut acheter des légumes entiers, avec les radicelles (les petites racines au bout du blanc) plutôt que des légumes déjà découpés.
- Pour bénéficier des substances protectrices présentes en abondance dans le poireau, il faut impérativement consommer une partie du « vert ».
- En raison de la forte présence de composants soufrés, le poireau peut entraîner des flatulences.

51. POIVRE : LE STIMULANT DIGESTIF

La poivrière est toujours sur la table, un peu comme si elle faisait partie du décor. C'est oublier que le poivre possède de sacrées propriétés santé, surtout si on l'utilise chaque jour ce qui est souvent le cas ! Il stimule les différentes étapes digestives, et c'est donc logique d'en consommer une pincée à chaque repas. Il aide le pancréas et l'estomac à faire leur travail. Il facilite la digestion des graisses et des sucres, et est donc indiqué en cas de repas un peu lourd. Il participe à la protection anticancer, notamment du sein. Surtout en compagnie du curcuma (pipérine + curcumine). Il renferme de la pipérine, un puissant alcaloïde purifiant pour le système digestif, stimulant la salivation et aidant à digérer. Sa pipérine diminue le taux de cholestérol.

Nos conseils en +

- Ceux et celles qui souffrent de troubles urinaires doivent s'en méfier.
- N'en abusez pas car son essence aromatique, très caustique, peut aussi irriter le système digestif.
- Vert, blanc, noir, gris, long, maniguette… à chaque couleur sa catégorie d'aliment. Le poivre vert convient aux terrines, à certaines boissons alcoolisées et autres liquides (vinaigres, vinaigrettes…). Le poivre noir est le plus couramment utilisé. Dans tous les cas, ajoutez-le en fin de cuisson car la chaleur l'agresse.
- Il existe un grand nombre de variétés de poivres. Nous parlons ici du poivre « tout simple », noir, que l'on trouve partout. Certains faux poivres ont également cette

propriété, comme le poivre maniguette, un faux poivre, aussi appelé graine de paradis ou poivre de Guinée.

52. POMME : L'ANTITOUT

SANS GLUTEN SANS LACTOSE DÉTOX

Ce fruit du paradis réussit l'exploit de prévenir la constipation (grâce à ses fibres et à ses acides) et de soulager la diarrhée (toujours grâce à ses fibres, qui forment un gel dans l'intestin, et à ses substances antivirales).

Nos conseils en +

- Les pommes « classiques » hébergent souvent des résidus de pesticides. Et pas qu'un peu… Préférez-les bio, ou épluchez-les. De toute façon, leur peau n'est pas très digeste, alors…
- Vous avez du mal à la digérer crue ? Faites-la cuire légèrement, ou passez-la au blender.
- Les personnes qui ne souffrent pas de troubles digestifs de type « colite » et qui supportent bien l'eau gazeuse, peuvent essayer ce cocktail savoureux et amusant : pelez et épépinez des pommes, ajoutez du jus de citron (comptez ½ citron pour 4 pommes) et mixez le tout. Versez dans un verre et allongez d'eau minérale gazeuse.
- Une préparation ultra-simple : pomme au four – 20 à 40 minutes (selon la taille), à faire cuire telle quelle dans le plat. Sans ajouter quoi que ce soit !

53. POMME DE TERRE : LE FÉCULENT SUPER-DIGESTE

SANS FODMAPS SANS GLUTEN SANS LACTOSE

Chère pomme de terre ! Pas question de vous priver de ce féculent adoré, zéro Fodmap à l'horizon ! Elle cale, elle est bonne – pour ne pas dire délicieuse –, tout le monde l'apprécie, et personne ne s'est jamais plaint de mal la digérer, à ma connaissance. C'est une excellente source de potassium, bon pour le cœur, et une source tout à fait honorable de vitamine C.

Nos conseils en +

- Elle est très digeste… sauf noyée dans un litre de graisse d'oie aillée, mais là, la pauvre n'y est pour rien ! Même chose pour les frites et les chips ultra-grasses et salées (pas un cadeau pour l'estomac, le sel).
- Rejetez tout spécimen avec des taches vertes ou des germes, dus à la solanine, un toxique indigeste capable de provoquer des symptômes digestifs, ou autres.

54. RADIS : IL A SES FANS

SANS FODMAPS SANS GLUTEN SANS LACTOSE DÉTOX

Ce fut probablement l'un des tout premiers légumes cultivés ! Son origine asiatique explique que les Chinois aient une longueur d'avance sur nous. Ils ont développé de nouvelles variétés beaucoup plus douces que nos radis roses et noirs. Ce légume est très peu calorique et contient surtout des minéraux, notamment du potassium. Ce qui fait de lui, en plus d'un aliment minceur, un aliment anti-rétention d'eau. Ne jetez pas les fanes, elles sont presque encore plus riches en substances santé que les radis eux-mêmes ! Un sou, c'est un sou ! Le radis active la production et l'évacuation de la bile, donc lutte contre les troubles digestifs d'origine biliaire ET favorise l'excrétion biliaire des polluants.

Nos conseils en +

- Comme il est croquant, donc plein d'eau, il ne se conserve pas bien. Il devient vite mou, piquant. Consommez-le très frais, dans tous les sens du terme - fraîchement cueilli et/ou sorti du frigo.
- Le jus de radis noir est réputé pour restaurer la sphère digestive. Sa saveur et son odeur ne sont pas très alléchantes, et il est conseillé de se procurer des ampoules de radis noir plutôt que se préparer de grands verres imbuvables !
- Le radis n'est pas vraiment conçu pour cuire ni mijoter… Mais si vous y tenez vraiment, le radis noir supporte mieux la cuisson que le rose.

55. RAISIN : LES GRAPPES DU SOLEIL

SANS GLUTEN SANS LACTOSE

Profitez de ces belles grappes plein sud lorsque votre marchand de fruits et légumes vous en propose, c'est si bon ! Et pas de Fodmaps dans ce fruit-là. Sauf un peu de fructose, d'accord. Donc, pas de « cure de raisin » pour vous, mais 5 à 10 grains, ça oui. C'est Monsieur potassium, et sa forte teneur en sucre naturel le rend aussi attractif qu'un dessert – ne vous laissez pas trop endormir par ses charmes non plus… Il est bourré d'antioxydants très puissants, surtout le raisin « noir »… hélas pas mal concentrés dans la peau et les petits grains, pas toujours bien tolérés sur un plan digestif. Allez-y prudemment.

Nos conseils en +

- Le jus de raisin est très, très sucré, mieux vaut l'éviter. Le raisin lui-même l'est, de fait, et il n'est pas question d'en boulotter à volonté.
- Évitez le raisin de piètre qualité, malheureusement fortement traité aux pesticides et de toute façon sans intérêt gustatif. Dans tous les cas, rincez-le soigneusement, pour éliminer une partie de ces pesticides et surtout des moisissures, qui ne manquent pas d'investir sa peau.

56. RÉGLISSE : LA DOUCEUR EN PLUS

La réglisse est une plante étonnamment sucrée et douce. Ce n'est d'ailleurs pas pour rien qu'elle figure parmi les contributrices majeures de la confiserie. Et encore, chez nous, le rayon « bonbons réglisse » est relativement restreint. Dans les pays nordiques, ou même simplement aux Pays-Bas, des murs entiers alignent des rayonnages croulant sous des dizaines de sortes de douceurs à la réglisse : enrobée de chocolat, de ceci, de cela, c'est surprenant ! Plus sérieusement, il se trouve que la réglisse renferme des molécules puissamment anti-inflammatoires pour le système digestif. Douleurs à l'estomac ou au côlon, elle s'en charge comme nul autre. Fortement anti-inflammatoire, elle est vivement recommandée en cas de douleurs gastriques (y compris l'ulcère) et, accessoirement, du côlon, notamment. Antivirale, elle prévient les infections respiratoires.

Notre conseil en +

- Son principe actif majeur, la glycyrrhizine, est hypertensive. N'en consommez pas si vous souffrez d'hypertension ou avez tendance à développer des œdèmes.

57. RHUBARBE : TRANSIT INTESTINAL FACILE

La rhubarbe n'est pas un fruit (bien qu'on la consomme presque seulement en confiture ou en compote), mais une plante potagère dont on prépare uniquement les tiges. Ce qui explique qu'elle soit si acide et surtout, si peu sucrée ! Les variétés de printemps sont très acides, celles de l'automne, plus douces et donc nécessitant moins de sucre lors de la préparation. Ultra-riche en fibres insolubles, elle peut poser problème aux intestins sensibles. Elle possède de remarquables propriétés anticholestérol, coupe-faim.

Nos conseils en +

- On ne consomme jamais ses feuilles, potentiellement toxiques, seulement sa tige. Si vous en faites pousser dans votre jardin, surtout, retirez bien toutes les feuilles !
- Si vous souhaitez renforcer ses bienfaits sur le transit intestinal, n'oubliez pas ses alliés de choc : la figue (sèche surtout) et le pruneau…
- Les tiges passées à la centrifugeuse fournissent un jus très acidulé, on s'en doute, qui remplace à merveille le vinaigre ou le jus de citron dans certaines préparations sucrées ou salées.

58. SALSIFIS (SCORSONÈRE)

SANS GLUTEN · SANS LACTOSE · FLORE

Notre bon vieux salsifis est une excellente source de fibres (9 g/100 g), gage de bon transit intestinal. Une partie d'entre elles se présente sous forme d'inuline, nos chers prébiotiques. Cette inuline se transforme dans le corps en lévulose, de saveur légèrement sucrée. De même que les autres aliments riches en inuline, d'ailleurs : le fond d'artichaut aussi est « sucré ».

Nos conseils en +

- Surgelés ou en conserve, c'est le plus simple. Pour les attendrir encore, ajoutez une cuillère d'huile d'olive dans l'eau de cuisson.
- Si vous en trouvez au marché, vous pouvez vous amuser à les préparer vous-même, mais attention, il faut une certaine patience et un savoir-faire minimum, car l'épluchage tache et poisse.

59. SAUCES

FLORE

Certaines sauces (pas la mayonnaise !), issues du procédé de lactofermentation, sont plus intéressantes pour la santé que du simple sel, surtout si ce dernier est raffiné. Prenez l'habitude d'utiliser, par exemple, la sauce soja dans vos plats : elle aromatise tout en salant, et apporte son petit quota de ferments.

Nuoc-mâm

Elle est préparée avec de l'anchois fermenté.

Soja (shoyu)

Elle est à base de soja fermenté (fermentation lactique).

Worcestershire

Elle est préparée avec de l'anchois fermenté.

Nos conseils en +

- Toutes ces sauces sont très salées. Utilisez-les comme condiments, donc jamais en grande quantité.
- Choisissez une sauce soja de bonne qualité, si possible bio (on en trouve dans toutes les grandes surfaces maintenant) et peu salée.

60. SEIGLE

SANS LACTOSE FLORE

Une des meilleures sources de fibres prébiotiques. Vive le pain de seigle ! Vive le pain noir nordique ou allemand vollkornbrot (ou pumpernickel) !

Notre conseil en +

- Le seigle, tout comme le blé, renferme du gluten. Si vous êtes intolérant au blé (maladie cœliaque), vous l'êtes forcément aussi au seigle, ainsi qu'à l'orge. C'est dommage, mais il faudra totalement vous passer de cette céréale.

61. SEL

Utilisé en quantité adéquate dans votre préparation de produits lactofermentés « maison », il favorise la lactofermentation et la croissance de certaines bonnes bactéries, car les « mauvaises bactéries » le détestent. En plus, il attire à lui l'eau de l'aliment, accélérant ainsi le processus général. Le sel, dangereux ?

C'est vrai, il faut le consommer avec modération, mais la quantité optimale est celle de nos recettes : sans lui, vos légumes en cours de lactofermentation risquent fortement de pourrir. Et puis, personne n'a dit qu'il fallait dévorer des boîtes entières d'anchois ni des quintaux d'olives...

Notre conseil en +

- Préférez toujours du sel « gris » (non raffiné). Le sel de table classique, raffiné, plus blanc que blanc, ne renferme plus aucun des minéraux d'origine (en dehors du sodium), et en plus, il a un goût de chlore.

62. SOJA

Le soja est une source d'isoflavones, de prébiotiques et/ou de probiotiques selon la façon dont on le consomme et on le cuisine. Inutile de s'encombrer avec les détails : buvez du « lait » de soja, mangez du tofu et des « yaourts » de soja si vous les aimez. Sinon, aucune importance : vous trouverez tous ces composants protecteurs ailleurs. Remarque : les Asiatiques consomment de nombreux produits à base de soja fermenté, comme le tempeh, par exemple. Ces aliments sont presque inconnus chez nous.

Nos conseils en +

- Achetez de préférence du tofu frais, surtout le « soyeux », dans les épiceries asiatiques. Celui vendu en grande surface est moins enthousiasmant.
- Si vous n'arrivez pas à vous habituer à sa texture caractéristique, ce n'est pas grave : ne vous forcez pas. Nous rencontrons trop de personnes qui boivent du thé vert alors qu'elles n'aiment pas ça : « J'en bois parce que c'est bon pour la santé. » Même chose pour le soja. Cela n'a aucun sens !
- Avez-vous déjà goûté aux édamames ? Soja « frais », encore en gousses, on les trouve depuis un moment déjà dans les enseignes spécialisées en surgelés. Ils

ressemblent alors à des petits pois. Toute la famille en raffole, et il n'y a rien de plus simple à préparer : on les poêle à sec pendant quelques minutes, c'est tout. En plus, c'est amusant à manger : on prend la gousse avec les doigts et on aspire les graines, comme avec une paille. Rigolo et parfaitement adapté à nos papilles gustatives, ce qui n'est pas forcément le cas du tofu. Goûter les édamames, c'est les adopter !

63. TOMATE

Pleines d'eau, détox et légères, les tomates font partie des meilleurs végétaux. Et leur acidité est utile en cuisine. Si vous faites vous-même vos légumes lactofermentés, ajoutez quelques rondelles de tomate bien mûre dans le bocal. Elles accélèrent et facilitent le processus.

Notre conseil en +

- N'utilisez pas de tomate verte : trop « jeune », elle ne jouera pas son rôle d'accélérateur de fermentation.

64. TOPINAMBOUR

Cet admirable légume d'antan fait partie du « top 10 prébiotiques ». Sa forme évoque un peu une pomme de terre tordue, sa saveur, un artichaut fin et savoureux. Ce légume attachant et qui plaît à tous revient enfin à la mode depuis quelques années. On le consomme surtout en velouté, l'hiver.

Nos conseils en +

- Vous venez de l'acheter ou de le cueillir, il est extra-frais ? Alors… attendez un peu : le laisser patienter quelques jours lui fera gagner en tendreté et en digestibilité.
- L'épluchage est obligatoire malgré une forme parfois tordue.
- Le topinambour est meilleur quand il a un peu souffert : si vous avez un jardin, vous le savez et lui faites subir les premières gelées. Sinon, achetez-le au bon moment au marché, c'est-à-dire, là encore, juste après une gelée.
- Attention, il est extrêmement « progaz ».

65. YAOURT

Il termine cette cooking list, et pourtant c'est peut-être le plus célèbre des aliments pourvoyeurs de probiotiques. Il renferme les probiotiques les plus connus et les plus étudiés à ce jour : les bifidobactéries et les bactéries lactiques. Ce sont les ferments types utilisés pour faire du yaourt. En fonction de la bactérie utilisée, le produit laitier est dit « au bifidus actif », « à l'acidophilus », etc. Dès qu'il y a un nom un peu « savant », il y a des chances pour qu'il s'agisse d'une bactérie, choisie pour ses propriétés gustatives (le yaourt ne doit pas « piquer ») et santé. Le yaourt n'est rien d'autre qu'un lait fermenté. Il peut être liquide (type Yop) ou solide (en pot individuel). On peut l'acheter tout prêt ou le faire soi-même, en yaourtière ou non.

YAOURT = LAIT FERMENTÉ

Le yaourt est un lait fermenté parmi d'autres. Il en existe une infinité, aussi nombreux que les régions, les pays et même, les familles qui les préparent ! Entre les petits-suisses, le fromage frais, le kéfir, le koumys… la liste est sans fin. D'un point de vue probiotique, le lait fermenté, c'est donc comme du yaourt, sauf que l'on ne connaît pas encore forcément les propriétés santé de chaque souche de bactérie utilisée.

Par ailleurs, le lait en lui-même est une bonne source alimentaire de glutamine, acide aminé apprécié par l'intestin car il aide à réparer et à prendre soin de la barrière intestinale. Si vous êtes intolérant au lactose, pas d'inquiétude, vous trouverez votre glutamine ailleurs : dans le poisson, la viande…

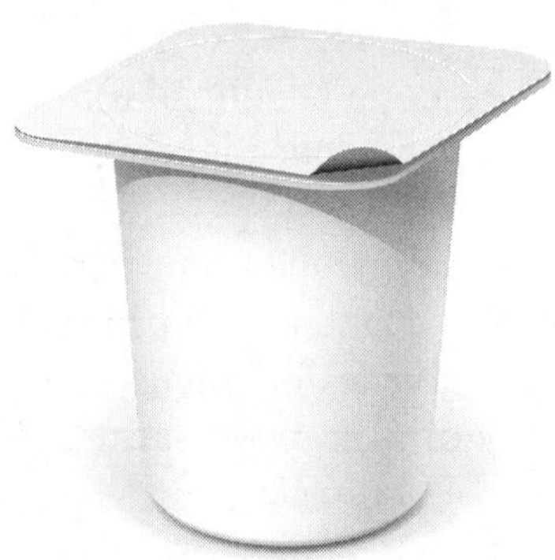

Nos conseils en +

- Pour avoir le droit de s'appeler « yaourt », un lait doit forcément être fermenté avec deux bactéries bien précises, et pas une de plus. Il s'agit de *Lactobacillus bulgaricus* et de *Streptococcus thermophilus*. Lisez attentivement les étiquettes de « yaourts » au bifidus, par exemple : ils s'appellent « laits fermentés » mais pas « yaourts ».
- Plus un yaourt est frais, c'est-à-dire fraîchement préparé, plus il renferme de bactéries probiotiques. Plus on avance vers la date limite de consommation, plus son taux de bactéries vivantes faiblit. La date dépassée, il reste encore parfaitement consommable (c'est même l'un des aliments ultra-frais les plus sûrs, précisément parce que protégé par ses bactéries) mais devient petit à petit moins performant sur un plan probiotique.
- Ne confondez pas « yaourt » avec « flan », « crème caramel », « crème dessert » et autres desserts lactés. Un yaourt, c'est un yaourt. Je me souviens de cette (jeune) cliente : « Moi, je mange tous les jours des yaourts, mes préférés sont les Danette au chocolat. »
- Une fois cuit, le yaourt perd ses propriétés probiotiques. Un gâteau au yaourt, c'est bon, mais ça ne sert pas à grand-chose pour la flore intestinale !
- Pour faire ses yaourts à la maison, il faut du lait + des ferments : les bactéries. Vous ensemencez votre lait soit avec un yaourt acheté au magasin, soit avec des bactéries achetées en pharmacie (ou, depuis peu, en grande surface). Elles « travaillent » pendant 8 heures, et vous mettez vos yaourts au frais. C'est prêt !

LES POUVOIRS DIGESTIFS DES FRUITS ET LÉGUMES

Les végétaux sont les champions de la digestion et de la détox, d'une part parce qu'ils regorgent de fibres et d'éléments détoxicants, d'autre part parce qu'ils favorisent un bon équilibre acido-basique, à la base de toute bonne santé, notamment digestive. C'est parce qu'ils sont riches en…

LES FIBRES : NOS BALAYEURS

Les fibres *insolubles* constituent le squelette, la charpente (peau, tige…) des végétaux. Les fibres *solubles* sont à la fois présentes dans ce même « squelette » et dans la pulpe (fruits), la chair, etc. Anticancer, antifringales, anticonstipation, anticholestérol, elles sont indispensables à notre santé et pour maîtriser son poids. Les végétaux sont les seuls aliments renfermant des fibres.

Les végétaux les plus riches en fibres

- Légumes secs (haricot sec, lentille, pois cassé…)
- Céréales complètes, céréales de petit-déjeuner au son, enrichies en fibres ou muesli
- Fruits séchés (figue, pruneau, raisin sec…) et oléagineux (amande, noisette…)
- Agar-agar, konjac, psyllium
- Légumes (artichaut, salsifis, cerfeuil, céleri, champignons, choux, haricot vert)
- Fruits rouges et noirs (baies)

LES PRÉBIOTIQUES : DE L'ENGRAIS POUR NOTRE FLORE INTESTINALE

Ce sont des fibres particulières (on dit « fibres à effet prébiotique ») qui servent de super-nourriture aux probiotiques et aux bactéries intestinales bénéfiques. Une sorte d'engrais à « bonnes bactéries » si vous préférez. Or, notre flore intestinale est absolument cruciale pour notre santé, et joue un rôle évident et énorme dans notre détox quotidienne : c'est la toute dernière étape des aliments et des polluants avant « la sortie » (selles), elle a donc la charge écrasante de décider ce qui reste en nous (minéraux, éléments bénéfiques) et ce qui doit absolument en sortir. Dans les études, ces fibres à effet prébiotique :

- ont une aptitude bien réelle et démontrée à modifier la flore (dans le bon sens) ;
- font perdre réellement du poids (ce n'est donc pas que théorique). S'il y a perte de poids, il y a automatiquement détoxication (puisque les polluants sont dans notre stock de graisses) et il y a également tout un ensemble de paramètres biologiques qui s'améliorent : moins d'inflammations chroniques, une glycémie (taux de sucre sanguin) plus basse, un risque abaissé de maladie cardiaque, d'infarctus, de cancers, de dépression… la liste des bénéfices santé et psychologiques d'une détox associée à une perte de poids est interminable en fait ;
- sont bénéfiques sur l'immunité (soutien immunitaire) ;
- participent activement à la prévention du cancer du côlon ;
- favorisent l'absorption des minéraux, surtout le calcium et le magnésium ;
- aident à réduire la perte osseuse liée à l'âge et à l'inactivité.

Note : ne confondez pas les probiotiques (des bactéries) avec les prébiotiques (des fibres !).

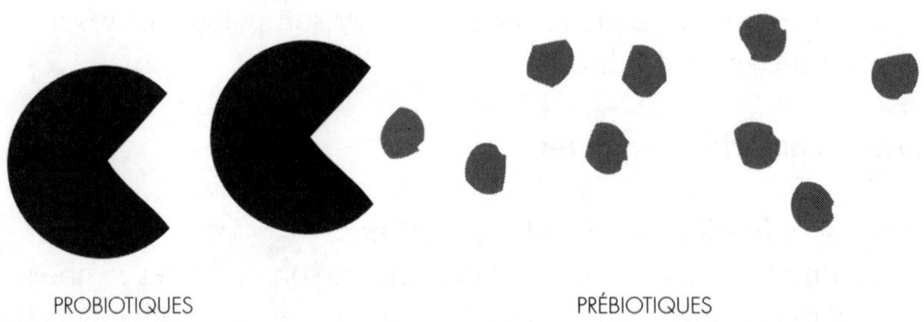

Les aliments les plus riches en fibres prébiotiques (principalement de l'inuline)

- ail
- cœur d'artichaut
- asperge
- banane
- chicorée
- oignon
- poireau
- salsifis
- topinambour

Le miel, un sucre à effet prébiotique ?

De récentes études lui ont découvert un effet prébiotique : il favoriserait la croissance et le développement des bifidobactéries et des lactobacilles (bactéries majeures de la flore intestinale). Les chercheurs pensent que cette action bénéfique vient des oligosaccharides, un sucre bien présent dans le miel. Mais des études supplémentaires sont en cours pour confirmer ce point. En attendant, manger du miel est bon pour la santé, ne vous en privez pas ! Par exemple, baume pour l'estomac, il procure un véritable « pansement » anti-ulcère gastrique aux malades. En plus, c'est un bon antiseptique intestinal et un bon anti-inflammatoire digestif.

LES ENZYMES : NOS DÉMOLISSEURS ET ARCHITECTES DE GÉNIE

Les enzymes sont des substances indispensables à la vie. En fait, grâce à elles, la vie est possible. Ouvrières infatigables, centrales énergétiques ou plutôt étincelles d'énergie, productrices d'énergie même, elles sont impliquées dans toutes les réactions métaboliques et chimiques de notre organisme, de la pensée à la reproduction en passant par la digestion : on les appelle des catalyseurs biologiques, c'est-à-dire qu'elles accélèrent les échanges et les réactions métaboliques de manière à les rendre viables. Sans elles, les matériaux comme les protéines, les os, les cellules seraient inertes et nous ne pourrions survivre ne serait-ce qu'une seule seconde. Un peu comme si nous disposions de tout le matériel nécessaire pour faire une voiture, volant et housses de sièges compris, mais sans ouvrier qualifié pour monter les pièces, l'auto ne risque pas de rouler. Notre corps a donc un besoin vital d'enzymes. Il en fabrique une grande partie, ce sont les enzymes métaboliques. Il en importe d'autres, ce sont les enzymes d'origine alimentaire. Parmi les 3 000 enzymes de notre corps, à l'origine de plus de 7 000 réactions enzymatiques, certaines sont dites « systémiques » : elles ne se cantonnent pas à une seule activité, par exemple digestive, mais ont plusieurs casquettes. Ainsi, la bromélaïne de l'ananas aide à digérer, mais est aussi fortement anti-inflammatoire, donc diminue l'inflammation, l'enflure et la douleur en cas de rhumatismes ou de gros chocs, par exemple un accident de sport ou de voiture. Quant à la papaïne de la papaye, elle est employée depuis longtemps pour réduire la fièvre ou fluidifier le sang, y compris dans le cadre de médicaments administrés à l'hôpital.

Manquer d'enzymes digestives, c'est à coup sûr mal digérer. Ainsi, quand on manque de lactase, on ne peut pas digérer le lactose du lait : on est intolérant aux produits laitiers. Quand on manque de fructose-1-phosphate aldolase, on ne peut pas digérer le fructose, donc les fruits et le miel sont totalement interdits dans l'alimentation, sous peine de réactions graves. Par ailleurs, n'oublions pas que digérer, c'est rendre les nutriments des aliments exploitables. Mal digérer, c'est priver en partie l'organisme de ces nutriments auxquels il a droit. Or, plus on avance en âge, moins le corps produit d'enzymes (jusqu'à 30 fois moins en fin de vie qu'au début), plus il doit donc en puiser dans les aliments. Car moins d'enzymes, en dehors de générer des troubles digestifs évidents (on digère moins bien les graisses, les protéines, les sucres, on ballonne, les aliments, mal digérés fermentent, etc.), c'est aussi l'assurance de moins bien éliminer les déchets, de laisser les graisses s'accumuler et se stocker (surpoids, élévation du taux de cholestérol), etc.

Présentes en grande quantité dans les végétaux crus ou très peu cuits (les enzymes sont détruites au-delà de 45 °C pour la plupart, 70 °C pour certaines très résistantes), les enzymes des fruits et légumes nous permettent précisément de les digérer. Car si l'organisme fabrique lui-même de nombreuses enzymes digestives (la protéase pour digérer les protéines, la lipase pour digérer les graisses, l'amylase pour digérer les sucres, etc.), il est toujours friand des enzymes présentes dans les aliments : c'est toujours cela de moins à produire soi-même ! Selon les spécialistes, les enzymes végétales sont plus « intéressantes » que celles d'origine animale car, à l'aise dans tous les milieux et pH, elles supportent généralement mieux l'acidité de l'estomac, qui ne fait que les inactiver temporairement : la plupart d'entre elles parviennent à se réactiver dans le petit intestin, poursuivant là encore leur travail de digestion. Malheureusement, si l'on ne mange jamais de crudités, on est sûr de ne pas fournir son « quota » d'enzymes alimentaires à l'organisme. Résultats : troubles digestifs variés, taux de cholestérol qui grimpe, problèmes métaboliques (gestion plus difficile de la glycémie par exemple), et même mauvaise haleine, due à une digestion ralentie.

Ce que font les enzymes

Rendre solubles des molécules qui ne le sont pas à la base ne se fait pas en un claquement de doigts. Le travail réalisé par les enzymes est impressionnant et sur mesure, c'est-à-dire adapté à chaque polluant :
1. *Elles oxydent ou réduisent selon les besoins :* elles ajoutent ou retirent un électron.
2. *Elles hydrolysent :* elles « cassent » une molécule en la dissociant grâce à de l'eau (par exemple pour les protéines, « amas d'acides aminés », elles coupent les liaisons peptidiques qui relient les acides aminés entre eux). Exactement ce qui se passe lorsque le collagène se transforme en gélatine en la présence d'eau.
3. *Elles hydratent :* elles ajoutent de l'eau.
4. *Elles déshalogènent :* elles retirent un halogène (brome, chlore, fluor, iode).

Parmi les enzymes les plus impliquées à ce stade, il y a les fameuses P450, qui s'occupent aussi de dégrader nos médicaments pour les transformer en substances actives. Ces P450 sont donc l'objet de toutes les attentions des chercheurs et des médecins.

Les aliments les plus riches en enzymes

- Fruits et légumes crus
- Jus de fruits et de légumes crus fraîchement pressés
- Germes de céréales, graines germées
- Graines (anis, fenugrec…)
- Noix, noisette
- Gingembre
- Graine de soja fermentée
- Ananas
- Papaye
- Avocat
- Banane
- Mangue
- Aliments lactofermentés (choucroute crue…)
- Herbes aromatiques

LA CHLOROPHYLLE : LE SANG VERT

Les plantes ont ceci de fascinant : elles restent là, sans bouger, sans rien faire, apparemment paresseuses et indolentes. Et pourtant elles se nourrissent, au prix de trésors d'ingéniosité et, sans doute, d'énergie, pour réaliser cet exploit dont nous sommes bien incapables : transformer la lumière en sucre, donc en nourriture. Cela grâce à la chlorophylle. Le mot « chlorophylle » vient du grec *chloros* « vert pâle » et *phyllon* « feuille ». Ce sang vert qui circule dans ses feuilles, la plante s'en sert pour se nourrir (photosynthèse), mais aussi contre les moisissures. Sa structure ressemble au sang humain, c'est pourquoi on la surnomme souvent « le sang vert ». Différence majeure : l'atome central du sang est le fer, celui de la chlorophylle, le magnésium. Si le sol manque de magnésium, le végétal ne sera pas très vert (déficit de magnésium = déficit de chlorophylle), comme anémié ! Tous les végétaux renferment de la chlorophylle, mais certains beaucoup plus que d'autres. Sans elle, nous ne serions pas là : la terre doit son équilibre gazeux à la chlorophylle. Cette dernière a ceci de magique : elle capte l'énergie solaire pour la transformer en énergie vitale. Un bien infiniment précieux, le plus précieux de tous !

Le grand ménage des quatre saisons

Purifiante, détoxifiante, alcalinisante, antioxydante, la chlorophylle est une perfusion de sang vert et neuf, censé nous fournir toute la vitalité de la plante. Elle booste la circulation sanguine, dilate nos vaisseaux sanguins. C'est également une grande amie de la flore intestinale, s'opposant aux ballonnements et autres mycoses, candidoses. Elle lutte avec tant de brio contre la prolifération bactérienne qu'on l'a même employée, pure, comme déodorant corporel (pour une meilleure haleine, on mâche du persil ; pour des aisselles fraîches, on consomme plus de légumes verts, etc.). En favorisant notre grand ménage intérieur, elle nous rend une belle vitalité, un teint frais, soulage constipation, inflammations diverses et douleurs d'arthrite. De récentes études montrent qu'elle possède même un léger effet immunitaire et pourrait participer à la prévention anticancer en empêchant l'absorption de molécules cancérigènes au niveau intestinal. D'un point de vue plus énergétique et naturopathique, le vert influence favorablement la vésicule biliaire et le foie, deux organes hautement impliqués dans la digestion, mais aux multiples répercussions sur l'ensemble du corps. N'oublions pas que le foie est la plus grande manufacture métabolique du corps : quand il patine, c'est tout l'organisme qui trinque ! Les spécialistes recommandent de consommer au moins une fois par jour une portion de légume vert cru (riche en chlorophylle) et d'alterner dans la semaine.

Les végétaux les plus riches en chlorophylle

- Épinard
- Pissenlit
- Maté (thé du Brésil, *yerba del mate*)
- Avocat
- Asperge verte
- Artichaut
- Brocoli et autres choux verts
- Cresson
- Plantes aromatiques (ciboulette, menthe, romarin, thym, ortie, basilic, persil...)
- Kiwi
- Thé vert

Remarque : la chlorophylle est fragile et instable, elle disparaît vite, notamment à l'air et à la cuisson. Sa cousine, la chlorophylline, est plus « costaude », et elle possède des propriétés déodorantes (à prendre par voie interne) et potentiellement anticancer étonnantes.

LES ACIDES ORGANIQUES : ANTISEPTIQUES ET CONSERVATEURS NATURELS

Tous les fruits et la plupart des légumes renferment naturellement des acides, particulièrement intéressants. Certains, comme les agrumes, sont même les champions. Mais le miel ou le soja apportent également des acides, bien que ce soit moins leur « spécialité ».

Les acides principaux fournis par les fruits sont l'acide tartrique, l'acide malique, l'acide citrique et l'acide oxalique. Mais il y a aussi l'acide lactique, l'acide acétique... À chacun sa fonction, même si l'une d'entre elles est, de toute façon, de préserver l'aliment des microbes. C'est en partie grâce à cette acidité que le miel ne moisit pas ou que les bactéries ne peuvent se développer en présence de jus de citron par exemple. C'est pourquoi, traditionnellement, il est d'usage de faire des « cures de fruits » pour assainir le tube digestif et lutter contre les fermentations, la constipation.

Les acides organiques sont des composés organiques ayant des propriétés acides. Ils sont produits, entre autres, par des bactéries ou des levures. Ils abaissent le pH dans l'estomac, réduisant ainsi la croissance de certaines bactéries (microbes agressifs), et même lorsqu'il y a des bactéries, ils traversent leur paroi cellulaire et les perturbent. C'est bien pourquoi on recommande toujours d'ajouter un filet de citron (acide citrique) ou de vinaigre (acide acétique) sur des végétaux crus, des huîtres...

Chacun son rôle et chacun sa « quantité » acceptable, par exemple l'acide propionique est plutôt controversé, si utilisé en trop grandes quantités (notamment sous forme d'additif) mais ne présentant aucun danger aux teneurs infimes dans certains aliments.

ACIDE ORGANIQUE	EXEMPLE D'ALIMENTS QUI EN CONTIENNENT NATURELLEMENT	LES INDUSTRIELS EN PRODUISENT AUSSI À L'AIDE DE CES MICRO-ORGANISMES (POUR OBTENIR DES ADDITIFS)
Acide acétique	Vinaigre	Acetobacter aceti (bactérie)
Acide lactique « l'acide du lait »	Lait, yaourt (il y en a aussi dans certains fruits, vins… et dans nos muscles !)	Lactobacillus (bactérie) Aspergillus griseus (moisissure) Rhizopus (moisissure)
Acide citrique	Citron (et autres agrumes)	Aspergillus niger (moisissure)
Acide gluconique	Fruits, légumes, viandes, produits laitiers…	Aspergillus niger (moisissure) Pénicillium chrysogenum (moisissure)
Acide fumarique	Presque tous les fruits, et de nombreux légumes	Rhizopus (moisissure) Mucor (moisissure)
Acide malique	Végétaux, notamment fruits (poire, pomme, raisin)	Penicillium brevicompartum (moisissure) Leuconostoc (bactérie) Aspergillus oryzae (moisissure)
Acide propionique	Certains aliments fermentés	Propionibacterium spp
Acide tartrique	Nombreux végétaux, dont les raisins +++	Penicillium notatum (moisissure)

L'acide tartrique

Il s'occupe de tous les problèmes liés à l'hyperacidité, des troubles digestifs aux maux de gorge. Légèrement diurétique et laxatif, il active la salivation et l'élimination en général.

- *Quelle est sa saveur ?* C'est celle des bonbons acidulés.
- *D'où vient son nom ?* Du latin *tartarum* : tartre.

Les végétaux les plus riches en acide tartrique

- Ananas
- Raisin

L'acide malique

C'est un conservateur naturel. Il lutte contre les germes.

- *Quelle est sa saveur ?* Celle des pommes un peu trop jeunes.
- *D'où vient son nom ?* Du latin *malum* : pomme.

Les végétaux les plus riches en acide malique

- Abricot
- Ananas
- Baies et fruits rouges (framboise, groseille, cassis…)
- Cerise
- Coing
- Pêche
- Poire
- Pomme
- Prune
- Raisin
- Tomate

L'acide citrique

Il détruit les bactéries et les champignons microscopiques.

- *Quelle est sa saveur ?* Très acide, celle du jus de citron pur.
- *D'où vient son nom ?* Du latin *citrus* : citron.

Les végétaux les plus riches en acide citrique

- Baies et fruits rouges (fraise, framboise, groseille, cassis…)
- Cerise
- Citron
- Citron vert
- Clémentine
- Kumquat
- Orange
- Pamplemousse

L'homme, un gros citron !

Le champion de l'acide citrique, c'est le citron. Il en renferme une grande quantité. Mais l'homme aussi ! En effet, cet acide se forme dans notre corps au cours du métabolisme. Nous en produisons ainsi près de 2 kg chaque jour, heureusement immédiatement éliminés par notre staff détox. Pour cette raison, le « cycle de Krebs », destiné à produire notre énergie, est aussi appelé « cycle de l'acide citrique ».

L'acide oxalique

Il est anticonstipation et stimule les foies paresseux.

- *Quelle est sa saveur ?* Très acide, mais en plus mordante, comme la compote de rhubarbe sans sucre ajouté.
- *D'où vient son nom ?* De *oxalis* : petite oseille.

Les végétaux les plus riches en acide oxalique

- Épinard
- Oseille
- Prune
- Rhubarbe
- Tomate

L'acide succinique

Produit par une levure, il apporte surtout du goût.

- *Quelle est sa saveur ?* Un peu comme l'umami (la 5e saveur asiatique), entre salé, amer et acide.
- *D'où vient son nom ?* Du latin *succinum* : l'un des acides de l'ambre jaune.

Les végétaux les plus riches en acide succinique

- Laitue
- Haricot vert
- Sureau

L'acide lactique

Produit par des bactéries au cours de la fermentation du lait (yaourt), il est aussi présent en minuscule quantité dans la plupart des végétaux. Et se développe au cours de la fermentation de la choucroute, ainsi que d'autres aliments lactofermentés.

- *Quelle est sa saveur ?* Douce, légèrement acidulée.
- *D'où vient son nom ?* Du latin *lac* : lait.

Les végétaux les plus riches en acide lactique

- Produits lactofermentés (choucroute, cornichon…)

L'acide acétique

Il est antiseptique.

- *Quelle est sa saveur ?* Piquante, brûlante, elle « monte au nez » et procure une odeur suffocante.
- *D'où vient son nom ?* Du latin *acetum* : vinaigre.

Les produits végétaux les plus riches en acide acétique

- Vinaigres

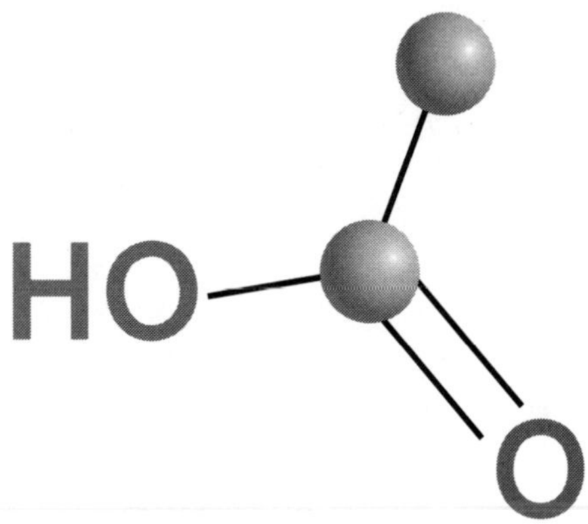

ACIDE ACÉTIQUE

LES 26 HUILES ESSENTIELLES DÉTOX ET DIGESTIVES (À UTILISER EN CUISINE)

L'huile essentielle est la fraction volatile aromatique des végétaux. Celle qui « sent bon » (épices, herbes aromatiques) et qui « pique les yeux » (lorsqu'on épluche une orange). Ce qui « pique » dans une épice, c'est aussi une partie de son huile essentielle. Chaque huile essentielle possède ses propriétés thérapeutiques, certaines aident au processus de détoxication. Répartir régulièrement des feuilles d'estragon sur ses plats, du basilic dans ses pâtes ou terminer ses repas par une tisane de menthe aide, évidemment, au quotidien, à digérer, tout ceci grâce à leurs huiles essentielles « spécial digestion » respectives. Plus largement, vous retrouverez toutes ces herbes aromatiques et épices, sous leur forme « entière » cette fois, dans nos « 65 aliments champions », donc leurs huiles essentielles aussi (étant entendu que l'huile essentielle n'est PAS équivalente à l'épice ou l'herbe entière, elle n'en est qu'une petite partie, un extrait).

LA CUISINE AROMATIQUE DÉTOX ET DIGESTIVE

Les végétaux sont les seuls aliments fournisseurs d'huiles essentielles détox. Une alimentation riche en fruits (surtout les zestes d'agrumes), épices et aromates permet d'en consommer régulièrement, en quantités infimes. On peut aussi se lancer dans la cuisine aromatique, c'est-à-dire acheter des petits flacons d'huiles essentielles, concentrés de saveurs, de parfums et d'effets sur la santé. Mais attention, c'est un peu plus délicat au début : elles sont si puissantes qu'une seule goutte de trop peut rendre le plat immangeable. En revanche, une fois maîtrisées, les huiles essentielles en cuisine procurent d'immenses joies et ensoleillent le plat le plus fade, même en plein hiver.

LES 26 HUILES ESSENTIELLES DANS MA CUISINE AROMATIQUE DÉTOX ET DIGESTIVE	
QUELLE HUILE ESSENTIELLE	**DANS QUEL BUT DÉTOX ET DIGESTIF ?**
Angélique	Tonique, carminative
Basilic	Tonique, digestif, anti-mal de ventre
Bergamote	Digestive, laxative
Cannelle	Antibactérienne
Céleri	Tonique, digestif
Citron	Antibactérien, dépuratif, digestif
Cumin	Antiballonnements
Curcuma	Anti-inflammatoire, cholérétique, vermifuge
Estragon	Antiballonnements
Fenouil	Dépuratif, anti-mal de ventre
Genièvre	Digestif
Géranium	Insuffisance du foie et du pancréas
Gingembre	Digestif, antinausées
Girofle (clous de)	Antiseptique digestif
Laurier	Antiseptique digestif
Mandarine	Tonique digestive
Mélisse	Anti-indigestion
Menthe	Tonique, digestive
Muscade	Antiparasitose
Orange douce	Antiballonnements
Pamplemousse	Antibactérien, tonique, digestif, hépatique
Romarin	Hépatotonique (selon la variété)
Sarriette	Antibactérienne, très antidiarrhéique, antiparasitaire, stimule l'immunité
Sauge	Stimulante biliaire
Thym	Antibactérien
Verveine	Digestive, antistress

QUELLE DOSE UTILISER PAR PERSONNE ?

Vous devez avoir la main très légère dans votre cuisine aromatique. Nous vous proposons ici un tableau indicatif du nombre de gouttes d'huile essentielle nécessaire pour sublimer vos plats (à aimanter sur le réfrigérateur). Il n'est pas gravé dans le marbre, vous ajusterez les quantités selon vos goûts et le nombre de convives. Pour un plat de pâtes pour 4 personnes, par exemple, comptez 400 g de pâtes et 4 gouttes d'huile essentielle de citron, basilic ou sauge. Pour du riz, 1 goutte d'huile essentielle forte (la citronnelle, par exemple) suffit pour 4 personnes, soit 400 g de riz, tandis que vous pourrez avoir le geste plus large pour la mandarine ou l'orange, au parfum moins puissant.

LA JUSTE DOSE		
PLAT	**L'HUILE ESSENTIELLE**	**QUANTITÉ PAR PERSONNE**
Compote (100 g)	Rose, cannelle	½ goutte
Flan, entremets, mousse (100 g)	Cannelle, citron	½ goutte
Fromage blanc (1 pot individuel)	Orange, verveine, ylang-ylang	1 goutte
Fromage de chèvre (1)	Thym, romarin	¼ de goutte
Fruits poêlés ou pochés ou en gelée (100 g)	Cannelle, basilic, verveine, ylang-ylang	1 goutte
Huile végétale (olive, colza…) (125 ml)	Basilic, romarin	1 goutte
Gâteau (1 part)	Cannelle, orange	1 goutte
Miel (1 petit pot de 250 ml)	Lavande, orange, thym	1 à 5 gouttes (selon puissance de l'huile essentielle)
Milk-shake, lassi, cocktail à base de lait fermenté ou de lait végétal (soja, riz, amande…) (1 grand verre)	Romarin, orange, sauge, verveine, ylang-ylang…	1 à 2 gouttes (selon puissance de l'huile essentielle)
Pâtes (100 g)	Citron, basilic, sauge	1 goutte
Poisson (100 g)	Citron, citronnelle, thym, sauge	½ (thym) à 2 (citron) gouttes (selon puissance de l'huile essentielle)
Polenta (90 g)	Romarin, thym	¼ de goutte
Purée (200 g)	Muscade	½ goutte

LA JUSTE DOSE		
PLAT	**L'HUILE ESSENTIELLE**	**QUANTITÉ PAR PERSONNE**
Riz/risotto (100 g)	Menthe, romarin, thym, mandarine, citronnelle	¼ de goutte (citronnelle, thym) à 2 gouttes (mandarine)
Riz au lait (100 g)	Cannelle, bergamote, orange, citron	½ (cannelle) à 1 goutte
Smoothie, jus (1 grand verre)	Romarin, orange, sauge, verveine, ylang-ylang…	1 à 2 gouttes (selon puissance de l'huile essentielle)
Soupe, bouillon (1 assiette/1 bol)	Thym, romarin, menthe, orange, sauge, citronnelle	½ à 1 goutte (selon puissance de l'huile essentielle)
Thé, infusion (1 grande tasse)	Gingembre, menthe, romarin, thym, basilic, verveine, lavande, citron…	1 goutte
Viande (100 g)	Laurier, romarin, sauge	1 goutte
Volaille (100 g)	Cannelle, thym, sauge	1 goutte
Yaourt (1 pot individuel)	Citron, orange, géranium	1 goutte

LA BONNE UTILISATION DES HUILES ESSENTIELLES

Diluez toujours vos huiles essentielles dans un support gras (huile d'olive, sauce, pâte à crêpes, jaune d'œuf, chocolat fondu, vinaigrette ; lait d'amandes, de riz, de soja, de vache ; fromage blanc, crème fraîche) ou dans du sucré (sirop d'érable, d'agave, miel, rapadura). Exception qui confirme la règle : si vous préparez un smoothie (ces délicieux « milk-shakes », avec ou sans lait, d'ailleurs, qui autorisent tous les mélanges sucrés ou salés), les lames du blender (ou robot de cuisine) se chargeront de mêler intimement les huiles essentielles aux fruits ou aux légumes. Même tactique pour les boissons fraîches : l'huile essentielle ne se dissout pas dans l'eau ; pour obtenir une boisson aux essences d'agrume (à privilégier aux jus de fruits frais d'orange ou de pamplemousse, le matin, trop acides pour certains estomacs), diluez votre goutte d'huile essentielle dans un peu de miel, de sucre complet ou de sirop d'agave et versez le tout dans l'eau (ou dans un thé léger).

PRÉCAUTIONS POUR LES FEMMES ENCEINTES

En aromathérapie, la règle est la prudence extrême, voire l'interdiction par voie orale pendant toute la durée de la grossesse (sauf sur conseils d'un professionnel). En cuisine aromatique, la plus grande précaution est aussi de mise pour la future maman, et certaines huiles essentielles, comme la sauge, la menthe, le romarin et le fenouil sont interdites pendant toute la durée de la grossesse, quand d'autres sont autorisées à partir du quatrième mois, telles que le basilic (antispasmodique), la camomille noble (antistress), la cannelle (anti-infectieuse), le laurier noble (antiviral), le thym à thujanol (contre l'angine), la verveine citronnée (antidépressive), l'ylang-ylang (anti-hypertension artérielle)... En revanche, feu vert pour le citron et le gingembre (antinausées), la lavande vraie (tout-en-un), le géranium (reine de beauté) et la rose (stimule la libido), qui pourront vous accompagner dans cette découverte gustative dès le premier jour de grossesse. Attention, bien que la cuisine fasse appel à ces huiles essentielles en doses presque homéopathiques, il est plus sage de vous renseigner auprès d'un pharmacien ou d'un médecin spécialisés en aromathérapie pour vous assurer que dans votre cas précis, vous ne courez aucun risque.

PRÉCAUTIONS POUR LES ENFANTS

La cuisine aromatique en est à ses balbutiements, et même si l'utilisation des huiles essentielles par voie orale est bien maîtrisée en aromathérapie, appliquer le principe de précaution pour nos marmots et nos marmottes semble être la démarche la plus raisonnable. Tout se jouera après 7 ans. Pour commencer en douceur, glissez subrepticement 4 gouttes d'huile essentielle de citron dans un cake, par exemple, et attendez le verdict : en principe, avec les enfants, on est sûre du succès en utilisant les huiles essentielles d'agrumes. Mais c'est aussi l'occasion de stimuler leurs jeunes papilles, avec, pourquoi pas, un pain d'épices de Noël aux huiles essentielles de gingembre et de cannelle ; ou un poulet citron-basilic.

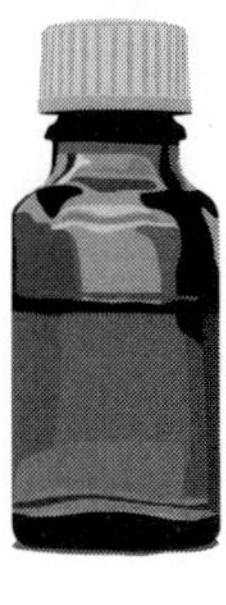

21 CONSEILS POUR DIGÉRER SEREINEMENT

Le tube digestif est un grand sensible, vous l'avez déjà sans doute remarqué : il n'apprécie pas les surprises, les voyages, les mauvaises nouvelles... À chaque fois il se bloque, se noue, se tord, se plaint. Voici un ensemble de conseils indispensables à une bonne digestion.

À FAIRE

1. *Mâcher, mâcher, mâcher, mâcher !* Votre estomac n'a pas de dents, Mamie vous l'a répété 100 fois.
2. *Se méfier du café.* Il provoque souvent des troubles digestifs chez les porteurs de côlon sensible. Même une simple tasse peut poser problème. La caféine n'est pas seule en cause, donc vous ne vous en tirerez pas forcément mieux avec un déca.
3. *Se fier à son ressenti et non à ses oreilles.* Si vous, vous avez l'impression de moins gonfler depuis que vous mangez moins de pain ou de produits laitiers, ne vous laissez pas déstabiliser si en face quelqu'un vous assène : « C'est dans la tête tout ça. » Laissez dire. Même si c'est votre médecin ou votre diététicien. Ce n'est pas de lui dont il s'agit, c'est de vous. Vous, vous savez que vous vous sentez mieux. C'est ce qui compte.
4. *Saupoudrer des graines de lin ou de chia sur ses salades, crudités...* Une bonne manière de consommer un bonus de nutriments et de fibres.
5. *Envisager une cure de probiotiques,* surtout si vous avez dû supprimer les yaourts pour cause d'intolérance au lactose. Les chercheurs soupçonnent fortement un dérèglement de la flore intestinale d'être à l'origine du syndrome de l'intestin irritable. Soigner sa flore intestinale est indispensable, et probablement la muqueuse intestinale également. Cela est à étudier au cas par cas, avec l'aide d'un spécialiste du sujet. Pour autant, ne vous précipitez pas sur n'importe quel probiotique, à n'importe quelle dose : demandez conseil au médecin ou au pharmacien formé à la nutrithérapie. Plus largement, pensez « système ». Tout ce dont nous parlons

dans ce livre constitue un ensemble, un écosystème. Flore intestinale, muqueuse intestinale, lutte contre le *Candida albicans*, intolérances… c'est un tout. Si vous avez une flore intestinale plus performante, vous digérerez mieux.

6. *Passer voir son fromager.* Les polyamines, des petites molécules présentes dans toutes nos cellules et impliquées dans la bonne intégrité de nos organes, favorisent la réparation de la muqueuse intestinale. On les trouve en forte quantité dans certains fromages fermentés comme le roquefort ou le gorgonzola. Le foie est également une excellente source (passez chez le boucher à côté). Sinon la volaille (le poulet) et le lapin sont également bien pourvus en polyamines.
7. *Devenir ami avec son poissonnier.* Les oméga 3 sont eux aussi indispensables à l'intégrité de votre intestin. Hareng, maquereau, saumon… au choix, mais au minimum 3 à 4 fois par semaine. Et les huîtres, pour leurs polyamines !
8. *Se supplémenter en enzymes digestives.* On les trouve facilement en pharmacie, achetez un mélange. Elles ne coûtent pas cher et peuvent vraiment vous aider à digérer, notamment les protéines. Ce conseil concerne surtout les personnes de + de 60 ans, qui produisent souvent moins d'enzymes et ont plus de mal à digérer qu'avant.
9. *S'offrir une petite sieste après le déjeuner.* C'est un moment « de creux » pour l'organisme, où il vaut mieux se laisser aller à un petit somme naturel, durant lequel le corps n'aura qu'une seule chose à faire : digérer. Si vous recommencez à bosser/courir/stresser sur les chapeaux de roue dès la dernière bouchée avalée, vous risquez de ballonner (encore plus).
10. *Bouger.* Marchez, bougez, nagez, pédalez, sautez… L'exercice physique, fait très bon ménage avec la digestion, à condition de ne pas se lancer dans un marathon, surtout juste après un repas. Bouger améliore tous les paramètres digestifs, des hormones à l'aspect purement « mécanique » anticonstipation.
11. *Lâcher tous les jours (un peu) le reste du monde.* Si vous ne trouvez pas une demi-heure dans la journée pour faire vos exercices ou prendre un bain délassant, c'est que quelque chose ne tourne pas rond dans votre vie. Bien sûr, il faut travailler, s'occuper de la maison, se laver, dormir, soutenir les amis, prêter des oreilles attentives à droite à gauche… mais il est trop facile de s'oublier dans ce contexte. Prenez conscience que s'occuper de soi ne peut se faire qu'au détriment d'autres activités. Vous devrez cesser de vous occuper du reste du monde pendant un temps. Si vous en êtes incapable, ou que vous pensez que c'est une perte de temps, et qu'à la place vous pourriez travailler davantage, il est grand temps de se poser quelques questions sur le sens de la vie. Vous brutalisez votre corps, qui vous rend la monnaie de la pièce en gonflant et/ou en vous procurant de fortes fringales.
12. *Sortir de la spirale infernale.* La fuite en avant, où l'on ajoute des activités aux activités, et des aliments aux aliments, ne débouche jamais sur la satisfaction et la

sérénité. Si vous avez l'impression d'être dans l'œil du tourbillon, essayez d'en sortir. Commencez par freiner. Forcez-vous à vous reconsidérer comme un être humain digne d'intérêt et prenez soin de votre corps en général, de votre ventre en particulier. Rappelez-vous qu'un corps tyrannisé devient rapidement tyrannique.

À NE PAS FAIRE

13. *Acheter des friandises au bureau de tabac ou sur une aire d'autoroute, vite fait près de la caisse.* Dans la plupart des cas, ce sont des produits contenant pour tout ou partie des Fodmaps : fructanes, lactose, fructose, sorbitol… la totale.
14. *Passer d'un claquement de doigts à une alimentation pleine de fibres.* Typique en été, la chaleur donne envie de salades et de fruits, de grands verres de smoothies. Et en plus, on voudrait bien perdre quelques kilos si c'était possible, « il paraît que les crudités ça marche ». Catastrophe assurée côté ballonnements. Ne brusquez pas votre côlon en modifiant du jour au lendemain ses petites habitudes, il risque de vous le faire payer cher.
15. *De gros repas.* Ils sont toujours plus longs et difficiles à digérer, et mathématiquement vous avez plus de chance d'atteindre votre « seuil » de Fodmaps lors d'un banquet pantagruélique que lors d'un repas léger. Mieux vaut fractionner, quitte à prendre une petite collation (je n'ai pas parlé de grignotage) dans l'après-midi par exemple, pour patienter calmement jusqu'au dîner.
16. *Des régimes « sans protéine ».* Au contraire, augmentez votre statut en glutamine, un acide aminé indispensable à la bonne santé de votre intestin. Consommez deux fois par jour viande, poisson ou fruits de mer, et ajoutez quelques noix. Si votre muqueuse intestinale est endommagée (« poreuse ») suite à un accident ou un traumatisme quelconque (intervention chirurgicale, par exemple), une supplémentation en glutamine pourrait être bénéfique. À voir avec votre médecin.
17. *Laisser traîner une gastro-entérite.* Un tiers des personnes ayant subi une gastro-entérite (gastro = estomac, entérite = côlon) sérieuse et prolongée développent un syndrome de l'intestin irritable, pavant la voie à l'intolérance aux Fodmaps. Même si l'on ignore encore aujourd'hui les causes exactes, probablement multiples, les chercheurs pensent que lors d'une « gastro carabinée » sérieuse et longue, la flore intestinale est agressée – surtout si vous prenez des antibiotiques, qui n'ont vraiment rien à faire dans cette infection virale.
18. *Cumuler les aliments qui donnent des gaz.* Tout est question de susceptibilité individuelle, d'équipement enzymatique, de qualité de la flore intestinale, de quantité de l'aliment en question, de quantité et du type de gras qui accompagne l'aliment, etc. Mais grosso modo, voici une petite liste assez fiable des réjouissances :

Les moins digestes (du pire au moins pire)

- Les confiseries et les produits diététiques au sorbitol
- Les boissons gazeuses (y compris l'eau pétillante)
- Tous les choux
- Les haricots secs
- Les produits laitiers (si intolérance au lactose)
- Le pain et éventuellement les pâtes (si hypersensibilité au gluten)
- Les topinambours
- Les légumes et fruits crus riches en fibres solubles

Et pour les plus digestes (du moins digeste au plus digeste)

- Les œufs
- Les viandes tendres (blanches surtout : veau, poulet...)
- Le riz blanc
- L'huile (olive, colza...)

19. *Consommez exclusivement des fruits et légumes mûrs.* Laissez tomber les tomates vertes, bananes vertes, poivrons verts... Le mûrissement sert justement à rendre certains de leurs composés indigestes... plus digestes. Magique !

À PROPOS DES BÉBÉS

Deux petits conseils bien utiles pour parents souvent désemparés.

20. *Si votre bébé pleure après chaque biberon de lait,* il est peut-être intolérant au lactose. Et s'il pleure après chaque tétée, il est peut-être intolérant au lactose aussi, mais à cause des produits laitiers que vous consommez. Dans un cas comme dans l'autre, il faut en avoir le cœur net. Pendant quelques jours, remplacez le lait de vache par un autre lait (« lait délactosé », par exemple) et/ou supprimez de votre propre alimentation tout aliment contenant du lactose (voir liste p. 145). Observez et déduisez.
21. *Donner un tout petit peu d'eau sucrée calme les pleurs, et les douleurs.* Ce n'est pas un traitement, car il ne règle pas un éventuel trouble digestif, mais un « truc » à connaître pour apaiser un tout-petit en pleurs pour raison de spasmes digestifs.

LES BONNES POSTURES POUR BIEN DIGÉRER

LA BONNE POSTURE ASSISE

Notre posture, assis ou debout, influence beaucoup notre digestion. Imaginez simplement que des organes digestifs compressés et tassés ne peuvent évidemment pas travailler correctement. Il en résulte des maux de ventre, une constipation… des problèmes. Tenez-vous bien, c'est plus joli, plus classe et bien mieux pour digérer !

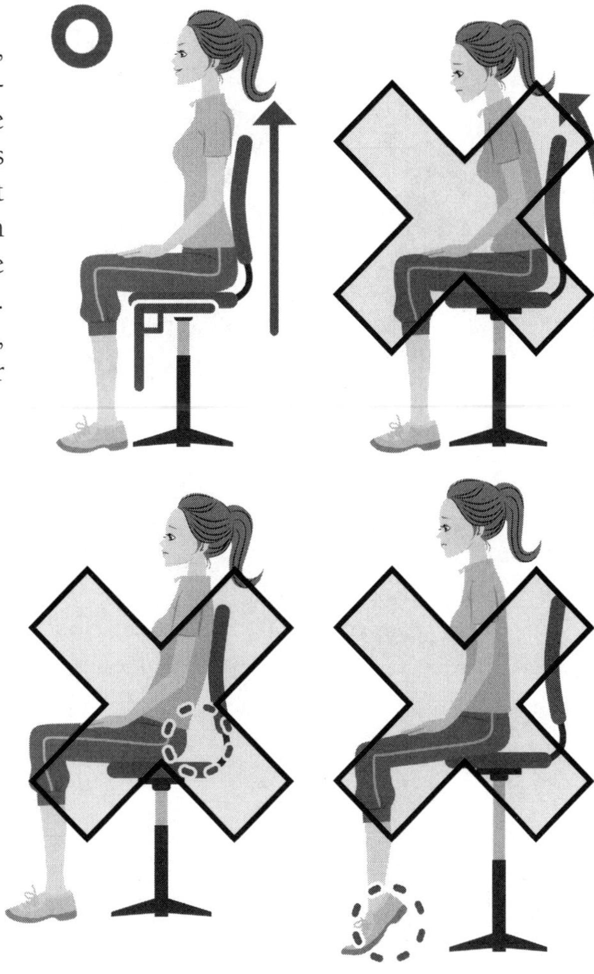

LA BONNE POSTURE DEBOUT/EN MARCHANT

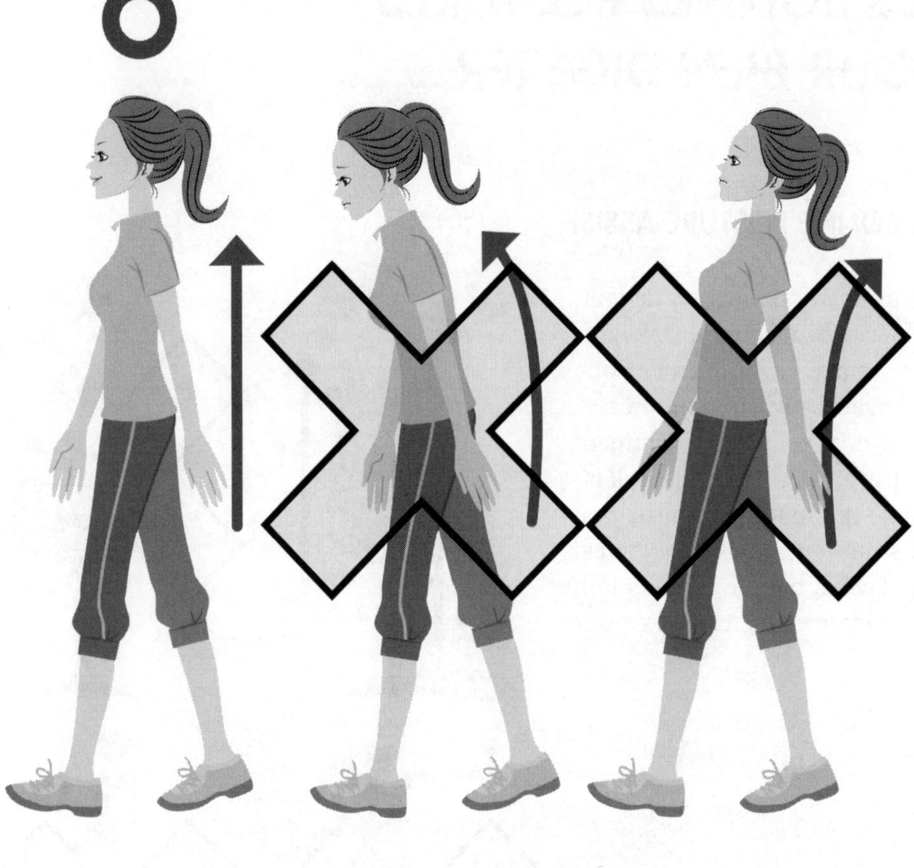

DES POSTURES SIMPLES DE YOGA

Quelques postures simples de yoga peuvent aider à digérer. Pratiquez-les chaque jour, et même plusieurs fois par jour pour un maximum d'efficacité !

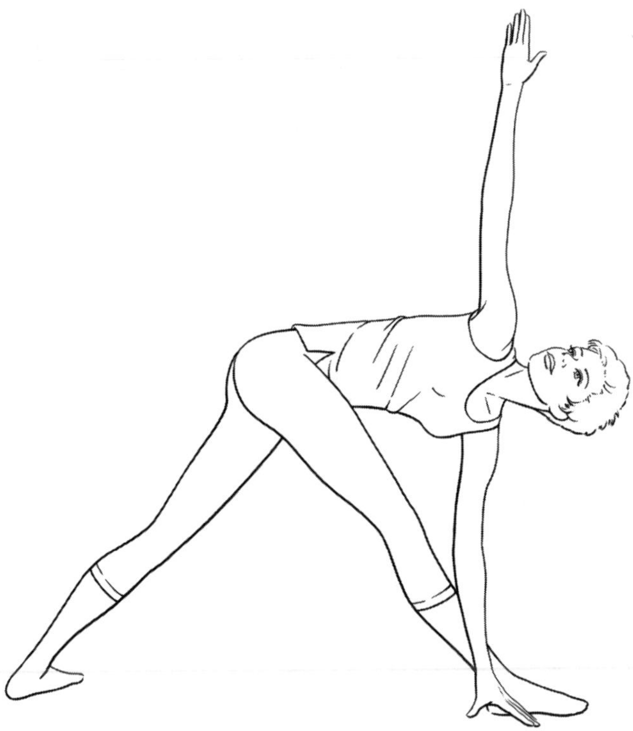

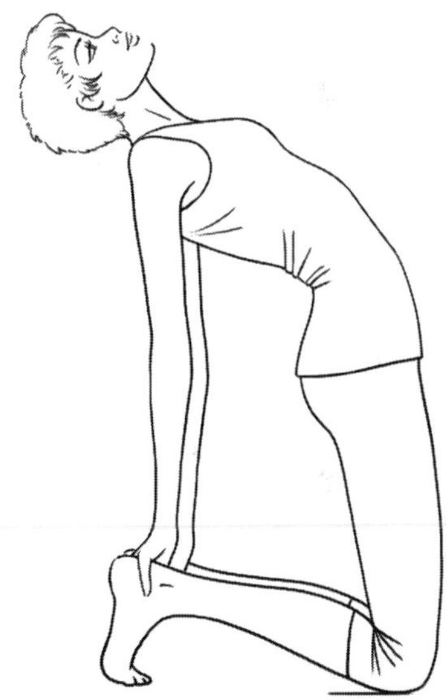

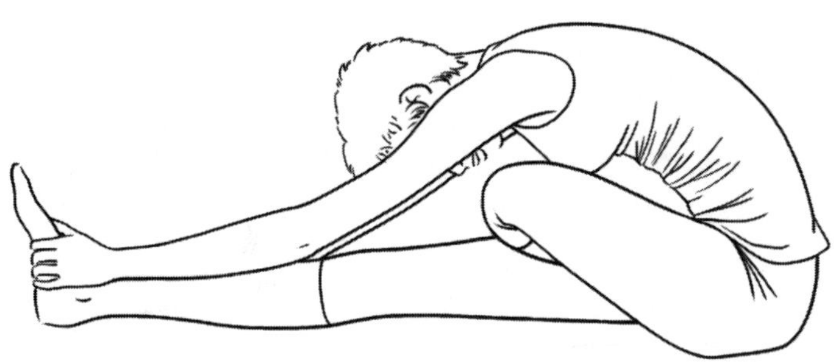

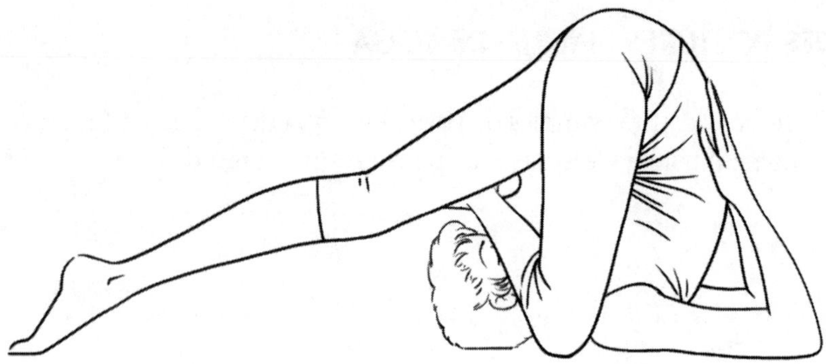

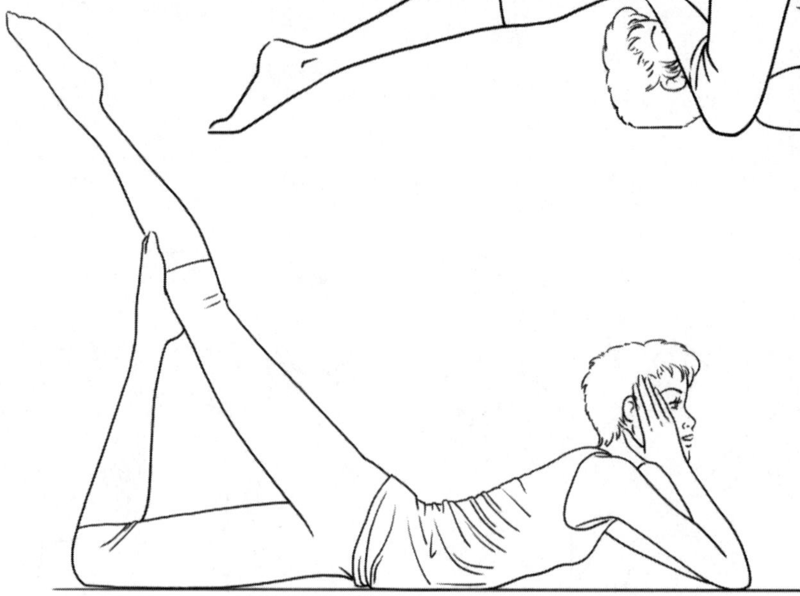

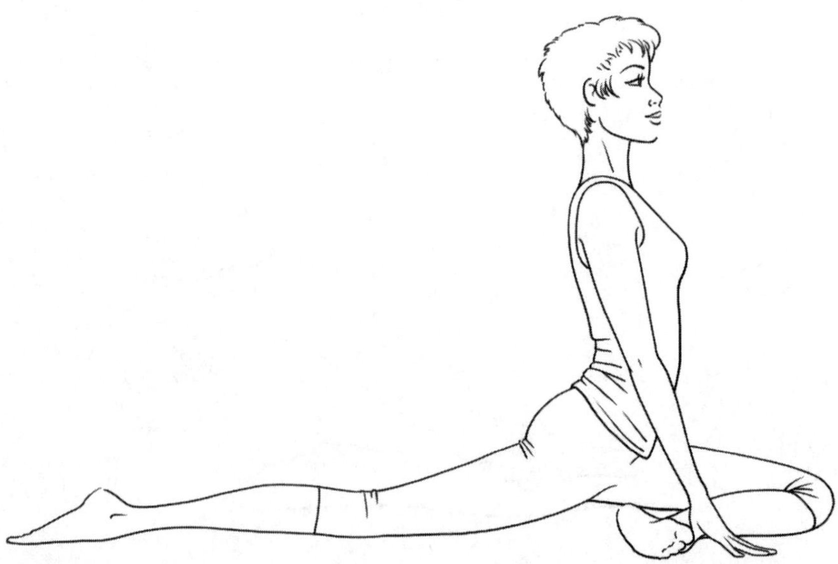

BIEN RESPIRER POUR BIEN DIGÉRER

Vos poumons sont conçus pour respirer bien plus « grand » que ce mince filet d'air qui se faufile jusqu'aux bronches, presque en s'excusant, et ressortant aussi vite pour être remplacé par son frère jumeau. Vous n'êtes pas en mode « respiration », vous êtes en mode « survie ». Comme presque nous tous ! C'est pourquoi le sport, même à faible intensité, est intéressant car il oblige à respirer plus amplement et, donc, sollicite enfin ces muscles laissés en friche le reste de la journée.

Ce qu'il faut savoir. Si vous respirez « petit » et ne faites jamais de sport, ne cherchez pas plus loin : vous ne sollicitez pas vos abdos, en prise directe avec les poumons, ils sont donc ramollos. Ce n'est pas en vous forçant à faire 5 minutes d'abdos 3 fois par semaine que vous changerez quoi que ce soit à votre situation, désolée.

CONSEIL MALIN

Respirer, c'est faire participer l'ensemble du corps à ce mouvement permanent, notamment les muscles du ventre. Petite respiration = abdos en vacances. Bougez davantage et forcez-vous à respirer profondément, amplement, le plus souvent possible dans la journée et, si vous n'y pensez pas, au moins le soir de retour à la maison. Avis de grand calme et de sérénité en bonus, c'est toujours ça de pris.

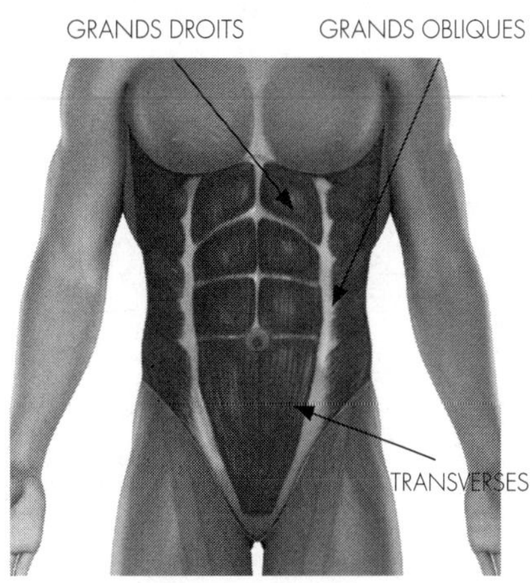

GRANDS DROITS/OBLIQUES/TRANSVERSES

À la gym, en général, on fait travailler en cours d'abdos fessiers davantage les grands droits et les obliques… Focalisez au contraire sur le transverse, et ce le plus souvent possible dans la journée !

L'AUTOMASSAGE IDÉAL DU VENTRE

Un automassage du ventre est capable de régler bien des soucis digestifs. Le geste lui-même est déjà très utile, et encore plus efficace si vous y joignez des huiles essentielles aux vertus digestives, antistress ou anticonstipation. Une pierre, à chauffer (bain-marie) ou à refroidir (congélateur) complète parfaitement ce véritable soin.

1. PRÉPAREZ VOTRE MÉLANGE AROMA EN DILUANT OBLIGATOIREMENT L'HUILE ESSENTIELLE CHOISIE DANS UNE HUILE VÉGÉTALE

- HE gingembre : anticonstipation
- HE lavande : relaxante (pour dénouer)
- Essence citron : drainante (antiballonnements)

- ▶ Diluez 3 gouttes d'huile essentielle dans 1 cuillère à soupe d'huile d'amande douce (ou de sésame ou de tournesol) et appliquez sur le ventre.

2. MASSEZ

Massez toujours dans le sens des aiguilles d'une montre (sens du transit) avec les 2 mains ou une seule mais en pression profonde.

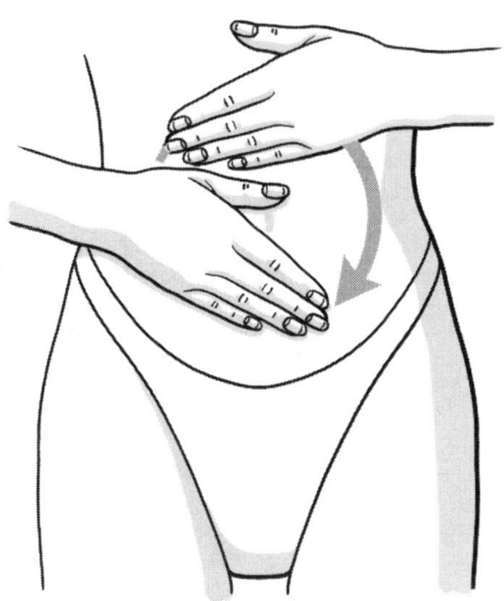

1. *1re partie à dénouer :* le plexus (entre les deux côtes). Passez 6 à 12 fois. C'est mou ou… dur sous la main. Si ici c'est dur, c'est que ça bloque, et que ça bloquera plus loin. C'est le centre du stress et des émotions.

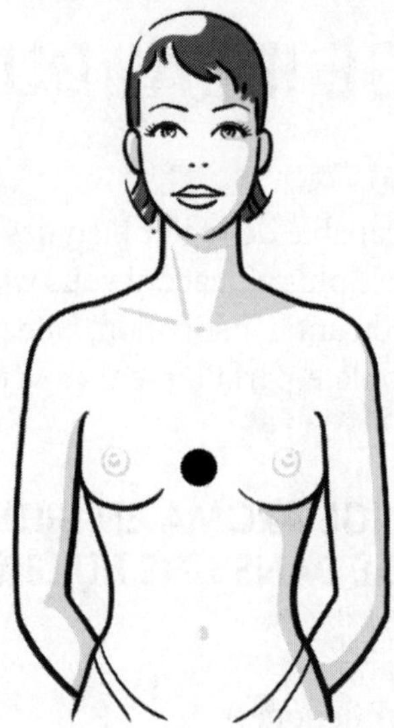

2. *2e zone :* du plexus au nombril, donc jusqu'en haut du pubis. Passez 6 à 12 fois. Si le nombril même est délicat, faites le tour de la zone. Et dites-vous bien que si vous n'appréciez pas, c'est justement parce qu'il faut la travailler ! C'est la zone de la cogitation.

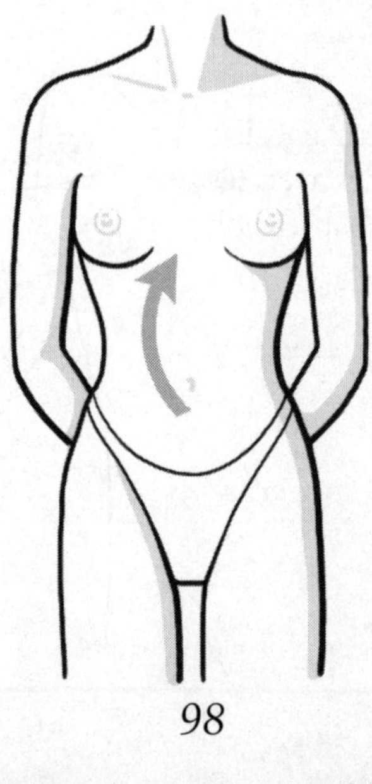

3. *3ᵉ zone :* attardez-vous sur la zone du nombril, en dessinant les contours dans le sens des aiguilles d'une montre, là encore 6 à 12 fois.

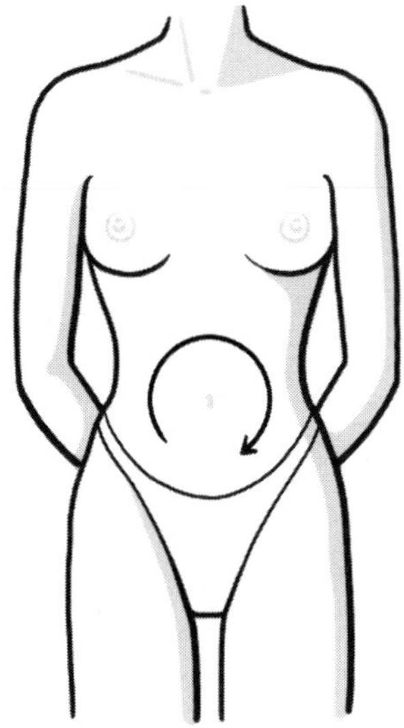

4. Respirez et posez la main bien à plat sur le ventre. Lors de l'inspiration, main légère ; lors de l'expiration, on s'enfonce, tout en faisant un lissage du bout des doigts. En cas de ballonnements ou de constipation, insistez sur le point énergétique du côlon. La respiration doit être abdominale, comme les bébés : les adultes respirent trop haut, avec seulement le diaphragme, ce qui provoque stress, blocage de l'énergie.

5. Posez une pierre chaude sur le plexus et une autre sur le nombril (des pierres ramassées en bord de mer et chauffées au bain-marie seront parfaites). En cas de colite, placez plutôt les pierres au congélateur : le froid est anti-inflammatoire.

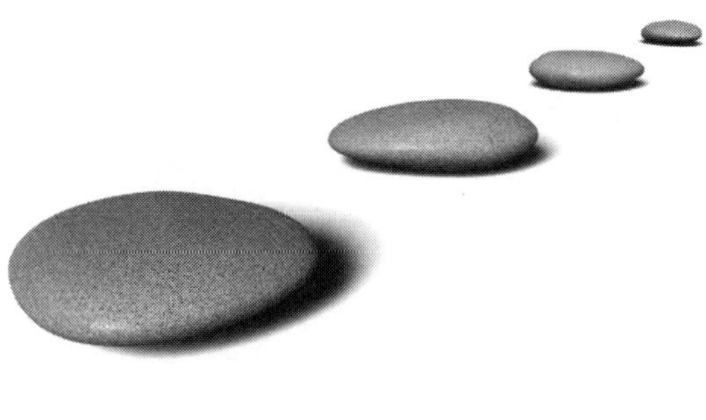

Deuxième partie

Lorsque le ventre va mal

GUIDE DES SYMPTÔMES : J'AI TEL PROBLÈME, ÇA PEUT VENIR DE QUOI ?

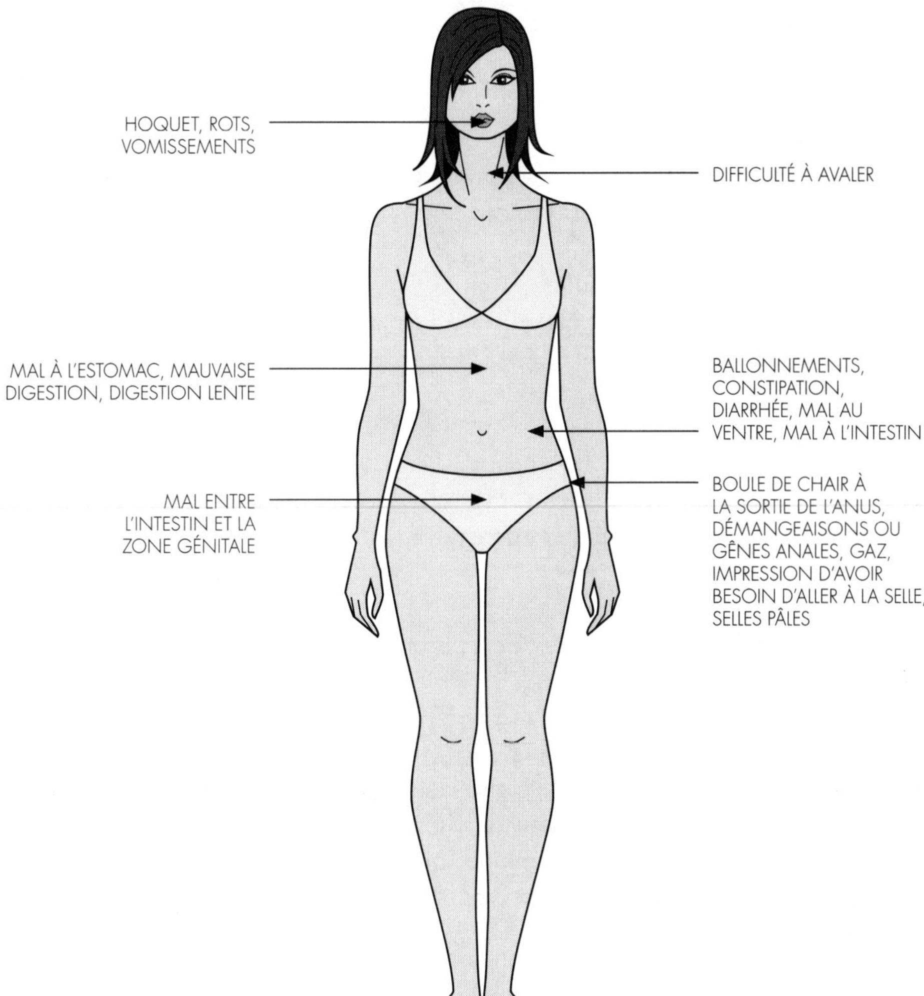

Retrouvez leurs explications page suivante

1. *Ballonnements (abdomen)*

C'est peut-être : intestin irritable (colopathie fonctionnelle), intolérance alimentaire (le plus souvent au gluten – blé, semoule, pâtes, pain – au lactose – lait, produits laitiers – ou aux Fodmaps), Sibo (small intestine bacterial overgrowth), digestion sensible, abus d'aliments qui fermentent, notamment riches en glucides (trop de pâtes, de pain, de pommes de terre…), d'aliments riches en air (boissons gazeuses, chewing-gums…), d'aliments indigestes (glaces), consommation d'aliments avec des « faux sucres » (notamment polyols). Si émission de gaz particulièrement malodorants, abus de protéines (œufs, viande…).

2. *Boule de chair juste à la sortie de l'anus*

C'est peut-être : hémorroïdes.

3. *Constipation*

C'est peut-être : manque d'hydratation, manque de fibres alimentaires (végétaux), manque d'activité physique, hypothyroïdie, stress (éventuellement lié à un voyage).

4. *Démangeaisons ou gênes anales*

C'est peut-être : parasites intestinaux (oxyures), eczéma, mycose, hémorroïdes, psoriasis, allergie, herpès génital « étendu ».

5. *Diarrhée*

C'est peut-être : stress, trac, gastro-entérite, turista (diarrhée du voyageur). Si chronique : côlon irritable, syndrome prémenstruel, fausse constipation, mycose digestive, intolérance au gluten (maladie cœliaque), hyperthyroïdie.

6. *Difficultés à avaler*

C'est peut-être : angine, laryngite, stress, dépression, spasmophilie, angoisse, remontées acides de l'estomac.

7. *Digestion lente (lourdeurs, renvois…)*

C'est peut-être : manque d'enzymes digestives (surtout chez le senior), insuffisance de mastication, abus alimentaires et mauvais choix d'aliments (trop gras, trop sucrés, trop épicés…), manque d'activité physique (marcher stimule les organes digestifs), tabagisme, alcoolisme, côlon irritable, remontées acides de l'estomac, vésicule biliaire paresseuse, gastrite, colite.

8. Gaz (pets)

C'est peut-être : colite, intolérance alimentaire (au gluten – blé, semoule, pâtes, pain – au lactose – au lait, produits laitiers – ou aux Fodmaps), Sibo (small intestine bacterial overgrowth), digestion sensible, flore intestinale en mauvais état.

9. Hoquet fréquent

C'est peut-être : stress (pendant le repas), repas pris trop vite ou excessif dans un sens ou l'autre (trop chaud, trop gras…), alcoolisme, tabagisme.

10. Impression d'avoir besoin d'aller à la selle, mais… pour rien

C'est peut-être : hémorroïdes.

11. Mal au ventre (un petit peu ou beaucoup, dans tout le ventre, tout le temps)

C'est peut-être : colite, gastro-entérite, intolérance alimentaire (au gluten – blé, semoule, pâtes, pain – au lactose – au lait, produits laitiers – ou aux Fodmaps), Sibo (small intestine bacterial overgrowth), digestion sensible, syndrome prémenstruel/règles.

12. Mal à l'estomac

C'est peut-être : aigreurs digestives (remontées acides), gastrite, abus alimentaire, tabagisme (surtout à jeun).

13. Mal à l'intestin (ou en tout cas plus bas que l'estomac) et/ou qui semble « faire le tour » (flancs)

C'est peut-être : colite, intolérance alimentaire (au gluten – blé, semoule, pâtes, pain – au lactose – au lait, produits laitiers – ou aux Fodmaps), Sibo (small intestine bacterial overgrowth), digestion sensible, calcul urinaire.

14. Mal entre l'intestin et la zone génitale (donc encore plus bas que précédemment)

C'est peut-être : cystite, infection gynécologique.

15. Mauvaise digestion

C'est peut-être : mauvaise posture, manque d'activité physique (notamment la marche), manque d'abdominaux (ceinture abdominale trop faible), repas trop rapides (ou trop important, gras, trop riches en féculents), repas pris dans le stress, consommation de trop de liquide pendant les repas (même l'eau), intolérance ou hypersensibilité alimentaire (gluten, Fodmaps, lactose, sorbitol…), consommation d'aliments trop froids (glaces) ou dans un environnement trop froid (pique-nique dehors en plein courant d'air ou fraîcheur), trac ou anxiété, changements alimentaires brusques (régime, voyage…).

16. Rots

C'est peut-être : aérophagie (avaler de l'air pendant que l'on mange), remontées acides de l'estomac.

17. Selles pâles

C'est peut-être : trouble hépatique.

18. Vomissements

C'est peut-être : grossesse, mal des transports, gros stress/peur, abus alimentaire/d'alcool/de tabac/de drogue, intoxication alimentaire, médicament qui « ne passe pas », gastro-entérite, Sibo (small intestine bacterial overgrowth), digestion sensible, migraine, calcul ou infection urinaire, calcul biliaire, infection ORL.

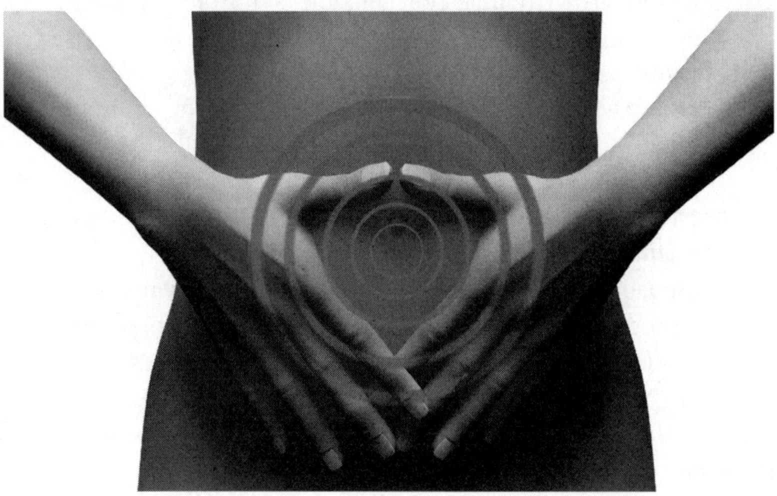

LES 14 PRINCIPALES ERREURS ALIMENTAIRES QUI FONT MAL AU VENTRE

Et comment mettre en place les bons réflexes au quotidien pour bien digérer.

LES ALIMENTS OU LES CATÉGORIES D'ALIMENTS	LE RÉSULTAT JUSTE APRÈS LE REPAS… ET QUI PEUT DURER DES HEURES	NOTRE CONSEIL
1. Les crudités en excès (= par rapport à vos capacités digestives personnelles)	Ballonnements, spasmes coliques, pets (côlon irrité)	Mangez-en moins, pas à chaque repas, ou optez pour les crudités… cuites (« cuidités »). Betterave, salade de carottes cuites au cumin…
2. Les lentilles, haricots secs…	Ballonnements, douleurs, pets	Minuscules quantités de rigueur.
3. Le lait et les produits laitiers	Ballonnements, douleurs, pets, nausées, manifestations extra-digestives (migraine, plaques sur la peau…)	Concentrez-vous sur les produits laitiers pauvres en lactose, « prédigérés » (yaourts, laits fermentés, fromages affinés) ou remplacez-les par des alternatives végétales (voir nos recettes de yaourts aux laits végétaux p. 610 et 611).
4. Fruits riches en fructose ou en sorbitol (poires, prunes…)	Nausées, vomissements, douleurs digestives, diarrhées, ballonnements	Fruits peu sucrés (framboises, agrumes…).
5. Agrumes	Ballonnements, digestion lente (si consommés en fin de repas surtout)	Consommez-les en dehors des repas.
6. Produits industriels, plats préparés, confiseries, chewing-gums, confitures allégées…	Ballonnements, diarrhées	Mangez exclusivement des préparations maison ou, si restaurant, fraîches et locales. Méfiez-vous de tout ce qui n'est pas « simple ».

LES ALIMENTS OU LES CATÉGORIES D'ALIMENTS	LE RÉSULTAT JUSTE APRÈS LE REPAS… ET QUI PEUT DURER DES HEURES	NOTRE CONSEIL
7. Graisses en excès (sauces, fromages, viandes grasses, crème…)	Diarrhées	Allégez, allégez !
8. Féculents en excès (pâtes, riz, pommes de terre, pain, lentilles…)	Ballonnements, pets	Contrôlez les portions. Souvent, deux fois trop de pâtes ou de pizza, surtout dans les restaurants italiens.
9. Sucreries, pâtisseries en excès, boissons, sodas… avec ou « sans sucre »	Ballonnements, pets	Ne consommez ces produits qu'exceptionnellement, ils n'ont rien à faire dans une alimentation équilibrée.
10. Partie vert foncé des légumes, ou légumes vert foncé	Douleurs, ballonnements, flatulences	Choisissez les pousses tendres vert clair des salades ou des épinards plutôt que les grosses feuilles vert foncé ; les haricots beurre plutôt que les haricots verts (surtout peu cuits) ; les poivrons jaunes ou rouges plutôt que verts, etc.
11. Les fruits et légumes à grains : concombre, framboise, kiwi…	Douleurs	Éliminez les grains, optez pour la gelée de framboises plutôt que pour la confiture, évitez les spécimens chargés en gros grains (concombres géants).
12. Les fruits et légumes à peau indigeste, notamment le poivron, la tomate, la poire, la nectarine…	Douleurs	Épluchez-les, soit avec un couteau approprié (épluche-tomate), soit en les plongeant 2 minutes dans l'eau bouillante, leur peau se détache toute seule.
13. Riz complet, pâtes complètes…	Douleurs, ballonnements, flatulences	Les mêmes en version semi-complète (déjà bien plus digestes) ou moitié blanches moitié semi-complètes. Pareil pour le pain : ne passez pas brusquement du pain de mie industriel au pain noir intégral.
14. Fruits et légumes entiers	Douleurs, ballonnements, flatulences, lenteurs digestives	Les mêmes coupés en petits morceaux ou râpés.

L'INTOLÉRANCE ET L'HYPERSENSIBILITÉ AU GLUTEN

TOUT CE QU'IL FAUT SAVOIR EN 20 QUESTIONS/RÉPONSES

1. Qu'est-ce que le gluten ?

Toutes les céréales contiennent une certaine quantité de protéines. Celles-ci se répartissent en différents groupes, dont le groupe « gluten », qui représente environ 80 % des protéines. Si on extrait l'amidon des céréales, il ne reste bien qu'une masse protéique visqueuse et élastique : le gluten (venant du latin *gluten* signifiant « glu, colle »). Ce gluten se compose lui-même de deux sous-groupes de protéines, que l'on distingue par leur solubilité ou non dans l'alcool : les gluténines, non solubles, et les prolamines, solubles. Les prolamines toxiques du blé sont les gliadines, les sécalines pour le seigle, les hordéines pour l'orge et les avénines pour l'avoine (ces dernières avec un bémol, nous y reviendrons).

2. Qu'est-ce que l'intolérance au gluten ?

Il s'agit d'une maladie auto-immune qui ne touche que des personnes génétiquement prédisposées. Chez elles, le gluten provoque une réponse inflammatoire, qui altère progressivement les « villosités » de l'intestin grêle. D'une surface équivalente à celle de quatre terrains de foot (ce n'est pas rien !), ces petits replis sont là pour permettre l'assimilation des nutriments. Lorsqu'ils sont « abrasés », la digestion ne se fait plus correctement, l'absorption des minéraux et vitamines (fer, acide folique, calcium en particulier) non plus, ce qui peut donner lieu à de très sérieuses carences et maladies. Seul traitement : exclure totalement le gluten de l'alimentation, afin de ne pas entretenir la destruction des villosités et de supprimer les symptômes. Parfois, il faut aussi exclure le lactose en début de régime car les lésions de l'intestin sont responsables de la baisse de la lactase, l'enzyme permettant la digestion du lactose. Nous y reviendrons. Cette éviction totale permet au malade de retrouver une vie tout à fait normale. En théorie, cela semble très simple. Mais dans la « vraie vie », c'est loin d'être aussi évident, quand il s'agit de faire ses courses, de manger sur son lieu de travail, au resto ou d'être invité. Nous sommes là pour vous y aider !

3. Quels aliments contiennent du gluten ?

Commençons par les aliments « sources », les céréales. Pour repérer celles qui contiennent du gluten toxique, une astuce mnémotechnique consiste à penser à un « SABOT ». Ce qui donne donc :

- **S**eigle
- **A**voine (avec un bémol, voir ci-dessous)
- **B**lé (mais aussi boulgour, Kamut®, grand épeautre et petit épeautre – variétés « ancêtres » ou proches du blé, mais contenant moins de gluten)
- **O**rge
- **T**riticale (hybride entre le blé et le seigle, mais cultivé en tant que plante fourragère, donc absent des produits d'alimentation courante).

4. Et l'avoine ?

Théoriquement, l'avoine « pure » pourrait être consommée par la majorité des cœliaques. Dans certains pays, elle est ainsi autorisée dans le cadre du régime sans gluten, à hauteur de 50 g par jour maximum. La communauté scientifique débat actuellement du sujet. Le principal écueil est qu'en France, l'avoine est souvent « contaminée » par du blé, de l'orge ou du seigle, lors de la récolte, du transport ou de l'emballage des céréales (ce n'est pas le cas dans les pays nordiques, par exemple). Par mesure de précaution, mieux vaut continuer à éviter l'avoine « classique » mais on peut désormais se tourner vers de l'avoine portant le logo « épi barré ».

5. Pourquoi devient-on intolérant au gluten ?

Avant tout, parce qu'on est prédisposé génétiquement. Il existe en effet certaines zones génétiques caractéristiques chez les cœliaques, et les risques d'être intolérant sont plus importants si un membre de la famille (frère ou sœur) est également atteint. La maladie se déclare le plus souvent à deux périodes de la vie : dans l'enfance, entre 6 mois et

2 ans après l'introduction du gluten dans l'alimentation ; et à l'âge adulte, entre 20 et 40 ans. Il arrive aussi qu'elle soit diagnostiquée après 65 ans.

Chez les enfants, le fait de ne pas avoir été allaité augmente les risques de déclencher la maladie dans la petite enfance (ce qui ne veut pas dire que même en étant allaité, un enfant prédisposé génétiquement sera protégé à 100 % toute sa vie). Quand elle se déclare à l'âge adulte, d'autres facteurs semblent intervenir : éléments infectieux, viraux ou bactériens, grossesse, stress intense… Mais tous ces mécanismes restent encore mal connus.

Qui sont les cœliaques ?

Le cœliaque type vit plutôt en Europe, en Afrique du Nord et aux États-Unis (type caucasien). La maladie existe mais reste quasi exceptionnelle en Chine, au Japon et en Afrique Subsaharienne (Bien que, dans ce dernier cas, on ignore si elle n'est tout simplement pas très mal diagnostiquée). Il s'agit aussi plutôt d'une femme : ⅔ des malades sont de sexe féminin !

6. Quels sont les symptômes de l'intolérance au gluten ?

Un enfant intolérant est souvent fatigué, manque d'appétit, souffre de diarrhées chroniques et de douleurs liées à la digestion. Il est replié sur lui-même ou nerveux, dort mal ou d'un sommeil agité. Si en plus de ces symptômes, ses courbes de poids et de taille ralentissent, tout concorde à désigner une intolérance au gluten.

Chez l'adulte, 10 à 20 % des malades présentent des symptômes classiques tels que des diarrhées, un amaigrissement, des douleurs abdominales, des symptômes de malabsorption de divers nutriments (calcium, magnésium, vitamines A, D, E, K, B12…). Mais dans 80 % des cas, la maladie peut prendre des formes beaucoup plus insidieuses : aphtes fréquents, chute de cheveux, anémie, ostéoporose, affections rhumatismales, irrégularité des règles, fausses couches à répétition, ménopause précoce, problèmes cardiaques ou neurologiques…

7. Quelles différences avec l'allergie au blé ?

Nous sommes bien d'accord, les nuances de terminologie ne sont pas le point crucial de ce livre, et ce qui compte, c'est plutôt de trouver les solutions qui facilitent la vie des malades. Néanmoins, un petit point sur les termes employés : intolérance ou allergie ?

Reprenons les notions de base : l'allergie est une réponse du système immunitaire qui imagine être agressé par un élément normalement inoffensif (provenant de l'alimentation ou de l'environnement). Il l'identifie comme agent **étranger** et se met à produire des anticorps de type IgE. La réaction de l'organisme est immédiate ou presque (de quelques minutes à quelques heures) et les symptômes sont caractéristiques : nausées, vomissements, eczémas, asthme… et dans certains cas mais plus rarement, choc anaphylactique.

Dans le cadre d'une allergie au blé, il s'agit d'une réaction immunitaire vis-à-vis d'un antigène du blé après une sensibilisation préalable. Elle se traduit le plus souvent par des nausées et des vomissements, mais des symptômes plus tardifs, comme l'urticaire, l'eczéma ou encore l'asthme, existent également. Dans le cadre de la maladie cœliaque, l'ingestion de gluten cause une réaction anormale du système immunitaire à l'encontre de « l'intrus ». Il peut y avoir une manifestation quasiment immédiate, type diarrhées, mais aussi aucune manifestation apparente. En revanche, dans tous les cas, la réaction provoquée par l'ingestion de gluten lèse les villosités de la muqueuse intestinale. Le système immunitaire en vient donc à « attaquer » son propre organisme, ce qui va au-delà des critères de l'allergie.

8. Je pense que je suis intolérant. Dois-je immédiatement me mettre au régime « sans » ?

Premier point, pourquoi pensez-vous être intolérant ? Parce que vous avez régulièrement des ballonnements, que vous vous trouvez fatigué et que vous venez de lire un article sur le sujet ? L'intolérance au gluten est bien une maladie, que seul un examen médical peut diagnostiquer formellement. Et pour ne pas fausser le diagnostic, il faut continuer à consommer du gluten jusqu'au jour de l'examen.

9. Comment diagnostiquer l'intolérance au gluten ?

Quand les symptômes d'un patient font penser à une intolérance au gluten, le médecin prescrit une prise de sang afin de rechercher les anticorps spécifiques de la maladie (antitransglutaminases et en deuxième intention si besoin, anti-endomysium).

Si la recherche est positive, il faut faire une gastroscopie avec biopsies sur la partie haute de l'intestin grêle. Cet examen est indispensable car il peut y avoir de faux « positifs » lors de la prise de sang. Le diagnostic est posé quand l'analyse montre une atrophie villositaire et une augmentation des lymphocytes intra-épithéliaux (LIE). La confirmation est définitive quand, après quelques mois de régime sans gluten, les symptômes disparaissent.

10. Je suis diabétique. Ai-je plus de chances de développer une intolérance au gluten ?

5 à 10 % des diabétiques de type 1 (insulinodépendants) sont effectivement cœliaques. Diabète de type 1 et maladie cœliaque sont toutes deux des maladies auto-immunes : dans le diabète de type 1, la réaction auto-immune aboutit à la destruction de certaines cellules du pancréas, et dans la maladie cœliaque, à l'abrasion des villosités de l'intestin. Dans les deux cas, on retrouve la même version anormale de certains gènes. Ont également plus de risques de développer une maladie cœliaque les trisomiques (10 à 20 %), les personnes atteintes de cirrhose biliaire primitive (6 %) ou d'une dermatite herpétiforme (75 %).

11. Si je suis intolérant, quels sont les risques à consommer néanmoins des produits contenant du gluten ?

Puisque l'intolérance n'est pas une allergie, une consommation accidentelle ne provoquera pas une réaction dangereuse, type œdème de Quincke. En revanche, chaque ingestion de gluten suscite une réponse inflammatoire de l'organisme : les villosités de l'intestin sont de nouveau lésées et des symptômes digestifs peuvent apparaître. Il faut donc éviter toute prise de gluten afin d'éviter la réapparition des symptômes mais aussi de préserver l'intestin et le risque de complications ultérieures.

12. Est-ce que ponctuellement, je peux quand même m'accorder un « extra » ?

Comment ne pas être tenté par une pâtisserie ou un verre de bière, surtout lors d'occasions festives ? Une envie tout à fait normale ! Mais souvenez-vous que chaque ingestion de gluten suscite une dégradation de la paroi intestinale, même si on ne ressent pas de symptômes particuliers. Donc non, même « un tout petit peu de gâteau » ou « juste un beignet », c'est interdit. Un plat ou un gâteau vous fait vraiment de l'œil ? Regardez bien comment il est fait, demandez quels sont les ingrédients si vous n'en identifiez pas certains, et retrouvez-en la version sans gluten la plus proche en la faisant vous-même : les recettes de ce livre portant devraient largement vous y aider (voir p. 509).

13. Si je ne suis pas intolérant, y a-t-il un intérêt à consommer « sans » ?

Lorsque vous mangez du riz, des pommes de terre, des légumes, de la viande, du poisson, des légumes ou des fruits, vous mangez naturellement « sans gluten » et tout va pour le mieux dans le meilleur des mondes. De même, si vous faites partie de la famille d'un intolérant, vous allez forcément partager avec lui une alimentation sans gluten. Vous pouvez aussi privilégier des céréales plus rustiques, comme le Kamut® ou l'épeautre, qui ont fait l'objet de moins d'évolutions que le blé d'aujourd'hui. Mais vous priver volontairement et totalement de tout produit contenant du gluten, ou acheter des pains, pâtes ou biscuits portant l'épi barré, ne présente aucun intérêt particulier pour vous.

14. Le régime Seignalet, régime des intolérants ?

Attention, autre débat. Ce régime préconise d'exclure les céréales contenant du gluten, mais aussi les produits laitiers, les aliments cuits à plus de 110 °C et les huiles chauffées ou extraites à chaud. Globalement, sa théorie consiste à revenir autant que possible à une alimentation « originelle » ou « hypotoxique », et viserait à lutter contre les maladies auto-immunes, les maladies d'élimination (asthme, psoriasis…) ou liées à un «encrassage» des cellules, type acné, migraines, diabète de type 2, cancers… De même, certains naturopathes conseillent aux non-intolérants de remplacer le blé par de l'épeautre ou du Kamut®, des variétés plus proches du blé d'origine et donc mieux tolérées, voire d'exclure le gluten, tout comme les produits laitiers, à remplacer par des laits végétaux et du tofu. Mais là, rien à voir avec les intolérances, on rentre davantage dans une philosophie d'alimentation.

15. Ma fille de 3 ans est cœliaque. Son petit frère a 3 mois. J'ai envie de ne pas lui donner de gluten quand il aura l'âge de manger des céréales, est-ce une bonne idée ?

Ce petit frère (ou cette petite sœur) n'a que 10 % de risques de développer une maladie cœliaque, ce qui est loin d'en faire une fatalité. Ensuite, l'idée du « sans-gluten d'office » est tentante mais la réponse est non. Les médecins conseillent actuellement de n'introduire le gluten ni trop tôt, ni trop tard, c'est-à-dire vers 5 mois, et si possible, tout en continuant parallèlement à allaiter afin de renforcer ses défenses immunitaires. Allaiter permet en effet, chez tous les enfants, de retarder de 50 % le risque d'apparition de la maladie à l'âge pédiatrique (ce qui ne veut toutefois pas dire qu'elle ne peut pas se déclencher plus tard).

16. Mon bébé est cœliaque. Qu'est-ce que je lui donne à manger ?

Nourrir un tout-petit est très facile : les laits infantiles sont déjà forcément « sans ». Ensuite, il suffit de regarder les mentions sur les étiquettes pour vérifier l'absence de gluten, tout comme les bouillies de céréales. Il en existe des versions sans gluten, à base de millet ou de riz, en magasins diététiques et bio. Quant à la nourriture maison, pas de souci avec les purées, compotes et petits morceaux de viande, de poisson ou de fromage, puisqu'elles sont préparées de façon très simple. Votre enfant doit être gardé par une nounou ? Faites-lui un stock de petits pots sans gluten, qu'on trouve très facilement dans le commerce.

17. Ma fille de 9 ans vient d'être diagnostiquée. Faut-il faire un dosage chez son petit frère ?

Il est en effet possible de faire une analyse chez les frères et sœurs d'un enfant cœliaque, mais globalement, les médecins s'accordent à dire qu'à partir du moment où un enfant grandit bien, sans être grognon ou se plaindre de mal de ventre, il n'y a pas lieu de faire un dosage. En tout cas, ne l'envisagez pas avant 2 ans, le résultat ne serait pas très fiable. Et sachez qu'un seul test suffira, il n'y a pas besoin d'en faire plusieurs ou bien chaque année, même si vous pouviez être tenté pour vous rassurer : ce n'est pas la peine !

18. Comment se faire rembourser l'achat de produits sans gluten ?

Il faut d'abord prouver l'intolérance grâce à une biopsie. Ensuite, le médecin fait une déclaration afin d'identifier la maladie comme affection de longue durée et nécessitant des soins continus de plus de 6 mois, et établit une prescription de produits sans gluten, pour 6 à 12 mois.

Les produits « naturellement sans gluten » (type farines de sarrasin, de riz, de maïs…) ne peuvent être remboursés. Seuls peuvent l'être les produits vignetés avec un code-barres et bénéficiant d'un numéro d'agrément. Le remboursement n'est pas basé sur le prix de vente mais sur le tarif LPPR (Liste des Produits et Prestations Remboursables de la Sécurité Sociale) indiqué sur les vignettes.

Lorsque vous faites vos courses (en grandes surfaces, en magasins bio, en pharmacies : peu importe le circuit de distribution), pensez à demander une facture. Il faut ensuite coller les vignettes sur un document Cerfa spécifique et envoyer le tout à l'Assurance Maladie une fois par mois (pensez à faire des photocopies de l'ordonnance afin d'en joindre une copie à chaque envoi).

Le remboursement est forfaitaire en fonction du type de produits (farines, pains, pâtes et biscuits ont chacun des bases de remboursement différentes) et de leur poids. Il est fixe quelle que soit la marque, mais variable selon l'âge. Pour les enfants de moins de 10 ans, la base est de 33,54 € par mois, et de 45,73 € pour les plus de 10 ans ainsi que les adultes. La prise en charge est généralement de 65 % mais peut passer à 100 % à certaines conditions lorsque l'intolérance entraîne des complications ou d'autres pathologies.

19. Est-il possible d'arrêter le régime sans gluten ?

Il n'y a qu'un seul cas où la réintroduction du gluten peut se faire : c'est quand il existe un doute diagnostique, par exemple si la biopsie est difficile à interpréter ou si le régime sans gluten est peu probant. Dans ce cas, la réintroduction du gluten sera encadrée par des biopsies de contrôle. En revanche, dans les cas où le diagnostic a été posé clairement, il n'y a pas de réintroduction.

Du côté des ados, certains peuvent, à un moment, très mal vivre leur régime. Rien d'étonnant, à l'âge où « tout est nul, que les parents sont des arriérés, les médecins des incompétents et qu'il n'y a que lui qui a raison ». Même le médecin connaît parfaitement l'issue de la manœuvre, il peut accorder à l'ado une réintroduction du gluten, à condition qu'il se plie à une surveillance fréquente des anticorps. Quelques semaines plus tard, non seulement l'ado aura pu voir réapparaître les symptômes, mais le bilan sanguin conclura aussi à la reprise du régime. Quand les parents n'arrivent pas à faire entendre raison à leur enfant, ce « passage gluten » peut être une solution.

20. Comment contrôler l'évolution de la maladie cœliaque ?

Le suivi dépend de l'âge et de l'état de santé de l'individu, mais en général, quand le régime est bien suivi, il suffit d'un contrôle des anticorps antitransglutaminases une fois tous les 6 mois ou tous les ans. Pas besoin de repasser une biopsie, sauf en cas de vrai problème.

LES ALIMENTS DONT IL FAUT SE MÉFIER

Les propriétés liantes, gonflantes ou anti-agglomérantes font du gluten un ingrédient intéressant pour les industriels. Blé, orge, seigle et leurs dérivés entrent ainsi dans la composition de nombreux produits, qu'il faut apprendre à connaître. Et si on a tout de suite en tête les céréales de petit-déjeuner, pâtes, pain, pizzas, pâtisseries, biscuits, gâteaux, on pense moins spontanément aux aliments panés, à certains produits lyophilisés (bouillons, aromates…), plats préparés, fruits secs, chocolats, yaourts aromatisés, crèmes glacées, sauces, préparations de viande (saucisses, boulettes…).

Pour vous y retrouver en un clin d'œil

Attention, cette liste est donnée à titre indicatif. Vérifiez toujours la composition des produits que vous achetez car les recettes diffèrent selon les marques. Par exemple, certains taramas sont prohibés car contenant de la chapelure, et juste à côté d'eux, d'autres sont liés aux flocons de pommes de terre, donc autorisés. Ouvrez l'œil, et remplissez votre panier en connaissance de cause !

ALIMENTS	☺	☹
Produits laitiers	Tous les laits nature : frais, pasteurisé, UHT, en poudre Lait concentré, sucré ou non Yaourts, fromage blanc, petits suisses nature Fromages	Yaourts et petits-suisses aux céréales Certains laits aromatisés Certaines préparations industrielles à base de lait : flans, crèmes, yaourts allégés, laits gélifiés (vérifier) Certains fromages à moisissures, à tartiner ou allégés
Céréales, fécule	Maïs, riz, soja, sarrasin, manioc, quinoa, millet, et leurs dérivés sous forme d'amidon, farine, fécule, crème, semoule, flocons Fécule de pomme de terre, amidon de maïs (Maïzena ®)	Blé (ou froment), boulgour, Kamut ®, grand et petit épeautre, orge, avoine, seigle et leurs dérivés sous forme d'amidon, farine, crème, semoule, flocons
Légumineuses	Toutes les légumineuses, nature : lentilles, pois chiches, haricots secs, haricots rouges, flageolets… Châtaignes et dérivés (sous forme de farine, de crème, de flocons…)	Vérifier celles en conserve ou surgelées si les recettes sont cuisinées
Oléagineux	Tous, nature et non grillés à sec : noix, noisettes, sésame, pignons, pistaches…	Vérifier ceux grillés à sec
Produits céréaliers	Galettes de riz (contenant exclusivement du riz, avec ou sans maïs, sans adjonction d'autres céréales)	Pâtes (simples, ravioli, gnocchi…), pain (tous), biscottes, viennoiseries Chapelure Toute la pâtisserie commerciale (biscuits salés ou sucrés), pain azyme, hosties Céréales de petit-déjeuner (risque de contamination croisée sur les pétales de maïs et grains de riz soufflé même s'ils sont en théorie dépourvus de gluten)
Viandes et volailles	Toutes les viandes « nature », fraîches et surgelées Steaks hachés « pur bœuf »	Panées En beignets ou en croûte Préparations à base de viandes hachées industrielles (saucisses, boulettes…) Préparations farcies (paupiettes)

ALIMENTS	☺	☹
Charcuterie	Jambon blanc, cru Bacon, épaule cuite Jambonneau non pané Poitrine salée, fumée ou non Confits, foie gras au naturel Chair à saucisse nature Saucisses de Strasbourg, Morteau, Francfort, Montbéliard (appellation contrôlée) Andouille, andouillette, rillettes (appellation contrôlée)	Jambonneau pané Boudin noir industriel, boudin blanc industriel Pâté en croûte, friands, bouchées à la reine, samoussas, bricks, nems Farce charcutière industrielle Mousse et crème de foie industrielles Certains pâtés industriels Quenelles (vérifier)
Poissons	Tous « nature » : frais, salés, fumés, surgelés En conserve : au naturel et à l'huile Crustacés, fruits de mer, mollusques Œufs de poisson (lump, saumon, truite…)	Poissons en beignets ou panés Quenelles (vérifier) Bouchées, crêpes, quiches aux fruits de mer Surimi (vérifier la composition) Tarama (vérifier la composition)
Œufs	Durs, au plat, omelette	En soufflés (si béchamel)
Matières grasses	Toutes : beurre, crème fraîche, Végétaline, huile, lard, saindoux, graisse d'oie ou de canard	Certaines préparations allégées contenant des liants
Légumes	Tous : frais, secs, surgelés au naturel Conserves au naturel Pommes de terre fraîches, précuites, sous vide Chips non aromatisées	En beignets, en croquettes, en béchamel Préparations industrielles à contrôler Pommes dauphines Vérifier l'enrobage des pommes noisettes, des chips et frites précuites Pour les fritures, ne pas utiliser les mêmes bains que pour des produits panés ou les beignets Cuisinés en sauces (vérifier)
Fruits	Tous : frais, surgelés au naturel Secs, au sirop, en conserve au naturel Fruits confits (vérifier) Compotes	Figues sèches (parfois passées dans de la farine pour leur éviter de coller)
Sucre, produits sucres	Sucre blanc, roux Gelées (pur sucre, pur fruit) Miel Confitures pur sucre, pur fruit Cacao pur Sirops (érable, agave…)	Certains nougats et dragées Attention au sucre glace (vérifier s'il ne contient pas d'amidon de blé) Vérifier la composition du chocolat en poudre ou en tablettes Lemon curd (présence de farine à vérifier)

ALIMENTS	☺	☹
Desserts	Sorbets Compotes Salades de fruits Entremets à la base de lait et d'œufs (crèmes caramel, renversées…) Crèmes à base de crème de riz, de fécule de pomme de terre, d'amidon de maïs, de gélatine, d'agar-agar (éviter les préparations industrielles en poudre) Mousse au chocolat maison	Pâtes à tartes Tous les gâteaux Desserts glacés contenant une pâtisserie (ex. : omelette norvégienne) Glaces en cornets Certaines crèmes glacées (attention aux inclusions) Entremets à base de semoule, crèmes pâtissières…
Amuse-gueules	Oléagineux non grillés à sec (noix de cajou, noisettes, amandes, cacahuètes, noix…) Olives Chips (pur pommes de terre) Galettes de riz	Biscuits salés Oléagineux grillés à sec (vérifier) Pizzas, quiches, feuilletés…
Boissons	Café, thé, chicorée, infusions, café lyophilisé, jus de fruits, sodas, vin	Bière, panaché Certaines poudres pour boissons
Condiments	Fines herbes, épices pures Poivre en grains Cornichons Sel Ketchup (vérifier néanmoins) Le tamari (sauce japonaise 100 % soja)	Éviter les mélanges d'épices moulues Vérifier la composition de tous les condiments en pots Les sauces soja chinoises, le « shoyu » japonais composé de blé et de soja Certaines vinaigrettes, surtout allégées Fonds de sauce déshydratés Bouillons cubes (vérifier)

(Source : AFDIAG)

Zoom sur le seitan

Très prisée des végétariens, cette alternative aux protéines animales est composée à 100 % de… gluten de blé, séparé mécaniquement de la farine, puis pétri avec de l'eau afin d'obtenir une pâte. Celle-ci est cuite dans un bouillon aromatisé puis présentée sous forme de galettes, de cubes… Il se cuisine comme le tofu ou la viande, dans des farces de ravioli, des plats mijotés… Évidemment, pas question pour vous, alors que le tofu et le tempeh vous sont autorisés.

Faut-il se méfier de certains additifs ?

« Maltodextrines », « amidon », « malt », « maltose »... Est-il question de gluten là-dedans ? Le petit tableau ci-dessous, listant quelques ingrédients que l'on recense couramment sur les emballages de produits alimentaires, biscuits, plats préparés ou plats exotiques, va vous aider à y voir plus clair. Les plus courageux peuvent aussi lire les explications, il est vrai un peu techniques, qui lui font suite.

☺	☹
« Amidon modifié » (1)	**« Amidon de blé »** (1)
« Amidon »	Extrait de malt d'orge
Agar-agar	Germe de blé
Arôme de malt (2)	Malt d'orge (2)
Caroube	Sirop de blé
Carraghénanes	Sirop de malt
« E xxx » : tous les additifs E suivis de 3 chiffres	Son d'avoine (3)
Dextrine (4)	Son de blé
Extrait de levure	
Farine de lupin	
Fructose	
Gélatine	
Gomme arabique	
Guar (farine et gomme)	
Gomme xanthane	
Lécithine de soja	
Maltodextrines	
Maltol (pas de lien avec le malt)	
Maltose	
Manioc	
Oligofructose	
Polyols (sorbitol, mannitol, xylitol)	
Sirop de glucose	
Sorgho	
Sucre inverti	

Pour ceux qui veulent comprendre le pourquoi du comment

L'amidon : chimiquement, c'est un sucre, un « polysaccharide », qui ne contient pas de protéines, donc pas de gluten. Mais les « amidons issus de blé » peuvent avoir été contaminés lors de leur fabrication. Donc, à exclure. En revanche, la législation indique que la seule mention « amidon » ou « amidon modifié » désigne un amidon autre que celui de blé (maïs, pommes de terre, riz...) Donc là, oui.

Le malt d'orge : fabriqué à partir d'orge germée, séchée puis réduite en farine. Lors de la germination, les protéines de l'orge sont dégradées par des enzymes mais il peut subsister des résidus toxiques. Le malt d'orge est donc exclu du régime sans gluten. En revanche, les « arômes de malt » sont acceptés. La législation oblige en effet à indication l'origine du malt si celui-ci est extrait de céréales posant problème aux allergiques. De même, il existe des malts de riz, évidemment acceptés.

Le son d'avoine : interdit, mais avec le bémol précédemment **évoqué**. Des intolérants suivent même le « Régime Dukan », dont le son d'avoine est une des pierres angulaires.

Dextrine, maltodextrines... : ce sont des « hydrolysats de blé », c'est-à-dire des composants issus d'une ou plusieurs hydrolyses de blé, l'hydrolyse étant un procédé permettant de décomposer un élément de base en d'autres composés. Dans le cas qui nous intéresse, la teneur en gluten des « hydrolysats » obtenus (dextrines, maltodextrines, polyols...) est considérée comme résiduelle et ces derniers sont donc autorisés. Vous craignez un effet de cumul ? Des chercheurs se sont penchés sur la question, et il ressort que dans le cadre d'une alimentation classique, la quantité de gluten absorbée via ces fameux hydrolysâtes ne représente que quelques milligrammes par jour, soit une quantité jugée acceptable. Les travaux incluaient également un scénario « catastrophe », type consommation extrême de sodas par des ados : pas de problème noté.

LA SOLUTION : VOTRE PROGRAMME SANS GLUTEN

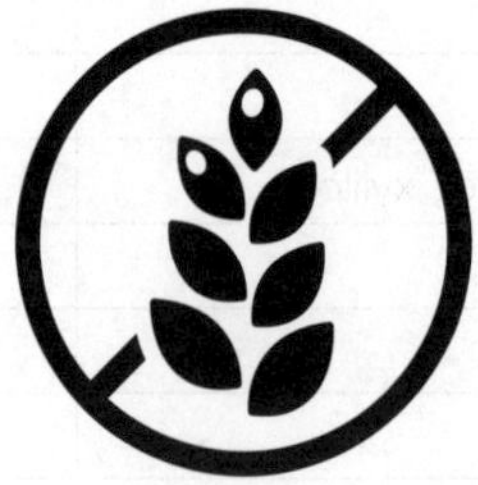

Votre programme 1 semaine sans gluten

Votre liste de courses pour la semaine

Tous nos menus sont conçus pour 1 personne.

RAYON ÉPICERIE

- ❑ Amandes
- ❑ Cannelle en poudre
- ❑ Carvi
- ❑ Cœurs de palmier
- ❑ Coulis de fruits rouges
- ❑ Crème de soja
- ❑ Cumin en grains
- ❑ Cumin en poudre
- ❑ Curry en poudre
- ❑ Huile d'olive
- ❑ Huile de colza
- ❑ Huile de noix
- ❑ Lait demi-écrémé ou de soja
- ❑ Lentilles corail
- ❑ Maïzena
- ❑ Miel liquide
- ❑ Millet
- ❑ Pignons de pin
- ❑ Quinoa
- ❑ Riz complet
- ❑ Tabasco
- ❑ Tartines croquantes au sarrasin
- ❑ Thé vert à la menthe
- ❑ Vanille
- ❑ Vinaigre balsamique

RAYON BIO

- ❑ Anis vert (graines)
- ❑ Badiane (étoiles)
- ❑ Carvi (graines)
- ❑ Coriandre (graines)
- ❑ Fenouil (graines)
- ❑ Muesli sans gluten sans sucre ajouté
- ❑ Sarriette
- ❑ Sobas

RAYON FRUITS

- ❑ Ananas
- ❑ Bananes
- ❑ Citrons
- ❑ Kiwis
- ❑ Mangue
- ❑ Poire
- ❑ Pomme

RAYON LÉGUMES

- ❑ Aneth
- ❑ Artichaut
- ❑ Asperges vertes
- ❑ Avocat
- ❑ Basilic
- ❑ Carottes
- ❑ Chou-fleur
- ❑ Ciboulette

❑ Coriandre
❑ Courgettes
❑ Échalotes
❑ Estragon
❑ Haricots verts
❑ Mâche
❑ Menthe fraîche
❑ Oignon blanc
❑ Patate douce
❑ Petits pois
❑ Poireaux
❑ Pommes de terre
❑ Pousses d'épinards
❑ Tomates
❑ Tomates cerises

RAYON FRAIS

❑ Beurre
❑ Compote de pêche
❑ Compote de poire
❑ Compote de pomme
❑ Feuilles de vigne farcies
❑ Fromage blanc
❑ Fromage de brebis
❑ Fromage de chèvre
❑ Fromage frais
❑ Jambon cru
❑ Jambon de Paris
❑ Parmesan
❑ Yaourts au bifidus
❑ Yaourts de soja

RAYON POISSONNERIE (SURGELÉ OU FRAIS)

❑ Pavé de saumon
❑ Pavé de thon
❑ Saumon fumé

RAYON VIANDE

❑ Blanc de poulet
❑ Escalope de dinde
❑ Escalope de veau
❑ Pavé de bœuf
❑ Tranche de gigot

RAYON SURGELÉS

❑ Moules décortiquées

DIMANCHE SOIR, PRÉPAREZ VOTRE MÉLANGE DE PLANTES ANTIBALLONNEMENTS

Mélangez 20 g d'anis vert, 20 g de badiane, 20 g de carvi, 20 g de coriandre, 20 g de fenouil, 20 g de sarriette. Placez dans un bocal hermétique, fermez et conservez à l'abri de la lumière.

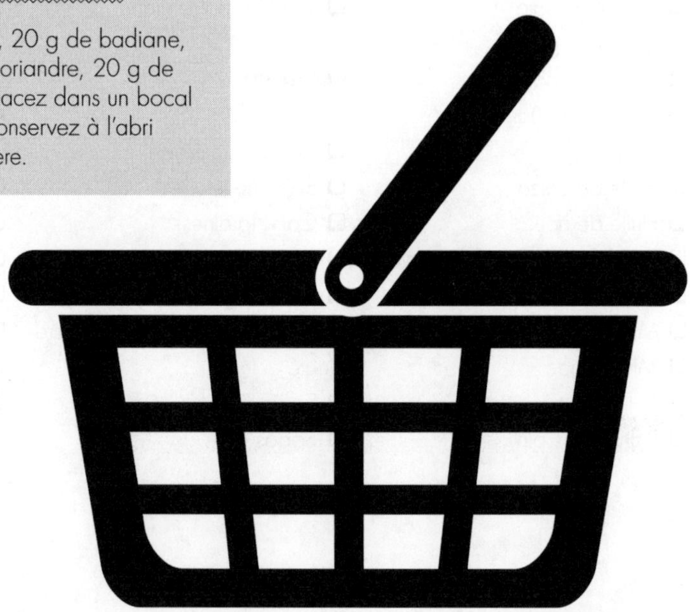

JOUR 1

PETIT-DÉJEUNER

- Thé, thé vert à la menthe, sans sucre, sans lait
- 3 amandes
- 1 yaourt au bifidus ou de soja
- Muesli sans gluten sans sucre ajouté
- 1 compote de pomme

Au choix, mangez la compote seule ou mélangez-la avec le yaourt et le muesli.

DÉJEUNER

- Salade de courgette crue
- Pavé de bœuf, purée de pommes de terre et chou-fleur
- 1 kiwi

Râpez 1 petite courgette, pressez-la pour éliminer l'eau de végétation et assaisonnez avec un peu d'huile d'olive, de cumin et de jus de citron.

Pour la purée, faites cuire 1 pomme de terre pelée et coupée en morceaux, avec 1 poignée de fleurettes de chou-fleur, à l'eau bouillante salée. Égouttez et écrasez en purée avec un peu de crème de soja et de sel.

DÎNER

- ½ avocat
- Risotto de millet aux poireaux*
- 1 part de fromage de brebis
- 2 abricots ou 2 clémentines

Préparez une vinaigrette avec du jus de citron, de la ciboulette ciselée et de l'huile de noix pour accompagner l'avocat.

RISOTTO DE MILLET AUX POIREAUX (POUR 4 PERSONNES)

Émincez 2 blancs de poireaux, faites-les revenir dans un peu d'huile d'olive. À part, faites revenir 1 échalote émincée dans un peu d'huile d'olive, ajoutez 300 g de millet et laissez dorer quelques minutes. Versez 2 fois le volume d'eau du millet et faites cuire 35 minutes environ. Incorporez 400 g de moules décortiquées surgelées, faites cuire encore 10 minutes puis ajoutez les poireaux et liez avec un peu de crème allégée à 5 % ou de crème de soja.

APRÈS LE REPAS

Dans l'heure qui suit le repas, préparez votre tisane antiballonnements : versez l'équivalent d'une tasse d'eau dans une casserole, portez à ébullition, ajoutez 1 c. à c. de votre mélange, laissez bouillir 3 minutes puis ôtez du feu et laissez infuser 10 minutes. Filtrez et dégustez.

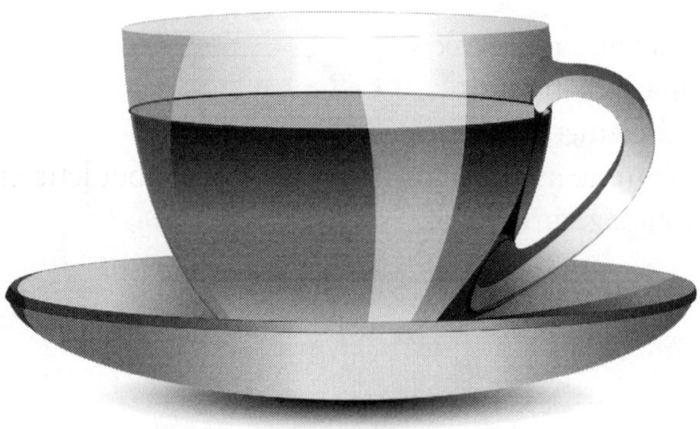

JOUR 2

PETIT-DÉJEUNER

- Thé, thé vert à la menthe, sans sucre, sans lait
- 1 yaourt au bifidus ou de soja
- Tartines croquantes au sarrasin légèrement beurrées
- 1 banane

Au choix, écrasez la banane et mélangez-la avec le yaourt, ou bien coupez-la en rondelles et répartissez-les sur les tartines de sarrasin.

DÉJEUNER

- Salade de cœurs de palmier
- Poulet rôti, tomates à la provençale
- 1 poire

Assaisonnez les cœurs de palmier avec de l'huile d'olive, du basilic et du jus de citron. Coupez 2 tomates en deux et rangez-les dans un plat, côté peau vers le bas. Parsemez de parmesan, salez, poivrez et enfournez 15 minutes environ, le temps que les tomates deviennent tendres et que le fromage fonde. Et n'oubliez pas d'ôter la peau du poulet !

DÎNER

- Caviar de courgettes*
- 2 tranches de saumon fumé, pommes de terre vapeur
- 1 yaourt au bifidus ou de soja

Préparez le caviar d'aubergines en mixant la chair.

CAVIAR DE COURGETTES

Coupez 1 grosse courgette en tout petits dés et faites-les revenir 10 minutes dans un peu d'huile d'olive, dans une poêle antiadhésive. Salez, poivrez et ajoutez quelques pincées de cumin. Quand les courgettes sont tendres et qu'elles ont rendu leur eau, écrasez-les légèrement à l'aide d'une fourchette avec 1 c. à s. de fromage frais (chèvre ou vache selon vos goûts) et versez dans un ramequin. Laissez refroidir et servez frais.

APRÈS LE REPAS

Dans l'heure qui suit le repas, buvez votre tisane antiballonnements (voir p. 126).

JOUR 3

PETIT-DÉJEUNER

- Thé, thé vert à la menthe, sans sucre, sans lait
- Lait demi-écrémé ou de soja
- Muesli sans gluten sans sucre ajouté
- 1 pomme cuite
- Parsemez la pomme cuite de cannelle en poudre.

DÉJEUNER

- Carottes râpées à l'huile d'olive et au citron
- Pavé de saumon en papillote au fenouil*
- ½ mangue

Assaisonnez les carottes avec du cumin en poudre, de l'huile d'olive et du citron.

C'est la Recette

PAVÉ DE SAUMON EN PAPILLOTE AU FENOUIL

Préchauffez le four à 210 °C (th. 7). Lavez 1 poireau, émincez-le finement. Disposez-le sur une feuille de papier sulfurisé, déposez 1 pavé de saumon, 6 tomates cerises, parsemez d'aneth ciselé et ajoutez 1 c. à c. de graines de fenouil. Versez 1 c. à c. d'huile d'olive, un filet de jus de citron, salez et poivrez. Refermez la papillote et laissez cuire 15 à 20 minutes.

B **QUESTION D'EXERCICE**

Aujourd'hui, faites particulièrement attention à votre façon de manger. D'abord votre posture à table : êtes-vous bien droit, ou au contraire penché sur votre assiette ? Ensuite votre rythme : enchaînez-vous les bouchées à la chaîne ou prenez-vous le temps de bien mastiquer chacune d'entre elles ? Vous connaissez les bonnes réponses, alors corrigez-vous si vous avez faux !

DÎNER

- Salade de mâche
- Quinoa au jambon et au fromage de chèvre
- Yaourt au soja et coulis de fruits rouges

Faites cuire 80 g de quinoa dans 1,5 fois son volume d'eau salée pendant 10 minutes, puis ôtez du feu et laissez reposer 5 minutes. Ajoutez 100 g de jambon blanc coupé en dés, 1 c. à s. de ciboulette ciselée et 50 g de fromage de chèvre frais émietté.

APRÈS LE REPAS

Dans l'heure qui suit le repas, buvez votre tisane antiballonnements (voir p. 126).

JOUR 4

PETIT-DÉJEUNER

- Thé, thé vert à la menthe, sans sucre ni lait
- Yaourt au bifidus ou de soja
- Tartines craquantes 100 % sarrasin légèrement beurrées
- 1 compote de poire

Parsemez la compote de cannelle en poudre.

DÉJEUNER

- Bâtons de carotte et sauce fromage blanc
- Assiette composée au jambon cru*
- Carpaccio d'ananas

Pour la sauce des carottes, mélangez 1 pot de fromage blanc avec un peu de jus de citron, de l'aneth ciselé et du sel.

En dessert, coupez ¼ d'ananas pelé en fines tranches, présentez-les sur un plat et parsemez-les de menthe ciselée.

ASSIETTE COMPOSÉE AU JAMBON CRU

Faites cuire 1 pomme de terre et 250 g d'asperges vertes à la vapeur (fraîches ou surgelées), 15 minutes environ. Disposez sur une assiette avec quelques tomates cerises, versez un trait d'huile d'olive, parsemez de basilic ciselé, ajoutez 80 g de jambon cru en chiffonnade, dégraissé, et quelques copeaux de parmesan.

DÎNER

- Artichaut
- Sobas aux dés de tomates fraîches et au poulet
- Yaourt au bifidus ou au soja et dés de fruits frais

Assaisonnez l'artichaut avec une vinaigrette à base d'huile de colza, d'estragon ciselé et de jus de citron.

Faites cuire 80 g de sobas, égouttez, ajoutez 1 tomate taillée en dés, 1 blanc de poulet cuit, coupé en lanières, et du basilic ciselé.

APRÈS LE REPAS

Dans l'heure qui suit le repas, buvez votre tisane antiballonnements (voir p. 126).

JOUR 5

PETIT-DÉJEUNER

- Thé, thé vert à la menthe, sans sucre ni lait
- Yaourt au bifidus ou de soja
- Tartines craquantes 100 % sarrasin légèrement beurrées
- Banane écrasée à la cannelle

Choisissez une banane bien mûre et écrasez-la en purée à la fourchette, avec un peu de cannelle en poudre. À déguster seule ou en nappage sur le yaourt.

DÉJEUNER

- Poireaux en vinaigrette
- Escalope de dinde, lentilles corail
- Compote d'ananas*

Assaisonnez les poireaux avec de l'aneth ciselé, de l'huile de colza et du jus de citron. Poêlez l'escalope de dinde, servez-la avec des lentilles corail saupoudrées de cumin et ajoutez une noisette de beurre.

C'est la Recette

COMPOTE D'ANANAS (POUR 4 PERSONNES)

Mettez 450 g de chair d'ananas (fraîche ou surgelée) dans une casserole avec les grains de ½ gousse de vanille. Chauffez et laissez cuire 15 minutes environ. L'ananas va rendre beaucoup d'eau. Délayez 1 c. à s. un peu bombée de Maïzena® dans un peu d'eau et versez dans la casserole. Laissez épaissir en remuant à l'aide d'une cuillère, 5 minutes environ. Facultatif : mixez rapidement, puis laissez refroidir. Servez frais.

DÎNER

- Pousses d'épinards en salade
- Tranche de gigot, purée de patate douce
- Yaourt au bifidus ou de soja

Assaisonnez les pousses d'épinards avec un trait d'huile d'olive et de vinaigre balsamique, et ajoutez quelques pignons.

Pour la purée, faites cuire 1 petite patate douce pelée et coupée en morceaux à l'eau bouillante, 15 minutes environ. Écrasez finement, salez, poivrez, ajoutez quelques pincées de curry et une noisette de beurre.

APRÈS LE REPAS

Dans l'heure qui suit le repas, buvez votre tisane antiballonnements (voir p. 126).

JOUR 6

PETIT-DÉJEUNER

- Thé, thé vert à la menthe, sans sucre ni lait
- Yaourt au bifidus ou de soja
- Muesli sans gluten sans sucre ajouté
- Compote de pomme

Saupoudrez la compote avec un peu de cannelle en poudre. À déguster seule ou en nappage sur le yaourt.

DÉJEUNER

- Asperges vapeur
- Pavé de thon frais grillé à la tomate, quinoa
- Poire

Faites griller le pavé de thon dans une poêle avec un peu d'huile d'olive. Servez avec des dés de tomate fraîche, du jus de citron et de l'aneth ciselé.

DÎNER

- Guacamole
- Salade niçoise*
- ½ mangue rôtie

Préparez le guacamole avec ½ avocat écrasé, ⅛e d'oignon blanc doux coupé en tout petits dés, 1 c. à c. de coriandre ciselée et quelques gouttes de Tabasco.

En dessert, coupez ½ mangue en cubes et faites-les revenir dans une poêle, avec 1 c. à s. de miel liquide et les grains de ¼ de gousse de vanille. Ôtez du feu quand ils sont tendres et servez tiède.

C'est la Recette

SALADE NIÇOISE

Mélangez 200 g de riz complet, cuit et froid, avec 100 g de haricots verts al dente, 6 tomates cerises, assaisonnez avec un filet d'huile d'olive et du jus de citron. Servez avec 1 pavé de thon frais poêlé mi-cuit, pour lui conserver du moelleux.

APRÈS LE REPAS

Dans l'heure qui suit le repas, buvez votre tisane antiballonnements (voir p. 126).

JOUR 7

PETIT-DÉJEUNER

- Thé, thé vert à la menthe, sans sucre ni lait
- Lait demi-écrémé ou de soja
- Tartines craquantes 100 % sarrasin légèrement beurrées
- Compote de pêches

Parsemez la compote d'un peu de cannelle en poudre. À déguster seule ou en nappage sur le yaourt.

DÉJEUNER

- Feuilles de vigne farcies
- Escalope de veau, fondue de poireaux
- Yaourt au bifidus ou de soja au coulis de fruits rouges

Vérifiez la liste de composition des feuilles de vigne farcies.

Poêlez l'escalope de veau et servez avec 2 blancs de poireaux émincés et fondus 10 à 15 minutes environ dans une poêle avec un peu d'huile d'olive. Salez, poivrez et parsemez de parmesan.

DÎNER

- Carottes à l'orientale
- Salade de riz aux petits pois et aux courgettes*
- 2 tranches de jambon blanc dégraissé
- Yaourt au bifidus ou de soja

Pelez et coupez 2 petites carottes en rondelles. Faites-les revenir dans un peu d'huile d'olive avec du sel, du poivre et des grains de cumin. Ajoutez un petit verre d'eau et faites cuire à couvert, 15 minutes environ, jusqu'à ce qu'elles soient tendres. Servez frais, parsemé de coriandre ciselée.

C'est la Recette

SALADE DE RIZ AUX PETITS POIS ET AUX COURGETTES

Faites cuire 80 g de riz complet à l'eau bouillante salée. Il doit rester al dente. Égouttez et laissez refroidir. À part, faites cuire 100 g de petits pois (frais ou surgelés) à l'eau frémissante pendant 5 minutes. Égouttez. Faites revenir 1 petite courgette coupée en dés dans 1 c. à s. d'huile d'olive, jusqu'à ce qu'ils soient tendres. Salez, poivrez, puis mélangez avec le riz, les petits pois et une tombée d'herbes fraîches de votre choix (aneth, basilic, ciboulette…).

APRÈS LE REPAS

Dans l'heure qui suit le repas, buvez votre tisane antiballonnements (voir p. 126).

L'INTOLÉRANCE ET L'HYPERSENSIBILITÉ AU LACTOSE

TOUT CE QU'IL FAUT SAVOIR EN 10 QUESTIONS/RÉPONSES

1. Qu'est-ce que le lactose ?

C'est le principal sucre du lait, précisément un sucre complexe (un « disaccharide »), formé d'une molécule de glucose et d'une molécule de galactose. Son pouvoir sucrant étant très faible, il ne donne pas de goût sucré au lait. Pour être digéré, il faut absolument que ces deux molécules soient scindées au niveau de l'intestin grêle grâce à une enzyme spécifique que fabrique l'organisme, la lactase.

2. Qu'est-ce que l'intolérance au lactose ?

Cette intolérance est consécutive à une production insuffisante ou absente de lactase, l'enzyme produite dans la partie haute de l'intestin. Conséquence : la digestion des produits laitiers se fait mal et entraîne des symptômes relativement désagréables pour l'intolérant.

3. Pourquoi devient-on intolérant au lactose ?

Sauf déficience liée à une prédisposition génétique (mais extrêmement rare), cette intolérance est essentiellement liée à l'âge. Prenons les choses depuis le début. Le nouveau-né produit énormément de lactase pour digérer le lait maternel, très riche en lactose. Logique, puisque chez le nourrisson, le lait, et en particulier son sucre, constitue l'unique source d'énergie.

Rapidement après la fin de l'allaitement, la production de lactase décroît, jusqu'à 18/20 ans. Certaines personnes conservent une production de lactase suffisante pour continuer à assimiler le lactose sans difficulté mais, chez d'autres, elle décroît davantage. On estime, par exemple, en France, que 20 à 50 % des adultes ne disposent plus que 10 % de leur production initiale de lactase. Ce sont les intolérants au lactose.

À savoir : on peut aussi être intolérant de façon ponctuelle, par exemple pendant une maladie (virus, gastro-entérite, infection, traitement par antibiotiques, chimiothérapie...). Logique, puisque dès que la muqueuse intestinale est perturbée, la production de lactase l'est aussi. Il faut alors du temps pour que la paroi intestinale se reconstruise et que la production de lactase revienne à la normale. La maladie de Crohn ou l'intolérance au gluten peuvent également créer une intolérance au lactose. Mais dans le cas de la maladie cœliaque, après quelques mois de régime sans gluten bien suivi et une fois la muqueuse intestinale cicatrisée, le lactose peut être réintroduit.

4. Dans quels pays compte-on le plus d'intolérants au lactose ?

Des études ont montré que le statut lactasique n'était pas le même dans toutes les régions du globe, et y compris dans un même pays. En France, on recense environ 10 à 15 % d'intolérants dans le Nord, et 50 % dans le Sud ! Dans le monde, ils sont très peu nombreux dans les populations d'Europe du Nord, ainsi que chez leurs descendants en Amérique du Nord, alors que la quasi-totalité des Africains sont intolérants, hormis quelques tribus africaines et bédouines. On suppose en effet que les populations descendant d'éleveurs, et dont les ancêtres étaient de forts consommateurs de lait, ont conservé une meilleure production de lactase.

PAYS	POURCENTAGE D'INTOLÉRANTS AU LACTOSE
Suède, Danemark	3 %
Finlande, Suisse	16 à 17 %
Angleterre	20 à 30 %
France	Nord : 10 à 15 %. Sud : 50 %
Italie	51 à 71 %
Grèce	75 %
États-Unis	Population blanche : 6 %, noire : 73 %
Indiens d'Amérique du Sud	90 %
Yémen	45 %

PAYS	POURCENTAGE D'INTOLÉRANTS AU LACTOSE
Inde	Nord : 63 %. Nord-Ouest : 0 à 15 %
Japon, Thaïlande	100 %
Afrique (à l'exclusion de quelques tribus nomades)	100 %

Source : Questions sur produits laitiers & intolérance au lactose, Maison du Lait, n° 29.

5. Quels sont les symptômes de l'intolérance au lactose ?

Rapidement après la prise d'un aliment contenant du lactose (une heure, parfois moins), l'intolérant ressent des troubles digestifs (ballonnements, douleurs). Pourquoi ? Parce qu'une partie du lactose, ne pouvant être digérée, finit par passer « entière » dans le côlon. Elle déclenche une production de lactate, d'acides gras volatils (acétate, propionate, butyrate) et de gaz. Le milieu s'acidifie et le transit est accéléré, entraînant des diarrhées. Toutefois, l'intensité des symptômes dépend de la production de lactase de la personne, et sera moindre si le lactose a été absorbé dans le cadre d'un repas ou avec d'autres aliments. Revers de la médaille, comme ils ne sont pas franchement gênés, certains intolérants s'ignorent. Au fil du temps, ils peuvent se mettre à souffrir d'une fatigue chronique ou de troubles de la concentration. Sans comprendre « d'où ça vient ».

6. Quelles différences avec l'allergie aux protéines de lait de vache ?

Nous l'avons vu, l'intolérance au lactose concerne, sauf cas exceptionnel, les adultes et les adolescents. Elle est très rare chez les petits car ils produisent naturellement beaucoup de lactase. Un enfant se plaint après avoir consommé des produits laitiers ? Il s'agira plutôt d'une allergie à des protéines laitières, la caséine et la bêta-lactoglobuline. Elle touche essentiellement les nourrissons et les jeunes enfants (2 à 3 % des moins de 2 ans sont concernés). Le petit allergique souffrira aussi souvent de symptômes tels que des affections ORL et oculaires (asthme, rhinoconjonctivite…) et/ou dermatologiques (eczéma, dermatite atopique, urticaire…). Il faut alors supprimer strictement de son alimentation tous les produits laitiers et aliments pouvant en contenir. Bonne nouvelle cependant : dans 80 % des cas, l'allergie disparaît spontanément entre 2 et 5 ans.

7. Je pense que je suis intolérant. Dois-je immédiatement me mettre au régime « sans » ?

Certaines personnes se disent intolérantes, mais essentiellement pour trouver une explication à certains de leurs petits maux digestifs. Des chercheurs se sont intéressés au sujet et ont mené des études. Il ressort que, dans plus de la moitié des cas, il s'agirait du « simple » syndrome de l'intestin irritable. Chez vous, vous pouvez faire un test, en buvant deux verres de lait à jeun le matin sans prendre aucun autre aliment. Ensuite, observez si vous ressentez les symptômes caractéristiques. Un autre test ? Exclure pendant une quinzaine de jours tous les produits contenant du lactose, et évaluer si vous digérez vraiment mieux.

8. Comment diagnostiquer l'intolérance au lactose ?

Pour information, il existe un test (celui « de l'hydrogène expiré »). En pratique, il n'est réalisé que de façon très rare et seulement en milieu hospitalier. Comment ça marche ? Lorsque le lactose est digéré au niveau du côlon, il produit de l'hydrogène, évacué par les voies respiratoires. C'est cet indice que les médecins utilisent. Le jour du test, on donne au patient à jeun une préparation à base de lactose (25 à 50 g). Au bout de 10 minutes, il expire dans un petit appareil. On recommence au bout de 20 minutes, puis 40 minutes, puis 1 heure, 2 heures et enfin 5 heures. En cas d'intolérance, la quantité d'hydrogène expirée est très élevée et c'est cette mesure qui déterminera ou non l'intolérance.

9. Si je suis intolérant, quels sont les risques à consommer néanmoins des produits contenant du lactose ?

Ces « risques » sont surtout de l'ordre de la gêne, à cause de ballonnements et d'inconfort digestif. Rien de grave donc, mais peu agréable. À savoir : les symptômes sont liés à la façon dont le lactose a été absorbé.

10. Supprimer les produits laitiers de l'alimentation risque-t-il de provoquer des carences ?

L'éviction du lactose signifie essentiellement supprimer le lait, les fromages blancs, la crème fraîche et, dans une moindre mesure, les yaourts (ces derniers contiennent en effet des enzymes qui prédigèrent le lactose et facilitent son assimilation). Se pose alors la question du calcium, indispensable à notre santé. Chaque jour, 700 mg sont utilisés par l'organisme pour renouveler le capital des os chez l'adulte. Il participe aussi à la régulation des sécrétions hormonales, de la pression artérielle et du poids, favorise la bonne coagulation sanguine, la transmission de l'influx nerveux, la contraction musculaire, l'activité enzymatique, etc. Ainsi, les apports nutritionnels conseillés sont de l'ordre de 900 mg par jour, 1 000 mg pour les femmes enceintes dans leur dernier trimestre et les femmes allaitantes, et 1 200 mg pour les enfants et adolescents de 10 à 19 ans, les femmes de plus de 55 ans et les hommes de plus de 65 ans. Mais si on a souvent l'impression que le calcium ne se trouve QUE dans les produits laitiers, on a en réalité… tout faux. Les oléagineux (amande, noisette, noix…), certaines eaux minérales, certains poissons en sont d'excellentes sources. Au quotidien, il suffit de changer de marque d'eau minérale, de penser à agrémenter vos plats d'oléagineux (vous trouverez plein d'idées au fil des recettes), d'adopter les sardines en boîte (en mangeant les arêtes car c'est là que se concentre le calcium !), les légumes secs et les purées de noisettes, de sésame ou d'amandes, qui se tartinent sur du pain à la place du beurre. Pour être assimilé, le calcium a besoin de vitamine D. Mangez régulièrement des poissons gras (hareng, maquereau, saumon, anchois…), cela suffira amplement. Enfin, le lait apporte un peu de vitamine A. À retrouver dans le foie, le beurre ou les œufs. Au fait, selon l'Étude nationale nutrition santé (ENNS) menée en 2006, plus de 50 % des hommes, 75 % des femmes, 65 % des garçons et 75 % des filles auraient des apports inférieurs aux apports nutritionnels conseillés. Raison de plus pour miser sur les aliments riches en calcium, toutes origines confondues.

QUELQUES TENEURS EN CALCIUM (POUR 100 G D'ALIMENT)			
FAMILLE DES PRODUITS LAITIERS		FAMILLE DES PRODUITS « NON LAITIERS »	
Lait écrémé en poudre	1 301 mg	Eau minérale Courmayeur (1 l)	579 mg
Parmesan	1 275 mg	Eau minérale Hépar (1 l)	549 mg
Emmental	1 185 mg	Eau minérale Contrex (1 l)	468 mg
Beaufort	1 040 mg	Sardine entière en boîte	380 mg
Cantal	970 mg	Purée d'amandes complètes	264 mg
Édam	890 mg	Anchois à l'huile	210 mg
Morbier	760 mg	Farine de soja	205 mg
Reblochon	625 mg	Persil frais	200 mg
Roquefort, bleus	600 à 900 mg	Tofu	200 mg
Fromage à raclette	550 mg	Noisette	188 mg

QUELQUES TENEURS EN CALCIUM (POUR 100 G D'ALIMENT)			
FAMILLE DES PRODUITS LAITIERS		FAMILLE DES PRODUITS « NON LAITIERS »	
Feta	483 mg	Noix du Brésil	178 mg
Fromage fondu ou à pâte molle	320 à 570 mg	Pissenlit cru	165 mg
Lait entier concentré sucré	280 mg	Figue séchée	160 mg
Chocolat au lait	200 mg	Cresson	157 mg
Fromage de chèvre sec	190 mg	Sésame	150 mg
Lait de brebis	183 mg	Jaune d'œuf	137 mg
Saint-Marcellin	173 mg	Pistache	135 mg
Yaourt nature	173 mg	Bigorneau	130 mg
Sauce Béchamel	140 mg	Tonyu (boisson au soja) enrichi	120 mg
Crème glacée	135 mg	Crevette cuite	115 mg
Lait de chèvre	120 mg	Épinard cru	104 mg
Lait de vache	120 mg	Chair de crabe	97 mg
Fromage blanc	120 mg	Bulot	92 mg
Brie, crottin	117 mg	Haricots blanc et rouge, cuits	60 à 70 mg
Petit-suisse	117 mg	Haricot vert	45 mg
Crème anglaise	112 mg	Cœur de palmier	44 mg
Gâteau au fromage blanc	98 mg	Tonyu (boisson au soja)	39 mg
Crème fraîche	73 mg	Yaourt au soja	31 mg
Beurre	14,5 mg		

LES ALIMENTS DONT IL FAUT SE MÉFIER

Tous les produits laitiers, mais en quantités variables : les fromages affinés n'en renferment que des traces, alors que le lait ou le fromage blanc en contiennent de façon plus importante. Le lactose figure ainsi logiquement dans les recettes à base de produits laitiers : certains plats cuisinés à la crème fraîche, les entremets (clafoutis, crèmes, flans...), les gratins à la béchamel, les crèmes glacées, les quiches, les soufflés... Puisqu'il possède des propriétés qui intéressent les industriels (pouvoir sucrant, de fermentation, de cristallisation...), il entre aussi dans la composition de produits où on ne l'attend pas forcément : biscuits, charcuteries, produits de régime... et même médicaments ! L'industrie pharmaceutique l'emploie en effet copieusement comme excipient : 20 % environ des médicaments (comprimés, suspensions buvables ou poudres sèches pour inhalation...) en contiennent. Demandez conseil à votre pharmacien.

QUELQUES TENEURS EN LACTOSE (EN G POUR 100 G D'ALIMENT)	
Lait concentré sucré	10,2
Crème dessert (type Danette)	6,8
Crème glacée	5,9
Lait écrémé	4,8
Lait de brebis	4,8
Lait entier	4,6
Lait demi-écrémé	4,6
Lait de chèvre	4,3
Fromage blanc à 0 %	4,2
Yaourt nature	3,8
Fromage blanc (8 %, ex 40 %)	3,6
Fromage blanc (3 %, ex 20 %)	3,5
Crème allégée (15 %)	3,5
Petit-suisse	3
Yaourt à boire	2,8
Crème fraîche entière	2,8
Fromages fondus et frais	2 à 3,7
Parmesan/gruyère/comté	traces
Fromage à pâte persillée	traces
Camembert	traces
Beurre	traces

Source : Répertoire général des aliments, Tome 2, Produits laitiers, 2e édition, Afssa-Ciqual, éditions Tec et Doc et Inra.

LA SOLUTION : VOTRE PROGRAMME SANS LACTOSE

Votre programme 1 semaine sans lactose

Votre liste de courses pour la semaine

Tous nos menus sont conçus pour 1 personne.

RAYON ÉPICERIE

- ❑ Cacao amer
- ❑ Cannelle en poudre
- ❑ Chicorée
- ❑ Chocolat noir à 70 %
- ❑ Crème de soja
- ❑ Cumin en grains
- ❑ Curcuma
- ❑ Eau de fleur d'oranger
- ❑ Flocons d'avoine
- ❑ Flocons de riz
- ❑ Galettes de sarrasin
- ❑ Huile d'olive
- ❑ Huile de noix
- ❑ Lait de coco
- ❑ Lait de soja enrichi en calcium
- ❑ Lait de vache appauvri en lactose
- ❑ Lait végétal
- ❑ Œufs
- ❑ Olives noires
- ❑ Olives vertes dénoyautées
- ❑ Polenta
- ❑ Pousses de bambou en boîte
- ❑ Quinoa
- ❑ Riz basmati
- ❑ Riz sauvage
- ❑ Sardines à l'huile
- ❑ Tartines craquantes 100 % sarrasin
- ❑ Thé
- ❑ Vin blanc
- ❑ Vinaigre de cidre

RAYON BIO

- ❑ Crème d'amandes cuisine
- ❑ Graines de lin
- ❑ Graines de sésame
- ❑ Purée d'amandes
- ❑ Sobas (100 % sarrasin)

RAYON FRUITS

- ❑ Ananas
- ❑ Bananes
- ❑ Citrons
- ❑ Clémentines
- ❑ Fraises
- ❑ Framboises
- ❑ Kiwis
- ❑ Myrtilles

❑ Oranges
❑ Pamplemousse

RAYON LÉGUMES

❑ Ail
❑ Aneth
❑ Basilic
❑ Carottes
❑ Ciboulette
❑ Concombre
❑ Coriandre
❑ Endives
❑ Estragon
❑ Gingembre frais
❑ Haricots verts
❑ Laitue
❑ Laurier
❑ Menthe fraîche
❑ Patate douce
❑ Persil
❑ Poivron jaune
❑ Poivrons rouges
❑ Pommes de terre
❑ Potiron
❑ Radis roses
❑ Salade verte
❑ Thym
❑ Tomates

RAYON FRAIS

❑ Bacon
❑ Beurre
❑ Brie
❑ Camembert
❑ Compote rhubarbe-banane
❑ Coulis de fraises sans sucre ajouté
❑ Coulis de fruits rouges sans sucre ajouté
❑ Jambon blanc
❑ Yaourts au soja

RAYON POISSONNERIE (SURGELÉ OU FRAIS)

❑ Dos de cabillaud
❑ Moules
❑ Pavé de thon
❑ Saumon frais
❑ Saumon fumé

RAYON VIANDE

❑ Blancs de poulet
❑ Bœuf cuit
❑ Brochette d'agneau
❑ Rôti de porc

RAYON SURGELÉS

❑ Crabe

CHEZ LE BOULANGER

❑ Pain 100 % petit épeautre

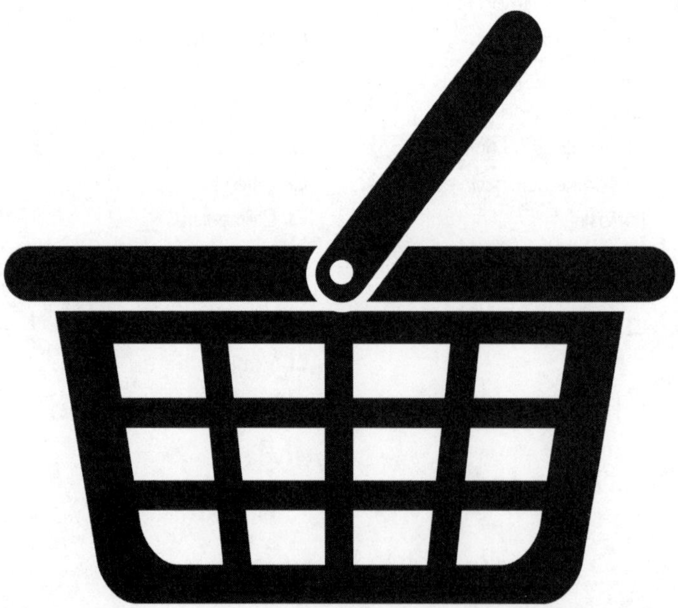

JOUR 1

PETIT-DÉJEUNER

- Thé, chicorée, mélange chicorée-café ou infusion au choix, sans sucre ni lait
- 1 yaourt maison au lait végétal
- Flocons de riz
- Compote de rhubarbe-banane

Saupoudrez la compote avec un peu de cannelle en poudre. À déguster seule ou en nappage sur le yaourt.

DÉJEUNER

- Concombre au yaourt de soja et à la menthe
- Quinoa au bacon et au poivron rouge*
- 1 part de camembert + pain 100 % petit épeautre
- 1 infusion + 2 carrés de chocolat noir à 70 %

Taillez en petits dés 1 morceau de concombre pelé et épépiné, mélangez avec 1 yaourt de soja, du sel, du poivre et de la menthe fraîche ciselée.

C'est la Recette

QUINOA AU BACON ET AU POIVRON ROUGE (POUR 4 PORTIONS)

Faites cuire 300 g de quinoa dans 1,5 fois son volume d'eau salée pendant 10 minutes, puis ôtez du feu, laissez gonfler 5 minutes. Pendant ce temps, épépinez et coupez 1 poivron rouge en carrés. Coupez 200 g de filet de bacon en lanières. Chauffez 2 c. à s. d'huile d'olive dans une poêle et ajoutez les dés de poivron. Poivrez, faites-les revenir 5 minutes environ. Ajoutez les lanières de bacon, chauffez encore 5 minutes, puis incorporez le quinoa égoutté et parsemez de basilic.

DÎNER

- Salade de haricots verts à l'aneth
- Thon mi-cuit aux graines de sésame, nouilles sobas (100 % sarrasin)
- 1 yaourt maison au lait végétal

Passez le pavé de thon de chaque côté dans du sésame puis poêlez-le dans une poêle antiadhésive bien chaude, 30 secondes de chaque côté si vous l'aimez très rose à cœur, sinon jusqu'à 2 minutes.

JOUR 2

PETIT-DÉJEUNER

- Thé, chicorée, mélange chicorée-café ou infusion au choix, sans sucre ni lait
- Lait de vache appauvri en lactose ou de soja enrichi en calcium
- Flocons d'avoine

Ajoutez un peu de cannelle ou de cacao amer dans votre bol de flocons d'avoine.

DÉJEUNER

- Salade de tomates au basilic
- Tartare de saumon à l'orange*, laitue
- Mousse au chocolat noir

L'acidité de l'orange va « cuire » le saumon. Ne laissez donc pas attendre le tartare. Pour la mousse, choisissez un bon chocolat corsé, pour qu'il soit sucré au minimum (plus le pourcentage de cacao est important, moins il contient de sucre). Et n'ajoutez pas de sucre dans la mousse.

C'est la Recette

TARTARE DE SAUMON À L'ORANGE (POUR 4 PORTIONS)

Pelez 1 orange à vif et détachez les quartiers de leurs membranes blanches. Coupez-les en petits morceaux. Taillez 400 g de saumon extra-frais en petits dés à l'aide d'un couteau bien tranchant. Ajoutez 1 c. à s. d'huile d'olive, 1 c. à s. d'aneth ciselé, 1 c. à c. de gingembre râpé, un peu de sel et de poivre, puis les morceaux d'orange. Présentez en dômes sur des assiettes et servez aussitôt.

DÎNER

- Salade verte
- 2 tranches de jambon blanc dégraissées
- 2 pommes de terre à la vapeur + sauce aux herbes
- 1 yaourt maison au lait végétal au coulis de fruits rouges sans sucre ajouté

Assaisonnez la salade verte avec du jus de citron, de l'huile d'olive, du sel et du poivre. Pour la sauce aux herbes, mélangez 1 pot de yaourt au soja avec de l'estragon ciselé, et un peu de sel et de poivre.

JOUR 3

PETIT-DÉJEUNER

- Thé, chicorée, mélange chicorée-café ou infusion au choix, sans sucre ni lait
- 1 yaourt maison au lait végétal
- Tartines craquantes 100 % sarrasin légèrement beurrées
- 1 kiwi

Pensez à la cannelle : vous pouvez en saupoudrer sur votre yaourt, sur les rondelles de kiwi (si vous le servez en rondelles)

DÉJEUNER

- Radis + beurre + pain 100 % petit épeautre
- Hachis parmentier
- 1 yaourt maison au lait végétal + coulis de fraises sans sucre ajouté

Le hachis parmentier maison est composé de purée de pommes de terre et de viande de bœuf cuite et effilochée. Évitez de rajouter de la chapelure sur le dessus, elle est à base de pain ou de biscotte, donc de blé.

DÎNER

- Velouté de potiron
- Poulet basquaise « easy digest »*
- Crème au citron

Pour arrondir le velouté de potiron sans y intégrer de lactose, ajoutez-lui un trait de crème de soja, ou de crème d'amande cuisine (magasins bio) ou encore 1 c. à s. de purée d'amande, onctueuse et bourrée de nutriments (magnésium, calcium).

C'est la Recette

POULET BASQUAISE « EASY DIGEST »

Chauffez 1 c. à s. d'huile d'olive. Faites dorer 1 blanc de poulet des deux côtés. Ajoutez ½ poivron jaune et ½ poivron rouge pelés et coupés en lanières, puis 2 tomates également pelées et coupées en quartiers. Salez, poivrez et parsemez de thym. Laissez mijoter 20 minutes.

JOUR 4

PETIT-DÉJEUNER

- Thé, chicorée, mélange chicorée-café ou infusion au choix, sans sucre ni lait
- 1 yaourt maison au lait végétal
- Flocons d'avoine
- Compote de rhubarbe-banane

Saupoudrez la compote avec un peu de cannelle en poudre. À déguster seule ou en nappage sur le yaourt.

DÉJEUNER

- Salade de pamplemousse au crabe
- Riz sauté au poulet et aux pousses de bambou*
- Salade d'ananas à la menthe

Choisissez du crabe surgelé, ou un mélange « chair et pattes » s'il est en boîte. Évitez les miettes, salées et peu savoureuses. Assaisonnez la salade avec un peu d'huile d'olive et du jus de citron.

C'est la Recette

RIZ SAUTÉ AU POULET ET AUX POUSSES DE BAMBOU (4 PORTIONS)

Faites cuire 300 g de riz basmati selon les indications du paquet (15 minutes environ). Égouttez. Chauffez 2 c. à s. d'huile d'olive dans une poêle et faites revenir 1 c. à c. de gingembre frais râpé. Ajoutez 400 g de blanc de poulet coupé en aiguillettes, laissez-les dorer 10 minutes environ. Ajoutez 1 petite boîte de pousses de bambou, du sel, du poivre, puis le riz égoutté. Parsemez de coriandre ciselée.

DÎNER

- Salade d'endives
- Cabillaud à la sauce tomate, polenta
- Salade d'orange à l'eau de fleur d'oranger

Assaisonnez 1 endive émincée avec 1 c. à s. d'huile de noix et un peu de vinaigre de cidre. En plat, préparez une polenta fluide avec 1 volume pour 4 volumes d'eau salée et assaisonnez-la avec du basilic et des olives noires coupées en petits dés.

JOUR 5

PETIT-DÉJEUNER

- Thé, chicorée, mélange chicorée-café ou infusion au choix, sans sucre ni lait
- Lait de vache appauvri en lactose ou de soja enrichi en calcium
- Flocons de riz
- Ajoutez quelques pincées de graines de lin ou de sésame dans vos flocons de riz.

DÉJEUNER

- Salade de tomates mimosa
- Rôti de porc, carottes braisées au cumin et aux olives vertes*
- Banane bien mûre

Pour l'entrée, rangez des tomates coupées en quartiers sur un plat. Râpez un œuf dur par-dessus et assaisonnez (huile d'olive, vinaigre de vin).

C'est la Recette

RÔTI DE PORC, CAROTTES BRAISÉES AU CUMIN ET AUX OLIVES VERTES (POUR 4/6 PORTIONS)

Saisissez 1 rôti de porc dans une cocotte, dans un peu d'huile d'olive, sur chaque face. Ajoutez 1 verre de vin blanc, 2 feuilles de laurier, salez, poivrez et faites cuire 40 minutes environ à couvert, en ajoutant un peu d'eau de temps en temps. Faites revenir 6 carottes en rondelles dans un peu d'huile d'olive, ajoutez 1 c. à c. de graines de cumin, une vingtaine d'olives vertes dénoyautées, salez et poivrez. Ajoutez 1 jus de citron et 1 verre d'eau et laissez fondre 20 minutes à couvert. Servez avec le rôti.

DÎNER

- Poivrons grillés
- Sardines à l'huile, pommes de terre vapeur
- 1 part de brie + pain 100 % petit épeautre
- 1 yaourt maison au lait végétal aux fraises

Faites griller des demi-poivrons rouges épépinés sous le gril du four à 210 °C (th. 7), 20 minutes environ. Laissez refroidir, pelez-les et servez avec de l'huile d'olive parfumée à l'ail, salez et poivrez.

JOUR 6

PETIT-DÉJEUNER

- Thé, chicorée, mélange chicorée-café ou infusion au choix, sans sucre ni lait
- 1 yaourt maison au lait végétal
- Tartines craquantes 100 % sarrasin légèrement beurrées
- 1 ramequin de myrtilles

Dégustez les myrtilles telles quelles, ou faites-les compoter avec un peu de cannelle et servez bien frais.

DÉJEUNER

- Soupe froide de carottes
- Dos de cabillaud au basilic, riz sauvage
- 2 clémentines

Pour l'entrée, mixez des carottes cuites avec leur bouillon de cuisson, du jus de citron, un trait de lait de coco et de la coriandre ciselée. Servez très frais.

Pour le plat, mixez des feuilles de basilic frais avec de l'huile d'olive, du sel et du poivre. Assaisonnez-en le dos de cabillaud vapeur.

DÎNER

- Makis bretons au saumon fumé*
- Brochette d'agneau, purée de patate douce
- 1 part de brie + pain 100 % petit épeautre
- Yaourt au soja

Badigeonnez une brochette d'agneau d'huile parfumée à l'ail et faites griller sous le gril du four. Faites cuire 1 patate douce pelée et coupée en cubes à l'eau bouillante salée, passez-les au moulin à légumes et assaisonnez avec du lait de coco, du sel et du poivre.

C'est la Recette

MAKIS BRETONS AU SAUMON FUMÉ (POUR 4 PORTIONS)

Étalez une fine couche de yaourt au soja sur 4 galettes de sarrasin et parsemez de ciboulette. Recouvrez avec 4 tranches de saumon fumé et enroulez les galettes sur elles-mêmes. Placez 1 heure au réfrigérateur puis coupez les rouleaux en tronçons de 2 cm de large.

JOUR 7

PETIT-DÉJEUNER

- Thé, chicorée, mélange chicorée-café ou infusion au choix, sans sucre ni lait
- 1 bol de lait de vache appauvri en lactose ou de soja enrichi en calcium
- Flocons de riz
- 1 banane bien mûre

N'oubliez pas notre option « milk-shake », en mixant la banane avec le lait de soja. Super-bon avec les flocons de riz.

DÉJEUNER

- Salade de riz au poivron rouge et aux olives noires
- Moules marinières au gingembre*, salade verte
- Framboises

Mélangez 100 g de riz cuit et froid avec ¼ de poivron rouge pelé, épépiné et coupé en dés, 4 olives noires, un trait d'huile d'olive et du jus de citron.

Les moules marinières sont souvent préparées avec des échalotes, ou de l'oignon. Pas dans notre recette, mais pour autant, nos moules n'en sont pas moins très savoureuses ! Mais il ne s'agit que d'une suggestion, vous pouvez aussi les faire ouvrir sur le feu telles quelles, avec seulement un peu de vin blanc !

C'est la Recette

MOULES MARINIÈRES AU GINGEMBRE

Chauffez 2 c. à s. d'huile d'olive dans une cocotte, faites revenir 1 c. à c. bombée de gingembre puis ajoutez 500 g de moules avec leurs coquilles et faites-les ouvrir sur feu vif. Laissez cuire 5 minutes, puis versez 1 verre de vin blanc, 1 verre d'eau et poivrez. Laissez mijoter 15 minutes environ et parsemez de persil ou de coriandre au moment de servir. (Si vous utilisez des moules surgelées, comptez 200 g, poids surgelé.)

DÎNER

- Carottes râpées à l'huile d'olive et au jus de citron
- Omelette, quinoa au curcuma
- 1 yaourt maison au lait végétal + 1 clémentine

Faites cuire 80 g de quinoa dans 1,5 fois son volume d'eau salée pendant 10 minutes, puis ôtez du feu, ajoutez ½ c. à c. de curcuma, un trait d'huile, mélangez et laissez reposer 5 minutes à couvert. Parfumez l'omelette avec du basilic.

L'INTOLÉRANCE ET L'HYPERSENSIBILITÉ AUX FODMAPS

TOUT CE QU'IL FAUT SAVOIR EN 46 QUESTIONS/RÉPONSES

« Tu as mangé du cassoulet ? Oh là là ! j'aime autant ne pas partager ton lit ce soir. » Nous connaissons tous l'impact digestif des haricots secs, qui donne lieu à des plaisanteries douteuses, ou tout simplement que l'on surnomme « pète-fort », appelons un chat un chat. S'ils sont connus comme le loup blanc dans notre honorable tradition culinaire française, c'est en raison de leurs Fodmaps, que chacun d'entre nous peut avoir du mal à digérer. Il n'y a pas que les haricots bien, sûr, il y a aussi les choux, « je les aime bien, ce sont eux qui ne m'aiment pas », les pois chiches, les poireaux (partie verte), etc. Encore et toujours les Fodmaps, associés cette fois à des molécules indigestes soufrées, ou autres, ce qui n'arrange rien.

Certaines personnes sont plus intolérantes que d'autres aux Fodmaps, et ne peuvent en supporter qu'une infime quantité. Du coup, les haricots et les choux ne sont qu'un minuscule échantillon des aliments qui font réagir leurs entrailles : tous ceux renfermant une certaine quantité de Fodmaps peuvent leur poser problème. Si c'est votre cas, c'est comme si, quel que soit votre repas, juste après, vous développiez des troubles digestifs et des flatulences, exactement comme si vous mangiez de grandes quantités de haricots secs matin, midi et soir. Cibler les aliments responsables va transformer votre vie quotidienne, car la plupart d'entre vous souffrez 3 fois par jour… puisque après chaque repas !

Facile à comprendre et à mettre en œuvre dès le prochain repas, le Régime Fodmaps réclame tout de même un peu d'attention avant sa mise en œuvre. N'allez pas vous priver à vie d'une longue liste d'aliments alors que c'est inutile : suivez le protocole pour éviter seulement ceux qui vous en veulent !

1. Que veut dire Fodmaps ?

Les Fodmaps sont des glucides (= sucres) particuliers. Peu digestes pour nous tous, ils arrivent quasi intacts jusqu'à un endroit de l'intestin où ils servent de nourriture aux bactéries locales.

L'acronyme FODMAPs signifie *Fermentable by colonic bacteria Oligosaccharides, Disaccharides, Monosaccharides And Polyols*. Traduit en français cela donne « oligosaccharides, disaccharides, monosaccharides et polyols fermentescibles par la flore intestinale », ce qui n'est guère plus compréhensible pour la majorité d'entre vous. Nous verrons chacun d'entre eux en détail.

CETTE LETTRE...	... SIGNIFIE...	... C'EST-À-DIRE...
F	Fermentable	La fermentation intestinale due au fait que les Fodmaps n'ont pas été digérés plus haut, dans l'intestin grêle, comme le sont les autres aliments.
O	Oligosaccharides	On les trouve dans certains légumes et légumes secs.
D	Disaccharides	On les trouve dans le lait et les produits laitiers.
M	Monosaccharides	On les trouve dans certains fruits.
A	And	Et
P	Polyols	Aucun humain ne les digère correctement. On les trouve principalement dans les confiseries dites « sans sucre ».

2. Que sont exactement les Fodmaps, et dans quels aliments se cachent-ils ?

Les Fodmaps se dissimulent principalement dans certains fruits, légumes ou légumes secs (fructose, FOS, GOS, sorbitol…), ainsi que dans les produits laitiers (lactose) et les confiseries dites « sans sucre ». À chaque Fodmap ses caractéristiques.

Oligosaccharides : le problème des légumes et des légumineuses

Ce sont principalement les fructanes (FOS) et les galactanes (GOS).

C'est quoi ?

Les *fructanes* sont constitués de molécules de fructose reliées entre elles par des molécules non digérées dans l'intestin. 99 % d'entre eux se retrouvent ainsi dans le côlon. Personne ne les digère correctement et pour parler clairement, ils provoquent des gaz chez chacun d'entre nous. Mais chez les personnes souffrant d'intestin irritable, ces gaz sont carrément douloureux. On trouve principalement les fructanes dans les légumes « à fibres » comme les poireaux, l'ail et l'oignon, les choux… Et c'est bien dommage car il s'agit d'aliments extrêmement intéressants pour la santé. Heureusement, il existe des astuces de cuisine pour mieux les digérer et ainsi ne pas s'en passer totalement, même s'il vaut mieux, pour vous, les consommer avec parcimonie (voir « 21 conseils pour digérer sereinement », p. 87).

Les *galactanes* regroupent le raffinose et le stachyose. On trouve principalement ces sucres dans les légumineuses, comme les pois chiches, les lentilles ou les haricots secs. Mais pensez aussi à l'avoine (et au son d'avoine), aux pectines… Là encore, c'est dommage de se priver totalement de cette catégorie d'aliments, qui présente des atouts majeurs pour la santé. On parle souvent, en ce qui les concerne, de « fibres solubles », et leurs vertus antikilos, anticholestérol ou pour équilibrer la glycémie ne font aucun doute. Hélas, elles sont parfois mal digérées, et peuvent multiplier par 2 voire par 4, ou… 12, la quantité de gaz produite lors de leur digestion.

LE MATCH HARICOTS SECS/VOUS : GAZ = 12, VOUS = 0

Les haricots secs renferment une forte teneur en raffinose. Cet oligosaccharide multiplie la production de gaz par 12 ! 12 fois plus de « vents » après un repas avec haricots secs ! Ce qui se passe ? Lorsqu'il arrive en trop grande quantité dans le système digestif, le raffinose ne trouve pas suffisamment de galactosidase, l'enzyme qui permet de le découper en minuscules morceaux afin de les digérer. Du coup, ce sont les bactéries intestinales qui se chargent du travail, et leur acharnement produit du gaz. Heureusement, il y a moyen d'améliorer leur digestibilité, comme vous le constaterez plus loin.

Les aliments riches en oligosaccharides

La teneur en oligosaccharides d'un aliment dépend de nombreux facteurs, comme la maturité du végétal (par exemple une banane peu mûre contient beaucoup d'oligosaccharides mais plus du tout ou presque plus une fois bien mûre), sa préparation, etc. Aussi, les chiffres suivants sont-ils indicatifs, vous pourrez en trouver d'autres en provenance d'autres sources.

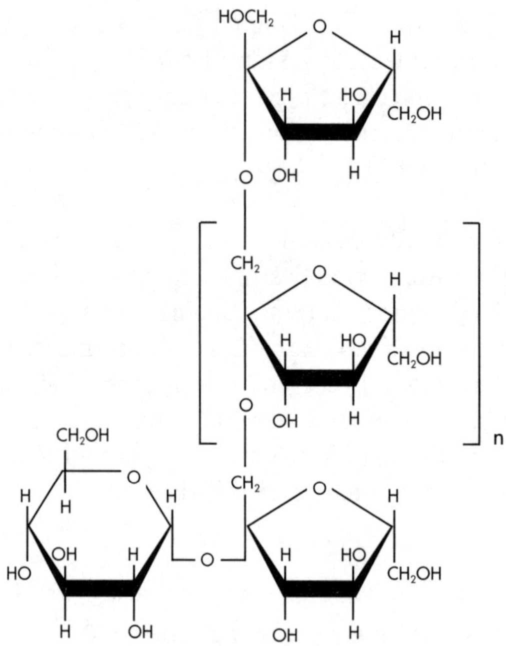

OLIGOSACCHARIDES (FRUCTANES)

ALIMENT	TENEUR EN FODMAPS « O » (EN G/100 G)	ON PEUT EN MANGER OU PAS ?
Ail	9,8 à 17,4	Plutôt sous forme d'huile infusée. Ou alors une minuscule quantité.
Artichaut	1,2 à 6,8	Quelques feuilles, maxi. Attention au cœur.
Asperge	0 à 3	Quelques pointes bien tendres devraient passer toutes seules.
Banane	0 à 0,07	Plus elle est mûre, mieux vous la digérerez.
Betterave	0,4	Aucune raison de s'en priver totalement, mais ne dépassez pas quelques cubes/tranches fines.

ALIMENT	TENEUR EN FODMAPS « O » (EN G/100 G)	ON PEUT EN MANGER OU PAS ?
Blé	0,4 à 1,3	Attention, on en consomme vite trop sous forme de pain, pizza, pâtes… Souvent, si l'on tolère mal les Fodmaps de blé, on tolère également mal le seigle et le maïs. On proscrit également le boulgour, qui n'est rien d'autre que du blé concassé, et le Kamut®, ancêtre de notre blé moderne.
Chicorée, racine	0,4 à 20	En fonction de la saison elle peut en contenir beaucoup, ou très peu. Nous parlons ici de la chicorée salade et non de la chicorée soluble à boire, torréfiée, qui n'a rien à voir.
Chou de Bruxelles	0,3	La bonne surprise ! Quelques petits choux de Bruxelles ne poseront pas de problème. Évidemment, pas 15.
Échalote	0,9 à 8,9	Comme l'ail : un minuscule peu, OK. Mais pas deux…
Épinard (jeunes pousses)	0,1	Les pousses tendres de préférence.
Haricots secs en général	0,2 à 0,3	Évitez, sauf en minuscule quantité et très longuement cuits. Attention aux haricots rouges, qui grimpent à 0,8 g/100 g !
Kaki	0,3	Sa chair est tendre et délicieuse, mais pas toujours digeste.
« Lait de soja »	Jusqu'à 0,9	Méfiance. Certaines marques sont plus riches en Fodmaps que d'autres, faites le tri.
Lentilles	0,1 à 0,2	Préférez les lentilles orange, en soupe (= réduites en quasi bouillie). Oubliez les plats de lentilles « al dente », délicieux mais que vous risquez de payer très cher.
Melon miel	0,2	Jamais de melon au réfrigérateur, malheureux ! Le froid le rend agressif.
Nectarine	0,2	Pelez-la, pour voir ? Et contentez-vous d'une demie.
Oignon	0,9 à 8,9	Attention, problème en vue. Cantonnez-vous à une mini-tranchette, c'est mieux.
Orge	0,5 à 1,5	Pas mieux que le blé.
Pamplemousse	0,2	Quelques quartiers passent chez tout le monde.
Pastèque	0,3	Une tranche de pastèque ou un (petit) verre de jus vous fait envie ?

ALIMENT	TENEUR EN FODMAPS « O » (EN G/100 G)	ON PEUT EN MANGER OU PAS ?
Pêche	0,4	Comme la nectarine, pelez-la. Et donnez-en la moitié à votre voisin.
Pissenlit	12 à 15	Laissez tomber, ce n'est pas pour vous.
Poireau	0,5 à 7	Pas pour vous, hélas. Ou un peu de blanc.
Pois chiches	1,2	Non, non et NON !
Seigle	0,5 à 1,5	Pain de seigle, pain de blé, même combat. Envisageable à raison d'une tranche max.
Topinambour	12,2 à 20	Oh là là ! Non à l'assiette de velouté de topinambour, là c'est sûr, vous la paierez au prix fort.

Disaccharides : le problème des produits laitiers

C'est le lactose, le sucre du lait.

C'est quoi ?

Le lactose du lait (et, donc, de tous les produits laitiers, qu'ils soient de vache, de brebis ou de chèvre) pose problème. Il attire de l'eau à lui et provoque ainsi une distension. « Je digère mal le lait », me dites-vous, parfois, en consultation. Vous êtes probablement plus ou moins intolérant au lactose, c'est-à-dire que vous manquez de lactase, une enzyme spéciale exclusivement dédiée à la digestion du lactose. Lequel se retrouve alors dans le côlon et fait les dégâts que l'on connaît. Si c'est votre cas, boire l'équivalent de deux petites tasses de lait multiplie par 8 la production de gaz dans votre intestin. Alors forcément, il faut bien qu'il sorte d'une manière ou d'une autre, ce gaz.

Les aliments riches en lactose

Si vous êtes intolérant au lactose, a priori aucun problème pour le beurre ou le roquefort. Pour les crèmes-dessert, c'est plus compliqué.

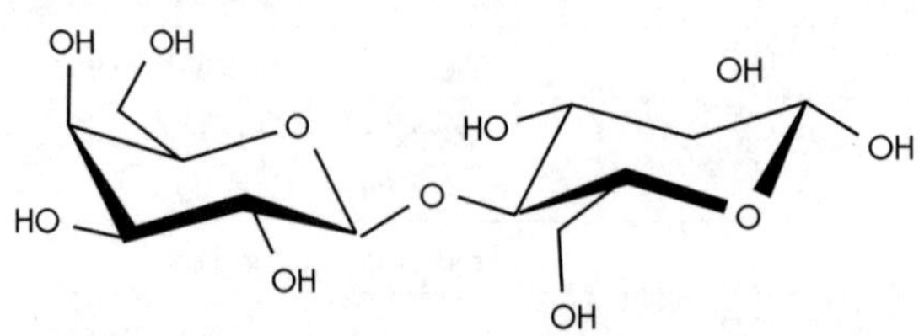

DISACCHARIDES (LACTOSE)

ALIMENT	TENEUR EN FODMAPS « D » (LACTOSE, EN G/100 G D'ALIMENT)	ON PEUT EN MANGER OU PAS ?
Babybel	Traces	Oui
Beurre	Traces	Oui
Bleus (tous, y compris Bresse)	Traces	Oui
Camembert	Traces	Oui
Comté	Traces	Oui
Crème allégée (15 %)	3,5	Non
Crème-dessert (type Danette)	6,8	Non
Crème fraîche entière	2,8	Non
Crème glacée	5,9	Non
Fourme	Traces	Oui
Fromage blanc à 0 %	4,2	Non
Fromage blanc (3 %)	3,5	Non
Fromage blanc (8 %)	3,6	Non
Fromage fondu	2 à 3,5	Non
Fromage frais	3,5 à 3,7	Non
Gorgonzola	Traces	Oui
Gruyère	Traces	Oui
Lait concentré sucré	10,2	Non
Lait de brebis	4,8	Non
Lait de chèvre	4,3	Non
Lait de vache demi-écrémé/écrémé	4,6 /4,8	Non
Parmesan	Traces	Oui
Petit-suisse	3	Non
Roquefort	Traces	Oui
Saint-Agur	Traces	Oui
Yaourt nature	3,8	Non
Yaourt liquide	2,8	Non

Monosaccharides : le problème des fruits

C'est le fructose, le sucre naturel des fruits.

C'est quoi ?

D'une manière générale, et pour chacun d'entre nous, le fructose doit être accompagné de glucose pour être correctement digéré. Il se trouve que c'est le cas dans les fruits, où l'on trouve du fructose et du glucose en quantité adéquate pour que l'aliment « passe » très bien. Mais si le ratio est trop faible pour le glucose, autrement dit qu'il y a trop de fructose par rapport au glucose, les choses se gâtent ; des inconforts digestifs peuvent se présenter, et ce chez chacun d'entre nous, donc. Et c'est pire encore chez les personnes atteintes de côlon irritable.

Les aliments riches en fructose

Méfiez-vous de tous les aliments dont le chiffre dans la colonne « Glucose » ci-après dépasse « 3 ». Oui, cela inclut les pommes et le raisin, si vous envisagiez d'en consommer 100 g. La bonne nouvelle, c'est qu'en fonction de la quantité consommée, vous pouvez tout de même profiter de vos aliments préférés, même s'ils ne sont pas tout à fait dans les clous, à condition de les déguster en petite quantité. 3 grains de raisin ne vous tueront pas, une grappe entière risque de vous faire payer cher l'addition. Les meilleurs élèves ont, sans surprise, de très petits chiffres, comme la mandarine ou les carottes, exemplaires.

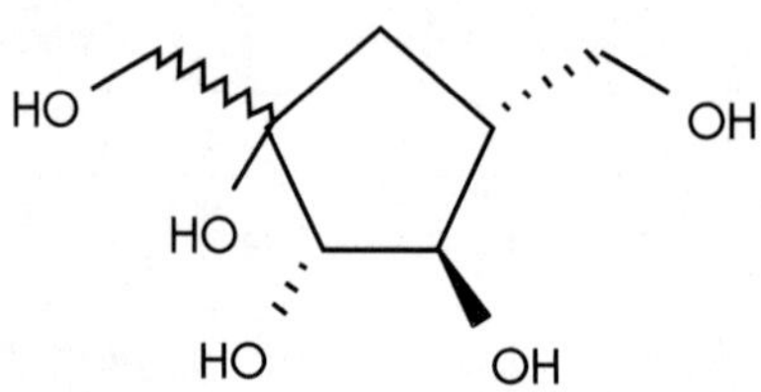

MONOSACCHARIDES (FRUCTOSE)

Remarque : la teneur en fructose est éminemment variable en fonction de la saison, de la variété, du degré de maturité… Ce tableau, plus encore que les autres, est donné ici à titre indicatif et ne concerne que le Régime Fodmaps. Il est évident que si vous tolérez bien les kiwis ou les oranges, vous pouvez les consommer en entier (après votre Régime Fodmaps, donc).

ALIMENT	TENEUR EN FODMAPS « M » (fructose, en g/ portion* d'aliment)	TENEUR EN GLUCOSE (facilite l'absorption du fructose)	ON PEUT EN MANGER OU PAS ?
Abricot (1)	1	1,3	1, OK ; 2, ça passe, mais pas 3.
Abricot sec (6 ou 7)	9	16	Non. Ou alors 1 seul.
Ananas (40 g)	2	2	Oui mais ne dépassez pas 2 tranches, sinon vous atteindrez les 3 g de fructose, « seuil limite ».
Banane (1)	6	8	Comme son ratio est très favorable et qu'elle renferme par ailleurs des molécules digestes, ce fruit est exceptionnellement « OK » dans un Régime Fodmaps. Attention cependant aux smoothies qui en renferment souvent trop, n'exagérez pas non plus.
Cassis (50 g)	2	1,8	Oui, mais attention, sa teneur en glucose est légèrement inférieure à celle en fructose, il peut « mal passer » même en faible quantité.
Cerises (10)	4,3	4,5	À 10 unités on est déjà hors des clous. Si vous craquez, limitez-vous à 2 ou 3.
Citron vert (1)	0,2	0,2	Oui !
Citron (1)	1,7	1,7	Oui !
Clémentine (1)	3	3	On est limite… Mais 1 clémentine, c'est si bon !
Datte sèche (1 très grosse)	6	7	Non !
Figue fraîche (1)	2,2	2,7	Oui, mais une seule. Attention aux petits grains…
Figue sèche (3)	5,6	7	Non. 1 à la rigueur.
Fraises (5 moyennes)	1,9	1,7	Oui, mais sans sucre ni crème.
Framboise (½ barquette)	2,5	2	Oui.
Grenade (1)	10	12	Non !
Fruit de la passion (1)	0,5	0,6	Oui !

ALIMENT	TENEUR EN FODMAPS « M » (fructose, en g/ portion* d'aliment)	TENEUR EN GLUCOSE (facilite l'absorption du fructose)	ON PEUT EN MANGER OU PAS ?
Groseilles (½ barquette)	3	2	Grignotez-en quelques-unes mais ne vous laissez pas trop charmer par leur côté acidulé.
Kiwi (1)	3,8	4	1 fruit maxi. ½ passera mieux.
Litchis (5)	4,2	4	C'est trop. Contentez-vous de 2 ou 3.
Mandarine (1)	1	2	A priori plus digeste que la clémentine mais dans les faits tout dépend de la variété, de la maturité, etc.
Mangue (½)	8,5	6	Non !
Melon (1 tranche)	2	1,6	Pas trop froid surtout !
Mûres, myrtilles (½ barquette)	3,7	3,6	Quelques-unes glanées le long du chemin, à la campagne, oui. Mais vous voyez qu'à ½ barquette on a déjà dépassé le seuil des 3 g de fructose.
Orange (1)	4,1	3,8	Une moitié. Vous finirez l'autre au prochain repas.
Pamplemousse (½)	2,8	2,5	Contentez-vous de ¼ de fruit en cas de petit inconfort persistant.
Pastèque (1 morceau de 100 g) ou quelques gorgées de jus	2,2	1,6	Oui ! C'est l'été !
Pêche (1)	5	5	Non.
Poire (1)	9,8	3,6	Non, hélas… trop de fructose, pas assez de glucose, une forte teneur en sorbitol et une peau indigeste. Ça fait beaucoup !
Pomme	13	5	Non, hélas, trois fois hélas…
Prune (3)	4,8	6,8	Non. Ou alors juste 1.
Raisin (6 gros grains)	2	1,5	Oui, avec modération. Et en évitant/ recrachant les petites graines et la peau.

Polyols : le problème des chewing-gums et autres friandises « sans sucres »

Ce sont les sucres en « -ol ». Ils s'appellent principalement sorbitol, mannitol ou xylitol.

C'est quoi ?

Les polyols sont des sucres naturellement présents dans certains fruits et légumes, comme la pomme, la cerise, le chou-fleur ou les champignons. Mais c'est surtout leur présence dans la plupart des confiseries dites « sans sucres » – typique des bonbons et chewing-gums aux caisses des supermarchés ou des bureaux de tabac – qui est pointée du doigt. Idem pour les produits diététiques « allégés en sucre » (confitures...), notamment destinés aux diabétiques, car les polyols, en particulier le sorbitol, y sont alors présents en quantité non négligeable. Et bien que figure sur leurs étiquettes la mention « une consommation excessive peut provoquer des inconforts intestinaux sans gravité », le terme « excessive » est éminemment personnel. De fait, si vous souffrez d'intestin irritable, un seul minuscule petit chewing-gum sans sucre (aux polyols, donc) pourra déjà déclencher des douleurs.

La première chose à faire si vous souffrez de symptômes gastro-intestinaux tels que les ballonnements ou les crampes, c'est d'arrêter toute consommation de ces confiseries, par ailleurs à l'intérêt très discutable. Souvent, l'on pense à tort que comme ils sont « sans sucres », ils sont « sans calorie ». C'est faux ! Les polyols sont des sucres, certes moins caloriques que « le sucre » classique, mais tout de même nettement plus caloriques que tous les autres édulcorants, et en plus, indigestes ! Traquez-les sur les étiquettes... et ne les achetez pas, tout simplement.

Il n'est pas rare d'entendre : « Docteur, depuis que j'ai arrêté de fumer, je gonfle et j'ai mal au ventre. » Chaque fois, pour la même raison : la personne a remplacé la cigarette par des chewing-gums sans sucre. Déjà, le chewing-gum est déconseillé car il fait avaler de l'air, c'est le principe même de l'aérophagie (« manger de l'air »). Mais en plus, en version « sans sucres », il renferme des Fodmaps indigestes et générateurs de gaz. Cela fait beaucoup pour un seul homme. Alors 1 chewing-gum par-ci par-là, pourquoi pas, mais 1 à la place de chaque cigarette, si vous en fumiez 10 à 20 par jour... c'est beaucoup, beaucoup trop.

Même chose chez les diabétiques (ou chez les personnes qui traquent le sucre), persuadés d'acheter de « bons produits pour eux » en bourrant leurs placards de confitures « diététiques » et autres produits « allégés en sucre ». « Docteur, j'ai mal au ventre et j'ai des diarrhées, vous croyez que c'est à cause de mon diabète, ou de mon insuline ? » Non, c'est à cause de votre confiture ! Pour information, le sorbitol est un laxatif. Près de la moitié des personnes sans aucun problème digestif le tolèrent mal, ce qui veut dire qu'un pourcentage nettement supérieur de personnes intolérantes aux Fodmaps ne le digèrent pas du tout. Peut-être 90 ou 100 % !

Et encore une fois, ne croyez pas qu'il faille des quantités de ces confiseries ou douceurs (les mal nommées) pour provoquer des diarrhées et des douleurs. Non, 2 ou 3 petits bonbons ou une simple cuillère de confiture suffisent à déclencher des troubles dans la demi-heure et jusqu'à 3 heures après ingestion. Certes, le sorbitol est naturellement présent en quantité appréciable dans certains fruits, comme les poires ou les cerises, mais il faut en avaler des cagettes entières pour atteindre les taux présents dans ces confiseries. Par exemple 120 cerises = 1 bonbon à la menthe « sans sucre » !

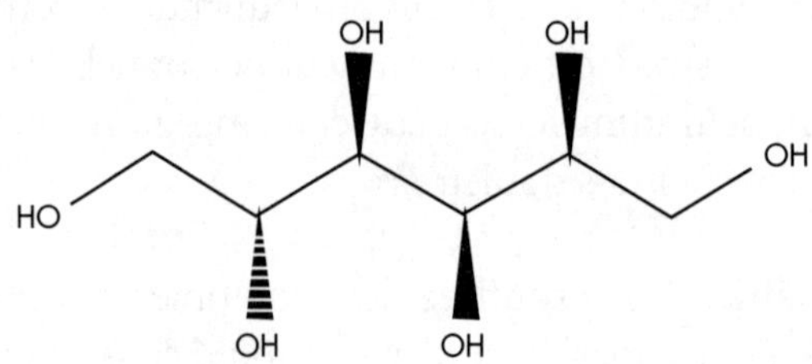

POLYOLS (SORBITOL)

Les aliments riches en polyols (sorbitol, mannitol, xylitol)

Voici une liste dont il vaut mieux se méfier lorsqu'on est intolérant aux polyols. Ne dépassez pas 3 g à 5 g de ces Fodmaps par portion !

ALIMENT	SORBITOL	MANNITOL	XYLITOL	TENEUR EN FODMAPS/100 G	ON PEUT EN MANGER OU PAS ?
Abricot	x			1 g	1 ou 2 maxi.
Algues		x		1 à 2 g	1 pincée de paillettes maxi.
Bière	x			0,5 g	1 tout petit verre de temps à autre si vous y tenez.
Cerise	x			2 g	Danger ! 4 ou 5 cerises maxi.
Champignons		x		1 à 2 g	1 petit champignon de Paris maxi.

ALIMENT	SORBITOL	MANNITOL	XYLITOL	TENEUR EN FODMAPS/100 G	ON PEUT EN MANGER OU PAS ?
Confiseries dites « sans sucres »	x	x	x	Jusqu'à 95 g, c'est ÉNORME !	Non.
Confiture et marmelade « allégées en sucre » (souvent au sorbitol ou autres polyols)	x			Jusqu'à 10 g	Non.
Datte	x			2 g	Attention, ça chiffre vite...
Fruits séchés	x			2 à 10 g (selon fruit... attention aux poires !)	Évitez.
Pêche	x			2 g	¼ de fruit si vous craquez.
Poire	x			2 g	¼ de fruit si vous craquez. Mais vous avez vu p. 168 sa teneur en fructose ? Est-ce bien raisonnable ?
Pomme	x			0,5 g	½ petit fruit si vous craquez.
Prune	x			2 g	1 petite quetsche ou 2 mirabelles si vous craquez. Mais sa teneur en fructose devrait vous décourager.
Pruneaux	x			8 g	Non.
Raisin	x			1 g	3 ou 4 grains, personne ne vous dira rien.

Remarque : l'additif E 420, c'est du sorbitol, l'E 421, c'est du mannitol. Le xylitol c'est l'E 967. Méfiez-vous des produits qui en contiennent. Et quitte à choisir des chewing-gums, évitez ceux dragéifiés, c'est dans leur enrobage que l'on trouve le plus de sorbitol. Préférez les tablettes molles. Lisez aussi l'encadré page suivante au sujet des additifs, ainsi que celui sur le surimi p. 187.

Additifs : attention aux Fodmaps !

Dans « Les produits tout préparés » p. 204, nous vous expliquons pourquoi il vaut mieux manger exclusivement des aliments préparés « maison ». En gros, si l'on veut être certain de ne pas avaler de Fodmaps, impossible de confier aux industriels le soin de nous nourrir ! Nombre d'additifs sont indigestes voire très indigestes, qu'ils soient classés ou non parmi les Fodmaps, comme :

- *les celluloses et dérivés* (des fibres particulièrement indigestes), de E 460 à E 469 ;
- *le glutamate et dérivés,* de E 620 à E 625, que certains médecins accusent de fermenter ;
- *les gommes,* qui « remontent en bouche toute la journée » selon ceux qui ne les supportent guère, de E 410 à E 446 ;
- *les édulcorants divers,* dont les fameux polyols (hyper-Fodmaps !), de E 950 à E 968.

Ils sévissent aussi bien dans des sodas que dans des biscuits, des sauces et des salades, dans des plats préparés de type « poisson + légume » (à première vue intéressants, mais en réalité beaucoup moins dans de nombreux cas !), dans des produits sucrés ou salés. Rappelez-vous que les additifs ne sont pas seulement là pour donner de la couleur ou allonger la durée de vie du produit. Ils sont aussi là pour modifier sa consistance, sa texture en bouche, sa palatabilité (l'impression gustative qu'il procure), autant de modifications subtiles qui :
1) vous éloignent de l'aliment « normal », naturel, sain,
2) sont susceptibles de menacer votre confort intestinal. Impossible de suivre un régime faible en Fodmaps avec des plats préparés !

3. Pourquoi ces sucres, les Fodmaps, sont-ils particuliers ?

Les sucres en général (= carbohydrates, ou = saccharides) sont composés d'atomes de carbone, d'hydrogène et d'oxygène. D'une manière générale ils constituent une excellente source d'énergie pour le corps puisqu'ils sont très faciles à digérer et à utiliser par nos muscles, notre cerveau, et toutes nos cellules. Mais parmi les sucres, certains ont des caractéristiques très particulières. Ainsi, les Fodmaps sont des sucres « bizarres » dont la digestion est au contraire compliquée. Chez certaines personnes, dites « intolérantes aux Fodmaps », ces derniers ne sont pas digérés (ou alors de façon incomplète) dans l'intestin grêle. Ils passent alors dans le côlon, où ils attirent de l'eau. Le tout distend le gros intestin et fermente sous l'action des bactéries intestinales, provoquant gaz, ballonnements et douleurs. Et dans un deuxième temps, une accélération du transit intestinal, avec diarrhées.

Le coin des experts

Les glucides s'appelaient, jadis, des hydrates de carbone. Ils s'appellent toujours aujourd'hui des carbohydrates, surtout chez nos amis anglo-saxons. C'est pourquoi, chez eux, une alimentation pauvre en glucides est systématiquement désignée comme « low carb » (« faible en glucides »). Un régime pauvre en Fodmaps est donc, techniquement un régime low carb… Et très précisément un régime low Fodmaps !

4. Que se passe-t-il lorsqu'on digère mal des Fodmaps ?

Dans les heures qui suivent le repas, on gonfle « comme une baudruche », on a mal au ventre, cela fermente, on a des gaz, des pets, des douleurs et/ou des crampes abdominales. Suite logique, on peut s'attendre à de la constipation ou à des diarrhées, ou à une alternance des deux. En tout cas la digestion n'est pas sereine et réserve presque toujours des surprises, rarement bonnes vous l'imaginez. Je suis sûr que nombre d'entre vous se retrouvent dans ces symptômes, puisque je vous entends m'en parler toute la journée.

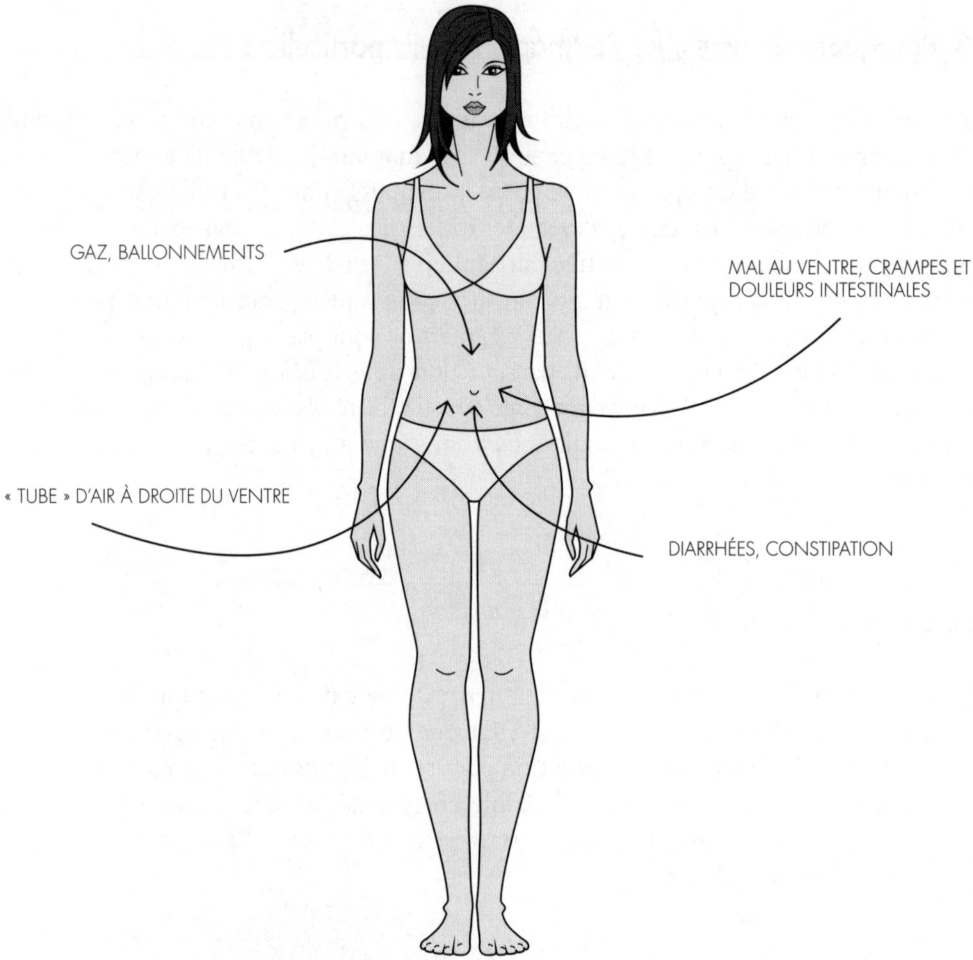

LES PRINCIPAUX SIGNES D'UNE INTOLÉRANCE AUX FODMAPS

Une des façons de détecter si vos troubles digestifs sont dus aux Fodmaps, est simplement d'observer votre ventre le matin, au réveil. S'il est plat, en tout cas non gonflé (je ne parle pas de ventre plat musclé, ça, c'est une autre histoire !), c'est que rien n'a fermenté pendant la nuit… À peine la première bouchée de pain avalée le matin, ou pire de pain + café au lait + jus d'orange (la complète !), vous gonflez comme un ballon, et c'est reparti comme tous les matins avec un passage « urgent » aux toilettes, et ainsi de suite après chaque repas ? Pensez aux Fodmaps.

5. Y a-t-il d'autres symptômes liés à une intolérance aux Fodmaps ?

Oui et non. Outre les principaux signes d'une intolérance aux Fodmaps, que nous venons de voir, il peut y avoir aussi des symptômes dits « extra-digestifs », qui indiquent que quelque chose « ne va pas » sur un plan digestif. Ils ne signent pas forcément une intolérance aux Fodmaps mais doivent vous inciter à « enquêter ». Par exemple des démangeaisons ou des crises d'urticaire/d'eczéma. Pensez principalement à des problèmes de foie, surtout pour les démangeaisons, et à une intolérance alimentaire (aux Fodmaps ou autres) pour les crises cutanées. Naturellement, la langue chargée, les « bruits bizarres » ou la mauvaise haleine sont également des indicateurs évocateurs de troubles digestifs, notamment coliques (= du côlon). Quant aux douleurs inflammatoires, articulaires notamment, elles peuvent évoquer une intolérance au gluten.

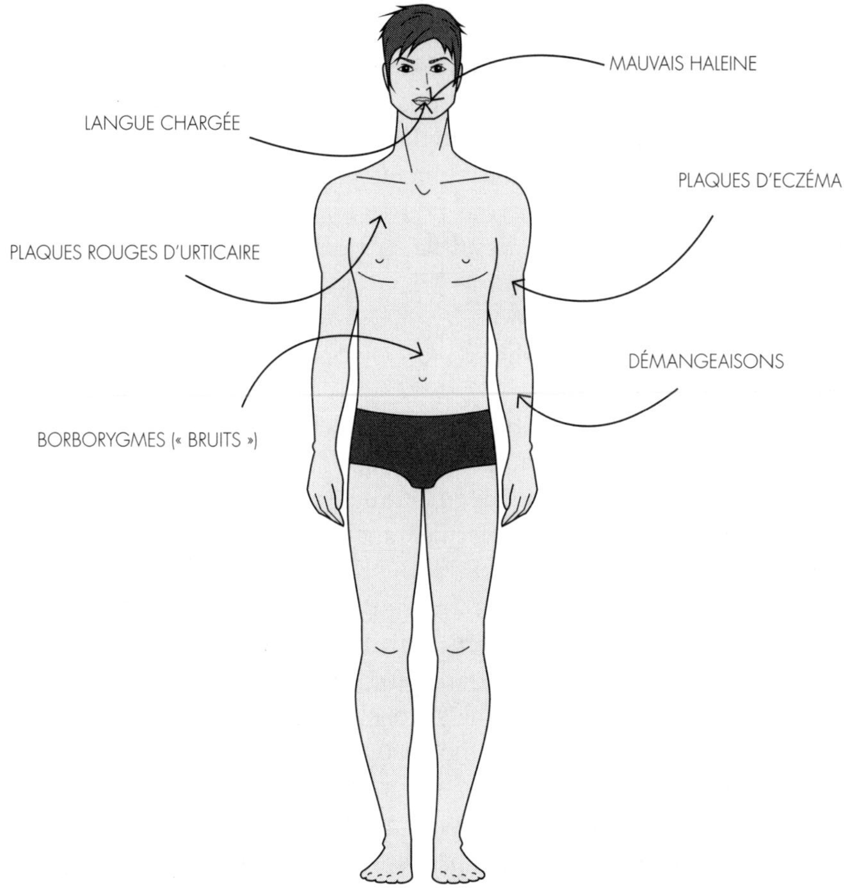

D'AUTRES SIGNES DE TROUBLES DIGESTIFS... QUI S'EXPRIMENT AUTREMENT

6. Les Fodmaps provoquent-ils le syndrome du côlon irritable ?

Non. En revanche, chez les personnes atteintes de ce syndrome, ils provoquent ou aggravent les désordres digestifs, principalement pour des raisons mécaniques. Comme ils attirent de l'eau, ils distendent l'intestin et activent – chez les porteurs de côlon délicat – des récepteurs nerveux qui ne devraient pas l'être. Et comme ce magma « eau + sucre » est un excellent substrat pour les bactéries intestinales, tout cela fermente joyeusement, les bactéries produisant au passage de grandes quantités de méthane et d'hydrogène. Cette production gazeuse distend elle aussi la zone, laquelle devient explosive.

7. Qu'est-ce qu'un régime pauvre en Fodmaps ?

C'est une alimentation quotidienne normale mais qui interdit temporairement tous les aliments contenant beaucoup de Fodmaps. Il s'agit ainsi d'éviter certains fruits, légumes et produits laitiers, et de les remplacer par d'autres, nettement plus digestes. Puis, petit à petit, de réintroduire ces aliments « famille par famille » afin de déceler celle qui vous pose problème. Car vous pouvez mal tolérer les oligosaccharides et les polyols, mais parfaitement digérer les disaccharides et les monosaccharides.

8. Y a-t-il une notion de quantité ?

Oui. L'intolérance aux Fodmaps n'est pas une allergie. Lorsqu'on est allergique à la cacahuète, par exemple, ingérer la moindre trace de cacahuète peut avoir des conséquences graves, comme déclencher un œdème de Quincke ou un choc anaphylactique. Les Fodmaps, eux, provoquent des fermentations, mais sont « dose-dépendants » : plus vous avalez de Fodmaps, plus vous risquez de gonfler. Cela signifie qu'une petite quantité de Fodmaps ne posera pas (ou peu) de problèmes. Tout est question de tolérance individuelle, nous ne pouvons pas vous donner de seuil dans ce livre. Mais ne vous lancez pas dans une traque sans pitié en vous défiant de tout aliment servi au restaurant ou chez des amis. Même si vous êtes intolérant aux Fodmaps, ce n'est pas parce que vous avalerez un petit morceau d'oignon que vous irez en enfer. Dans le Régime Fodmaps, il s'agit de manger « peu de Fodmaps », et non « pas du tout de Fodmaps », ce qui serait tout bonnement impossible. Le but est de réduire au maximum la quantité de Fodmaps ingérée, mais pas de les supprimer totalement.

Reportez-vous à notre table complète (voir p. 1) pour savoir si tel aliment renferme un peu, moyennement ou beaucoup de Fodmaps. Et si vous adorez l'un de ceux qui en contiennent beaucoup, comme l'abricot, certes n'en mangez pas pendant la phase 1 de votre régime, mais par la suite, prenez plaisir à déguster 1 ou 2 petits abricots de temps à autre, vous ne gonflerez pas comme une baudruche, surtout si vous veillez à réduire les Fodmaps des autres aliments du menu. C'est une question mathématique !

Par exemple :

Poireaux vinaigrette
\+ Poulet salsifis
\+ Abricots
= NON ☹

Mâche vinaigrette
\+ Poulet pommes de terre au curcuma
\+ Abricots
= OUI ☺

Ne soyez pas extrémiste, ne vous privez pas, ne vous punissez pas. Il s'agit d'aller mieux et de vous sentir plus heureux grâce au Régime Fodmaps, pas l'inverse ! Simplement, vous savez que pour vous, les fruits par exemple peuvent poser problème. Donc ne boulottez pas des saladiers entiers de compote pomme/poire, ne buvez pas des litres de smoothies ou de jus, ne consommez pas les fruits secs par poignées. Soyez malin, et vous pourrez, à terme, manger quasiment de tout, à condition de maîtriser les quantités.

9. Les enfants peuvent-ils être intolérants aux Fodmaps ?

Oui. Mais les symptômes se manifestent alors un peu différemment de ceux des adultes. Ils se plaignent de mal au ventre, de diarrhées, les parents mettent souvent cela sur le compte du stress (« Tu n'aurais pas une interro de maths demain par hasard ? »), d'une intolérance au lait ou d'un coup de fatigue… qui durerait toute l'année. Certes, c'est possible, certes l'interrogation de maths n'arrange probablement rien, mais attention aux raccourcis trop rapides. On ne devient pas hypersensible du côlon du jour au lendemain. C'est un processus long, entamé pour certains durant l'enfance ou l'adolescence. Par ailleurs, les enfants présentent d'autant plus volontiers ce type de trouble que l'un des parents (ou les deux) en est lui-même atteint. Le petit évolue alors dans un contexte d'anxiété vis-à-vis de l'alimentation, avec une tendance à imiter ce qu'il voit, ou entend de la bouche de sa maman/son papa. « Surtout pas de crudités je ne les digère pas », « Je ne supporte pas le lait », etc. Par conséquent, terrain digestif sensible + stress alimentaire = de grandes chances de devenir un ado puis surtout un adulte présentant une intolérance aux Fodmaps.

10. Et les seniors ?

Oui, eux aussi peuvent parfaitement être intolérants aux Fodmaps, ils sont même aux premières loges pourrait-on dire. Simplement, il y a de fortes chances pour qu'ils le soient depuis des années et des années. Avec la baisse des enzymes digestives liée à l'âge, les troubles digestifs peuvent s'aggraver au fil du temps, y compris l'intolérance aux Fodmaps. Ils seront donc les premiers soulagés par le Régime Fodmaps ! De fait, chez certains, tout se passe comme si le système digestif « en avait ras le bol », avait toléré tout cela bon gré mal gré pendant des décennies mais là, il en a assez. Sans compter les patients sous traitement, qui prennent des médicaments chaque jour pour leur cœur ou leur diabète par exemple, aux conséquences digestives désagréables. Si ces effets secondaires n'ont rien à voir avec les Fodmaps, tout cela forme un mélange délétère et fragilise le tube digestif.

11. Le Régime Fodmaps fait-il maigrir ?

En aucun cas, ce n'est pas un régime minceur, et il ne faut pas le suivre pour cette raison, vous seriez déçu ! Si vous y tenez, vu sous cet angle, c'est un régime « ventre plat » puisque pour avoir un ventre plat, le b.a.-ba est de ne pas « gonfler ». Cependant, durant le protocole Fodmaps, vous allez consommer moins de céréales, notamment moins (voire pas) de céréales du petit-déjeuner, de pâtes, de pizza et d'aliments à base de farine de blé raffinée. Or, ces aliments possèdent généralement un index glycémique (IG) plutôt élevé, et ne sont donc pas recommandés en grande quantité lorsque l'on veut maîtriser son poids. Si vous les remplacez par d'autres céréales à IG bas, comme l'avoine, et en faible quantité, là, oui, vous pourriez faire d'une pierre deux coups : réduire les Fodmaps (= les ballonnements) ET réduire l'IG de vos repas (= antikilos). Avec un résultat antifringales et coupe-faim évident.

Au stade supérieur, remplacez les céréales riches en Fodmaps (le blé principalement) par des légumes verts : la teneur calorique et le devenir métabolique de vos repas vont changer du tout au tout, et vous parviendrez à enclencher une perte de poids, si tel est votre souhait et que vous n'y parvenez pas depuis des années. Contrairement à ce que vous craignez peut-être, vous n'aurez pas faim après le repas ! En effet, avec le Régime Fodmaps, vous consommerez proportionnellement plus de protéines et moins de glucides. Au total, vous aurez une alimentation plus saine, plus apte à contrôler votre silhouette, et aussi plus riche en minéraux et antioxydants, détail non négligeable. Mais je le répète : ce régime n'est PAS un régime minceur.

12. Peut-on considérer le Régime Fodmaps comme un régime ventre plat ?

Oui. Si votre problème majeur c'est « la gonflette », vous serez ravi du résultat, zéro ballonnement. Maintenant, si votre ventre est gros, gras ou manque de tonicité, le Régime Fodmaps ne remplacera pas les indispensables exercices appropriés – les abdos-fessiers notamment – ni une activité physique plus brûle-graisses comme le jogging, la natation, le vélo, la marche nordique ou toute autre discipline sportive du moment que vous vous remuez assez pour transpirer, et ce à raison de 3 fois 30 minutes par semaine, au minimum.

13. Pourquoi les personnes intolérantes aux Fodmaps sont elles aussi, généralement, anxieuses ?

C'est d'abord un cercle vicieux et une évidence : avoir mal plusieurs fois par jour, tous les jours, et ballonner toute la journée ou presque, provoque un stress, qui se transforme rapidement en anxiété. Rien n'est simple, insouciant. Mais il y a une autre raison, les personnes ayant un terrain hypersensible subissent en général leurs nerfs : chez elles, le système nerveux est comme accéléré, elles sont plus hypersensibles à tout, chaque micro-événement prend des proportions, de même que chaque gramme de Fodmaps en trop. Apaiser le système nerveux, et plus précisément le système neurosympathique, calme le jeu, aussi bien digestif que celui des émotions. De toute façon, il est désormais scientifiquement bien établi que systèmes digestif et nerveux sont intimement liés, et ce pour le meilleur et pour le pire.

14. Dès que j'ai un gros stress au bureau ou à la maison, je gonfle... Encore un coup des Fodmaps ?

Non, tout n'est pas de leur faute non plus. Le stress peut effectivement provoquer des gonflements quasi instantanés. Si ces derniers disparaissent pendant le week-end ou les vacances, vous saurez avec certitude que vous êtes intolérant à votre patron, votre boulot ou l'un de vos collègues ! Plus sérieusement, stress et ventre sont si intimement liés que les recherches ont mis en évidence un fort impact de la flore intestinale sur l'humeur. Ce système fonctionne dans les deux sens : le stress ballonne et provoque des difficultés digestives ; ces dernières, évidemment, provoquent du stress. C'est parce que dans le ventre s'échangent des neurotransmetteurs comparables à ceux qui s'échangent dans le cerveau, et les uns communiquent d'ailleurs directement avec les autres. Ce qui n'empêche pas, au-delà, d'être intolérant aussi aux Fodmaps ! En réalité lorsque l'intestin est hypersensible aux Fodmaps, il l'est aussi au stress. Si le stress vous gagne, c'est contre lui qu'il faut lutter et non contre vos ballonnements, qui n'en sont que l'expression.

15. On dit que les fibres sont bonnes pour la santé, pourtant vous nous conseillez d'en manger moins ?

Effectivement, les fibres sont des éléments cruciaux pour la santé. Il n'est pas question de remettre en cause leur intérêt dans une alimentation saine, minceur, équilibrée. Cependant, tout est question de dose, comme pour l'huile d'olive par exemple : c'est bien d'en manger, mais pas trop non plus. Avec les fibres, c'est la même chose. Pour vous repérer, rappelez-vous que la bonne dose reste le fameux 5 fruits et légumes par jour, soit 5 fois 80 g de fruits ou de légumes à répartir entre le petit-déjeuner, le déjeuner et le dîner. À choisir, en ce qui vous concerne, parmi les aliments pauvres en Fodmaps, bien entendu.

16. Je ne mange jamais de fruits ni de légumes, donc je n'aurai pas ces problèmes de Fodmaps ?

Vous oubliez que l'on trouve aussi des Fodmaps dans les féculents, que vous consommez probablement en grande quantité. Par ailleurs, les fruits et légumes sont extrêmement importants pour la santé, il est indispensable d'en manger 1 à 2 portions par repas. Si vous recherchez avant tout un bon confort intestinal, évitez les crudités et limitez-vous dans un premier temps à une portion de légume cuit et une portion de fruit cuit (compote…) par repas. Vous pourrez doubler les doses si tout se passe bien, ou introduire un peu de cru, sans tomber pour autant dans le « tout raw food ».

17. Le rythme alimentaire compte-t-il dans le Régime Fodmaps ?

Le rythme alimentaire est fondamental pour le tube digestif. Fodmaps ou pas, votre système digestif est incroyablement routinier et rien ne le déstabilise davantage qu'une manière anarchique de s'alimenter, ou qu'un grignotage toute la journée. Il a absolument besoin de repères pour caler ses sécrétions digestives. C'est pourquoi il est plus que conseillé de manger à heures fixes, y compris pendant les vacances si on le peut. C'est un excellent moyen de ne pas affoler votre côlon. C'est particulièrement vrai en cas d'intolérance aux Fodmaps.

18. Que cherche-t-on à faire exactement avec le Régime Fodmaps ?

Le Régime Fodmaps offre une alimentation super-digeste aux personnes qui digèrent mal les Fodmaps. Au final, il réduit et même supprime totalement les inconforts digestifs. Le résultat est spectaculaire ! Son objectif n'est certainement pas de vous priver d'un large panel d'aliments, mais au contraire de chercher les quelques intrus qui vous gênent, afin de pouvoir consommer tous les autres sereinement. Par ailleurs, déterminer enfin les vrais coupables grâce au Régime Fodmaps vous permettra aussi de réintroduire dans votre alimentation des aliments contenant du gluten, par exemple, que vous avez pu écarter en croyant à tort qu'ils étaient responsables de vos inconforts digestifs. C'est une approche à la fois pratique, pragmatique, logique et scientifique d'une éviction alimentaire maîtrisée, en vue d'éliminer finalement le moins possible d'aliments.

19. Pourquoi les porteurs de côlon irritable y sont-ils spécialement sensibles ?

Parce que plutôt que côlon irritable, on devrait parler de côlon hypersensible. Certes le résultat est à peu près identique, mais ce terme plus exact facilite la compréhension. Un côlon hypersensible réagit excessivement à certaines choses, notamment à une distension, même minime. La moindre bricole inhabituelle ou qui « ne va pas » peut provoquer une réaction douloureuse, alors que chez quelqu'un d'autre elle passerait totalement inaperçue. Le plus petit changement alimentaire bénéfique, comme le Régime Fodmaps, obtiendra un résultat.

20. L'efficacité du Régime Fodmaps a-t-elle été prouvée ?

Oui, principalement chez les personnes souffrant de côlon irritable. C'est un vaste domaine de recherches extrêmement prometteur, mais tout jeune. Néanmoins, à l'heure où ce livre est rédigé, une cinquantaine d'études scientifiques ont déjà été publiées dans des revues médicales de haut niveau. C'est donc « du sérieux ». Les Fodmaps sont désormais connus et l'on sait « qu'ils font mal au ventre » chez les personnes au côlon sensible. L'on sait aussi qu'une alimentation pauvre en Fodmaps, fort logiquement, réduit les symptômes et « fait du bien ». Selon divers travaux, pour 75 % d'entre elles (et même 87 % si l'on respecte bien les « interdits »), les symptômes disparaissent ! C'est un chiffre incroyablement élevé, et les résultats obtenus sont sans commune mesure avec tout autre régime ou même prise de médicament antispasmodique, par exemple.

21. Peut-on mal digérer autre chose que les Fodmaps ?

Bien sûr. Les aliments renferment des centaines, des milliers de molécules. Pour une raison ou une autre, vous pouvez ne pas digérer telle ou telle, comme certains tanins (thé) ou les composés soufrés (choux, radis). Par exemple parce que vous – ou vos bactéries endogènes contenues dans votre côlon – ne disposez pas des enzymes nécessaires, ou encore parce que vous consommez une trop grande quantité d'un aliment spécifique – trop de yaourt, trop de pâtes… Ou encore, sans lien avec la composition de l'aliment ! Une matinée stressante, une contrariété, un aliment trop froid, une mauvaise compagnie à table, un effort physique… tous ces micro-événements peuvent perturber la digestion. Mais dans l'immense majorité des cas, les personnes souffrant de côlon irritable seront soulagées par le régime pauvre en Fodmaps. Cela n'empêche évidemment pas d'éviter les autres aliments que vous savez « à problème » pour vous.

22. Qui a inventé ce terme « Fodmaps » ?

Sue Shepherd, une nutritionniste australienne, en 2005. Depuis, le Régime Fodmaps est couramment prescrit par les gastro-entérologues australiens. C'est même le traitement de première intention chez les personnes souffrant de colite, avant la prescription de tout médicament. Alors qu'en France, on en a à peine entendu parler. Mais le principe d'une diététique sans fructose, sorbitol, produits laitiers et grains (céréales), en vue de mieux digérer, remonte en réalité à bien avant. En 1982, déjà, des gastro-entérologues américains – les Drs Jones et Hunter de l'hôpital Addembrookes – publiaient dans le très sérieux *Lancet* une étude aux résultats extraordinaires. Ils avaient découvert que si l'on supprime certains aliments, près de 70 % des patients voient leurs symptômes « côlon irritable » diminuer. Et si ces patients persistent dans ce régime alimentaire, ils sont 90 % à ne plus se plaindre d'aucun symptôme au bout de 2 ans. Alors que, au contraire, s'ils recommencent à en manger, les symptômes reviennent. Conclusion, selon ces médecins chercheurs : les personnes qui souffrent de côlon irritable sont en réalité hypersensibles à certains aliments. Il ne faut pas les « traiter » avec des médicaments, mais faire en sorte qu'ils ne mangent pas les aliments qu'ils ne tolèrent pas. Cela paraît évident, à lire, mais je peux vous assurer que ce genre de travail a fait des vagues, et qu'aujourd'hui encore, il provoque des discussions passionnées. En attendant, les patients vont mieux en suivant cette logique, alors pourquoi les priver de cette solution simple, naturelle, gratuite et extrêmement efficace ?

Parmi divers travaux sur les Fodmaps, une étude australienne a été menée sur des patients souffrant de troubles digestifs type colite. On leur a supprimé les aliments riches en gluten ET les aliments riches en Fodmaps. Leurs symptômes ont considérablement régressé, de façon spectaculaire. Et malgré la réintroduction des aliments avec gluten, leurs symptômes ne sont pas réapparus.

23. Suivre un régime minceur peut-il provoquer des ballonnements ?

C'est possible, surtout si du jour au lendemain vous vous lancez dans une cure végétale, de salades, de soupes et autres smoothies alors que vous consommiez peu de légumes verts auparavant. Ce n'est pas la solution pour maigrir, de plus c'est la garantie de gonfler comme un ballon de baudruche et d'avoir mal au ventre. Ce type de régime ne déclenchera pas une intolérance aux Fodmaps, mais peut favoriser une « poussée de troubles digestifs ». Par ailleurs, suivre ce type de régime finit non seulement par perturber le travail digestif, mais en plus par fragiliser l'intestin et la flore intestinale.

24. Est-ce que tout le monde digère mal les Fodmaps ?

Non ! C'est l'injustice de la chose. Comme vous l'avez déjà remarqué, certains sont capables de digérer des quantités incroyables de nourriture et peuvent avaler à peu près n'importe quoi, tandis que d'autres ont du mal, dès qu'ils sortent du jambon/riz blanc. Et puis il y a des gradations : on peut tolérer un peu de Fodmaps, beaucoup... ou pas du tout ! On peut avoir maille à partir avec une seule famille de Fodmaps, ou deux, ou toutes. Bref, le Régime Fodmaps est forcément sur mesure, et c'est pour cela qu'il va vous faire du bien.

25. Si je ne suis pas intolérant aux Fodmaps, ai-je quand même intérêt à les supprimer de mon alimentation ?

En aucun cas. Les Fodmaps ne sont pas des molécules indésirables, ce sont au contraire, pour certaines d'entre elles en tout cas, des molécules très bonnes pour la santé. Je pense aux FOS et aux GOS (oligosaccharides), principalement présents dans les légumineuses et certains légumes, très bénéfiques pour la flore intestinale grâce à leur effet prébiotique. Seules les personnes qui les digèrent mal doivent cesser d'en manger dans un premier temps, puis tenter d'en réintroduire en toutes petites quantités en suivant le protocole, afin de trouver le juste seuil de ce qu'elles peuvent avaler. Ce n'est pas un jeu, mais un cas de force majeure. Plus généralement, rappelez-vous que plus vous variez votre alimentation, plus vous avez de chances de couvrir tous vos besoins, y compris en terme sensoriel. C'est essentiel pour la santé et la joie de vivre. Supprimer toute une liste d'aliments sous prétexte qu'ils contiennent des Fodmaps… que vous digérez bien, n'a pas de sens !

26. Si l'on supprime nombre d'aliments riches en fibres, la constipation menace-t-elle ?

Effectivement, si vous remarquez une petite paresse de ce côté-là, il faut une parade pour continuer à consommer une bonne quantité de fibres, sans pour autant souffrir des Fodmaps. Vous pouvez consommer du son de blé (si vous le tolérez, bien sûr), ou sinon du son de riz, qui apporte des fibres anticonstipation sans pour autant provoquer d'irritation. Mais n'oubliez pas que le transit intestinal est aussi affaire d'activité physique, de relaxation, d'hydratation… Et ne vous inquiétez pas, en suivant nos menus et recettes, vous serez protégé de la constipation.

27. Un test a révélé que je n'étais intolérant ni au lactose, ni au fructose, le Régime Fodmaps n'est donc pas pour moi ?

Pas si vite ! Tant mieux pour vous si vous digérez bien lactose et fructose (votre test était bien fiable, n'est-ce pas ?). Il vous reste les Fodmaps « oligosaccharides » et « polyols » à tester, ces éléments sont recherchés moins couramment, donc il vous faudra peut-être insister un peu auprès de votre médecin.

28. Sur le long terme, faut-il limiter ou supprimer les aliments riches en Fodmaps ?

Sur le long terme, il faut toujours s'attacher à consommer le maximum d'aliments différents. Aussi, comme nous venons de le dire plus haut, après le protocole proposé dans ce livre, l'objectif est de réintroduire en petite quantité les aliments dignes d'intérêt pour la santé, et que vous appréciez – parfois 1 cuillère seulement dans un premier temps. Si tout se passe bien, 2 cuillères, etc. Par exemple quelques haricots rouges dans une salade, ou un petit peu de lentilles orange en accompagnement du riz, ou quelques feuilles d'artichaut et un quart de cœur. Nous avons tous un seuil de tolérance individuel, il faut le chercher. Donc, le mieux, sur le long terme toujours, est bien de *limiter* et non de *supprimer* les aliments riches en Fodmaps.

En revanche, en ce qui concerne les aliments ne présentant aucun intérêt pour la santé, autant vous en débarrasser totalement. Pourquoi aller chercher la misère en consommant du soda light, lequel vous fera mal au ventre et en plus vous empêchera de consommer justement votre petite portion d'aliments « utiles », parce que vous aurez déjà atteint et dépassé votre quota acceptable de Fodmaps ? Pourquoi consommer des chewing-gums « sans sucre », alors que dans ce cas précis « sans sucre » veut dire « avec polyols », eux aussi, caloriques, et en plus fortement indigestes ?

29. On peut en manger, oui ou non ?

Nous ne sommes pas dans un processus d'allergie où la moindre trace de l'aliment à problème peut vous envoyer à l'hôpital. Nous sommes face à une intolérance. Il faut bien comprendre le principe de l'effet cumulatif de ces Fodmaps. En d'autres termes, vous avez « droit » à une certaine quantité de Fodmaps par repas. Cette quantité est en quelque sorte déterminée par votre « terrain » (vos gènes + vos habitudes alimentaires + votre hygiène de vie + le fait que vous preniez tel ou tel médicament, etc.). Votre seuil de tolérance (ou d'intolérance, comme vous voulez), n'est pas le même que celui de votre mari, vos enfants, votre voisine de palier, votre collègue de bureau. Peut-être que vous pouvez manger du pain à un repas, sans que cela pose de problème. Mais peut-être pas du pain ET des pâtes. Peut-être que vous pouvez consommer du pain ET un cœur d'artichaut lors d'un repas, mais que si vous ajoutez un petit bol de salade de chou blanc, c'est fichu. C'est une diététique assez fine et totalement individuelle, basée davantage sur l'art *d'associer* les aliments que l'art de les *supprimer* purement et simplement.

30. Combien de temps dure le Régime Fodmaps ?

Tout dépend de vos réactions. En théorie, pour faire le test à fond, un minimum de 6 semaines est recommandé, avant de commencer à réintroduire prudemment un Fodmap par semaine. Qu'est-ce que 6 ou 8 semaines alors que vos troubles durent depuis peut-être des années voire des décennies ? Dans les faits, cette période stricte peut être raccourcie. Si au terme de 15 jours ou 3 semaines votre état s'est spectaculairement amélioré, il n'y a pas de vraie raison de poursuivre l'expérience dans son volet très strict (= phase 1). Vous pouvez ainsi passer à la phase 2, c'est-à-dire commencer à réintroduire prudemment le premier sucre, selon le protocole indiqué p. 227. Mais encore une fois, si vous voulez « bien faire les choses », essayez de tenir 6 semaines en phase 1, c'est l'idéal.

31. Et si on veut aller plus vite pour savoir ?

Il faut consulter pour faire des tests de l'hydrogène expiré*. Mais ce n'est pas si facile que cela en a l'air puisque vous pouvez très mal supporter un ou deux types de Fodmaps, sachant que l'association de deux est synergique. Autrement dit, si vous avez du mal avec les poireaux ET les produits laitiers, une quiche aux poireaux posera plus de problèmes que si vous aviez mangé ces deux aliments à un repas différent. Par conséquent le test de l'hydrogène expiré est théoriquement utile mais dans la vraie vie, c'est plus compliqué !

32. Pourquoi réintroduire les sucres semaine après semaine et pas tous d'un coup ?

Afin d'identifier précisément celui qui vous pose problème. Peut-être êtes-vous seulement intolérant au mannitol, ainsi en évitant juste les champignons, vous devriez être tranquille. Ou peut-être êtes-vous intolérant aux polyols, auquel cas vous devrez vous passer d'abricots secs, mais pourrez manger sans problème de la mangue. Avouez qu'il serait dommage de vous en priver ! Si vous réintroduisez tous vos sucres la même semaine, vous ne démasquerez pas le coupable. Retour à la case départ.

* Breath test : permet d'évaluer l'équilibre des bactéries intestinales.

33. Quelles viandes ou quels poissons sont recommandés pour éviter les Fodmaps ?

Tous puisqu'ils ne contiennent pas de sucre, donc pas de Fodmaps. Œufs, poissons, coquillages, crustacés et tous fruits de mer, volailles, viandes blanches et rouges, boudin, saucisse, saucisson, poissons blancs et poissons gras (riches en oméga 3)... Feu vert ! À vous de les faire cuire convenablement pour ne pas les rendre indigestes : évitez évidemment les préparations frites (tout type de friture), en beignets ou panés (en plus, sous cette forme vous ajoutez les Fodmaps de la panure de blé), les sauces à la crème ou au beurre, les cuissons trop agressives de type grillades incontrôlées (le « noirci » des viandes au barbecue ou au gril), etc.

Le crabe oui, le surimi, non !

Autant les aliments bruts sont digestes, autant préparés par les industriels, c'est une autre histoire. Prenons l'exemple du surimi. Ce dernier contient du sucre et des additifs, il n'a rien à voir avec le crabe, pour ceux qui croiraient encore à ce conte de fées. Le crabe est 100 % sans Fodmaps, le surimi en renferme et n'est pas recommandé, surtout pendant votre protocole sans Fodmaps.

34. Où trouver ses protéines végétales s'il faut éviter ou réduire les légumes secs et la plupart des céréales ?

Rappelez-vous que cette élimination est temporaire, juste le temps de trouver quels aliments vous ne pouvez pas confier à votre tube digestif. Il serait fort étonnant que vous cochiez toutes les cases « céréales et légumineuses ». D'une manière générale, à condition de bien les faire cuire et d'en manger des quantités raisonnables, la plupart d'entre elles passent très bien, les lentilles par exemple. Mais sinon, optez, par exemple, pour :

- *Les protéines de soja texturées* (en magasins bio) – mais pas les fèves de soja frais, aussi appelés edamames, qui ressemblent aux pois sur un plan Fodmaps.
- *Le tofu.*
- *Le tempeh.*

Ces aliments sont disponibles principalement en boutique diététique.

35. Le mode de préparation ou de cuisson influe-t-il sur la teneur finale en Fodmaps dans un aliment ?

Oui et non. Vous le savez, rien ne se perd, rien ne se crée… un aliment riche en Fodmaps reste riche en Fodmaps.

Vive la cuisson à l'eau ou à la vapeur !

Cependant, certains Fodmaps sont solubles dans l'eau, donc si vous faites cuire les aliments à la casserole ou à la vapeur, une partie des composés indésirables dégagera dans l'eau de cuisson, ce qui est appréciable – à condition bien évidemment de ne pas la consommer en final, par exemple en mixant tout façon soupe. Tandis que les aliments cuits à l'étouffée ou au micro-ondes gardent en eux tous leurs Fodmaps. C'est d'ailleurs un peu le principe du trempage des légumes secs, et de la cuisson dans deux eaux pour les choux. Une partie des éléments indigestes est éliminée lors du trempage, qui sert aussi à ramollir le légume « sec ». Lors de la cuisson dans deux eaux, les premières 10 minutes, la majorité des composés soufrés indigestes sont éliminés ; on la jette et l'on poursuit la cuisson avec une « nouvelle eau ».

Vive les conserves !

Toujours selon ce même principe de l'entraînement façon « osmose », les légumes en conserve, qui baignent dans leur « jus », sont également plus digestes, à condition d'éliminer le « jus » avant de rincer abondamment lesdits légumes. C'est une bonne manière d'intégrer, après la phase 1, les légumes secs en petite quantité dans votre alimentation. Haricots rouges, lentilles… sont généralement plus digestes en boîte que cuits à la maison, surtout si votre eau est calcaire – elle « durcit » l'aliment et le rend difficile à assimiler, quel que soit le temps de cuisson.

Vive la marinade !

Mieux : un « jus » avec du vinaigre ou du citron attirera encore plus de Fodmaps à lui. Pensez-y pour des marinades par exemple.

En bref, tout ce qui dilue et « ramollit » réduit les Fodmaps ou les rend moins « actifs ». Cependant, ils ne disparaissent pas comme par enchantement. Donc, seul le régime sans Fodmaps reste la règle si vous avez maille à partir avec ces durs à cuire.

36. Peut-on avoir le goût des aliments riches en Fodmaps, mais pas les inconvénients ?

Oui. Pour certains c'est possible ! Par exemple vous pouvez faire « infuser » l'ail dans de l'huile et consommer cette huile aromatisée (mais toujours pas l'ail lui-même !). En effet, les Fodmaps sont solubles dans l'eau, nous venons d'en parler plus haut, mais pas dans l'huile.

37. Lorsqu'on est intolérant aux Fodmaps, est-on aussi intolérant au gluten ?

Non, en tout cas pas forcément. Seuls les malades cœliaques diagnostiqués comme tels, suite à une biopsie intestinale, doivent impérativement éviter le gluten ; donc, principalement, tous les aliments qui renferment du blé, comme le pain, les farines et pâtisseries classiques, les pâtes et les pizzas ou les quiches. Les hypersensibles au gluten s'en trouvent également mieux, de toute évidence.

Les autres (non intolérants et non hypersensibles) peuvent aussi décider de fuir le gluten, c'est leur choix, rien à y redire. Mais c'est sûr que si vos troubles digestifs sont causés par les Fodmaps, ce n'est pas en arrêtant de manger (seulement) du pain que vous irez mieux ! C'est en arrêtant de manger des Fodmaps.

Pour essayer de faire le tri, retenez que le gluten peut provoquer des symptômes extra-digestifs, comme des douleurs articulaires ou des troubles cutanés, tandis que les Fodmaps suscitent essentiellement des troubles digestifs... C'est déjà pas mal !

38. Intolérance aux Fodmaps = intolérance au fructose ?

Non ! Les personnes intolérantes au fructose sont relativement rares (mais pas rarissimes !). Il s'agit généralement d'un trouble héréditaire. Elles sont intolérantes dès leur plus jeune âge et ne doivent pas consommer du tout de fructose, sinon les conséquences peuvent être problématiques. Tandis que l'intolérance aux Fodmaps survient petit à petit, de préférence chez l'adulte. Comme si c'était « à force » d'ingérer trop de ces aliments indigestes. De fait, nous avalons beaucoup, beaucoup plus de fructose que les précédentes générations. Car nous ingurgitons beaucoup, beaucoup plus de sucre, de boissons sucrées – y compris de jus de fruits – de sodas et de produits industriels renfermant du sirop de glucose-fructose (sirop de maïs à haute teneur en fructose, HFC).

L'intolérance vraie au fructose ne touche « que » 10 % de la population, tandis qu'une hypersensibilité au fructose (= aux Fodmaps) en concernerait au minimum 30 %. Et la plupart des personnes souffrant de syndrome de côlon irritable sont hypersensibles au fructose, même si elles en consomment en petite quantité. C'est pourquoi non seulement il faut stopper toute consommation de produits industriels « avec sirop de maïs ajouté » (sodas, biscuits, confiseries, compotes sucrées bas de gamme…), mais aussi garder un œil sur les autres aliments riches en fructose, y compris ceux jugés « bons pour la santé », comme les fruits, les smoothies, les jus de fruits, le miel, le sirop d'érable… Pour les *intolérants aux Fodmaps* la restriction du fructose s'arrête là, tandis que les *intolérants au fructose* devront aussi faire la chasse à certains légumes et céréales contenant un peu de fructose.

39. Je souffre de malabsorption du fructose, je suis donc concerné par le Régime Fodmaps ?

Si vous souffrez de *malabsorption du fructose*, cela signifie que nous n'avez pas (ou pas assez) *de transporteurs* du fructose dans les cellules intestinales. C'est une maladie digestive différente de *l'intolérance au fructose* (dont nous venons de parler), provoquée, elle, par un manque d'*enzymes* hépatiques nécessaires à la digestion de ce fructose. Dans un cas comme dans l'autre, le fructose ne vous convient pas. Votre médecin ou votre diététicien ont dû vous donner des consignes alimentaires précises, notamment d'éviter tous les aliments qui en renferment de grandes quantités et/ou les aliments qui renferment plus de fructose que de glucose. Vous êtes un cas « à part ». Si, et seulement si, vous souffrez AUSSI de syndrome du côlon irritable, il vous faut adopter alors l'ensemble du Régime Fodmaps, au moins durant le protocole complet développé dans ce livre. Sinon, non.

40. Si je tolère mal le fructose, est-ce que je tolère également mal les polyols ?

Pas obligatoirement, mais quand même, il y a des risques. Tous ces sucres ont beau appartenir à des familles différentes, généralement on les tolère mal « dans leur ensemble ». Pire, s'ils sont réunis dans un même aliment (ou un même repas), leurs méfaits digestifs s'additionnent.

41. Je suis un régime sans gluten, c'est pareil qu'un régime sans Fodmaps ?

Non. Un régime sans gluten, ce n'est pas un régime sans Fodmaps, ni un régime sans blé d'ailleurs. Dans le cas de *l'intolérance au gluten*, vous ne supportez pas une protéine (le gluten) et il vous faut la traquer jusqu'au moindre gramme. Dans le cas de *l'intolérance aux Fodmaps*, vous êtes intolérant à un sucre (les fructanes), ces deux régimes ne sont absolument pas transposables l'un à l'autre, ne vous amusez pas à naviguer du « no-gluten » au « no-Fodmap », encore une fois, ce n'est pas un jeu.

Soit dit en passant, sachez qu'il n'y a pas un seul gluten mais des dizaines des milliers de glutens différents, et que les généralités peuvent constituer un piège : si les personnes souffrant de maladie cœliaque doivent éviter tous les glutens (pour résumer), les hypersensibles au gluten peuvent très bien ne pas supporter le pain mais pourront éventuellement tolérer de temps en temps une petite portion de pâtes. Non seulement il ne s'agit pas du même blé (blé dur pour les pâtes, blé tendre pour le pain, le premier comporte une trentaine de chromosomes contre une quarantaine pour le deuxième), donc pas du même gluten, mais en plus les aliments sont bien différents ! Le pain est un aliment sec et cuit au four, les pâtes sont cuites à l'eau et plus digestes.

Fodmaps, gluten... là où ils se rejoignent, c'est en cuisine !

C'est la même chose pour les Fodmaps : la table que vous pouvez obtenir en bonus (voir p. 1), rassemble des données théoriques sur la quantité de Fodmaps présente dans chaque aliment. Mais certaines façons de les cuisiner influenceront grandement leur digestibilité. Ainsi, une pomme crue peut poser problème tandis qu'une pomme cuite, par exemple en compote, sera nettement mieux tolérée. Il en va ainsi de tous les aliments, y compris ceux riches en Fodmaps. Gardez en tête cette précision car elle permet d'arrondir les angles. On ne fait pas la guerre aux aliments, on essaie de trouver les moyens les plus simples et les plus plaisants d'en profiter sans subir leurs petits défauts.

42. Pourquoi les hypersensibilités alimentaires font-elles la une depuis quelques années ?

Depuis quelque temps, nous parlons beaucoup d'hypersensibilité au gluten, au lactose, et maintenant aux Fodmaps. Tous les experts ne sont pas forcément d'accord entre eux à ce sujet, mais peu importe. Ce qui compte c'est que de nombreuses personnes se sentent mieux en supprimant certains aliments, alors pourquoi leur dire que c'est « dans leur tête » ? Elles constatent bien que leurs troubles digestifs diminuent ! Il y a plusieurs raisons pour lesquelles les hypersensibilités sont sur le devant de la scène nutritionnelle. D'abord une raison *physiologique* : à cause de notre alimentation hyper-raffinée (hyper-industrielle), avec toujours plus d'additifs et de composants complexes, il est possible que notre intestin se soit fragilisé et que les nouvelles générations présentent une hyperperméabilité intestinale. Ensuite une raison *culturelle* et sociétale, une façon de voir les choses en somme : jadis, il n'était pas question d'impliquer l'alimentation dans des troubles qui n'avaient rien à voir avec la sphère digestive, alors qu'aujourd'hui, il n'est pas rare de recommander à une personne souffrant d'arthrose de limiter voire de supprimer les aliments contenant du gluten et/ou du lactose. Une raison *scientifique*, bien sûr, parce que l'on a découvert, par exemple, que certains aliments provoquaient des réactions inflammatoires, tandis que d'autres, au contraire, les tempéraient. Nous progressons en nutrition, comme dans tous les domaines ; aussi, des sujets dont on ne parlait pas hier font leur entrée sur la scène médiatique. Tant mieux, cela permet d'alerter des personnes qui ne « savent plus quoi faire », plutôt que de les abandonner à leur sort en leur disant qu'il n'y a rien à faire pour aller mieux.

43. Si je ne suis pas intolérant aux Fodmaps, ai-je intérêt à manger quand même sans Fodmaps ?

Non ! Pensez aux personnes tellement allergiques à certains aliments, qui donneraient tout pour pouvoir élargir leur alimentation mais ne le peuvent pas. Pour elles, il s'agit d'un risque vital. Songez aussi aux personnes intolérantes au gluten, elles aussi doivent absolument se passer de gluten, même en minuscule quantité, sinon elles abîment gravement leur intestin et augmentent leur risque de cancer ou de maladie cardiaque. Pensez enfin aux « vrais » hypersensibles digestifs, qu'ils le soient au gluten ou aux Fodmaps, même combat : les aliments qui contiennent des molécules leur posant problème sont responsables d'une mauvaise qualité de vie. Ils n'ont pas le choix, ils doivent faire attention, supprimer certains aliments, en limiter d'autres, être attentifs à leurs réactions... Si vous, vous n'avez pas besoin de cette discipline, pourquoi vous l'imposer ?

44. Tout est-il de la faute des Fodmaps ?

Non, ce serait trop simple. Non seulement d'autres éléments peuvent être indigestes dans vos aliments, mais encore les Fodmaps feront plus ou moins de dégâts en fonction de l'intégrité de votre muqueuse intestinale. Celle-ci, véritable « barrière » entre l'intestin et le reste du corps, est constituée de « briques » souples. Ces petites briques, les jonctions serrées, s'écartent légèrement pour laisser passer ce qui doit passer (vitamines, minéraux, nutriments...), mais pas ce qui ne doit pas passer (protéines non digérées – sinon c'est l'allergie assurée –, microbes, éléments toxiques...). Pour faire correctement son travail, cette barrière doit être en parfaite intégrité. C'est-à-dire ne pas manquer de magnésium, ni d'antioxydants, ni de certains acides aminés, ni d'oméga 3. Si vous consommez 3 fois par semaine des poissons gras, ainsi que plusieurs noix par jour, et des légumes verts plus des fruits à chaque repas, normalement, a priori, pas de problème. Mais sinon, si vous fumez, êtes stressé, toujours sur la brèche, votre muqueuse intestinale est peut-être « poreuse » (elle laisse passer ce qui ne devrait pas passer) et cela provoque des micro-inflammations. De quoi aggraver l'action déjà envahissante des Fodmaps, et malheureusement provoquer d'autres dégâts comme augmenter le risque cardio-vasculaire. Le confort digestif va bien au-delà de simples problèmes de digestion ! C'est pourquoi il est préférable de vous faire suivre par un médecin pour traiter globalement votre problème digestif, surtout si vous n'arrivez pas à en sortir malgré l'application du protocole Fodmaps.

45. Existe-t-il des compléments alimentaires pouvant aider à mieux digérer les Fodmaps ?

Dans une certaine mesure, et étant entendu qu'il convient de toujours consommer ces aliments avec modération, c'est effectivement envisageable. Par exemple, un complexe d'enzymes aide à digérer « d'une manière générale », ou alors de façon plus ciblée on peut prendre de la lactase (pour mieux digérer le lactose du lait), comme je l'ai vu à maintes reprises dans les pays nordiques. On peut aussi prendre de l'alpha-galactosidase pour mieux digérer les oligosaccharides (le « O » de Fodmaps). Mais encore une fois, ce n'est pas une raison pour avaler des wagons de légumineuses !

46. Les intestins peuvent-ils s'habituer aux Fodmaps et développer une flore intestinale adaptée ?

Là encore, la réponse est prudemment oui. Prudemment car l'adaptation a ses limites et est très individuelle : certains y arriveront, d'autres pas. Ensuite, il convient d'y aller progressivement. Quelques cuillères ici ou là de légumineuses pourront effectivement modifier, petit à petit, votre flore afin de l'inciter à être plus performante et, donc, de moins vous faire ballonner à terme. Mais ça ne marche pas pour tous les Fodmaps, à vous de tester, avec toutes les précautions requises !

LES ALIMENTS DONT IL FAUT SE MÉFIER

L'ABRICOT : 2 maximum, et bien mûrs

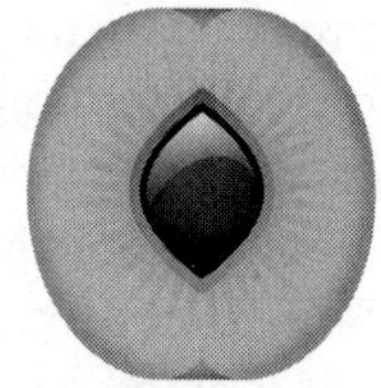

Frais, sec, en jus, en tarte... dommage, mais il faut éviter toutes ces formes. Peut-être encore plus le nectar, la confiture et le sorbet, auxquels l'industriel a ajouté du sucre, porteur d'un autre type de Fodmaps. En plus, le froid « sidère » le système digestif, alors aliment glacé + Fodmaps = catastrophe. Si la vue des abricots vous fait fondre, au marché, prenez-en 1 ou 2, mais pas plus, vous les dégusterez lentement, un pur moment de bonheur ! Mais évidemment, pas durant la phase stricte de votre protocole Fodmaps, cela va sans dire. Ni pendant vos phases « fructose » et « polyols ».

▶ FODMAPS : polyols, fructose.

L'AIL : en huile infusée seulement

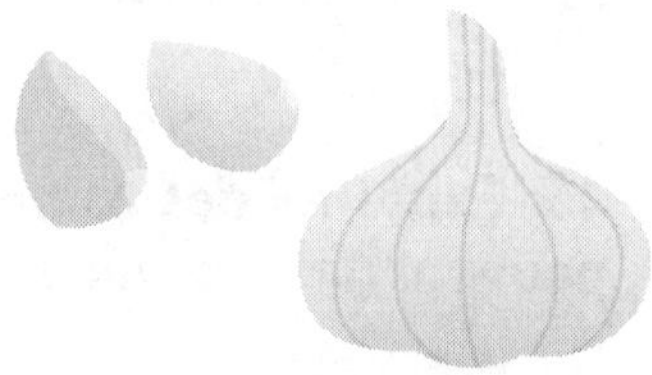

Il est peu digeste, ce n'est pas un scoop. Si même en ôtant son germe vert au milieu ça ne va pas mieux, remplacez-le par de l'huile dans laquelle ont macéré des gousses d'ail.

▶ FODMAP : oligosaccharides.

L'ARTICHAUT : attention au cœur !

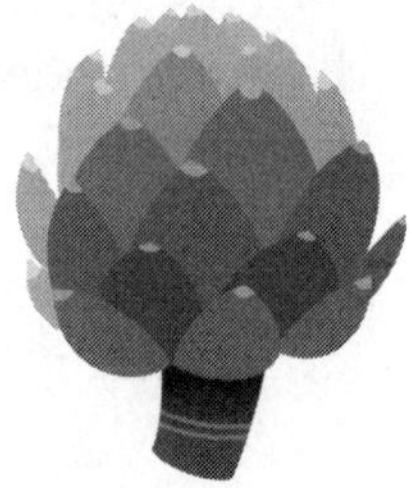

C'est surtout le cœur qui pose problème. Quelques feuilles « passeront » sans souci.

▶ FODMAP : oligosaccharides.

L'ASPERGE : quelques pointes, c'est tout

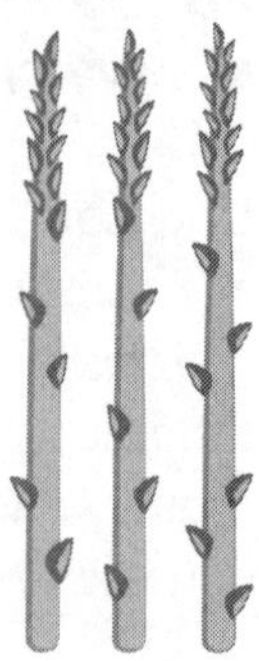

Les pointes très tendres poseront moins de problème que les tiges, non seulement pleines de saccharides mais aussi de fibres. Mais même alors, restreignez-vous sur la quantité.

▶ FODMAP : monosaccharides.

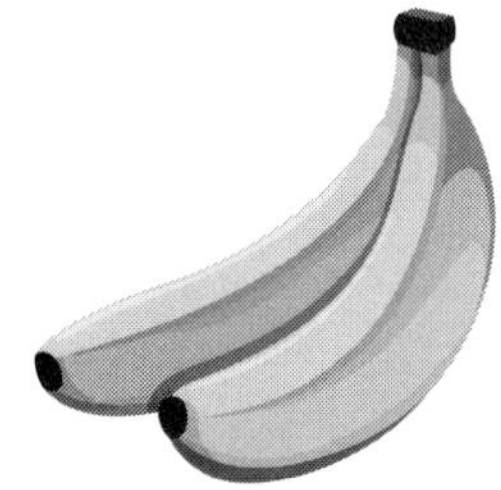

LA BANANE VERTE : laissez-la mûrir !

Mûre, la banane est riche en fructose, donc « avec Fodmaps », mais elle est étonnamment digeste. Tandis que « verte », elle renferme des Fodmaps super-indigestes.

▶ FODMAP : oligosaccharides.

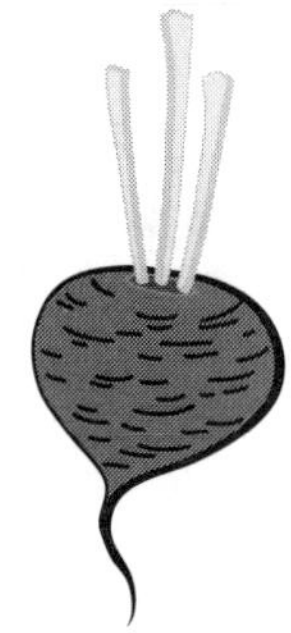

LA BETTERAVE : surtout pas crue, râpée

La betterave crue râpée « passera » moins bien que la betterave cuite, mais cette dernière contient tout de même des oligosaccharides. En entrée, façon « assiette de crudités », mieux vaut choisir des carottes râpées et quelques cubes de betterave pour la couleur.

▶ FODMAP : oligosaccharides.

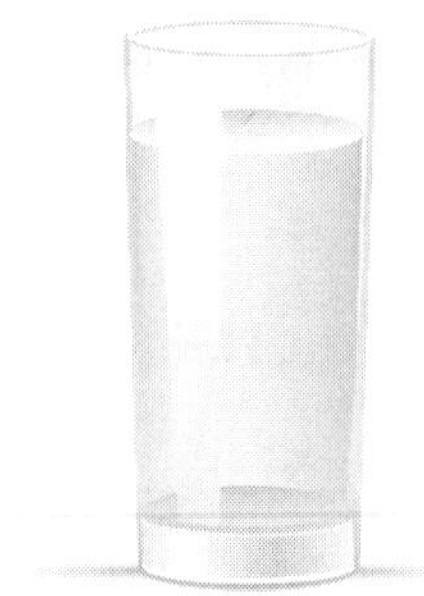

LES BOISSONS : évitez toutes celles aux Fodmaps !

Il n'y a pas que ce que l'on mange qui peut poser problème. Certaines boissons contiennent une quantité appréciable de Fodmaps. C'est le cas de :

- *La bière,* avec en plus le problème des bulles, qui distendent encore plus l'appareil digestif.
- *Tous les sodas,* et pire encore s'ils sont « light » (Coca zéro, etc.). Il y a le problème des bulles ET des faux sucres ET des additifs ET de l'acide phosphorique… la complète.
- *La plupart des boissons diététiques* du sportif, à bulles ou non, en poudre ou déjà préparées.
- *Toutes les boissons à base de pomme* (jus, smoothies…), y compris les infusions de fruits.
- *Les jus d'agrumes* en trop grande quantité. Vous pouvez manger une orange mais pas en boire cinq ! C'est la même chose pour les jus de fruits en général : ceux à base de fruits riches en Fodmaps sont à éviter totalement, bien sûr, mais ceux à base de fruits autorisés (par exemple fraises, framboises), à consommer avec modération. Ne dépassez pas un petit verre, c'est mieux.
- *Évidemment toutes les boissons à base de lait :* lait fraise, chocolat chaud ou froid, yaourt à boire, lassi, smoothies lactés, le café latte (et autres « latte » en boutiques

spécialisées type chaînes de café)... De toute façon le lait est un aliment et non une boisson.
- *Le vin* en excès (au-delà de 1 verre).
- *Le rhum.*

Étant entendu que tout est question de quantité. Une ou deux gorgées de bière ne vous causeront a priori pas de souci digestif, une grande cannette, si.

Préférez :
- l'eau plate, éventuellement aromatisée par vos soins avec des zestes d'agrumes) ;
- de toutes petites quantités de soda sucré (maximum 1 verre par semaine) si vous tolérez les bulles ;
- les infusions en général.

Concernant l'alcool, faites preuve d'une extrême modération car il est lui-même agressif envers les muqueuses digestives, et en plus certains d'entre eux renferment des Fodmaps en quantité non négligeable.

▶ **FODMAPS** : oligosaccharides, monosaccharides, disaccharides, polyols (selon la boisson).

LA CERISE : méfiez-vous des clafoutis

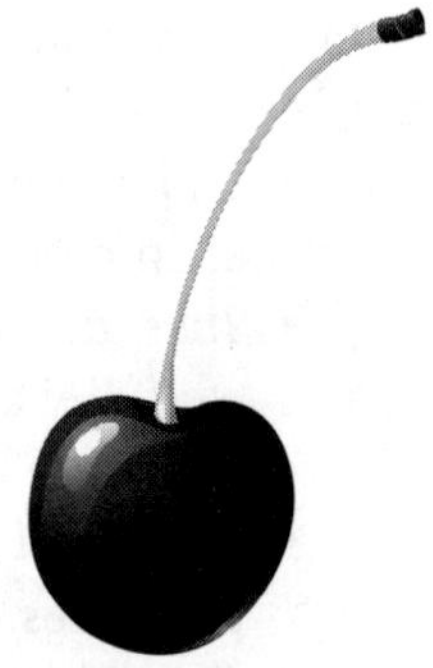

Son sorbitol se digère mal, ce n'est pas nouveau. Vous connaissez tous des personnes qui adorent les cerises mais « ce sont elles qui ne m'aiment pas ». Peut-être, même, en faites-vous partie... Adieu clafoutis ou confiture de cerises (qui associe donc deux aliments riches en Fodmaps)... sauf s'ils « passent » chez vous, bien entendu. Réponse lors de votre protocole Fodmaps.

▶ **FODMAPS** : monosaccharides, polyols (sorbitol).

LES CHAMPIGNONS : les poêlées forestières dans le collimateur

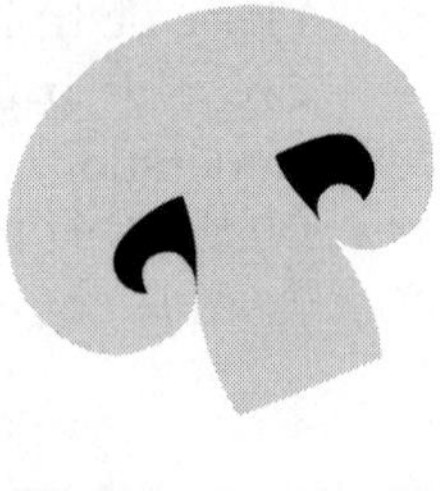

Ils renferment du mannitol, un polyol susceptible de poser problème. Attendrissez-les en les faisant mariner, à l'italienne, dans de l'huile d'olive et du citron, mais sans garantie du résultat si votre intestin ne tient vraiment pas au mannitol.

▶ **FODMAP** : polyols (mannitol).

La chicorée et le pissenlit : « petites salades », gros ballonnements

Dommage car ces salades amères possèdent des vertus intéressantes pour la santé, mais si elles résistent à vos sucs digestifs, mieux vaut faire une croix dessus. Nous ne parlons pas ici de la chicorée à boire, évidemment, qui a été torréfiée et n'a donc plus rien à voir avec la plante originelle. Essayez la mâche à la place ? Toute douce, elle a aussi du caractère, non ?

▶ **FODMAP** : oligosaccharides.

LE CHOU-FLEUR : surtout pas cru ou *al dente*

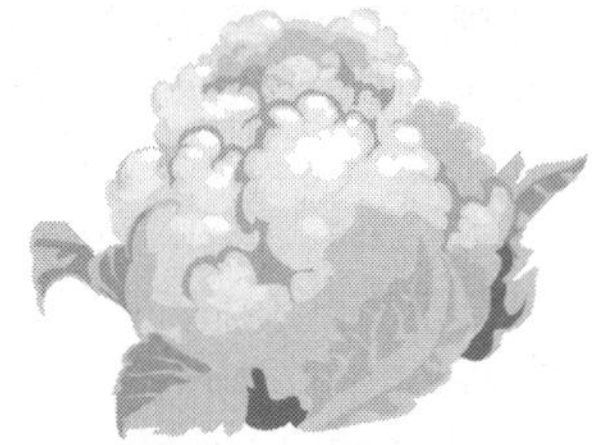

Les choux en général ne sont pas réputés pour leur complaisance digestive. Mais de toute la famille, c'est probablement le chou-fleur la plus forte tête. Précaution élémentaire : faites-les cuire dans deux eaux, ainsi ils perdent la majeure partie de leurs molécules indigestes soufrées, et un peu de polyols. Si même après ce traitement de choc ils vous en veulent toujours, il va falloir renoncer.

▶ **FODMAPS** : polyols.

L'ÉCHALOTE : pas plus que quelques « mini-cubes »

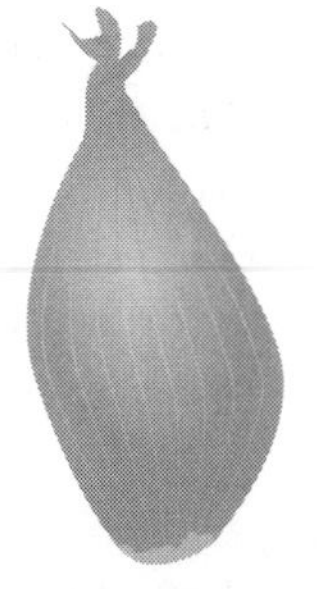

Même problème qu'avec ses cousins l'ail et l'oignon : elle renferme des trésors de bienfaits, mais ils sont indigestes pour une partie d'entre nous. Cela dit, elle « passe » mieux que ses comparses : en petite quantité, vous avez essayé ?

▶ **FODMAP** : oligosaccharides.

LE FENOUIL : cuit, c'est mieux

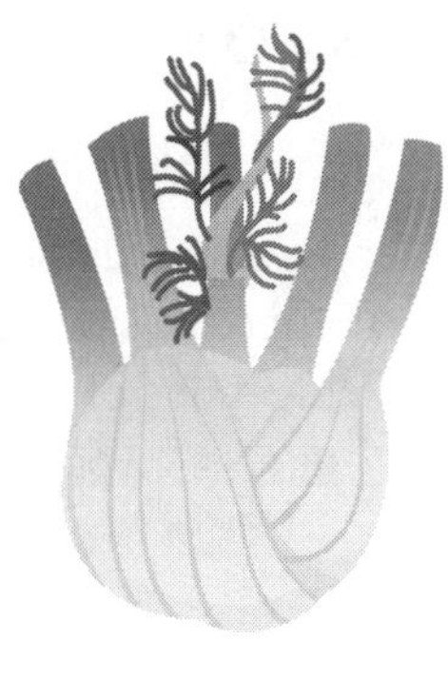

Certains le considèrent comme indigeste et « high Fodmaps », d'autres non. Il va falloir vous faire une idée personnelle. Dans tous les cas, le fenouil cuit sera a priori plus doux, donc en compotée accompagnée de légumes consensuels, vous n'aurez probablement pas à vous en plaindre.

▶ **FODMAP** : oligosaccharides.

LE FROMAGE FRAIS (= non affiné) : + il est frais, + il contient de lactose

Le problème du fromage frais, c'est le lactose, quasi aussi indigeste que dans un verre de lait. Rabattez-vous sur le yaourt ou sur le fromage affiné, que préférez-vous ?
▶ FODMAP : disaccharides.

LES FRUITS SÉCHÉS : à éviter en grande quantité

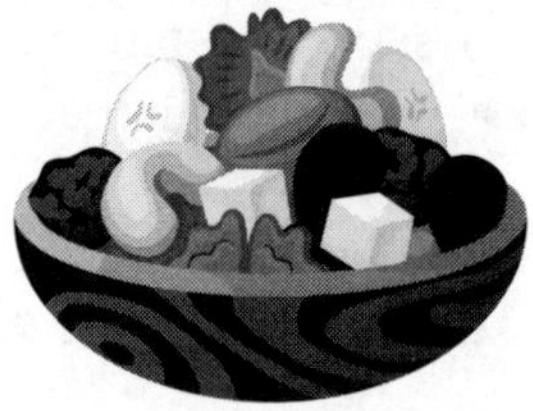

Les fruits séchés, ce sont des fruits… séchés. C'est-à-dire qu'ils ont été débarrassés de leur eau. Ils sont donc mathématiquement beaucoup plus concentrés en matières sèches que les fruits frais : vitamines, minéraux… mais aussi fibres et Fodmaps, comme le fructose. Jusque-là, c'est logique. Plus surprenant, la composition des fruits séchés diffère légèrement de celle des fruits frais : les premiers renferment des fructanes, pas les seconds. Cela signifie qu'au cours du séchage, de nouvelles molécules apparaissent tandis que d'autres disparaissent. Un abricot séché, ce n'est donc pas comme un abricot mais en plus concentré, c'est un autre aliment. Si vous les appréciez vraiment beaucoup, et c'est vrai qu'ils restent les champions du snack sain, contentez-vous d'une petite quantité (l'équivalent d'une grosse cuillère à soupe). Dans ces conditions, ils seront tolérés. Méfiez-vous quand même de ceux qui cumulent les Fodmaps, comme les pruneaux par exemple, à la fois riches en fibres, fructose et sorbitol. Les figues séchées, pas mieux : avec leur peau dure et leurs grains, elles vous en veulent. Quant aux délicieuses dattes Medjoul, c'est une véritable « blague de Fodmaps » : elles en contiennent une teneur exorbitante.
▶ FODMAP : monosaccharides.

LES HARICOTS, LENTILLES ET AUTRES LÉGUMES SECS : le « O » de « Fodmaps »

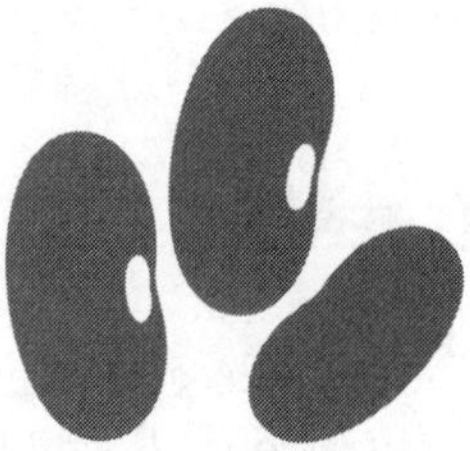

Sources de protéines végétales majeures, les légumes secs possèdent de solides atouts santé. Mais hélas, aussi, divers composants peu digestes. Cependant, avant de les éliminer totalement de votre alimentation si vous avez détecté leur potentiel « agressif » pour vous, essayez tout de même ceci :

- *Si vous les préparez vous-même,* faites-les tremper.
- *Si vous utilisez des conserves,* videz la boîte dans une passoire et rincez les légumes. Ne les faites jamais cuire directement dans leur jus en versant le tout dans la casserole.
- *Faites-les cuire davantage.* Voire cuire, recuire, gratiner…
- *Mangez-les en petite quantité.* Comme tous les aliments riches en Fodmaps, il est possible que vous tolériez très bien une cuillère à soupe de lentilles, mais pas deux. Testez, faites sur-mesure… et petit à petit, avec constance, peut-être (sans doute, même) arriverez-vous à manger davantage de lentilles sans conséquences.

Des lentilles (gentilles) aux pois (ingrats)

- ***Les lentilles*** (en toute petite quantité) sont théoriquement les légumes secs que vous devriez le mieux supporter, alors que les pois chiches et les haricots sont « les pires ». Malgré tout, les lentilles vertes ne passent pas ? Essayez la soupe de lentilles orange.
- ***Les haricots secs*** sont coriaces et provoquent de cruelles flatulences. Le principe est de les vider au maximum de leurs Fodmaps, la marche à suivre étant de les faire tremper **et** cuire dans plusieurs eaux. Ainsi (il faut être à la retraite ou en vacances) :
  - lavez-les ;
  - faites-les frémir 3 minutes dans une casserole avec de l'eau, puis laissez reposer 2 heures ;
  - videz l'eau, mettez de la nouvelle eau dans la casserole et repartez pour un trempage de 2 heures ; videz à nouveau puis nouvelle eau pour une trempette d'une nuit ;
  - rincez à nouveau plusieurs fois (ce n'est pas une blague), puis videz l'eau… et…
  - faites enfin cuire pendant 1 h 30 dans une nouvelle eau, bien sûr. Ouf !

  Ces consignes du ministère de l'Agriculture américain donnent plutôt envie de manger des carottes et des courgettes, mais à vous de voir.
- Quant ***aux pois chiches***, l'affaire est réellement désespérée. Déjà ce sont les plus indigestes des légumineuses, en raison notamment de leur peau épaisse, mais en plus ce sont aussi les plus concentrés en Fodmaps. Alors, si votre problème, ce sont les Fodmaps O, mieux vaut mettre les pois chiches sur le côté de votre assiette de couscous, et choisir du caviar d'aubergine à l'apéritif plutôt que du houmous.

▶ FODMAP : oligosaccharides.

LE LAIT, LES PRODUITS LAITIERS : le « D » de « Fodmaps »

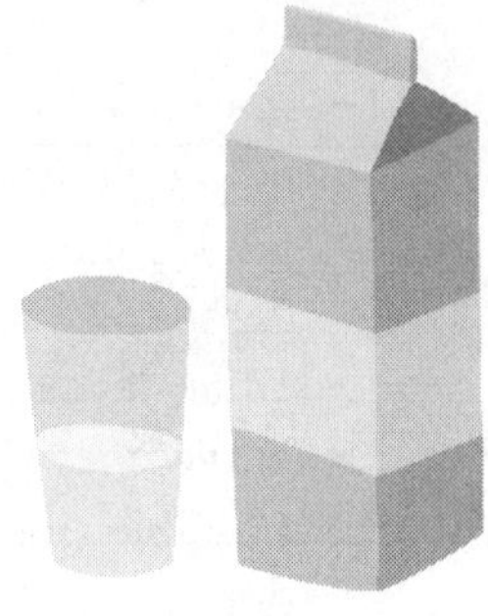

Le lait donne du fil digestif à retordre à bien des personnes. Il est tout à fait possible d'en tolérer une petite quantité, mais pas un produit laitier à chaque repas. Après, il y a produit laitier et produit laitier. Un yaourt, en quelque sorte prédigéré par les bactéries : oui. Un verre de lait, une crème dessert vanille, un fromage blanc, une crème glacée, un café au lait du matin (c'est pire s'il est accompagné d'un jus d'orange) : non. Toutes peuvent poser problème, qu'elles soient maison ou pas, bio ou pas !

▶ FODMAP : disaccharides.

LA MANGUE : riche en fructose, aïe !

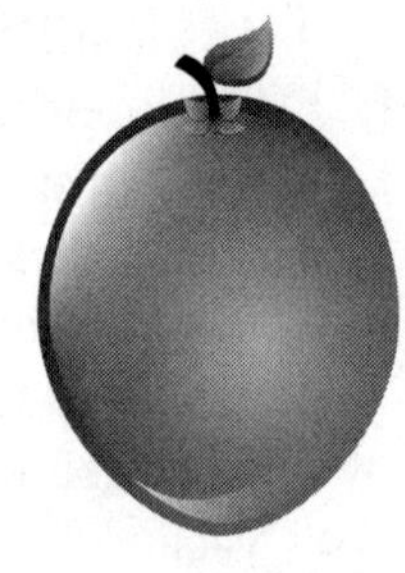

Une vie sans mangue, c'est triste. Mais peut-être inévitable pour vous. Essayez cependant diverses variétés : selon sa provenance, son état de mûrissement ou sa préparation, la mangue est acceptée (ou pas) par les intestins sensibles. Définitivement privé de mangue ? Remplacez-la par l'orange ou la mandarine (pour la couleur !), la papaye (pour le velouté).

▶ FODMAP : monosaccharides.

LE MIEL : le « M » de « Fodmaps »

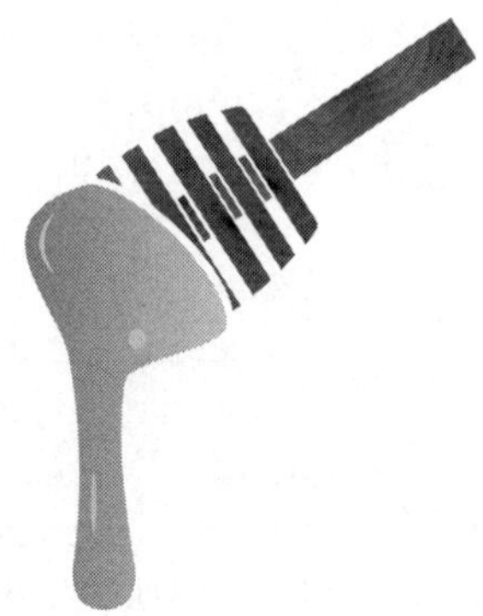

Le fructose ne peut être digéré correctement par nous tous qu'à condition d'être accompagné au minimum de la même quantité de glucose. Grosso modo, le miel contient 1/3 de fructose pour 1/3 de glucose, donc « ça passe ». Mais méfiez-vous quand même car de nombreuses personnes le digèrent mal. Attention spécialement à ceux particulièrement riches en fructose, comme celui d'acacia (40 %, contre 28 % de glucose). L'astuce : choisissez un miel cristallisé. Plus il est « dur », moins il renferme de fructose et plus il contient de glucose. Comme toujours, il y a des exceptions, par exemple le miel d'oranger est très riche en glucose, même s'il se présente volontiers sous forme très liquide !

▶ FODMAP : monosaccharides.

LA NECTARINE ET LA PÊCHE : c'est pire si elles sont peu mûres

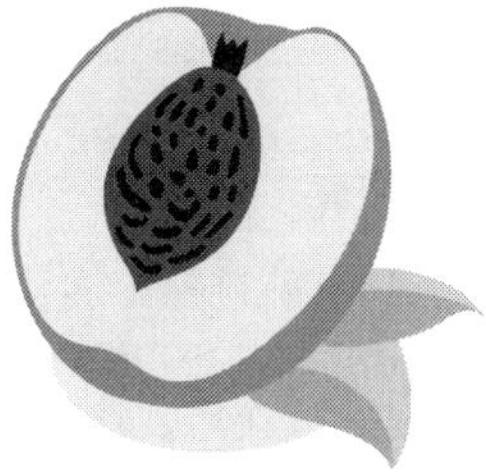

Ces délicieux fruits d'été peuvent se révéler moins digestes qu'il y paraît. Déjà, épluchez-les, car leur peau a beau être douce, c'est une barrière mécanique redoutable pour certains. Ensuite, évitez les pêches au sirop, qui cumulent les Fodmaps. Enfin, essayez-les pochées, une partie de leurs Fodmaps sera alors éliminée dans le jus. Et si même ainsi ça ne passe pas, il va falloir vous faire une raison…

▶ FODMAPS : polyols, fructose.

LA NOIX DE CAJOU : la noix la plus « Fodmapisée »

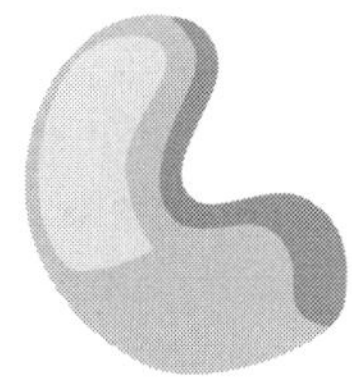

Parmi toutes les amandes et autres noix, celles de Cajou sont les « pires » sur un plan Fodmaps. Dommage, elles sont si bonnes… Mais mieux vaut vraiment s'en écarter puisque, de toute façon, si l'on vous suggère d'en consommer seulement 1 ou 2, vous n'y arriverez pas. L'amande, les graines de courge, les pignons (en petite quantité) passeront mieux.

▶ FODMAP : oligosaccharides.

L'OIGNON : surtout cru, oubliez !

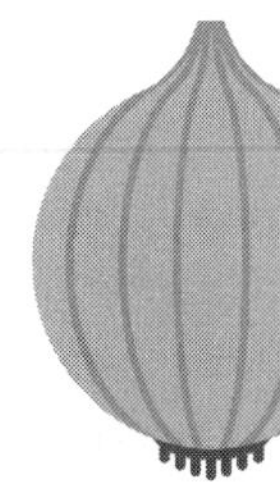

Comme l'ail et l'échalote, l'oignon n'est pas tendre avec les côlons hypersensibles. En poudre, ce n'est pas mieux. En revanche, certaines variétés, comme l'espagnole (gros oignon doux), sont moins fournies en fructanes. Si vous en dénichez, vous pouvez tenter une petite quantité.

▶ FODMAP : oligosaccharides.

L'ORGE : pas mieux que le blé (sur un plan Fodmaps)

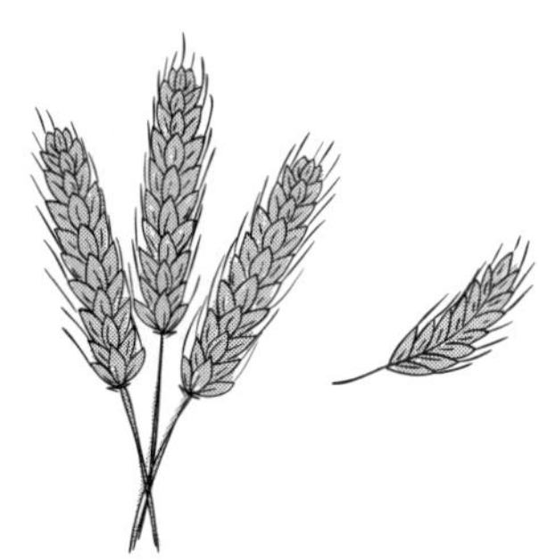

Si vous pensiez vous en tirer en délaissant le blé et en vous rabattant sur l'orge, désolé, mais ce n'est pas vraiment l'alternative idéale. Même en la faisant bien cuire, hélas… Orientez-vous plutôt vers le quinoa.

▶ FODMAP : oligosaccharides.

Une cuillère de beurre de cacahuète

La cacahuète est bien tolérée, vous pouvez en manger, raisonnablement s'entend. D'autant que, côté calories, c'est quand même vite un problème ! Mais une cuillerée de beurre de cacahuète de temps en temps, c'est sans problème.

LE PAIN : un peu, mais à la farine de petit épeautre et au levain

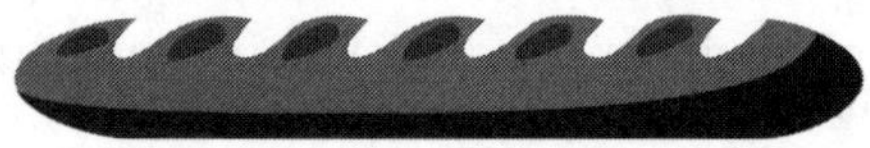

Il y a pain et pain. La baguette blanche, le pain de mie et tout pain « industriel » fait avec de la levure chimique (y compris chez le boulanger de quartier) sont déconseillés non seulement sur un plan Fodmaps, mais aussi sur un plan IG (index glycémique). En revanche, le pain complet, au levain, artisanal, à l'ancienne, c'est différent. D'abord, son IG diminue : il malmène moins la glycémie (taux de sucre sanguin). Ensuite, la fermentation lente, au levain, réduit la teneur en Fodmaps car le levain en consomme une partie – comme, dans le yaourt, les bactéries « mangent » une partie du lactose du lait pour le transformer en lait fermenté. Pendant le temps d'attente, il fermente, exactement comme dans votre intestin, sauf que là, c'est une bonne nouvelle !

Attention !

Méfiez-vous des pains sans gluten proposés en magasin, pas toujours délicieux et en plus, à l'IG souvent très élevé car ils sont préparés en grande partie avec de la farine de maïs/de riz. Mieux vaut une petite quantité de pain au levain, considéré alors comme « modéré en Fodmaps » en fonction du savoir-faire du boulanger (recette artisanale), de la farine utilisée (petit épeautre recommandé), etc.

Encore une fois, nous ne parlons pas ici des personnes cœliaques qui, elles, doivent totalement éviter le pain à la farine de blé et d'orge, de seigle, d'épeautre (grand et petit), de Kamut®, quelle que soit sa préparation.

Dans tous les cas, commandez votre pain bien cuit (la biscotte est plus digeste que le pain frais) et évitez de toute façon d'en manger à tous les repas. Vous trouverez désormais en grandes surfaces des biscottes sans gluten de grandes marques (et même de marques distributeurs, moins chères), et autres tartines croquantes au maïs et au riz (« pain des fleurs »). En boutique bio, pareil, des références « sans gluten » vous concernent : ces produits sont sans gluten, donc en fait sans blé, et c'est ce qui vous intéresse. Goûtez ! Idem en boutique diététique. Ces produits n'ont plus rien à voir avec ce que les enseignes vendaient il y a encore quelques années. Laissez-vous tenter, et observez comment vous réagissez sur un plan digestif. Et ne foncez pas tête baissée sur le pain à la farine de châtaigne puisque cette dernière est riche en Fodmaps.

▶ **FODMAP** : oligosaccharides.

LA PASTÈQUE : non aux grands verres de jus

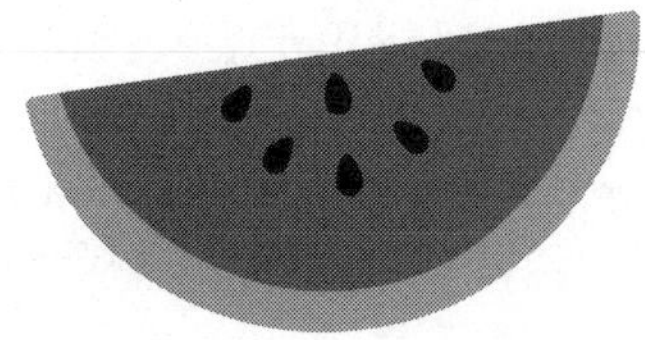

Aaaah ! le magnifique fruit de l'été que voilà. Certains grimperaient le mont-Blanc à genoux pour un verre de jus de pastèque bien frais. Ce serait une erreur s'ils sont intolérants aux Fodmaps. En revanche, une ou deux petites boules de pastèque dans une salade de fruits (par ailleurs sans Fodmaps) ne vous terrasseront pas, d'autant que ce fruit est tellement riche en eau qu'il ne concentre pas les molécules « à problème ». Mais pas trois, vous avez vu sa teneur en fructose ? Si vous l'avez oublié, retournez jeter un œil au tableau p. 168.

▶ **FODMAPS** : monosaccharides, polyols.

LES PÂTES : sans gluten et à l'huile d'olive, la bonne alternative

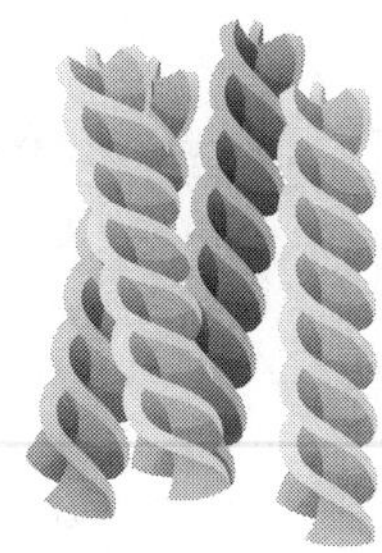

Même problème qu'avec le pain, les pâtes sont faites avec du blé. En tout cas, la plupart de celles que l'on trouve couramment en grandes surfaces. Essayez les pâtes sans gluten, comme les nouilles de riz et autres pâtes classiques (coquillettes, spaghettis…), confectionnées avec un mélange de farines sans blé. On en trouve désormais de délicieuses dans tous les circuits de distribution, même parmi les « grandes marques de pâtes normales ». Il suffit de chercher « sans gluten » sur la boîte/le paquet. Autre possibilité : les sobas, pâtes japonaises, 100 % sarrasin.

▶ **FODMAP** : oligosaccharides.

LA PISTACHE : pas par poignées à l'apéro

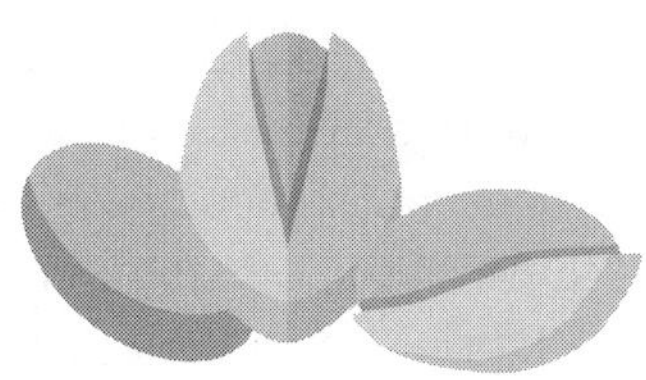

Avec la noix de cajou, la pistache est l'un des fruits oléagineux les moins digestes.

▶ **FODMAP** : oligosaccharides.

LA POIRE : fructose XXXL + sorbitol + peau épaisse = ça passe mal

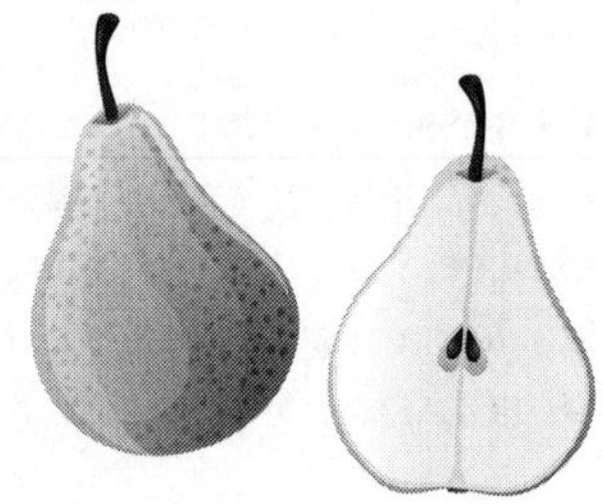

La poire peut être très indigeste, surtout les variétés d'hiver à peau épaisse. Dans tous les cas, épluchez-la, mais même alors, les Fodmaps présents dans sa chair (et dans son jus) sont à surveiller de très près. Même chose pour la variété japonaise nashi, délicieuse mais tout aussi fournie en Fodmaps.

▶ FODMAPS : monosaccharides, polyols.

LE POIREAU : fibres + soufre + Fodmaps = la combinaison perdante

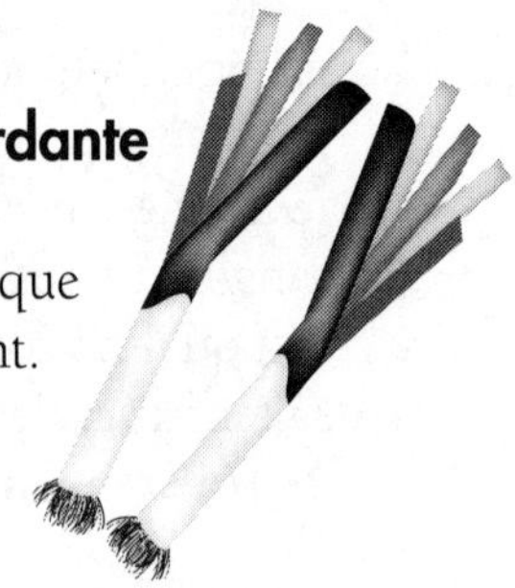

Le blanc concentre les Fodmaps, le vert, les fibres indigestes. Il risque d'être compliqué de s'en faire un ami, ou même de cohabiter sereinement.

▶ FODMAP : oligosaccharides.

Les produits tout préparés : attention aux additifs !

Mettons que vous ayez parfaitement intégré la liste des aliments Pauvres/Riches en Fodmaps. Mettons que vous soyez nul en cuisine, ou très paresseux, ou encore que vous n'ayez pas la possibilité, pour une raison ou une autre, de cuisiner vous-même ce que vous mangez. Nous ne répondons plus de rien. En effet, les produits tout prêts, principalement proposés dans les linéaires des grandes surfaces, sont tous susceptibles de renfermer des additifs, parfois de purs Fodmaps ! Et comme certains de ces produits contiennent une longue liste d'additifs (ce qui, déjà, augure mal de leur qualité nutritionnelle), vous pouvez être assuré de cumuler plusieurs Fodmaps différents. Passeport quasi garanti pour gonfler comme une baudruche. Alors même que vous pensiez avoir bien fait en choisissant cette innocente barquette de salade de carottes râpées (pas innocente du tout en réalité). Là, la mauvaise réaction consiste à éliminer les carottes de votre alimentation. Or, les pauvres n'y sont vraiment pour rien, nous maintenons qu'elles sont faibles en Fodmaps. Mais si elles baignent dans une sauce contenant des fibres spéciales et des polyols, par exemple, l'ange se transforme en petit démon pour vos entrailles.

▶ FODMAPS : tous (potentiellement).

Que faire ? Remplacez votre barquette industrielle par des carottes râpées maison. Comme 100 % de vos aliments. Questions « produits industriels », seuls sont permis les produits 100 % naturels non préparés, comme les haricots verts (NATURE) ou les pavés de cabillaud (NATURE) surgelés ou éventuellement en boîte (à condition de rincer le contenu d'une boîte avant de l'avaler). Voir « Additifs : attention aux Fodmaps ! » (p. 172). Et réorganisez vos priorités pour dégager un peu de temps afin de vous nourrir correctement. Il n'y a aucune autre solution.

LES POIS – petit pois, pois, mange-tout : l'usine à gaz !

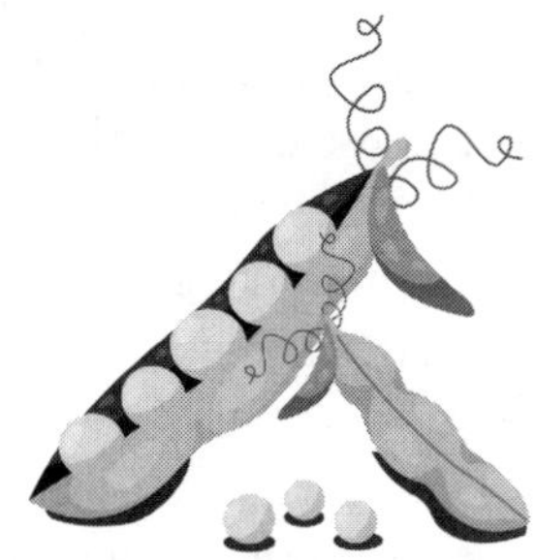

Petits pois et gros « peas » partagent un point commun : ils contiennent des Fodmaps et une petite peau autour pas toujours bien tolérée. En optant pour les pois cassés, vous éliminez le problème de la peau, mais pas celui des Fodmaps. Une possibilité : choisir des petits pois en boîte, plutôt plus digestes car : 1) ramollis par le trempage et 2) ayant perdu une partie de leurs oligosaccharides dans la boîte. À condition évidemment de bien les rincer et de ne pas verser la totalité du contenu de la boîte dans la casserole…

▶ FODMAP : oligosaccharides.

LE POIVRON VERT : préférez les rouges ou les jaunes !

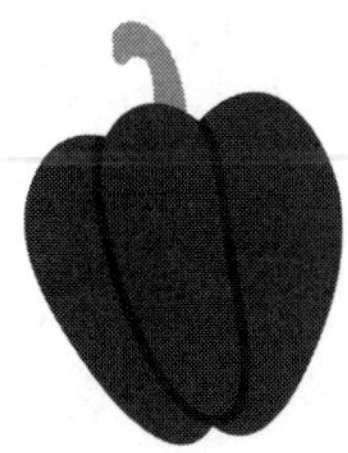

Comme nous l'expliquons p. 90, et exactement comme pour la banane, un poivron pas mûr, donc vert, se digère mal, tandis que les poivrons rouges et jaunes passent comme des lettres à la poste, s'ils sont épluchés notamment.

▶ FODMAPS : polyols, fructose.

LA POMME : du paradis à l'enfer

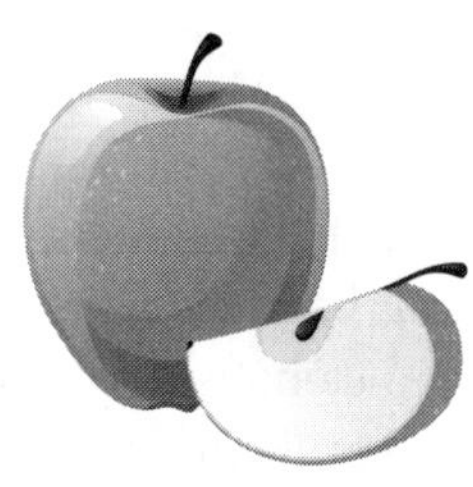

Quel grand malheur ! La pomme, la mignonne pomme, serait responsable de troubles digestifs ? Hélas, chez certains, oui. Avant de tourner le dos au fruit de paradis, laissez-vous quand même tenter par quelques aménagements. Par exemple, la pomme cuite à la vapeur : une partie de ses Fodmaps se noie dans l'eau du cuit-vapeur, cela peut suffire à la rendre quasi innocente. Vous pouvez aussi tenter de croquer dans un tout petit quartier de rien du tout, il devrait passer ni vu ni connu. Mais pas plus ! Souvent, curieusement, la compote de pommes passe très bien, alors que sous cette forme, nous avons tendance à consommer davantage de fruit… mais si c'est votre cas, évidemment, tant mieux. Tout bloque ? N'insistez pas.

Quant au jus de pomme, oubliez-le tout simplement. Il provoque d'ailleurs des diarrhées chez près de 20 % des très jeunes enfants (moins de 4 ans), suivi de près par les jus de raisin ou de poire. Ces jus sont les plus riches en Fodmaps, notamment en fructose et en sorbitol. Pensez-y si votre bébé ou votre tout-petit, à qui vous donnez des petites briques de jus à l'heure du goûter, se tortille de douleurs sous l'effet des spasmes intestinaux, ou souffre de diarrhées juste après le « quatre heures ». Ce n'est peut-être pas la fatigue, ni l'énervement, contrairement à ce que croient souvent les parents, mais… les Fodmaps. Remplacez-le par du jus d'orange ou une orange. Ce fruit ne contient pas du tout de sorbitol, et très peu de fructose.
▶ FODMAPS : monosaccharides (fructose), polyols (sorbitol).

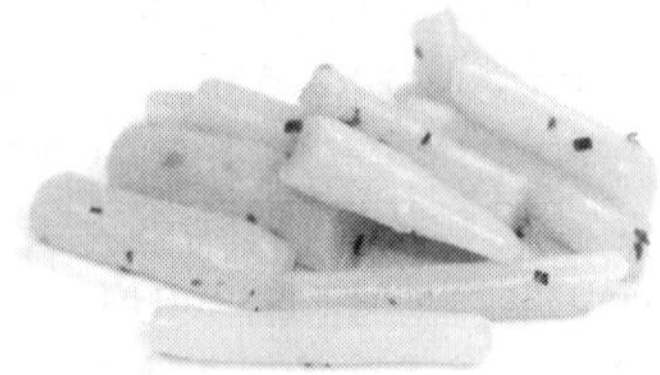

LES PRUNES : quetsches, mirabelles, reines-claudes… #ouimaisnon

Il y a prune et prune, certaines sont plus coriaces que d'autres. Toutes sans exception renferment une quantité non négligeable de Fodmaps. Quelques mirabelles pourront éventuellement passer, mais méfiez-vous des quetsches ou des reines-claudes « à peau dure », qui cumulent fibres, peau indigeste et Fodmaps, ça fait beaucoup…
▶ FODMAPS : polyols, fructose.

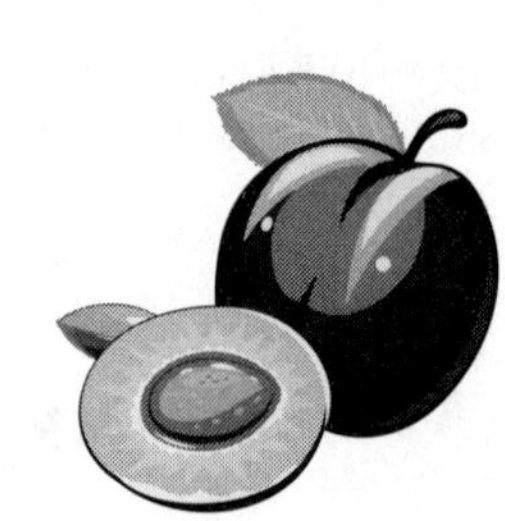

LE SALSIFIS : ne cherchez pas les ennuis

Le salsifis est un mal-aimé de la cuisine. Peut-être parce qu'il est pénible à éplucher. Du coup, on le trouve surtout en conserve et là, honnêtement, c'est difficile à avaler. Pourtant il renferme une belle quantité de fibres anticonstipation et bonnes pour le métabolisme, ainsi que de prébiotiques, l'engrais à flore intestinale. Hélas, ce sont précisément ces deux atouts qui causent sa perte dans le Régime Fodmaps.
▶ FODMAP : oligosaccharides (inuline).

LE SIROP DE GLUCOSE-FRUCTOSE : le pire sucre industriel (et il y en a partout !)

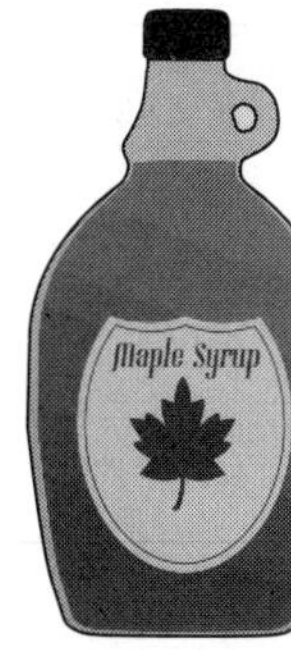

Ce sirop purement industriel, obtenu de façon peu naturelle, est vraiment un composé à éviter. Il est ajouté par les industriels dans un nombre incroyable de produits, salés ou sucrés. Leur point commun : tous sont de médiocre qualité. Ainsi, des biscuits industriels respectant la recette originale seront faits avec du sucre, les « mêmes » en version « basse qualité » seront faits avec du sirop de glucose-fructose, moins cher. Évitez tous les produits industriels qui en contiennent. Non seulement à cause des Fodmaps mais aussi simplement parce que vous avez affaire à un produit médiocre, qui renferme certainement d'autres composés douteux pour la santé et pour la digestion.

▶ **FODMAP** : monosaccharides.

LE SUCRE BLANC OU ROUX : sucre de table, en poudre ou en morceaux, avec (grande) modération

Le sucre que l'on utilise habituellement à la maison s'appelle, en jargon scientifique, du saccharose. Et le saccharose est constitué de 1 molécule de glucose pour 1 molécule de fructose. Sur un plan « ratio », l'équilibre est respecté. Mais cela ne l'empêche pas d'apporter du fructose, donc. Si ce dernier est votre bête noire sur un plan digestif, le sucre ne vous convient pas, en tout cas en grande quantité. Cela dit, dans tous les cas, mieux vaut éviter de consommer tout sucre (y compris « naturel » comme le miel) en grande quantité, pour des raisons de glycémie, de surpoids, de métabolisme, de caries, de fluctuations de l'humeur, de fringales… Quoi qu'il en soit, une petite cuillère de sucre le matin et une autre le soir ne poseront pas de problème, mais évitez d'aller au-delà. Et si vous cherchez à le remplacer par un « meilleur sucre naturel », pourquoi pas le sirop d'érable en petite quantité ? En tout cas pas du sirop d'agave, trop riche en fructose. Rappel : on peut très bien se « passer » de sucre au quotidien. Pourquoi vouloir en mettre sur les fraises, dans la compote, le thé ? Consommez tout cela nature !

▶ **FODMAP** : monosaccharides.

Et les faux sucres, c'est mieux ?

Non, c'est pire ! Les « faux sucres » n'ont rien à faire dans une « vraie alimentation ». Surtout chez les intolérants aux Fodmaps ! Les confiseries dites « sans sucre » et les produits diététiques destinés aux diabétiques, sont généralement des mines de Fodmaps. L'aliment le pire est probablement le soda sans sucre. Quant aux faux sucres autres que les Fodmaps, comme l'aspartam ou la stévia, ils ne sont pas forcément plus recommandables pour différentes raisons, même si on les pare d'une aura « naturelle » dont ils sont pourtant bien loin. Eux aussi peuvent provoquer des troubles digestifs, même si ces derniers sont d'une autre nature.

LE TOPINAMBOUR : c'est la guerre !

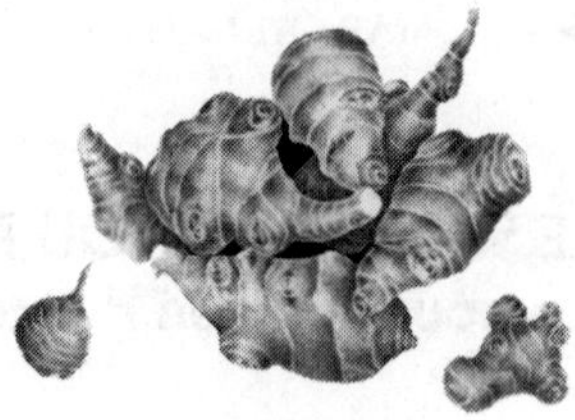

Le recordman absolu de teneur en fructanes ! 100 petits grammes de topinambours en apportent plus de 30 grammes, carrément ! D'accord, nous n'en consommons pas couramment comme légume d'accompagnement. En revanche, en hiver, les délicieuses soupes de topinambours sont à nouveau très prisées depuis quelques années. Et là, on en avale facilement 200 grammes. La chute peut être rude !

▶ FODMAP : oligosaccharides (fructanes).

Sportifs : comment les Fodmaps peuvent vous ruiner un entraînement (ou une compétition)

Le sportif, professionnel ou amateur mais s'entraînant régulièrement et assez intensément, connaît presque toujours des troubles digestifs. Parfois très invalidants, au point de menacer une carrière de sport de haut niveau. Ce phénomène est lié au fait que pendant le sport, une grosse quantité de sang est dirigée vers les muscles et utilisée pour accomplir l'effort sportif (poumons, cerveau...). Ce sang n'est donc plus disponible pour le travail digestif. Il s'ensuit des problèmes de côlon (douleurs, ballonnements, diarrhées) et une hypersensibilité à plein de choses qui, habituellement, « passaient pourtant bien ». Catastrophe si on

→

en rajoute une couche en bourrant le pauvre sportif de pâtes sous prétexte que « ce sont des sucres lents » (les pasta party se croisent encore dans certaines cantines !), ou en produits laitiers « pour le calcium et les protéines ». Autrement dit, en aliments riches en Fodmaps particulièrement indigestes.

Pasta party & sodas : vous partez avec un handicap !

Aussi, il est extrêmement fréquent que pendant, ou juste après, une longue série d'entraînements, les athlètes doivent déclarer forfait pour cause de « dérangement intestinal ». C'est rageant, surtout quand on s'est préparé pendant des mois voire des années à une compétition… et le jour J, pas moyen de se glisser dans la piscine pour aller nager, ou de chausser ses skis pour briller au slalom géant. Tout cela à cause d'un intestin devenu irritable, ne serait-ce que temporairement, à cause d'un régime alimentaire inadapté lors de l'activité physique. Comment faire ? La réponse, vous la connaissez déjà bien sûr : le Régime Fodmaps ! Ne serait-ce qu'en remplaçant les pâtes par le riz (basmati si possible) et les produits laitiers par des compotes, du riz au lait d'amande ou des « yaourts » au lait végétal, transformation garantie ! Une nouvelle vie, jalonnée de médailles et trophées, s'offre à vous !

Pour certains athlètes, en parallèle, une supplémentation avec des compléments alimentaires très spécifiques – visant à soutenir la barrière digestive – et à décider avec votre coach ou votre médecin en fonction de vos propres besoins, peut aussi faire la différence. Il s'agit, toujours, d'aider à mieux digérer et à mieux récupérer (moins de blessures, une récupération plus rapide…). Ce n'est pas pour rien que certains sportifs se sont mis au « sans gluten », comme les tennismen Tsonga ou Djokovic et qu'ils affirment avoir plus de puissance : s'ils essayaient le « sans Fodmaps », à mon avis, cela marcherait au moins aussi bien. Et, par pitié, arrêtez de consommer du soda, avec ou sans sucre, que de verres de Coca, Fanta, Orangina… qui n'ont vraiment rien à faire sur le plateau d'un athlète !

LA SOLUTION : VOTRE PROGRAMME SANS FODMAPS

Si vous ballonnez, avez mal au ventre après chaque repas, souffrez de gaz, pets, ou gardez un « petit bedon » malgré une activité physique suffisante et une alimentation équilibrée, le régime Fodmaps pourrait vous soulager de façon spectaculaire.

LES 4 FAMILLES DE FODMAPS	PRINCIPAUX ALIMENTS QUI EN CONTIENNENT
Famille « oligosaccharides »	Certains légumes, légumes secs et céréales. = Ail, artichaut, asperge, banane peu mûre, blé, chou, pissenlit, topinambour…
Famille « disaccharides »	Le lait et les produits laitiers. = Lait, yaourt, fromages blanc et frais.
Famille « monosaccharides »	Certains fruits. = Cerise, litchi, mangue, pêche, poire, pomme, prune, fruits séchés…
Famille polyols (sorbitol, mannitol, xylitol…)	Confiseries dites « sans sucre » et produits diététiques « allégés en sucre » (ex : confitures pour diabétiques).

SANS FODMAPS

Votre programme 1 semaine sans Fodmaps

Votre liste de courses pour la semaine

Tous nos menus sont conçus pour 1 personne.

RAYON ÉPICERIE

- ❑ Lait sans lactose
- ❑ Œufs bio
- ❑ Polenta
- ❑ Sachet de noix de coco râpée
- ❑ Tablettes de 100 grammes de chocolat noir à 70 % voire plus

MAGASIN BIO

- ❑ Coulis de fruits rouges sans sucre ajouté
- ❑ Crème de soja à cuisiner (3 petites briquettes de 20 ou 25 cl)
- ❑ Flakes de sarrasin sans sucre ajouté
- ❑ Flocons de riz
- ❑ Millet
- ❑ Nouilles sobas (attention à bien les choisir 100 % sarrasin et non en mélange avec du blé)
- ❑ Pâtes sans gluten
- ❑ Purée d'amandes
- ❑ Sarrasin
- ❑ Tartines au sarrasin (Pain des fleurs)

RAYON FRUITS

- ❑ Ananas
- ❑ Bananes
- ❑ Clémentines
- ❑ Kiwis
- ❑ Oranges
- ❑ Pamplemousses
- ❑ Papaye

RAYON LÉGUMES

- ❑ Carottes
- ❑ Concombre
- ❑ Endives
- ❑ Germes de soja frais
- ❑ Poivrons rouges
- ❑ Pommes de terre
- ❑ Radis roses
- ❑ Tomates

RAYON FRAIS

- ❑ Aiguillettes de canard
- ❑ Blanc de poulet
- ❑ Cuisse de poulet
- ❑ Escalopes de dinde
- ❑ Pavé de bœuf
- ❑ Mâche
- ❑ Jambon blanc dégraissé
- ❑ Yaourt sans lactose ou de soja

RAYON SURGELÉS

- ❑ Crevettes décortiquées
- ❑ Framboises
- ❑ Fruits rouges surgelés
- ❑ Moules décortiquées
- ❑ Myrtilles
- ❑ Pavé de cabillaud
- ❑ Pavé de saumon
- ❑ Potage de potiron, non assaisonné
- ❑ Purée de patate douce non assaisonnée

CHEZ LE BOULANGER

- ❑ Pain 100 % épeautre

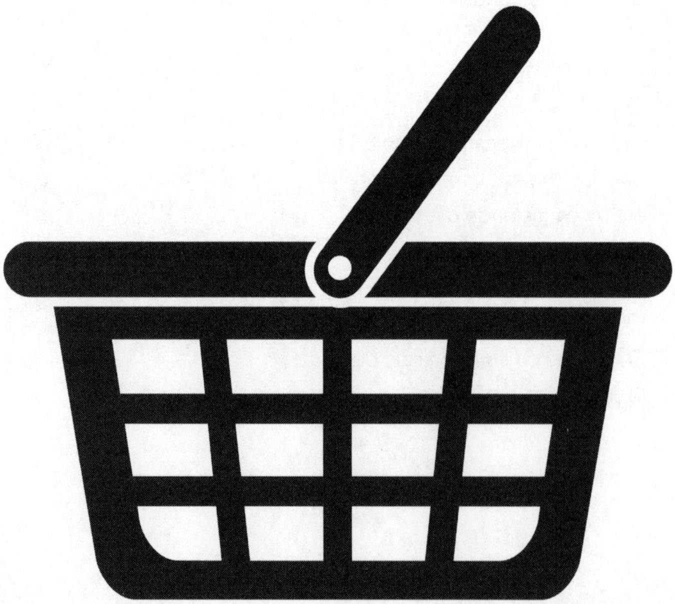

JOUR 1

PETIT-DÉJEUNER

- Thé ou café ou infusion nature, sans sucre ni lait
- Milk-shake « low fodmaps »

Pelez 1 banane bien mûre et mettez-la dans le bol d'un mixeur. Mixez finement avec 1 verre de lait de vache sans lactose et des flocons de riz. Servez dans un grand verre et parsemez de cannelle.

1 heure avant de déjeuner ou la veille

Faites décongeler l'équivalent d'un ramequin de myrtilles.

DÉJEUNER

- Salade de tomates au basilic
- Pavé de bœuf, purée de pommes de terre
- 1 ramequin de myrtilles

Coupez 2 tomates et assaisonnez-les avec 1 c. à c. d'huile d'olive, un trait de vinaigre de vin et un peu de basilic ciselé.

Faites griller le pavé de bœuf à la poêle, plus ou moins selon la cuisson souhaitée, et servez avec une purée de pommes de terre réalisée avec 2 pommes de terre cuites à l'eau, écrasées à la fourchette avec un peu de crème de soja, une pincée de muscade et juste ce qu'il faut d'eau de cuisson pour obtenir une consistance idéale.

PAUSE TISANE

Rien de tel qu'une infusion en fin de repas pour stimuler la digestion. Les infusions de menthe, de verveine, de mélisse sont tout indiquées dans un régime Fodmaps car elles aident à digérer plus vite et plus facilement. Bien sûr, on évite d'y ajouter du miel ou du sucre. Mais rien n'empêche de croquer en même temps un carré de chocolat noir, à condition qu'il affiche 70 % de cacao ou plus.

COLLATION (FACULTATIF, UNIQUEMENT EN CAS DE FAIM)

- 1 thé ou 1 infusion non sucrée
- 1 orange
- 1 carré de chocolat noir

DÎNER

- ½ pamplemousse
- Pilaf de millet aux crevettes*
- Yaourt (sans lactose ou au soja) croquant

Conservez la moitié du pamplemousse pour le dîner de demain soir, retournée sur une assiette au réfrigérateur.

Faites dorer 1 c. à c. d'amandes effilées dans une poêle antiadhésive, servez sur le yaourt sans lactose ou au soja avec quelques pincées de cannelle.

C'est la Recette

PILAF DE MILLET AUX CREVETTES

Chauffez 2 c. à s. d'huile d'olive dans une poêle avec 1 c. à c. de gingembre frais râpé. Ajoutez du millet, laissez dorer 3 minutes en remuant. Versez 2 fois le volume d'eau du millet et faites cuire 35 minutes. Pendant ce temps, faites décongeler 100 grammes de crevettes décortiquées surgelées. Égouttez-les puis ajoutez-les en fin de cuisson dans le millet. Incorporez un peu de crème de soja et de la ciboulette ciselée. Servez chaud.

Aïe mon ventre !

Une douleur abdominale après le repas, ou dans la journée ? Massez-vous (ou mieux, allongez-vous et faites-vous masser le ventre). Vous décontracterez la zone forcément contractée, aiderez mécaniquement le bol alimentaire à progresser sur son chemin, et lutterez contre la constipation, facteur premier de ballonnements. Et un petit moment de détente ne fait jamais de mal, d'autant plus qu'on sait que le stress fait aussi gonfler. Choisissez une crème ou une huile au parfum apaisant, comme la vanille ou la lavande.

JOUR 2

PETIT-DÉJEUNER

- Thé ou café ou infusion nature, sans sucre ni lait
- 1 bol de lait de vache sans lactose
- Flakes de sarrasin sans sucre ajouté
- 1 ramequin de framboises

Au choix, mixez les framboises avec le lait et ajoutez un peu de cannelle pour obtenir un milk-shake épais, à garnir ensuite avec les flakes de sarrasin croustillants (en magasins bio). Ou mangez les framboises à part.

DÉJEUNER

- Concombre à la menthe ciselée
- Quinoa aux moules à l'espagnole*
- 2 clémentines

Pelez et épépinez 1 tronçon de concombre. Coupez-le en dés, ajoutez un peu de menthe ciselée et de la crème de soja. Poivrez et mélangez bien.

ON N'OUBLIE PAS DE MÂCHER

Dans notre bouche, la salive « enrobe » les aliments et des enzymes commencent à les digérer. Plus l'aliment arrive « entier » dans l'estomac, plus vous risquez inconfort et ballonnements. Évitez bien sûr de manger au lance-pierre, ou en marchant, ou en faisant autre chose… Même si votre pause-déjeuner est très courte, asseyez-vous tranquillement et mâchez à votre rythme. Plus le temps pour le dessert ? Tant pis, vous mangerez votre orange ou votre banane un peu plus tard dans l'après-midi lors d'une pause.

COLLATION (FACULTATIF, UNIQUEMENT EN CAS DE FAIM)

- 1 thé ou 1 infusion non sucrée
- 1 yaourt sans lactose ou de soja + 2 c. à c. de flocons de riz

DÎNER

- Pamplemousse en salade à l'aneth
- Aiguillettes de canard, pâtes sans gluten
- ½ papaye

Détachez les quartiers du pamplemousse restant d'hier, ajoutez 1 petite tomate coupée en dés et assaisonnez-les avec un peu d'huile d'olive et de l'aneth ciselé.

Poêlez 4 aiguillettes de canard dans une poêle avec un peu d'huile d'olive. Faites cuire des pâtes sans gluten à l'eau bouillante, en suivant les indications du paquet (surveillez-les bien, elles ont tendance à se déliter). Assaisonnez avec un trait d'huile d'olive et un peu de basilic.

Conservez la seconde moitié de papaye pour demain soir, au réfrigérateur, à l'abri d'un film étirable.

C'est la Recette

QUINOA AUX MOULES À L'ESPAGNOLE

Faites cuire du quinoa dans 1,5 fois son volume d'eau pendant 10 minutes puis laissez gonfler 5 minutes hors du feu. Épépinez et coupez en dés ½ poivron rouge, faites-le poêler dans 1 c. à s. d'huile d'olive avec un peu de poivre et de basilic. Ajoutez 100 grammes de moules décortiquées surgelées, chauffez 5 minutes sur feu vif le temps que le liquide soit évaporé, puis incorporez le quinoa égoutté.

JOUR 3

PETIT-DÉJEUNER

- Thé ou café ou infusion nature, sans sucre ni lait
- 1 bol de lait de vache sans lactose
- Tartines au sarrasin (Pain des fleurs, magasins bio)
- 1 banane bien mûre

L'idée gourmande du matin : pelez et écrasez la banane à la fourchette. Recouvrez vos tartines de sarrasin de purée de banane. Saupoudrez de cannelle et dégustez !

DÉJEUNER

- Salade de mâche
- Cuisse de poulet rôti, tomates à la provençale*
- Toast au chocolat noir*

Assaisonnez la mâche avec un peu d'huile d'olive et de vinaigre de vin.

C'est la Recette

CUISSE DE POULET RÔTI, TOMATES À LA PROVENÇALE

Coupez 2 tomates en deux horizontalement. Mettez les quatre moitiés, côté coupé vers le haut, dans un plat à four et poivrez. Parsemez d'herbes de Provence, versez 1 trait d'huile d'olive et enfournez 15 minutes à 210 °C (th. 7). Mettez la cuisse de poulet dans un plat à four et faites réchauffer en même temps.

C'est la Recette

TOAST AU CHOCOLAT NOIR

Déposez 2 carrés de chocolat noir sur 1 tranche de pain 100 % épeautre. Enfournez 5 minutes sous le gril du four (après avoir fait cuire les tomates) et laissez fondre le chocolat. Sortez, étalez le chocolat fondu et parsemez avec 1 c. à c. d'amandes effilées. Remettez au four 5 minutes le temps de faire dorer légèrement les amandes. Servez après avoir laissé la tartine tiédir légèrement.

COLLATION (FACULTATIF, UNIQUEMENT EN CAS DE FAIM)

- 1 thé ou 1 infusion non sucrée
- 1 petit ramequin de fruits rouges

DÎNER

- Carottes râpées
- Jambon blanc, purée de patates douces au curry
- ½ papaye

Râpez 1 belle carotte. Assaisonnez avec 1 c. à s. d'huile de noix et du jus de citron. Poivrez légèrement.

Faites décongeler des galets de purée de patates douces à la casserole. Ajoutez quelques pincées de curry et un tour de poivre Maniguette. Servez avec 2 tranches de jambon blanc dégraissé et allégé en sel.

En dessert, coupez la chair de la papaye en dés et mettez-les dans un ramequin. Parsemez de menthe ciselée et de jus de citron (ou de citron vert si vous aimez !).

VIVE LES ENZYMES

Vous avez systématiquement du mal à digérer, même après un repas très léger et digeste ? La bonne idée, c'est d'acheter des enzymes en pharmacie, sous forme de pastilles à sucer ou de gélules à avaler juste après les repas. Elles viendront pallier vos manques et vous permettront de mieux digérer. Demandez conseil à votre pharmacien.

JOUR 4

PETIT-DÉJEUNER

- Thé ou café ou infusion nature, sans sucre ni lait
- 1 bol de lait de vache sans lactose
- Tartines 100 % sarrasin légèrement beurrées
- 1 ramequin de myrtilles

Vous pouvez ajouter un peu de cannelle dans votre bol de lait, et un peu de cacao amer.

DÉJEUNER

- Salade de concombre
- Pavé de saumon en papillote au poivron rouge, quinoa*
- Banane au chocolat

Pelez et épépinez 1 tronçon de concombre. Assaisonnez avec un peu d'huile d'olive, de poivre et de jus de citron.
En dessert, pelez 1 banane et coupez-la en rondelles. Mettez-les dans un petit plat à four et râpez 1 carré de chocolat noir par-dessus (à l'aide d'un couteau économe ou d'une petite râpe). Parsemez de cannelle en glisser au four 5 minutes à 210 °C (th. 7).

C'est la Recette

PAVÉ DE SAUMON EN PAPILLOTE AU POIVRON ROUGE, QUINOA

Préchauffez le four à 210 °C (th. 7). Épépinez et émincez 1 poivron rouge. Posez 1 pavé de saumon sur une feuille de papier sulfurisé, ajoutez le poivron, 1 c. à c. d'huile d'olive, du jus de citron, du basilic ciselé, du sel et du poivre. Fermez la papillote et enfournez pour 15 à 20 minutes. Faites cuire du quinoa dans 1,5 fois son volume d'eau salée pendant 10 minutes puis laissez gonfler 5 minutes hors du feu. Servez avec la papillote.

COLLATION (FACULTATIF, UNIQUEMENT EN CAS DE FAIM)

- 1 thé ou 1 infusion non sucrée
- 1 orange
- 2 noix

DÎNER

- Radis, pain 100 % épeautre
- Sobas aux tomates fraîches et aux moules*
- Lait à la cannelle

En entrée, autorisez-vous un peu de beurre sur votre pain. Du beurre doux évidemment, pas du demi-sel.

Pâtes traditionnelles du Japon, les sobas sont composées à 100 % de sarrasin. On les trouve dans les épiceries japonaises, au rayon exotique de certaines grandes surfaces et en magasins bio. Attention, certaines sont faites de sarrasin mais aussi de blé. Regardez bien les étiquettes.

En dessert, chauffez légèrement 1 verre de lait sans lactose avec 6 amandes et ajoutez une pincée de cannelle. Accompagnez d'un carré de chocolat noir.

C'est la Recette

SOBAS AUX TOMATES FRAÎCHES ET AUX MOULES

Faites cuire des sobas à l'eau bouillante, selon les indications de temps données sur l'emballage. Égouttez. Faites décongeler 100 grammes de moules décortiquées surgelées dans une petite casserole, égouttez. Coupez 1 petite tomate en petits dés. Ajoutez les moules et la tomate dans la casserole des sobas égouttées, poivrez légèrement et parsemez de ciboulette au moment de servir.

JOUR 5

PETIT-DÉJEUNER

- Thé ou café ou infusion nature, sans sucre ni lait
- Porridge de riz
- 1 clémentine

Faites cuire 40 grammes de flocons de riz dans 25 cl de lait sans lactose. Ajoutez quelques pincées de cannelle et servez tiède.

DÉJEUNER

- Salade d'endive
- Escalope de dinde poêlée, pâtes sans gluten
- Compote d'ananas coco*

Émincez très finement 1 petite endive. Assaisonnez avec un peu de jus de citron et un trait d'huile d'olive. Parsemez de ciboulette ciselée et poivrez au poivre Maniguette. Faites cuire des pâtes sans gluten selon les indications de l'emballage. Poêlez 1 escalope de dinde dans un peu d'huile d'olive. Servez avec les pâtes et un peu de basilic ciselé.

C'est la Recette

COMPOTE D'ANANAS COCO

Éliminez la peau et le cœur dur de ¼ d'ananas. Coupez la chair en dés et mettez-les dans une casserole avec les grains de 1/8e de gousse de vanille. Laissez cuire 15 minutes. À part, délayez 1 c. à c. de Maïzena dans un peu d'eau et versez dans la casserole en mélangeant, ainsi que 1 c. à c. de coco râpée. Laissez épaissir 5 minutes en remuant puis servez dans un ramequin.

COLLATION (FACULTATIF, UNIQUEMENT EN CAS DE FAIM)

- 1 thé ou 1 infusion non sucrée
- 10 amandes
- 1 tranche de pain 100 % épeautre

Ce soir, on prend l'apéro !

Pour un apéro « low fodmaps » exemplaire, optez pour une eau infusée, des bâtonnets de crudités (carotte, concombre, céleri…) et quelques oléagineux à croquer : des pistaches à décortiquer, des amandes, des noix de cajou (non salées bien sûr). Bien entendu, pas de biscuits au fromage, feuilletés surgelés ou autres gressins.

DÎNER

- Salade de mâche
- Œufs brouillés à l'aneth, sarrasin*
- 2 clémentines

Assaisonnez la mâche avec 1 c. à s. d'huile de noix et du vinaigre de vin.
Plongez du sarrasin dans 2 fois son volume d'eau et portez à ébullition : faites cuire 12 minutes à partir du frémissement puis égouttez. Cassez 2 œufs dans un bol, battez-les en omelette avec 4 c. à s. de crème de soja et un peu de poivre. Versez-les dans une casserole et chauffez en remuant avec une cuillère. Quand ils commencent à prendre, ôtez du feu et ajoutez 1 c. à c. d'aneth ciselé. Servez avec le sarrasin.

Repérez vos ennemis

Parmi les aliments qui vous veulent certainement le plus de mal, figurent en tête de liste les confiseries et les produits allégés au sorbitol (un polyol), surtout les chewing-gums dragéifiés « sans sucre ». Ils concentrent une quantité ahurissante de Fodmaps, et de la pire espèce en plus (sur un plan digestif). Viennent ensuite les choux, les sodas et boissons gazeuses, les haricots secs, les produits laitiers frais (lait, fromage blanc, crème fraîche, yaourt dans une moindre mesure), le pain, les topinambours, les crudités et les fruits crus. Et vous, dans cette liste, à quel(s) aliment(s) êtes-vous le plus réceptif ? Écoutez votre corps, repérez les indésirables, et blacklistez-les de vos menus !

JOUR 6

PETIT-DÉJEUNER

- Thé ou café ou infusion nature, sans sucre ni lait
- 1 bol de lait de vache sans lactose
- Flocons d'avoine
- Ramequin de framboises

Deux options pour les framboises si vous utilisez des fruits surgelés : vous pouvez les mixer, encore surgelées, avec le bol de lait de façon à obtenir un milk-shake trop bon. Vous pouvez aussi les faire décongeler en quelques minutes à la casserole et les déguster tièdes.

DÉJEUNER

- ½ pamplemousse
- Wok de dinde aux germes de soja*
- Ananas à la menthe

Détachez les quartiers de ½ pamplemousse (conservez le reste pour demain, à l'abri d'un film étirable au réfrigérateur).

En dessert, éliminez l'écorce et le cœur dur de ¼ d'ananas, coupez la chair en dés et mettez-les dans un ramequin. Ajoutez 1 c. à c. de menthe ciselée et mélangez.

Déjeuner en famille

Vous déjeunez au restaurant, vous êtes invité à l'extérieur ? Si l'envie vous prend, vous pouvez vous offrir un petit plateau de fruits de mer, ou une portion de bigorneaux, ou encore ½ crabe. Riches en protéines et en minéraux dont l'organisme raffole (magnésium, sélénium, zinc…), ils ne doivent pas, en revanche, être accompagnés de beurre salé, mayonnaise et autre petit verre de blanc.

La balade des gens heureux

Sortir marcher après le repas, on y pense plus facilement le week-end, après avoir fait la vaisselle en papotant. Mais vous pouvez aussi prendre ce réflexe en semaine, après avoir déjeuné à la cantine du bureau ou après un déjeuner seul chez vous. Une petite marche, ne serait-ce qu'un quart d'heure, aide fortement à digérer puisque la marche agit comme un massage léger des organes digestifs. Pensez-y même après le dîner !

COLLATION (FACULTATIF, UNIQUEMENT EN CAS DE FAIM)

- 1 thé ou 1 infusion non sucrée
- 1 banane
- 1 carré de chocolat noir

DÎNER

- Salade d'endive
- Cabillaud à la tomate, polenta
- Carpaccio d'orange à l'eau de fleur d'oranger

Émincez très finement 1 petite endive. Assaisonnez avec un peu de jus de citron et un filet d'huile d'olive. Parsemez de ciboulette ciselée et poivrez au poivre Maniguette.
Faites cuire 1 petit pavé de cabillaud à la vapeur pendant 10 minutes. Préparez de la polenta selon les indications du paquet et servez avec le cabillaud recouvert de 1 tomate coupée en petits dés mélangés avec 1 c. à s. d'huile d'olive.
Pelez 1 orange à vif, coupez-la en tranches et présentez-les dans une assiette. Parsemez de 1 c. à c. d'amandes effilées préalablement dorées dans une poêle antiadhésive, et de quelques gouttes d'eau de fleur d'oranger.

C'est la Recette

WOK DE DINDE AUX GERMES DE SOJA

Coupez 1 petite escalope de dinde en lanières. Chauffez 1 c. à s. d'huile d'olive dans une poêle, faites-y dorer les lanières de dinde pendant 10 minutes puis ajoutez 1 c. à c. de gingembre frais râpé, 1 poignée de germes de soja frais, ¼ de poivron rouge taillé en lanières. Poivrez et laissez cuire encore 10 minutes. Servez parsemé de coriandre ciselée.

JOUR 7

PETIT-DÉJEUNER

- Thé ou café ou infusion nature, sans sucre ni lait
- 1 bol de lait de vache sans lactose
- Tartines craquantes 100 % sarrasin, purée d'amandes
- 1 kiwi

Pelez le kiwi et coupez-le en tranches. Présentez sur une assiette et ajoutez un peu de coulis de fruits rouges : tout de suite carrément plus joli !

DÉJEUNER EN FAMILLE

Vous avez l'habitude de déjeuner en famille le dimanche ? Façon entrée, plat, vin, fromage, dessert, café et petit chocolat qui va bien ? Attention, les gros repas sont un calvaire pour le système digestif, et vous risquez très certainement douleurs digestives, lourdeurs et ballonnements. Si vous invitez, choisissez des recettes faciles à digérer (poisson ou viande maigre et légumes plutôt qu'entrecôte-frites ; salade de fruits plutôt que tarte poire-amande…) et ne vous resservez pas systématiquement. Choisissez un pain d'épeautre, et proposez une tisane de menthe à la fin du repas : tout le monde sera content.

DÉJEUNER

- Pamplemousse aux crevettes
- Truite aux amandes, riz basmati
- Mousse au chocolat Low Fodmaps*

Détachez les segments du reste de pamplemousse. Faites décongeler 4 crevettes, quelques minutes à la casserole. Mettez-les dans un petit ramequin, assaisonnez avec du jus de citron, 1 c. à c. d'huile d'olive et un peu d'aneth. Ajoutez le pamplemousse et mélangez.

Faites cuire du riz basmati à l'eau bouillante salée. Pendant ce temps, disposez 1 truite préparée par le poissonnier dans un plat à four. Arrosez d'un trait d'huile d'olive, poivrez et ajoutez 2 c. à s. d'amandes effilées. Faites cuire 20 à 30 minutes (selon la taille du poisson, demandez à votre poissonnier ses conseils de temps de cuisson).

C'est la Recette

MOUSSE AU CHOCOLAT LOW FODMAPS (POUR 4 PERSONNES)

Faites fondre 100 grammes de chocolat à 70 % au bain-marie. Cassez 3 œufs en séparant les blancs des jaunes. Fouettez les blancs en neige très ferme. Hors du feu, ajoutez les jaunes au chocolat fondu tout en mélangeant vivement. Incorporez délicatement les blancs en neige, en remuant le mélange du bas du saladier vers le haut, comme pour recouvrir les blancs de chocolat. Répartissez dans des 4 ramequins, et placez 3 heures minimum au réfrigérateur.

COLLATION (FACULTATIF, UNIQUEMENT EN CAS DE FAIM)

- 1 thé ou 1 infusion non sucrée
- 1 orange
- 1 carré de chocolat noir

DÎNER

- Velouté de potiron
- Poulet à la provençale, tagliatelles sans gluten*
- Yaourt sans lactose ou au soja aux myrtilles

Faites décongeler des galets de soupe de potiron à la casserole. Parsemez de ciboulette ciselée et d'un tour de poivre Maniguette.

Faites décongeler l'équivalent d'un ramequin de myrtilles quelques minutes dans une petite casserole. Laissez tiédir et servez sur un yaourt sans lactose au soja.

C'est la Recette

POULET À LA PROVENÇALE, TAGLIATELLES SANS GLUTEN

Chauffez 1 c. à s. d'huile d'olive dans une poêle. Faites dorer 1 blanc de poulet des deux côtés, 15 minutes environ, en le retournant en cours de cuisson. Ajoutez le reste de poivron rouge pelé et coupé en lanières, puis 1 tomate également pelée et coupée en quartiers. Poivrez, ajoutez un peu d'origan et laissez mijoter 20 minutes. Pendant ce temps, faites cuire des tagliatelles sans gluten à l'eau bouillante, selon les indications de l'emballage. Égouttez et servez avec le poulet.

ET POUR SUIVRE LE PROTOCOLE COMPLET

Il y a un protocole précis en 7 phases. Au départ, éviction totale de tous les Fodmaps, puis réintroduction, famille par famille, semaine après semaine, afin d'identifier exactement ceux qui vous posent problème. Et de les éliminer. C'est un régime sur mesure, et c'est pour cela que ça marche : vous pouvez très bien être intolérant aux Fodmaps des produits laitiers, mais pas à ceux des fruits ! L'objectif : cesser d'avoir peur de manger (« Docteur, j'évite toutes les crudités, toutes les céréales, comme ça je suis à peu près tranquille. »), retrouver le plaisir de s'attabler et de ressortir de table sans mal au ventre ni gonflette.

Le protocole simplifié

Phase 1 du protocole (semaines 1 à 6*)	Éviction de tous les Fodmaps
Phase 2 du protocole (semaine 7)	Réintroduction des aliments riches en sorbitol
Phase 3 du protocole (semaine 8)	Réintroduction des aliments renfermant du mannitol
Phase 4 du protocole (semaine 9)	Réintroduction des aliments renfermant du lactose
Phase 5 du protocole (semaine 10)	Réintroduction des aliments renfermant des oligosaccharides, catégorie galactanes
Phase 6 du protocole (semaine 11)	Réintroduction des aliments renfermant des oligosaccharides, catégorie fructanes
Phase 7 du protocole (semaine 12)	Réintroduction des aliments renfermant du fructose

** En cas de douleurs digestives et de ballonnements rebelles, poursuivre cette phase jusqu'à 6 semaines préconisées. Sinon, passer à la phase 2 dès la semaine 2 ou 3.*

LES TROUBLES DE LA FLORE INTESTINALE

Au cours d'une vie, 60 tonnes d'aliments pénètrent dans notre corps et aboutissent dans notre système digestif. C'est évidemment une menace extrême et notre organisme doit être en permanence sur ses gardes pour déceler, dans ce magma, d'éventuels éléments indésirables susceptibles de présenter un danger pour notre santé, voire notre vie. Vu sous cet angle, notre intestin ne peut pas être le simple réceptacle que l'on imaginait encore récemment.

Les scientifiques ont donc cherché comment ce tube digestif nous protégeait du monde. Ils ont fait une incroyable découverte : nous possédons tous un « second cerveau », situé dans les intestins. Au cœur de notre corps, dans notre intimité la plus obscure, organisé en un écosystème extrêmement complexe, se niche le principal acteur de notre santé et de notre bien-être : la flore digestive.

LA GUERRE DES MONDES

La flore digestive, appelée « le microbiote » par les spécialistes, est constituée de milliards de bactéries qui abattent en permanence les 12 travaux d'Hercule dans l'ignorance, ou même le mépris les plus absolus de notre part.

Certaines d'entre elles sont « méchantes », d'autres « gentilles », et d'autres enfin, neutres. Pour diverses raisons telles que le stress, une alimentation inadaptée, un traitement antibiotique, la flore intestinale peut se désorganiser : les méchantes bactéries prennent le dessus sur les autres. Et, là, rien ne va plus. Fatigue, allergies, boutons... de multiples manifestations trahissent la violence de la guerre des mondes qui fait rage dans cet univers invisible et impitoyable. Et dans l'ombre, d'autres troubles plus graves peuvent se déclencher...

Pour remettre de l'ordre dans tout cela, une seule solution : choyer son microbiote (sa flore intestinale). En attendant des directives plus précises, qui viendront au fil des découvertes, commençons par mettre en œuvre ce que l'on sait déjà, entre autres :

1. *Consommer davantage de légumes, d'aliments riches en fibres* et surtout diversifier au maximum son alimentation et les contacts avec des « éléments extérieurs ». Car plus on rencontre de bactéries, plus notre flore est riche et mieux elle nous protège de tout un tas de maladies, y compris cardiaques !
2. *Si besoin, prendre des probiotiques.* Ces gentilles bactéries « en pharmacie » viennent au secours des nôtres pour rétablir l'équilibre interne. Sans elles, c'est le chaos.

Aucun médicament ne peut remplacer cette hygiène intestinale de base. Au contraire même, puisque les médicaments ont besoin d'une flore intestinale en bonne santé pour être actifs.

Les recherches sur le microbiote, la flore intestinale, les probiotiques… prennent de l'ampleur. Des centaines de scientifiques du monde entier travaillent sur ce sujet, de plus en plus considéré comme un véritable tournant dans le monde médical. Une révolution aussi importante que le fut, en son temps, l'invention des antibiotiques !

Par exemple, nous savions avec certitude que le microbiote est (fortement) impliqué dans les douleurs digestives, les allergies et l'autisme. Désormais, deux nouveaux immenses champs de recherches focalisent l'attention d'équipes de chercheurs :
1. *l'impact de notre microbiote sur notre humeur* et, même, notre tempérament ;
2. *l'impact du microbiote sur les maladies métaboliques* : surpoids, obésité, syndrome métabolique, diabète…

NOUS HÉBERGEONS D'ÉNORMES SYSTÈMES ORGANISÉS DE MICROBES

Notre corps héberge, partout, des microbes. Sur notre peau, dans nos cheveux, nos oreilles, nos intestins, notre bouche… rares sont les centimètres carrés qui n'en grouillent pas. Au total, 2 kg de microbes nous squattent, au point que, de plus en plus, cette théorie hallucinante devient sinon réelle et prouvée, en tout cas réaliste. Et forcément sujette à discussions et (vifs) débats entre scientifiques : et si nous n'étions que des « vaisseaux » à bactéries ? Justin Sonnenburg, microbiologiste à Stanford, parle carrément de « vaisseaux complexes optimisés pour la croissance et la multiplication de ses passagers microbiens ». Autrement dit, si, plutôt que d'être Monsieur Durand, vous étiez une sorte de propriété privée collective constituée de centaines de milliards de bactéries qui vous maintenaient en vie… pour leur propre survie à elles ? Certes, cela ressemble à de la science-fiction. Et pourtant… Ce qui est certain, c'est que notre santé résulte d'un équilibre communautaire microbien, et non d'un équilibre personnel de soi en tant qu'individu. C'est déjà dur à accepter ! Eh oui, où que vous soyez, vous n'êtes pas seul, vous êtes une communauté. Une fois le choc passé, les tenants et les aboutissants restent à définir, comprendre, prouver, ce qui ne se fera pas du jour au lendemain. Mais en attendant, vous avez drôlement intérêt à prendre soin de vos petits passagers clandestins car ce sont finalement vos propres intérêts que vous servez alors. Ou bien c'est l'inverse, on ne sait plus très bien…

15 000 PUBLICATIONS SCIENTIFIQUES

En 1993, 27 études avaient été menées sur les *probiotiques*, ces désormais célébrissimes bactéries amies. On compte aujourd'hui près de 15 000 publications répertoriées dans *PubMed/Medline* (dont 1 257 en 2013 contre 1 en 1973), site Internet aussi sérieux qu'exhaustif regroupant l'ensemble des publications médicales. Quant aux *prébiotiques*, ces super-fibres alimentaires ont, elles aussi, fait l'objet de plusieurs milliers de travaux, la majorité portant sur les fructanes et les FOS, dont nous vous parlerons en détail dans ces pages. Bref, prébiotiques et probiotiques occupent les chercheurs du monde entier, curieux de mieux comprendre les arcanes de cet incroyable univers situé au centre de notre corps. Avec ce livre, découvrez ce qu'ils ont à vous dire ! Et commençons par mieux connaître nos hôtes.

NOS AMIES LES BACTÉRIES…

Heureusement qu'elles ont la peau dure, parce que les hommes ne leur rendent pas la vie toujours douce. Elles ont l'avantage du nombre, de l'ancienneté, de l'adaptation, de l'intelligence, de la ruse, de la stratégie, aucune vie n'est possible sans elles, elles sont absolument essentielles à notre santé. Loin d'être nos ennemies, la plupart sont de vrais gardes du corps et si quelqu'un ou quelque chose peut sauver la planète, ce sont elles. Qui ? Les bactéries.

Nos relations chaotiques avec les bactéries reposent sur un énorme malentendu. Sous prétexte que certaines d'entre elles s'en prennent à notre santé, et même, hélas, nous tuent, nous nous sommes lancés depuis des décennies dans un grand « nettoyage » tous azimuts, traquant toutes les bactéries, cherchant à décimer le plus petit bacille, désinfectant surfaces, mains, peau, cheveux… Jetant le bébé avec l'eau du bain, nous avons mis dans un grand sac toutes les bactéries sans chercher plus loin. Or, géniales et rebelles, elles ont tout à nous apprendre ! Petite plongée dans l'univers fabuleux des bactéries.

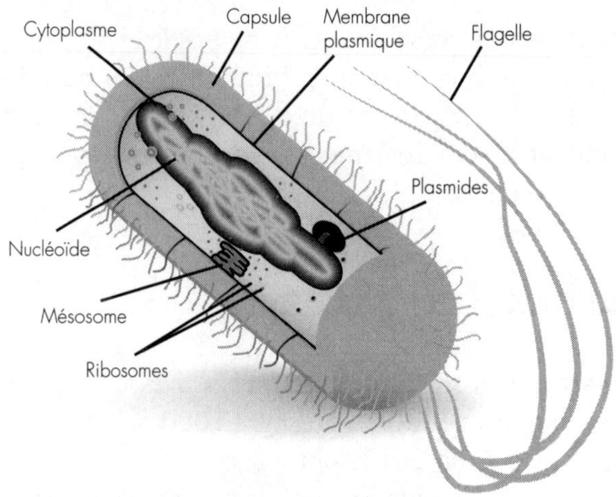

ANATOMIE D'UNE BACTÉRIE

QUAND ON A DES IDÉES, ON A DU PÉTROLE !

Saviez-vous que la rouille était l'œuvre… d'une nanobactérie* ? Et que le charbon et le pétrole étaient produits par des bactéries ? Eh oui ! L'un comme l'autre sont le résultat de végétaux (charbon) et de phytoplancton (pétrole) décomposés par nos amies. Mais leur génie ne s'arrête pas là. Oh non ! On les a longtemps appelées « les petites vies », eu égard à leur taille ridicule et à leur aspect tout à fait gigotant sous l'œil du microscope. Petites vies, mais grand cerveau, si l'on peut dire ! D'abord, les bactéries font preuve d'une diversité invraisemblable. Songez que les humains se comportent tous plus ou moins de la même manière, ont globalement les mêmes besoins en air, eau nourriture, etc. Les bactéries, pas du tout.

LE SENS DE LA VIE

Ce sont les seuls êtres vivants capables de survivre n'importe où sur la planète (et même dans l'espace !), dans n'importe quelle condition. Avec ou sans oxygène, par des températures extraordinairement froides (- 271 °C) ou extrêmement brûlantes, tout au cœur de la terre ou au fond des océans, il y a celles qui raffolent du sel et celles qui préfèrent… la pression (les *barophiles* se sentent tout à fait bien à condition de subir plusieurs tonnes de pression), résistent aux radiations (1,5 million de rads pour

* Une nanobactérie mesure entre 25 et 200 nanomètres. 1 nanomètre = 1 millionième de millimètre.

Deinococcus radiodurans, alors que 500 à 1 000 rads tuent un homme). Elles sont là. Partout. Tout le temps. Il y en a tant sur la terre que leur nombre donne le tournis : leur masse pèserait 25 fois celle de tous les animaux marins et terrestres réunis ! Inimaginable. C'est que ces dames étaient les premières formes de vie sur la terre, et qu'elles ont eu le temps de coloniser tranquillement 100 % de l'espace disponible puisqu'elles ont régné sans partage sur notre planète pendant 1 milliard d'années. Comment sont-elles arrivées là ? On l'ignore encore, bien que quelques pistes s'éclaircissent. En tout cas, elles peuvent tout supporter, même une énormissime guerre nucléaire ne leur ferait pas peur.

La grande aventure a commencé pour elles (donc pour nous, vous le découvrirez bientôt) il y a quelque 3,5 milliards d'années, lorsque les toutes premières ont décidé de ne plus dépendre de certaines molécules pour y puiser de quoi survivre. Et voilà nos bactéries qui s'organisent pour capter directement l'énergie solaire : en intégrant la chlorophylle dans leur milieu, elles ont inventé la photosynthèse, indispensable à toute forme de vie. Le but étant d'utiliser les rayons solaires pour casser les molécules d'eau et de gaz carbonique afin d'en extraire les atomes nécessaires à la fabrication de sucre. Reconnaissez qu'il fallait y penser ! À partir de là, tout est devenu possible, la vie s'est emballée, et… nous voilà aujourd'hui. Mais ménageons le suspens.

NOUS SOMMES DES HÔTELS 4 ÉTOILES POUR BACTÉRIES !

On continue ? Elles ont fabriqué le fer (si, si !) et l'atmosphère, rendant ainsi possibles des formes de vie plus évoluées. Puis, la suite est à peine croyable, pourtant les chercheurs commencent à se rendre à l'évidence : les bactéries ont poursuivi leur folle évolution en décidant un jour de se regrouper. Quand on dit un jour, bien sûr, cela se passe sur des centaines de milliers d'années ! N'empêche, peut-être lassées d'accomplir chacune toujours la même tâche, elles ont décidé de se regrouper pour former un corps, complexe, qui puisse se déplacer. Quelle imagination débordante pour envisager leur avenir d'une telle façon ! En s'organisant entre elles selon leurs affinités et leurs compétences, elles ont ainsi formé des cellules de plus en plus complexes. Puis des organes. Puis des êtres vivants tels que les animaux. Puis nous. Voilà. Selon les scientifiques les plus à la pointe sur ce sujet, nous serions donc des amas de bactéries. Et les preuves ne manquent pas. Donc, chercher à les détruire à tout prix, c'est nous détruire un peu nous-mêmes ! Une notion que l'on commence à entrevoir grâce aux fameuses bactéries intestinales, garantes de notre santé et indispensables à l'assimilation de nos aliments. Eh bien figurez-vous qu'il en irait des intestins comme du reste : chacune de nos cellules renfermerait des vestiges de bactéries, telles nos mitochondries, ces petites turbines siégeant dans chaque cellule pour lui permettre de fonctionner ! Et puis, des bactéries… nous en avons plein la bouche (10 milliards), l'intestin (100 000 milliards), la peau (100 000/centimètre carré !)… le tout pour un poids total de 100 g.

LES MOUTONS NOIRS

Certes, toutes ne sont pas irréprochables. Les rares bactéries nocives que nous connaissons ont fait des ravages, c'est sûr. *Yersinia pestis* cause la peste, *Vibrio cholerae*, le choléra, *Mycobacterium tuberculosis*, la tuberculose, *Bacillus cereus*, un empoisonnement alimentaire, *Bacillus anthracis*, l'anthrax (maladie du charbon), *Clostridium tetani*, le tétanos, *Clostridium botulinum*, le botulisme, *Staphylococcus aureus*, des abcès voire des septicémies. Voilà pour les principales meurtrières les plus sanguinaires de tous les temps, responsables de millions de morts. Et encore, nous sommes à des années-lumière d'appréhender l'étendue de leur « ingérence » dans notre corps, où elles se sentent chez elles, et pour cause ! Par exemple, le chercheur finlandais Olavi Kajander a découvert que les calculs rénaux étaient sécrétés par de minuscules bactéries (appelées les « nanobactéries »). Incroyable mais vrai !

LE SENS DE L'ORGANISATION

Mais honnêtement, la plupart des bactéries ont un bon fond. La majorité des souches bactériennes de notre bouche nous préservent de bien des maladies ; une seule d'entre elles, *Streptococcus mutans*, s'en prend à nos dents pour les carier. Même remarque dans l'intestin : sans bactéries, adieu digestion, immunité, assimilation des nutriments ! Même si, parfois, quelques fortes têtes provoquent des diarrhées, le gros des bactéries « amies » reprend le dessus et tout rentre dans l'ordre. C'est dire leur puissance, leur équilibre et leur organisation époustouflante.

Cela dit, certaines bactéries sont très solitaires. Mais la plupart vivent en colonies, vous en touchez une du doigt lorsque vous le passez sur le biofilm, sorte de pellicule un peu gluante qui s'installe au fond des éviers pas souvent nettoyés. Certaines sécrètent du carbonate de calcium (les coquillages !), d'autres de la couleur (ce qui explique les tons noirs ou rouges des déserts, des montagnes entières), au point que l'on sait désormais que les paysages tels qu'on les connaît aujourd'hui ont, tous sans exception, été façonnés par les bactéries, en tout cas sont passés par une étape « bactérienne ». Autrement dit, les petites vies sont aussi des géologues de talent, et tout prouve qu'elles n'ont pas seulement cohabité avec les entités vivantes : tous les minéraux, tous les métaux entrent également sous leur juridiction.

L'ÉCOLOGIE DANS LE SANG

Mais leur contribution à l'environnement ne s'arrête pas là. Voici que les bactéries nous débarrassent de la pollution ! Oui, le malheur des uns semble faire le bonheur des autres. Certaines d'entre elles dévorent les sacs plastiques (à condition d'ajouter du sucre dans leur composition, il fallait y penser !), d'autres décontaminent l'eau et la terre (*brevibacterium* se régale des dioxines, *acinetobacter* et *bacillus* des hydrocarbures, *rhizopus* et *thiobacillus* des métaux lourds, *enterobacter* des pesticides, *pseudomonas* des nitrates…). Évidemment, des chercheurs réfléchissent au meilleur moyen d'exploiter la bioremédiation, nom savant donné à cette dépollution bactérienne. Si les polluants sont des nourritures pour bactéries, le monde n'est-il pas, en quelque sorte, sauvé ? Mieux peut-être encore, les premières « biopiles » sont en train de voir le jour : des bactéries en guise de piles, donc fournisseurs d'énergie ! De quoi ouvrir la porte aux espoirs les plus fous.

CHERCHEURS EN VIE MEILLEURE

Le grand secret des bactéries réside en 3 lettres : la VIE. Elles ont horreur de détruire, sauf si c'est pour faire mieux. Ce à quoi elles s'appliquent en permanence ! Les bactéries ont la vie chevillée en elles, c'est comme ça. Elles sont incroyablement vivaces et, en plus, ont des gènes du mieux-vivre (elles passent leur temps à chercher à améliorer leur vie) et du vivre-longtemps (90 % du patrimoine génétique est utilisé pour s'adapter au milieu). Cette quête de l'évolution, qui se résume pour un biologiste à une petite paire de chromosomes chez la bactérie contre 23 paires chez l'humain (qui, rappelons-le, est un ensemble de bactéries à l'origine réunies pour précisément enrichir leur patrimoine génétique), semble aller toujours de l'avant. Une aventure venue du fin fond de la nuit des temps et qui ne lasse pas de réfléchir sur l'extraordinaire expérience du vivant.

TOUT CE QU'IL FAUT SAVOIR EN 20 QUESTIONS/RÉPONSES

La découverte des probiotiques, « gentilles bactéries », et des prébiotiques, « superfibres », ainsi que de leurs extraordinaires propriétés est une véritable révolution. Pour la première fois, il est établi que l'on peut non seulement protéger sa santé grâce à l'assiette, ce que l'on savait déjà, mais plus encore, jouer un rôle essentiel pour renforcer les défenses de l'organisme. Il n'est plus question seulement de manger léger (pour la silhouette), vitaminé et riche en fibres, c'est-à-dire d'apporter à l'organisme tout ce dont il a besoin pour fonctionner (ce qui reste indispensable), mais de mieux se défendre contre les maladies. Rien de moins !

La question s'est rapidement posée de savoir comment consommer plus des uns et des autres sans pour autant recourir aux compléments alimentaires. Combien de fois ai-je été amenée à proposer, au comptoir de la pharmacie, des idées de recettes à des clients qui traquaient les aliments riches en probiotiques autres que les yaourts ? À ceux qui cherchaient à consommer plus de prébiotiques mais moins de blé, donc de pâtes et de pain ? Combien de fois ai-je assisté à des conversations entre clients, convaincus après expérience personnelle des bienfaits des probiotiques, s'échangeant des trucs et astuces pour préparer qui des navets lactofermentés, qui du kéfir ? Combien de fois ai-je répondu aux questions suivantes ?

1. Les probiotiques sont-ils vraiment indispensables pour la santé ?

Oui, et ce à tout âge et quel que soit votre état de santé. On les consomme quotidiennement en petite quantité via l'alimentation.

2. Faut-il impérativement consommer des petites bouteilles de lait riche en probiotiques (et en sucre…) pour avoir son « quota » de probiotiques ?

Non, on peut très bien s'en passer. En fait, il vaut mieux s'en passer (lactose, sucre…).

3. Une alimentation bien choisie peut-elle réellement assainir et renforcer la flore intestinale ?

Oui. C'est même le seul moyen à long terme. Même si, dans certains cas précis, une supplémentation peut être indispensable, c'est d'abord dans l'assiette que se joue la santé de nos intestins au quotidien.

4. Comment cuisiner si l'on veut faire plaisir à sa flore intestinale et à son ventre ?

En consommant des aliments riches en probiotiques, prébiotiques et/ou autres ingrédients bons pour la flore.

5. Quels sont les aliments de choix quand on veut consommer des probiotiques ?

Des aliments lactofermentés : choucroute, olives, jus de betterave lactofermenté, yaourts…

6. Quels sont les aliments indispensables quand on veut consommer des prébiotiques ?

Certains végétaux renfermant des fibres bien spéciales aux propriétés prébiotiques. Retrouvez-les p. 70.

7. Une alimentation riche en probiotiques et prébiotiques suffit-elle à couvrir nos besoins ?

Oui, à condition d'en manger chaque jour, et même un petit peu à chaque repas. L'organisme ne stocke ni les probiotiques, ni les prébiotiques, il est donc indispensable de lui en apporter régulièrement.

8. Quel rapport exactement entre le diabète et la flore intestinale ?

D'abord, tout dépend du type de diabète.

- **Le diabète de type 1**, une fois déclaré, n'est pas accessible à une quelconque amélioration via la flore intestinale. En tout cas en l'état actuel de la recherche. Dans cette forme de la maladie, le corps ne produit pas d'insuline car les cellules chargées de le faire se sont autodétruites. Pour le moment, il n'y a donc rien d'autre à faire que d'y pallier en s'injectant régulièrement de l'insuline médicamenteuse.
- **Le diabète de type 2** est bien différent. Ici, le corps secrète bien de l'insuline, c'est juste que les cellules chargées de la recevoir (avec le glucose/sucre) lui résistent, restent « fermées ». Dans la majorité des cas, ce diabète pourrait ne jamais apparaître grâce à une prévention saine (les conseils de ce livre : manger mieux, se dépenser plus…). En fait, cette maladie ne devrait même pas exister, sauf de rares cas exceptionnels ! C'est pourtant une épidémie galopante qui se répand à travers le monde. Mieux encore : même une fois installée, dans bien des cas, il est possible de « revenir en arrière », autrement dit, de redevenir non-diabétique (à voir avec votre médecin endocrinologue en fonction de l'avancée de la maladie, de vos antécédents, de votre état général, etc.). Dans tous les cas, les microbes de la flore intestinale ont leur mot à dire.

On sait désormais que tous les régimes du monde, toutes les restrictions alimentaires et plus largement, quotidiennes, n'ont qu'un impact limité si l'on ne s'occupe pas de ce facteur encore largement méconnu : le « facteur intestin » (« the gut factor » en anglais). La notion est encore balbutiante, mais les faits sont là, entêtants, prouvés scientifiquement : dans votre intestin grouillent des milliards de milliards de microbes. Certains sont bénéfiques (entendez par là qu'ils participent au maintien de notre santé – notamment, pour le sujet qui nous intéresse, ils aident à perdre du poids et à bien gérer la glycémie), d'autres au contraire favorisent l'inflammation, la prise de poids, le risque cardiaque, et pavent la voie aux dérèglements hormonaux en général, à la glycémie en particulier. L'ensemble de ces bactéries, longtemps appelé « flore intestinale » se nomme désormais « le microbiote ». Ce microbiote est maintenant considéré comme un organe à part entière, qui interagit fortement avec son environnement.

9. Comment ça marche, le lien microbiote/diabète ?

En cas de microbiote « mal équilibré » (c'est-à-dire favorisant les « mauvaises bactéries » et les champignons : candidose intestinale), le corps sécrète du TNF-α (tumour necrosis factor alpha). Ce TNF-α perturbe le métabolisme qui, du coup, utilise moins bien le sucre. Résultat : stockage (kilos en trop) et résistance à l'insuline (en route pour le diabète, ou pour l'aggraver ou l'entretenir). Ce processus ne se déroule pas du jour au lendemain. Il met des mois, des années à s'installer. Au fil des déjeuners bâclés, des dîners « surgelés/micro-ondes », des barres chocolatées, des poignées de confiseries, des sodas (avec ou sans sucre), des poissons panés ingurgités... Et tandis que dans les tréfonds de vos intestins, la bataille des bactéries fait rage entre celles bien décidées à défendre leur bifteck au sens propre du terme (elles dévorent les « restes » de burgers, frites, produits sucrés...) et celles qui ne peuvent se développer qu'à la faveur d'une arrivée de « restes » de légumes, noix et compagnie, pendant ce temps, donc, votre corps continue d'émettre un signal de détresse TNF-α. Ce qui ralentit le métabolisme et entretient la résistance à l'insuline, puis le diabète.

Autrement dit : si vous avez l'impression d'avoir « tout essayé » côté régimes pour perdre du poids et gérer votre glycémie, et que « ça n'a pas marché », posez-vous cette simple question : est-ce qu'une fois, une seule fois dans votre vie vous vous êtes penché sur le sort de votre flore intestinale, et vous avez orienté votre alimentation dans le sens de favoriser les bonnes bactéries ? La réponse, vous la connaissez (et moi aussi) : non.

Et je ne parle pas ici de se bourrer de yaourts ou encore moins de laits fermentés (hyper-sucrés) industriels, vantant quelques souches probiotiques « scientifiquement prouvées ». Je parle d'une alimentation simple, naturelle, bon marché, riche en végétaux, avec chaque jour un petit peu de produits naturellement fermentés pour ensemencer le microbiote (probiotiques), et aussi des sources de fibres spéciales (prébiotiques) pour nourrir les bonnes bactéries intestinales. Tout simplement. Bref : une alimentation conçue pour votre intestin. Aucun mystère. C'est juste que nous nous nourrissons de tellement d'aliments inutiles ou non physiologiques que nous en avons oublié la toute première motivation de manger = apporter au corps ce dont il a besoin pour fonctionner correctement. Et le premier système à en bénéficier (ou à en pâtir selon ce que vous mettez dans votre bouche), c'est évidemment le tube digestif, aux avant-postes !

10. Les probiotiques peuvent-ils guérir le diabète ?

Certainement pas, en aucun cas ! En revanche, adopter une alimentation riche en légumes, légumineuses, graines, fruits, oléagineux, céréales complètes, « bonnes graisses », polyphénols spécifiques… joue en la faveur d'un microbiote équilibré (= une flore intestinale équilibrée, aurait-on dit jadis). Car tout ceci n'est qu'une question d'opportunité. Si votre alimentation est pauvre (= peu diversifiée), basée sur des produits industriels (bourrés d'additifs dont certains sont nuisibles à la flore), riche en sucre, en mauvaises graisses… votre microbiote en sera l'exact reflet car s'y développeront les microbes susceptibles de retirer le maximum de calories de vos repas, de favoriser le stockage, l'inflammation, etc. Au contraire, modifier son alimentation – en y intégrant davantage de végétaux principalement, et d'aliments lactofermentés – c'est aussi l'assurance de consommer mathématiquement moins de « mauvais aliments » et donc… d'héberger moins de « mauvaises bactéries » dans l'intestin.

Remarque : le microbiote joue également un rôle dans le **diabète gestationnel** (diabète de la femme enceinte). Mais comme ce diabète est habituellement temporaire, inutile de mettre en place toute une série de mesures drastiques durant votre grossesse. Cependant, puisque c'est une période durant laquelle, théoriquement, vous faites spécialement attention à ce que vous mangez et buvez, pour protéger votre bébé, pourquoi ne pas y inclure des bonnes habitudes simples pour favoriser les « bonnes bactéries » et réduire les « mauvaises » ? Ce sera d'autant plus facile pour vous de contrôler votre diabète gestationnel, et aussi de retrouver votre poids « normal » après l'accouchement.

11. Quel rapport entre les polluants de l'environnement (alimentaires, respiratoires, cutanés…) et la flore intestinale ?

Mais… tous les rapports ! Ce qu'il faut bien comprendre c'est que tout ce qui pénètre notre corps, ou presque, finit à un moment ou un autre, par passer dans nos intestins. Même le chlore de l'eau de notre douche, dont une partie pénètre en nous à la faveur de l'atmosphère chaude et humide de la salle de bains le matin, pour rejoindre notre circulation sanguine puis nos intestins. Et à quoi sert le chlore sinon à détruire des bactéries (et autres indésirables, certes). Or, la flore intestinale est constituée essentiellement de bactérie, elle est donc la cible chaque jour d'une micro-attaque via le chlore. Certes c'est anecdotique et certes, il n'est pas question de cesser de se laver pour autant. Mais il est question de bien comprendre que tout ce que nous avalons, appliquons sur notre peau, respirons, peut interférer avec notre microbiote. Fort heureusement ce dernier est résilient, c'est-à-dire qu'il « encaisse » parfaitement le tout, pour revenir à son équilibre très vite. Sauf si les attaques sont continues, constantes. Sauf si, par exemple, on ne mange que des produits industriels, nantis d'additifs « antimicrobiens » (pour une meilleure conservation de l'aliment… mais pas de notre flore !), que l'on vit dans un environnement pollué, que l'on consomme trop peu de fibres, etc.

12. Comment une dysbiose (déséquilibre du microbiote) se concrétise-t-elle exactement au niveau intestinal ?

Ballonnements, fringales, prise de poids, candidose, colite, Sibo (*small intestine bacterial overgrowth*), intolérance alimentaire, mycoses à répétition, fatigue inexpliquée, douleurs « partout », dépression, acné rebelle, eczéma… On soupçonne une dysbiose par les symptômes qu'elle provoque. Mais si l'on pouvait observer notre intestin alors, que verrait-on ? À peu près ceci :

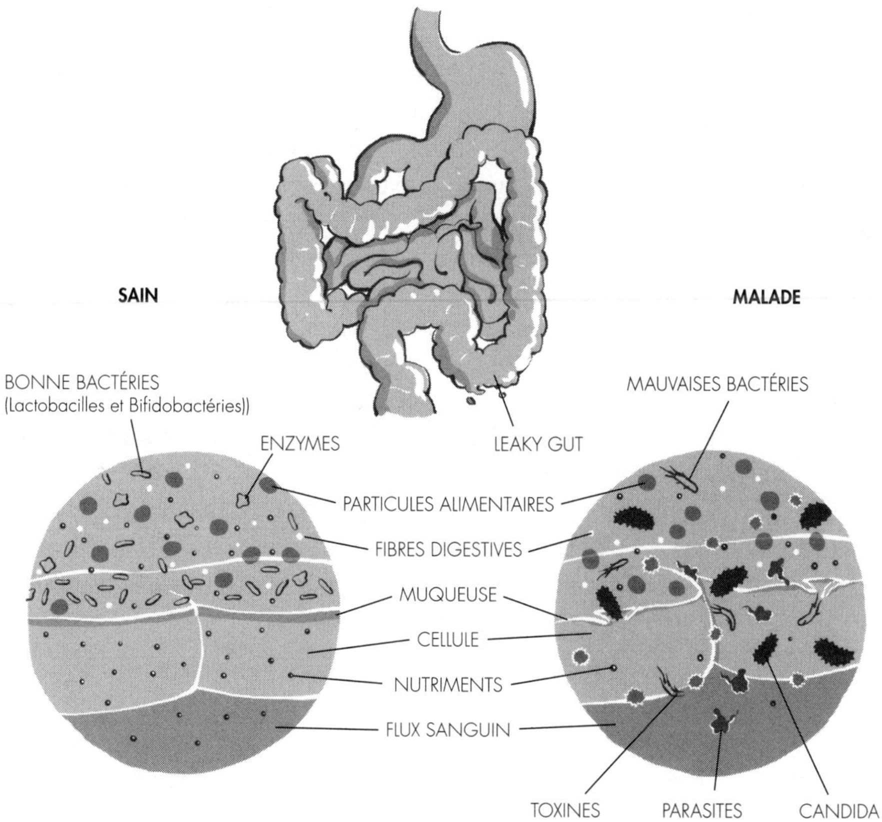

13. Pourquoi l'intestin malade (ou en dysbiose) est-il capable de provoquer des symptômes partout dans le corps ?

Parce qu'il est constitué de tout un tas d'éléments aux actions et propriétés diverses. Pour schématiser, l'intestin c'est :

- Le tube digestif = le « tuyau » qui part de la bouche (ce qui entre dans nous) et descend à l'anus (ce qui sort de nous). Pour qu'il reste en bonne santé et opérationnelle, alors qu'il réceptionne un nombre hallucinant de microbes et autres agresseurs, il bénéficie déjà d'une armée de base constituée de lactoperoxydase (une enzyme qui endommage les « mauvaises bactéries »), de globuline (des protéines qui empêchent les « mauvaises bactéries » d'adhérer à sa paroi) et de la lactoferrine (une protéine qui affame les « mauvaises bactéries » en les privant de fer).
- La barrière intestinale (qui borde ce tube digestif) : faite de briques plus ou moins souples, elle laisse passer du dedans vers le sang ce qui doit passer (notamment les nutriments, les vitamines...) et au contraire ne laisse pas passer ce qui ne doit pas rejoindre la circulation sanguine (polluants, microbes, fragments de protéines, petits bouts de nourriture non digérée, levures...). Hélas, en cas de porosité intestinale, par exemple des petits morceaux de protéines se frayent quand même un chemin et atteignent le sang, qui circule dans tout le corps. Ces fragments de protéines provoquent des réactions de la part du corps, comme des inflammations (douleurs) ou une tentative de destruction (allergie, maladie auto-immune).
- Le tissu lymphatique : notre fabrique à soldats immunitaires et notre mirador. C'est ici que se repèrent la plupart des intrus, des indésirables, et qu'ils sont interceptés. L'intestin est ainsi responsable à 980 % de notre immunité !
- Le système nerveux intestinal : il émet et reçoit des signaux, et est en communication constante avec notre cerveau « du haut ». C'est pourquoi le trac nous donne la diarrhée... mais aussi le mal au ventre nous met de mauvaise humeur.
- La flore intestinale (ou microbiote) : cette énorme masse de bactéries, levures... habite les plis et replis de notre intestin. Elle dégrade les derniers fragments de nourriture non digérés « plus haut » (et son travail émet... des gaz), elle « gère » au sens propre (et figuré) les calories, le stockage, l'inflammation, l'immunité, le bien-être mental... puisqu'elle est en lien avec tous ses partenaires proches susmentionnés.

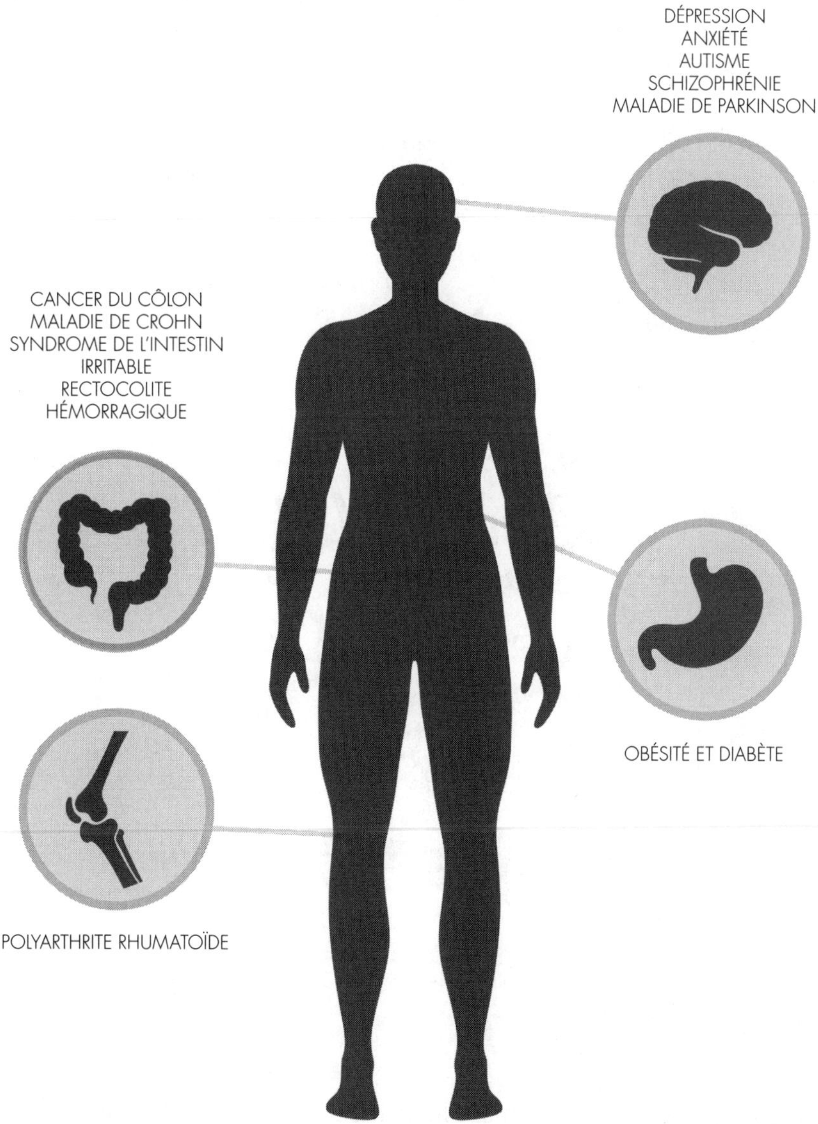

IMPACT D'UNE DYSBIOSE (PERTURBATION DE LA FLORE INTESTINALE) SUR LA SANTÉ

14. Pourquoi traiter l'intestin quand les symptômes sont situés ailleurs ? Par exemple quel rapport entre la flore intestinale et les douleurs articulaires inflammatoires ?

C'est exactement comme si vous tentiez de traiter les branches d'un pommier « mal en point » parce qu'elles sont rachitiques, alors que l'origine du problème se situe au niveau de la terre, des racines, des fondements de l'arbre.

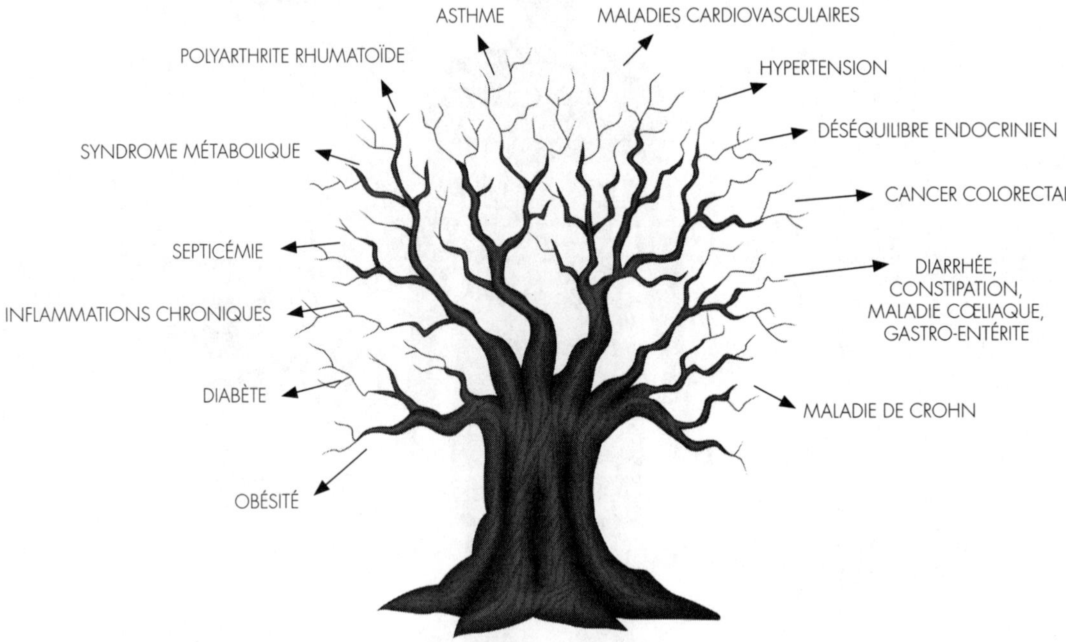

ON PEUT COUPER LA BRANCHE MALADE MAIS L'ARBRE SERA-T-IL EN MEILLEURE SANTÉ POUR AUTANT, SI SA BASE POSE PROBLÈME ?

Pour le corps humain c'est exactement la même chose. En cas de maladie chronique, par exemple d'inflammations articulaires, certes l'inflammation est l'aspect visible de la chose, mais sous-jacent à l'inflammation, il y a forcément un déséquilibre du microbiote. Traiter seulement l'articulation malade avec des pommades anti-inflammatoires ou des infiltrations (!), c'est comme de retirer les zones « moches » de la branche du pommier. On élimine le symptôme, mais pas la cause du symptôme. Donc on ne guérit rien, donc le symptôme reviendra. Sinon demain matin, après-demain. C'est voir les choses par le tout petit bout de la lorgnette.

15. Comment sont réparties les bactéries du microbiote intestinal ?

Globalement, comme ça :

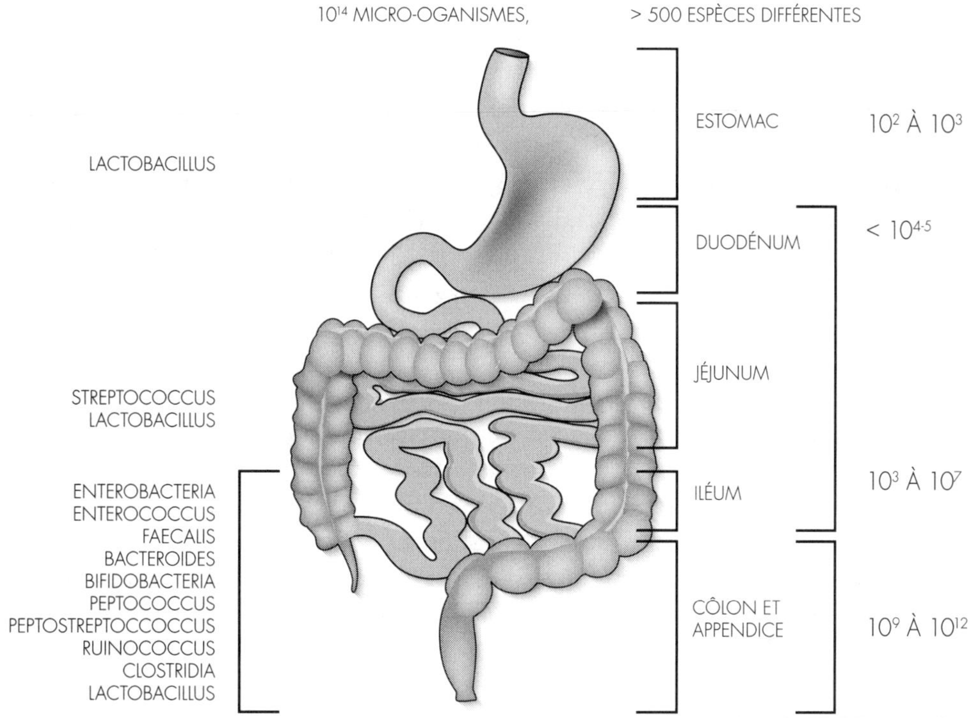

MICROBIOTE INTESTINAL

16. Donc à chaque fois que l'on traite une quelconque maladie « longue durée », il faut en parallèle traiter aussi l'intestin ?

Bien sûr ! Plus exactement il faut l'aider à réparer sa barrière intestinale (notre talon d'Achille), à rééquilibrer le microbiote afin que les « mauvaises bactéries » ou les champignons microscopiques (comme le *Candida*, responsable de la candidose intestinale) ne fassent plus leur loi. Une flore intestinale déséquilibrée, anarchique, est une flore qui n'a plus de contrôle et où toutes les formes de violences se traduisent, pour vous, par une « mauvaise santé » ou en tout cas, pas par une santé optimale et un bien-être mental, alors que c'est ce à quoi nous serions tous en droit d'aspirer. C'est particulièrement le cas en ce qui concerne tous les troubles métaboliques, très fortement impactés par le microbiote. Le diabète de type 2, le surpoids (et a fortiori l'obésité), le cholestérol… dans tous les cas de figure, un recadrage du microbiote est indispensable !

17. Pourquoi dit-on que l'intestin est le deuxième cerveau ?

Parce que c'est vrai. Pour résumer, disons que le premier cerveau est celui que nous connaissons tous, sous notre crâne. Disons que c'est lui qui s'occupe de tout ce qui est concret, pratique, intellectuel, logique.

Le deuxième cerveau est installé au cœur de nos boyaux, qui possèdent bien plus de neurones et émettent bien plus de signaux (neurotransmetteurs) que ne le fait notre premier cerveau. Ce deuxième cerveau est plus impliqué dans ce qui est émotionnel, intuitif, ce qui « vient des tripes ». Il nous permet de nous orienter dans le dédale de la vie, des relations humaines, de nos ressentis. Vu sous cet angle, que ce deuxième cerveau soit équilibré (flore intestinale) est évidemment essentiel pour notre bien-être et nos rapports avec autrui.

À l'avenir, des études très poussées porteront sur l'impact de la flore intestinale sur la santé mentale. Jusqu'à présent, on pensait surtout que « quand on était stressé on avait mal au ventre ». En fait, la réalité est la suivante : c'est plutôt parce qu'on a un problème au ventre que l'on est stressé. En tout cas, les deux forces s'égalent très certainement, au point qu'il n'est plus question aujourd'hui de traiter une dépression sans examiner au passage l'état intestinal. Des chercheurs planchent même sur l'autisme, dont certaines formes seraient améliorées par... une amélioration de la flore ! On entrevoit seulement aujourd'hui à quel point l'avenir de ces futurs travaux peut changer véritablement la façon de soigner les malades pour le moment exclusivement pris en charge par des psychiatres ou des neurologues (Alzheimer, dépression, maladies neurodégénératives...).

Cela ne remet pas tout en cause, par exemple il y a bien un déficit en sérotonine dans la plupart des dépressions... mais sauf que là où l'on pensait que la sérotonine était fabriquée par le cerveau d'en haut... en réalité c'est surtout celui du bas qui produit cette « molécule du bonheur ». Donc forcément, si le cerveau d'en bas va mal, comment voulez-vous qu'il s'acquitte correctement de sa tâche de producteur de sérotonine ? Vous avez compris l'idée, on peut ainsi décliner cette logique à l'infini.

Pour résumer : un esprit sain commence par un intestin sain !

18. Comment manger pour garder (et retrouver) une flore intestinale saine ?

La réponse est en fait complexe car chacun a ses « faiblesses ». Et tout dépend de son état de santé. Dans l'idéal, il faut se nourrir sans aucun élément susceptible de causer le moindre dommage à la flore. Cela exclut (encore une fois théoriquement et dans l'idéal) :

- *La nourriture avariée (évidemment).* On commence par quelque chose qui semble naturel, mais songez que cette nourriture avariée est pourvoyeuse en mauvaises bactéries. Pour quelqu'un en bonne santé, généralement pas de problème : ces bactéries vont être détruites. Pour des personnes fragiles, ou avec un intestin « poreux » (barrière intestinale), les conséquences peuvent aller de graves à gravissimes. Or, la nourriture avariée, c'est aussi simplement ce steak haché que vous n'avez pas mis tout de suite au frais en rentrant à la maison, cette viande remballée et remise en vente ni vu ni connu en grande surface (normalement une pratique interdite mais... il paraîtrait que cela se fait encore parfois... allez savoir...), cette part de bûche de noël conservée un peu trop longtemps après la fête et qui n'est en réalité plus comestible... Bref : tout ce qui donne un « dérangement intestinal », ou ce qu'on appelle parfois une « gastro-entérite ».
- *Les produits industriels avec des additifs,* et notamment des conservateurs (ces derniers sont, par principe même, des agents antimicrobiens, donc des agents antiflore).
- *Les poissons riches en dioxines* (notamment les sardines pêchées près des lieux à forte activité humaine), en mercure (thon, espadon), en cadmium...
- *La nourriture « bas de gamme »,* notamment où les animaux sont élevés à l'aide d'hormones et d'antibiotiques... et les végétaux poussent à grand renfort de pesticides.
- *L'alcool.* Ennemi juré du microbiote, sauf éventuellement à consommer en petite quantité !
- *Le chlore* (eau du robinet avec une teneur en chlore excessive).
- *Les produits laitiers* (protéines et lactose parfois mal supportés).
- *Les aliments riches en Fodmaps,* notamment en polyols (confiseries « sans sucre »).
- *Le gluten.* De nombreuses personnes y sont sensibles, sans même le savoir car sans faire de liens avec leurs petits désagréments quotidiens qu'elles ne relient pas à leur intestin, et qu'elles croient « normaux ».
- *Le sucre et les sucreries sous toutes leurs formes.* Les édulcorants aussi. Tous ces sucres et faux sucres ont un (mauvais) impact sur la flore.

On pourrait ainsi continuer longtemps la liste… Si certains parviennent à manger en évitant tout cela, chapeau, vous pourrez ainsi constater au bout de 3 semaines des effets bénéfiques, souvent inattendus, sur vous. Par exemple une disparition de petits troubles cutanés (que vous ne cherchiez par ailleurs pas à éradiquer). À partir de ce moment-là, les recommandations s'assouplissent et vous pouvez réintroduire (en quantité limitée évidemment !) les produits laitiers, le gluten (tout en conservant des jours « sans »). Car entre-temps, normalement, votre flore s'est normalisée et votre barrière intestinale a retrouvé une certaine vigueur, ne laissant plus passer le gluten.

Si vous avez envie de suivre un programme « flore intestinale » sans vous compliquer la vie, rendez-vous p. 251, et cherchez toutes les recettes et menus munis du pictogramme DÉTOX. D'une manière générale voici les 6 points à retenir.

1. *Mangez BEAUCOUP de légumes verts.* Ils doivent devenir la base de votre alimentation et remplir la majeure partie de votre assiette.
2. *Associez la viande (ou le poisson, ou les œufs) avec des légumes verts* et non avec des pâtes, du riz, des pommes de terre ou autres féculents.
3. *Associez en revanche les féculents avec les légumes verts* (en fait, tout se marie bien avec les légumes verts !). C'est un bon moyen de faire le plein en aliments riches en prébiotiques.
4. *Mangez en pleine conscience.* Ne mangez ni ne buvez plus machinalement, en avalant n'importe quoi, en n'importe quelle quantité, n'importe comment. Par exemple l'alcool, la caféine, le sucre (les boissons sucrées), les « faux sucres » perturbent la flore. Pourquoi en commander systématiquement au restaurant ? Pourquoi répondre « ha mais je ne peux pas m'empêcher de manger ça/de boire ça, je l'ai toujours fait » (certes, mais c'est peut-être bien pour ça aussi que vous avez des troubles digestifs !). Et si, vous pouvez très bien vous en passer ! Buvez de l'eau, tout simplement. Ne prenez pas ce café « automatique ». N'avalez pas ces bonbons rose fluo sous prétexte que la « happy box » passe sous votre nez, au bureau.
5. *Mangez assis, dans le calme, en prenant votre temps.* Rappelez-vous que nous ne sommes pas des sacs à calories et votre tube digestif, pas un simple bocal à réceptionner les aliments pour les réduire en bouillie. Nous sommes des « machines » complexes, émotionnelles, vous l'avez vécu (subi ?) des dizaines de fois : un repas pris dans une mauvaise ambiance ne « passera pas » (et sera même perçu comme fade). Courir en permanence ne peut pas se traduire par une digestion paisible et de la bonne humeur. Dans le secret de vos intestins, il y a certes un grand atelier de démontage/montage purement mécanique… mais aussi des neurotransmetteurs, des sensations, des émotions, une « horloge » aussi (oui oui vous avez une horloge dans le ventre ! d'ailleurs ne gronde-t-il pas toujours à la même heure ?).

6. *Consommez chaque jour une petite quantité d'aliments lactofermentés* (pour un apport régulier en bactéries). Lait fermenté, kéfir, choucroute, pickles, cornichon, betteraves et autres légumes lactofermentés, pain au levain…

19. Quelles sont exactement les « bonnes bactéries » et les « mauvaises bactéries » présentes dans la flore intestinale ?

Nous utilisons ce terme pour faciliter la compréhension. Y compris dans ce livre. Mais en réalité, il n'y a pas de bonnes ou de mauvaises bactéries, il y a un équilibre à atteindre entre toutes les familles et les espèces de bactéries. C'est comme lorsque l'on parle d'équilibre acido-basique : les aliments riches en protéines ne sont pas « mauvais » et les légumes « bons » : il faut la bonne quantité des deux. Même chose ici. Prenons un exemple simple à comprendre.

Les principales familles (on dit « phylla ») de bactéries intestinales sont les bacteroidetes et les **firmicutes**. Les bacteroidetes aident à mincir tandis que les firmicutes favorisent au contraire le stockage (pour résumer très grossièrement). Mais heureusement que nous stockons de l'énergie sinon nous ne pourrions tout simplement pas survivre ! Une simple nuit serait inenvisageable puisque nous n'aurions aucune énergie stockée. Aussi, les scientifiques estiment que notre flore intestinale devrait contenir, pour être équilibrée, moins de 80 % de firmicutes (disons 70 %) et plus de 20 % de bacteroidetes (disons 30 %). Lorsque l'on évalue la flore des personnes en surpoids, elles ont le plus souvent un profil du genre = 15 % de bacterodidetes, 85 % de firmicutes. Et après avoir suivi un programme alimentaire « spécial flore intestinale », on évalue à nouveau leur flore : le ratio a complètement changé, il peut être à 57 % de firmicutes et 43 % de bacteroidetes. Ce qui signifie que non seulement la personne a perdu poids durant son programme, mais qu'en plus, mieux, bien mieux, elle a modifié sa flore intestinale de façon à ne pas le reprendre !

Mais il y a aussi les **actinobactéries** (certaines d'entre elles ont des vertus probiotiques), les **protéobactéries** (dont les *Escherichia*), les **verrucomicrobia** (dont « la souche anti-obésité » *Akkermansia*) qui dégradent… le mucus. Eh oui, du mucus, on en digère un paquet chaque jour, entre celui de notre nez, de nos poumons… et celui de notre tube digestif… !

Il y a aussi un sous-groupe, plus petit (on dit « genera ») les bifidobactéries (qui font partie de la famille des actinobactéries, aux propriétés probiotiques) et les lactobacilles (qui font partie de la famille des firmicutes).

20. Comment se fait-il que les bactéries du microbiote « décident » autant de choses pour nous et en quelque sorte prennent le contrôle de notre corps et de nos émotions ?

Ils ont l'avantage du nombre (nous en hébergeons… 10 fois plus que de cellules humaines !) et leur supériorité génétique est écrasante (nous hébergeons 150 fois plus de gènes « microbiens intestinaux » que de gènes humains !). Autrement dit, sur un strict plan quantitatif, nous sommes davantage « microbiens » qu'humains. Philosophiquement cela peut être légèrement perturbant, mais c'est pourtant la réalité scientifique. Donc si cet énorme réservoir à gènes se mêle de se gripper, il est évident que nous en pâtissons. Nous devons donc réfléchir non plus en tant que « soi » mais que « nous », et faire nos choix quotidiens en fonction, aussi, des besoins de nos hôtes. Et si cela ne nous plaît pas… c'est l a même chose !

Voilà, vous savez déjà presque tout ce qu'il y a à savoir pour prendre soin de votre flore intestinale en vous régalant. Ne vous compliquez pas la vie pour les quantités, les dosages, etc. Nous ne parlons pas de médicaments mais d'aliments. Donc de plaisir et de bien-être. Prendre soin de ses intestins, c'est prendre soin de soi. Et aussi s'amuser. Pas question de passer des heures en cuisine, ni d'acheter des ingrédients compliqués ou onéreux. Inutile de manger de la soupe miso ou de la choucroute si vous n'aimez pas ça : vous avez dans ce livre 99 autres façons de dorloter votre flore intestinale, choisissez uniquement les recettes que vous aimez, que vous avez envie de préparer, de partager. Toutes sont spécialement conçues pour manger sain et léger au quotidien. Tout le monde, sans exception, peut les préparer : nous avons veillé à ce qu'elles ne renferment, pour la plupart, que quatre ingrédients au maximum, en dehors de ceux considérés comme faisant partie de n'importe quelle cuisine, comme le sel, le poivre ou l'huile d'olive. C'est facile de se faire du bien !

LA SOLUTION : VOTRE PROGRAMME FLORE INTESTINALE

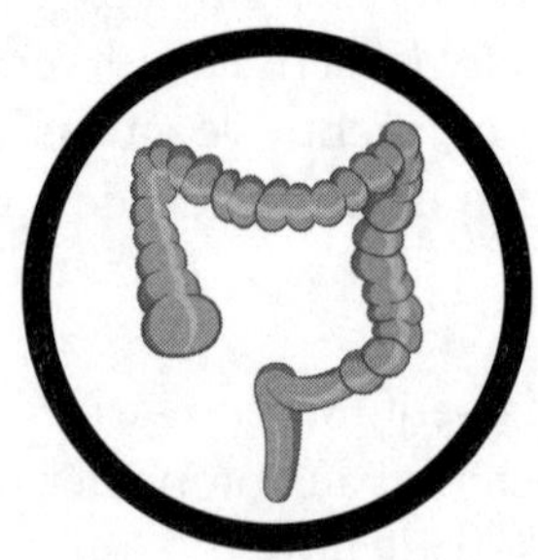

Votre programme 1 semaine Flore intestinale

Votre liste de courses pour la semaine

Tous nos menus sont conçus pour 1 personne.

RAYON ÉPICERIE

- ❑ Abricots secs
- ❑ Amandes non salées et non grillées
- ❑ Blé à cuire
- ❑ Bouillon de volaille en infusion
- ❑ Boulgour
- ❑ Cacao
- ❑ Cannelle (poudre et bâtons)
- ❑ Céréales complètes
- ❑ Chocolat noir
- ❑ Choucroute cuite
- ❑ Clous de girofle
- ❑ Curcuma
- ❑ Curry en poudre
- ❑ Graines de cumin
- ❑ Huile d'olive
- ❑ Huile de colza
- ❑ Lait ½ écrémé
- ❑ Lentilles
- ❑ Maïs
- ❑ Maïzena
- ❑ Miel
- ❑ Moutarde
- ❑ Noix de cajou non salées
- ❑ Noix de muscade
- ❑ Œufs
- ❑ Olives noires
- ❑ Pignons de pin
- ❑ Poivre
- ❑ Pruneaux
- ❑ Raisins secs
- ❑ Riz complet
- ❑ Sauce napolitaine
- ❑ Sirop d'érable
- ❑ Spaghettis semi-complets
- ❑ Thé
- ❑ Thon au naturel
- ❑ Tomates confites
- ❑ Vichy Saint-Yorre
- ❑ Vin rouge
- ❑ Vinaigre de cidre

RAYON BIO

- ❑ Camomille en vrac
- ❑ Fleurs de bruyère ou feuilles de framboisier
- ❑ Lait de soja (ou avoine, riz, châtaigne, amande)
- ❑ Tilleul en vrac
- ❑ Tofu ferme

RAYON FRUITS

- ❑ Ananas victoria
- ❑ Bananes
- ❑ Citrons
- ❑ Figues
- ❑ Fraises
- ❑ Orange
- ❑ Pamplemousse
- ❑ Pêche
- ❑ Poires
- ❑ Pommes
- ❑ Prunes

RAYON LÉGUMES

❑ Ail
❑ Artichaut
❑ Avocats
❑ Basilic
❑ Betterave cuite
❑ Brocolis
❑ Carottes
❑ Céleri branche
❑ Céleri-rave
❑ Champignons de Paris
❑ Châtaignes sous vide
❑ Chou blanc
❑ Chou rouge
❑ Chou-fleur
❑ Ciboulette
❑ Concombres
❑ Coriandre
❑ Courgettes
❑ Cresson
❑ Échalotes
❑ Épinards
❑ Laurier
❑ Menthe
❑ Navets
❑ Oignons
❑ Persil
❑ Petits pois
❑ Poireaux
❑ Poivron rouge
❑ Pommes de terre
❑ Potiron
❑ Radis
❑ Thym
❑ Tomates

RAYON FRAIS

❑ Beurre
❑ Compote de poire
❑ Yaourt nature
❑ Yaourts à la grecque

RAYON POISSONNERIE (SURGELÉ OU FRAIS)

❑ Filets de cabillaud
❑ Merlan

RAYON VIANDE

❑ Blanc de dinde
❑ Cuisse de lapin
❑ Côtes d'agneau
❑ Blanc de poulet
❑ Steak

RAYON SURGELÉS

❑ Coulis de fruits rouges

CHEZ LE BOULANGER

❑ Pain complet

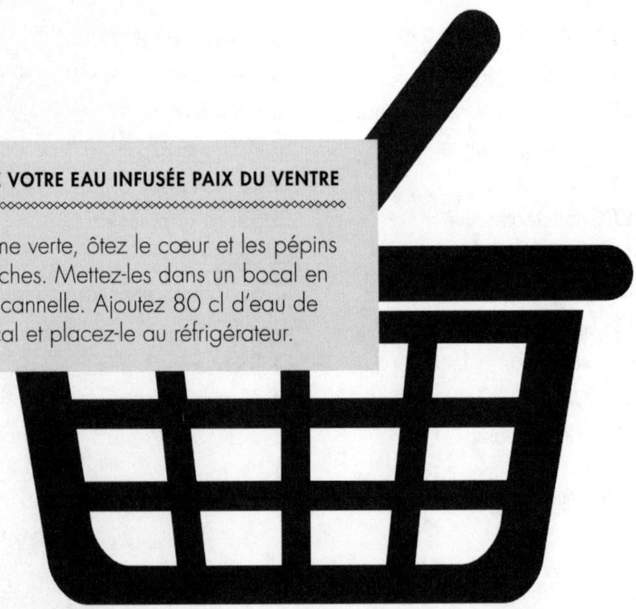

DIMANCHE SOIR, PRÉPAREZ VOTRE EAU INFUSÉE PAIX DU VENTRE

Rincez 1 poire et 1 pomme verte, ôtez le cœur et les pépins et taillez-les en fines tranches. Mettez-les dans un bocal en verre avec 1 bâton de cannelle. Ajoutez 80 cl d'eau de Vichy. Fermez le bocal et placez-le au réfrigérateur.

JOUR 1

LEVER

Buvez un grand verre d'*eau infusée Paix du ventre.*

Ouvrez les fenêtres en grand pendant au moins ¼ d'heure et tant pis pour les courants d'air !

PETIT-DÉJEUNER

Thé (sans lait)
1 bol de céréales complètes + lait de soja
1 banane

B **GYM DIGEST**

Relevé de buste. Allongé sur le dos, les genoux sur le ventre, les mains derrière la nuque. Montez les genoux sur la poitrine en décollant légèrement les fesses du sol. Faites 2 séries de 30 répétitions.
Ça coince un peu ? Ne forcez pas, ce mouvement passera comme une lettre à la poste en fin de semaine.

DOUCHE

Juste avant de prendre votre douche, enfilez le gant de crin et faites des petits mouvements circulaires sur peau sèche en partant des chevilles et en remontant vers le cœur. Vous n'êtes pas à l'atelier ponçage, ne vous escrimez pas, le principe est d'activer la circulation pour faciliter l'élimination des toxines.

COLLATION

Jus vert velours*

C'est la Recette

JUS VERT VELOURS

Prélevez la chair de ½ avocat. Épluchez ½ concombre, coupez-le dans le sens de la longueur, ôtez les graines. Pressez ½ citron. Mettez tous les ingrédients dans le blender avec 1 yaourt à la grecque et 3 glaçons puis mixez jusqu'à obtention d'une consistance lisse.

DÉJEUNER

- Artichaut cuit vapeur + huile de colza + filet de citron + ciboulette
- Lapin rôti + carottes Vichy* + lentilles
- 1 pomme à la croque (avec la peau)

COLLATION

- Quelques amandes + 2 abricots secs
- 1 thé ou 1 tisane digestion facile* (sans sucre)

C'est la Recette

CAROTTES VICHY

Faites revenir 250 g de carottes pelées et coupées en rondelles de 3 mm environ dans une cocotte avec 1 c. à s. d'huile d'olive pendant 5 minutes. Recouvrez-les de 25 cl d'eau de Vichy, poivrez et poursuivez la cuisson 30 minutes, puis égouttez. Parsemez de coriandre ciselée.

C'est la Recette

TISANE DIGESTION FACILE

Jetez 1 cuillère à soupe de fleurs de bruyère (ou feuilles de framboisier pour les plus courageux, très efficace, mais particulier au goût : ajoutez alors 1 c. à c. de miel) dans 25 cl d'eau bouillante. Laissez infuser 10 minutes puis filtrez.
Triplez les doses en préparant la tisane : si une petite soif (ou faim) se fait sentir au cours de la journée, elle clouera le bec aux envies de grignotage.

B MARCHE TONIQUE

Aujourd'hui, bougez un peu : si vous avez l'habitude de vous balader, pourquoi ne pas vous dépasser en alternant marche tranquille et marche soutenue ? Si votre activité physique se résume à une sieste, faites-vous violence, montez au moins 4 étages à pied en boudant l'ascenseur des grands magasins, du bureau, de votre immeuble…

DÎNER

- Soupe de légumes (2 poireaux, 1 carotte, 1 navet, céleri, coriandre)
- Omelette aux herbes + ½ sachet de cresson
- Yaourt + coulis de fruits rouges

Aérez la maison au moins ¼ d'heure.

COUCHER

- 1 tisane bon sommeil*

TISANE BON SOMMEIL

Jetez ½ cuillère à café de tilleul et 1 tête de camomille dans 25 cl d'eau bouillante. Laissez infuser 10 minutes puis filtrez. Buvez tranquillement avant de vous coucher.

JOUR 2

LEVER

Buvez un grand verre d'*eau infusée Paix du ventre*.

Opération aération : ouvrez les fenêtres au moins ¼ d'heure.

PETIT-DÉJEUNER

Thé (sans lait)

6 pruneaux

2 tranches de pain complet + beurre frais

Vous n'aimez pas le lait de soja ? Essayez le lait d'avoine, de châtaigne, d'amande ou de riz… Si vous redoutez l'effet radical des pruneaux sur votre transit, remplacez-les par des prunes (reines-claudes, mirabelles, quetsches), moins spectaculaire, mais plus soft.

B **EXERCICE RESPIRATOIRE**

Placez-vous dans l'encadrement d'une porte, et saisissez les bords latéraux en dessous du niveau des épaules. Penchez le buste lentement vers l'avant, le dos bien droit jusqu'à ce que vos bras soient tendus. Tenez la position une minute. Inspirez lentement, et expirez en ouvrant largement vos épaules.

COLLATION

Jus vert velours* (voir p. 253)

Si le cœur vous en dit, ajoutez des herbes aromatiques à votre smoothie, elles caracolent dans le peloton de tête des aliments alcalinisants : 4 feuilles de menthe ou quelques brins de romarin…

DÉJEUNER

Salade de thon fraîcheur*

Crème au chocolat*

SALADE DE THON FRAÎCHEUR

Mélangez 1 petite boîte de maïs, 6 radis coupés en deux dans le sens de la longueur, 1 petit concombre en lamelles et ½ sachet de cresson (ou mâche). Émiettez une boîte de thon au naturel par-dessus. Faites un assaisonnement avec 3 c. à s. de yaourt nature, 1 c. à c. de jus de citron, ½ gousse d'ail hachée, 1 c. à c. de moutarde, émulsionnez. Versez sur la salade, mélangez et parsemez de pignons de pin.

CRÈME AU CHOCOLAT

Cassez 50 g de chocolat noir pâtissier et faites-le fondre au bain-marie. Mélangez 15 g de Maïzena et 15 cl de lait de soja. Incorporez ce mélange au chocolat fondu à feu doux, en remuant sans cesse jusqu'à ébullition. Dégustez bien frais.

COLLATION

- 4 abricots séchés
- 1 citronnade (p. 266) ou 1 tisane digestion facile* (sans sucre) (voir p. 254)

Utilisez une eau minérale riche en magnésium pour préparer votre tisane.

B MARCHE FRACTIONNÉE : 30 MINUTES

Marchez d'un bon pas pendant 5 minutes pour vous échauffer. Puis accélérez votre rythme en marchant deux fois plus vite pendant 3 minutes (votre respiration doit s'accélérer, vous ne pouvez plus parler). Ralentissez pendant 2 minutes puis reprenez votre marche rapide pendant 3 minutes. Reposez-vous 5 minutes et repartez pour une série.

Le mouvement et la respiration ventrale profonde favorisent aussi un automassage du foie dont l'activité est alors stimulée. Après chaque effort physique, nous vous conseillons de pratiquer 5 à 10 minutes de relaxation en adoptant une respiration profonde par le ventre.

DÎNER

- Chou râpé en salade + vinaigre de cidre + huile d'olive + basilic
- Côtes d'agneau, ratatouille* et boulgour
- 4 prunes

C'est la Recette

RATATOUILLE

Faites revenir dans l'huile d'olive 1 oignon émincé, ajoutez 1 petite aubergine, 1 courgette et une tomate détaillées en cubes, puis 1 gousse d'ail hachée, 1 branche de thym, 1 feuille de laurier. Salez, poivrez et laissez cuire 20 minutes.
Basilic, menthe poivrée, coriandre, persil… achetez-les en pots ! Les herbes sont jolies, sentent bon, mettent du soleil dans les plats et, surtout, sont un exhausteur de goût 100 % naturel qui peut remplacer le sel.

Aérez la maison au moins ¼ d'heure. Diffusez quelques gouttes d'eucalyptus radié pur, grâce à un diffuseur électrique, pour assainir l'air ambiant à plusieurs reprises dans la journée.

COUCHER

Avant de filer sous la couette, buvez une tisane bon sommeil* (voir p. 255).

DO-IN

Stimulez le point « foie ».

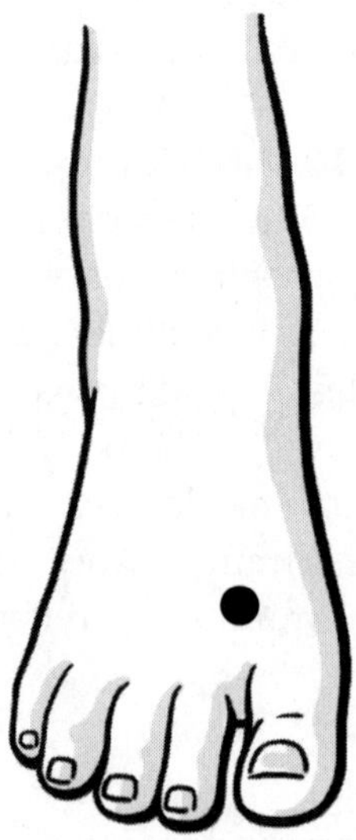

JOUR 3

LEVER

Buvez un grand verre d'*eau infusée Paix du ventre.*

Ouvrez toutes les fenêtres de la maison au moins ¼ d'heure et profitez-en pour faire un des exercices respiratoires dans la brise (p. 256, 260, 263, 265).

PETIT-DÉJEUNER

Thé (sans sucre ni lait)
1 pêche (ou 2 clémentines)
1 bol de céréales complètes + lait de soja
Si vous tenez vraiment à votre petit noir du matin, ne vous en privez pas, mais c'est sans sucre et sans lait !

B **MARCHE**

Hier, vous avez redécouvert des muscles endormis par le manque d'activité, et peut-être même le plaisir de vous sentir délassé après une marche… Il faut persévérer : en hiver, échappez-vous entre 12 heures et 14 heures et marchez ½ heure, c'est le moment où la lumière est à son maximum, avec un effet positif sur le mental. En été, les journées sont longues, lancez-vous des défis : une balade à la fraîche (le matin ou en fin de journée) de ½ heure aujourd'hui, demain, vous visez 15 minutes de plus !

COLLATION

Jus vert velours* (voir p. 253)

DÉJEUNER

Carottes râpées + filet de citron + échalote + huile de colza
Poulet à l'ananas*, riz complet, petits pois
Pruneaux au vin rouge

C'est la Recette

POULET À L'ANANAS

Faites dorer 1 blanc de poulet en petits cubes dans un filet d'huile d'olive, saupoudrez de ½ c. à c. de curry. Ajoutez 2 tranches d'ananas frais coupées en petits morceaux et poursuivez la cuisson 2 minutes en remuant.

COLLATION

- 1 pomme
- 1 citronnade (voir p. 266) ou 1 tisane digestion facile* (sans sucre) (voir p. 254)

B MARCHE FRACTIONNÉE : 30 MINUTES

Profitez, par exemple, de votre retour du boulot pour pratiquer la marche fractionnée (voir p. 357). Vous connaissez le principe : vous faites l'effort, votre rythme cardiaque varie en fonction, votre circulation sanguine s'accélère… et tout cela dope l'élimination des toxines !

DÎNER

- Salade de chou rouge + graines de cumin
- Cabillaud + brocolis + boulgour + vinaigre de cidre + huile d'olive + persil + échalote
- Banane bien dans sa peau*

C'est la Recette

BANANE BIEN DANS SA PEAU

Coupez une banane dans la longueur sans l'éplucher. Mettez-la sur une assiette et saupoudrez-la de 2 c. à c. de cacao. Placez au micro-ondes pleine puissance pendant 1 à 2 minutes.

B EXERCICE RESPIRATOIRE

Debout, les pieds joints, bras le long du corps, inspirez profondément en gonflant le ventre ; rentrez-le sur l'expiration. Bloquez votre souffle trois secondes, puis recommencez le cycle inspiration – expiration – blocage dix fois de suite.
Prenez l'habitude de respirer calmement, profondément le plus souvent possible.

Aérez la maison au moins ¼ d'heure.

BAIN

Bain à l'eucalyptus. Mélangez 10 gouttes d'huile essentielle d'eucalyptus et 1 bouchon de base pour bain. Versez dans l'eau de la baignoire et plongez-y pendant 20 minutes. Ne vous rincez pas.

COUCHER

1 tisane bon sommeil* (voir p. 255) et au lit !

JOUR 4

LEVER

- Buvez un grand verre d'*eau infusée Paix du ventre.*

Aérez la maison au moins ¼ d'heure.

PETIT-DÉJEUNER

- Thé (sans lait)
- 6 prunes
- 2 tranches de pain complet + beurre

B **GYM DIGEST**

Allongé sur le sol, jambes fléchies, pieds à plat et mains derrière la nuque. Relevez le buste pour toucher votre genou gauche avec le coude droit. Expirez en montant et inspirez en descendant. Faites 1 série de 10 mouvements, puis recommencez 1 série en touchant le genou droit avec le coude gauche.

COLLATION

- Jus vert velours* (voir p. 253)

DÉJEUNER

- Céleri + pomme verte râpés (filet d'huile d'olive)
- Champignons à la provençale (tomate + ail), tofu, salade de mâche
- Poire de Noël*

C'est la Recette

POIRE DE NOËL

Dans une casserole, chauffez à feu doux 20 cl de vin rouge avec le zeste et le jus d'une orange bio, 1 c. à c. de cannelle en poudre, 1 c. à s. de sirop d'érable et 1 clou de girofle. Plongez-y 1 poire coupée en quartiers et laissez cuire 15 minutes.

COLLATION

- 1 verre de lait de soja + cacao

Si vous n'aimez pas le lait de soja, pas question de vous priver pour autant de votre chocolat bonheur. Rabattez-vous sur du lait de vache demi-écrémé ou, mieux, du lait d'amande, de riz, de châtaigne… Et utilisez du cacao maigre.

B **MARCHE FRACTIONNÉE : 30 MINUTES**

Aujourd'hui est un jour particulier pour ceux qui ne sont pas adeptes du zéro protéines animales. On ne va donc pas trop forcer sur le sport. En route pour une petite marche fractionnée (voir p. 357) qui vous dopera sans vous vider de votre énergie.

DÎNER

- Soupe de potiron*
- Salade de pâtes du soleil (tomates confites + poivron + olives noires + huile d'olive + basilic)
- 1 compote de pomme

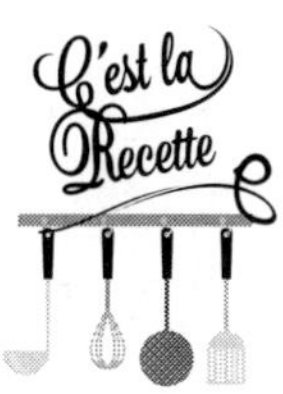

SOUPE DE POTIRON

Faites revenir ¼ d'oignon dans un filet d'huile d'olive. Ajouter 200 g de potiron pelé et égrainé, recouvrez de 25 cl d'eau. Salez, poivrez et laissez cuire 30 minutes. Mixez, saupoudrez de noix de muscade râpée.

B **EXERCICE RESPIRATOIRE**

Debout, les pieds joints, bras le long du corps, montez sur la pointe des pieds en inspirant profondément ; puis reposez les pieds à plat sur l'expiration. Bloquez votre souffle trois secondes, puis recommencez la série dix fois de suite.

Aérez la maison au moins ¼ d'heure.

MASSAGE

Diluez 2 gouttes d'huile essentielle de mélisse dans 10 gouttes de macadamia et appliquez en massage le long de la colonne vertébrale.

COUCHER

- 1 tisane bon sommeil* (voir p. 255)

DO-IN

Stimulez le point « foie ».

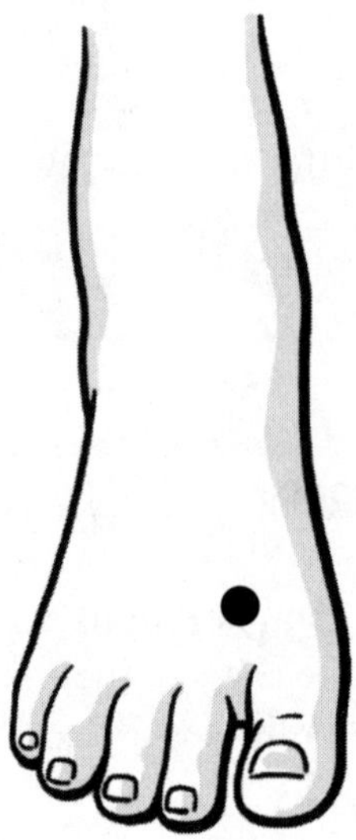

JOUR 5

LEVER

- Buvez un grand verre d'*eau infusée Paix du ventre*.

Aérez la maison au moins ¼ d'heure.

PETIT-DÉJEUNER

- Thé (sans lait)
- 3 figues
- 1 bol de céréales complètes + lait de soja

Pas de figues au marché ? Remplacez-les par un autre fruit de saison : ils sont au top de leur saveur et à parfaite maturité, donc bourrés d'éléments bénéfiques.

B EXERCICE RESPIRATOIRE

Debout, les pieds joints, bras le long du corps, inspirez profondément en gonflant le ventre tout en levant les bras tendus devant vous au-dessus de la tête. Expirez en rentrant le ventre et en descendant tout doucement les bras jusqu'à la position initiale. Bloquez votre souffle trois secondes, puis recommencez la série dix fois de suite.

COLLATION

- Jus vert velours* (voir p. 253)

DÉJEUNER

- Betterave en salade, persil, échalote
- Steak, épinards + blé
- 2 tranches d'ananas frais

Faute de temps, ou hors saison, mieux vaut utiliser des épinards surgelés que pas d'épinards du tout : vitamines C, B9, fibres, potassium… c'est un excellent garde du corps qui protège particulièrement nos yeux et notre cœur. Attention ! si vous les achetez frais, comptez 600 grammes pour une portion, ils fondent comme neige au soleil en cuisant.

COLLATION

- 1 petite poignée de raisins secs + 1 petite poignée de noix de cajou (non salées)
- 1 citronnade à l'eau de Vichy Saint-Yorre*

CITRONNADE

Pressez le jus d'un citron dans de l'eau en respectant le chiffre d'or de la citronnade : un tiers de jus de citron pour deux tiers d'eau de Vichy Saint-Yorre.

B **MARCHE FRACTIONNÉE : 30 MINUTES**

Est-il besoin de vous rappeler le mode d'emploi ? Oui ? Filez en p. 357. Mais on parierait que vous maîtrisez parfaitement l'exercice, maintenant. Pour le plus grand bonheur de votre corps.

DÎNER

- Radis et têtes de chou-fleur à la croque
- Œuf mollet aux lentilles tièdes*
- 1 pomme râpée + cannelle + filet de citron

ŒUF MOLLET AUX LENTILLES TIÈDES

Faites cuire 100 g de lentilles dans l'eau bouillante pendant 20 minutes. Mélangez 1 c. à c. de moutarde, 1 c. à s. de vinaigre de cidre, 1 c. à s. d'huile de colza, ½ échalote émincée, salez, poivrez et versez sur les lentilles tièdes. Déposez par-dessus un œuf cuit 5 minutes et écalé. Parsemez de persil et de ciboulette ciselés.

Aérez la maison au moins ¼ d'heure.

COUCHER

- 1 tisane bon sommeil* (voir p. 255)

JOUR 6

LEVER

- Buvez un grand verre d'*eau infusée Paix du ventre*.

Aérez la maison en grand, toute la matinée si la météo le permet.

PETIT-DÉJEUNER

- Thé (sans lait)
- 1 poire
- 2 tranches de pain complet + beurre

Avec une poire bio, inutile de la peler (sauf les poires d'hiver dont la peau est dure et indigeste) et ça, c'est bon pour le mauvais cholestérol : c'est là, dans la peau, que se cache la lignine, une fibre très efficace pour capturer et chasser le mauvais gras.

B **GYM DIGEST**

Allongé sur le dos, bras le long du corps, jambes fléchies, pieds posés au sol écartés de la largeur du bassin. Soulevez le bassin en serrant les muscles des fesses, tenez la position 30 secondes puis relâchez en reprenant votre position de départ. Faites une série de 20.

COLLATION

- Jus vert velours* (voir p. 253)

DÉJEUNER

- Salade de concombre à la menthe
- Choucroute de la mer*
- Pamplemousse poêlé (½, gardez l'autre moitié pour demain !)

C'est la Recette

CHOUCROUTE DE LA MER

Déposez dans le panier du cuit-vapeur 2 pommes de terre et 1 pavé de cabillaud arrosé de jus de citron et laissez cuire pendant 10 minutes. Salez et poivrez. Réchauffez 150 g de choucroute cuite nature. Disposez la choucroute dans l'assiette et le poisson en cubes par-dessus.

B **LA MARCHE QUI NOUS VIENT DU FROID, 1 HEURE**

Céquoitesse, la marche nordique ? C'est la marche, mais en mieux (à pratiquer dans les bois, sur la plage, dans les champs…). Le principe : propulser le corps en avant, en poussant sur deux bâtons. Plantez le bâton droit devant vous, à hauteur de hanche, bras très légèrement plié, la jambe gauche en avant elle aussi, puis poussez dessus et dès que votre corps dépasse le bâton, allez planter l'autre, tandis que vous avancez en même temps la jambe droite. Les enjambées doivent être longues.

COLLATION

- 2 carrés de chocolat noir
- 1 thé ou 1 tisane digestion facile* sans sucre (voir p. 254)

DÎNER

- Crème de châtaigne
- Merlan et petits légumes en papillote*
- 1 grappe de raisin

C'est la Recette

MERLAN ET PETITS LÉGUMES EN PAPILLOTE

Déposez 1 filet de merlan sur une feuille de papier sulfurisé (30 cm environ). Répartissez sur le dessus ½ courgette et ¼ de poivron rouge coupés en lamelles puis 1 petit blanc de poireau en rondelles. Arrosez du jus de ½ citron, salez, poivrez et enfournez la papillote fermée à four déjà chaud (210 °C – th. 7) pour 15 minutes.
Vous pouvez utiliser une papillote en silicone et faire cuire votre plat 4 minutes au micro-ondes : réglez-le sur puissance moyenne (600 à 800 W maxi).

Aérez la maison au moins ¼ d'heure.

BAIN

Bain à l'eucalyptus. Mélangez 10 gouttes d'huile essentielle d'eucalyptus et 1 bouchon de base pour bain. Versez dans l'eau de la baignoire et plongez-y pendant 20 minutes. Ne vous rincez pas.

COUCHER

- 1 tisane bon sommeil* (voir p. 255)

DO-IN

Stimulez le point « foie ».

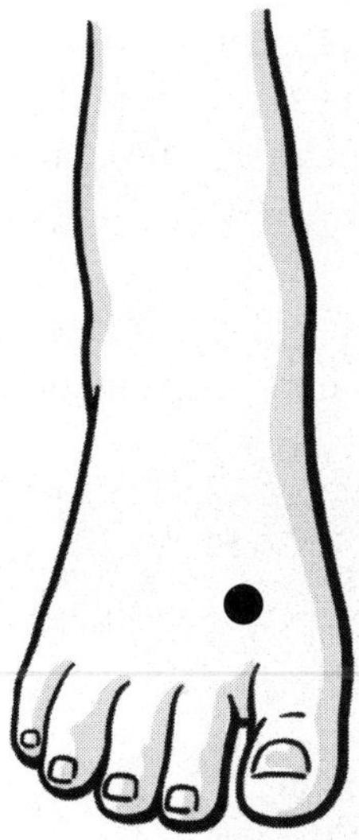

JOUR 7

LEVER

- Buvez un grand verre d'*eau infusée Paix du ventre.*

Aérez la maison en grand toute la matinée si la météo le permet.

PETIT-DÉJEUNER

- Thé (sans sucre)
- 1 bol de fraises
- 1 bol de céréales complètes + lait de soja

Passez les fraises rapidement sous l'eau avant de les équeuter. D'une manière générale, ne laissez pas tremper les fruits et légumes dans l'eau, ils y perdent leurs minéraux.

B GYM DIGEST

Allongé sur le dos, les genoux sur le ventre, les mains derrière la nuque. Montez les genoux sur la poitrine en décollant légèrement les fesses du sol. Faites 2 séries de 30 répétitions.

DOUCHE

Avant la douche, procédez à votre massage au gant de crin sur peau sèche.

COLLATION

- Jus vert velours* (voir p. 253)

DÉJEUNER

- Avocat + pamplemousse
- Blanc de dinde au citron*, riz complet + ½ courgette
- 1 bol de cerises

BLANC DE DINDE AU CITRON

Découpez 1 blanc de dinde en fines lanières. Recouvrez-les du jus de 1 citron, saupoudrez de curcuma et de poivre, mélangez et placez au frais pendant au moins 10 minutes (1 ou 2 heures c'est mieux). Faites dorer ½ oignon émincé dans une poêle avec un filet d'huile d'olive. Égouttez la dinde et faites-la sauter dans la poêle pendant 5 minutes.

B DEHORS !

C'est dimanche, allez courir dans les feuilles mortes, marcher au bord du lac, traînez la petite famille jusqu'au bois voisin, redécouvrez votre ville, partez au vide-greniers à vélo... bougez !

COLLATION

- 2 carrés de chocolat
- 1 thé ou 1 infusion acido-basique (sans sucre)

Ne vous privez pas (trop) de chocolat noir, il a un effet apaisant et relaxant sur le système neuromusculaire.

DÎNER

- Poireau vinaigrette
- Spaghettis sauce napolitaine
- 1 banane en rondelles saupoudrée de cacao

Aérez la maison au moins ¼ d'heure.

BAIN

Bain à la lavande. Diluez 8 gouttes d'huile essentielle de lavande dans 1 bouchon de base pour bain et versez dans l'eau.

COUCHER

- 1 tisane bon sommeil* (voir p. 255)

VENTRE GROS/MOU

C'EST QUOI LE SURPOIDS ABDOMINAL ?

C'est être en surpoids, surtout au niveau du ventre. Le surpoids abdominal est malheureusement très dangereux car il favorise les inflammations, les accidents cardiaques et toute une kyrielle de maladies métaboliques comme l'hypertension ou le diabète.

Mesurez votre tour de taille

Mesurez votre tour de taille à l'endroit indiqué sur le dessin ci-dessous :

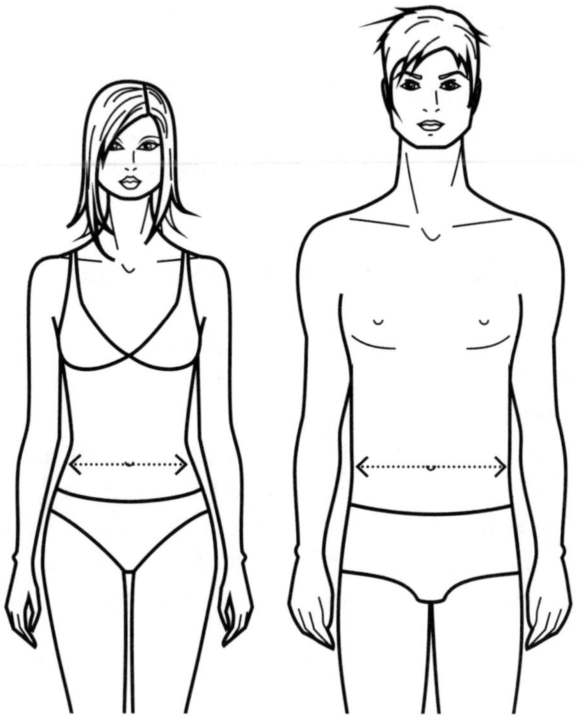

Chez les femmes Normalité : en deçà de 80 cm Surpoids abdominal : entre 81 cm et 88 cm Obésité abdominale : au-delà de 88 cm	*Chez les hommes* Normalité : en deçà de 94 cm Surpoids abdominal : entre 95 cm et 102 cm Obésité abdominale : au-delà de 102 cm
On souffre de syndrome métabolique lorsqu'on cumule 3 facteurs parmi les 5 suivants :	
Repère métabolique	Chiffres seuils retenus*
Glycémie (taux de sucre dans le sang) à jeun	≥ 1,1 g/litre
Périmètre abdominal	> 102 cm (hommes), 88 (femmes)
Triglycérides	≥ 1,5 g/litre
Cholestérol HDL	< 0,4 à 0,5 g/litre
Pression artérielle	≥ 130/85 mm Hg
Comment lire ce tableau ? Si votre glycémie est inférieure ou égale à 1,1 g de sucre par litre de sang, vous avez un seuil « normal », satisfaisant : pas de problème. Au-delà, votre glycémie est trop élevée. Et ainsi de suite pour tous les autres critères.	

* *Chiffres OMS (Organisation mondiale de la santé)*

TOUT CE QU'IL FAUT SAVOIR POUR PERDRE DU VENTRE

Avant de vous lancer dans la bataille du ventre plat, commençons par le commencement. Vous n'atteindrez pas votre objectif si vous ne comprenez pas pourquoi votre ventre est gros, ou gras, ou mou. Alors lisez bien les pages suivantes avant de démarrer.

12 raisons pour lesquelles vous avez des « abdos mous »

Vous avez l'impression de faire des exercices et vous avez arrêté le soda, pourtant, mais en vain. Désespoir. Le fameux « chien qui fait pipi » (un grand classique), les séries interminables de répétitions d'un mouvement mécanique que vous ne réalisez pas forcément bien, ou pas dans le bon ordre, les séances d'abdos-fessiers hyper-douloureuses où vous avez vraiment eu l'impression de « bosser » (ça fait mal !), mais sans finalement de résultat visible. Vous écopez bien de quelques courbatures et, quand vous touchez, votre ventre vous paraît un peu plus dur, ce qui semble enthousiasmant à première vue, mais c'est à peu près tout et la motivation retombe à mesure que votre ventre regonfle. C'est exaspérant, mais c'est normal !

La paresse est l'ennemie du ventre plat

Pour le corps, les muscles sont coûteux à alimenter et à entretenir. Aussi, dès qu'un groupe musculaire n'est pas sollicité, il « fond ». Si vous avez perdu vos abdos, c'est que, pour une raison ou une autre, vous n'en aviez pas besoin pour vos tâches quotidiennes, ne serait-ce que pour vous tenir droit. Parce que les escalators montent les marches à votre place. Parce que le canapé accueille confortablement votre corps, qui n'a donc besoin d'aucun muscle en particulier pour bien se tenir, contrairement à une chaise dure et droite. Parce que le robot bat les blancs d'œufs en neige à la place de votre bras. Parce que les roulettes de votre sac portent le poids du bagage à la place de votre dos. Parce que la voiture vous emmène chez le boulanger à la place de vos pieds. Dommage, car pour avoir fait preuve de paresse, vous allez devoir bosser deux fois plus dur pour redresser la barre. C'est le métier qui rentre !

Que s'est-il donc passé pour que vous perdiez ces chers abdos ? D'accord, vous n'êtes pas ultra-sportif, mais quand même ? Quelques éléments de réponses auxquels vous n'avez probablement pas pensé, et qui expliquent pourquoi vous souffrez inutilement sur les tapis de gym, et dépensez tout aussi vainement votre bon argent en cours collectifs d'abdos-fessiers inhumains.

1. Parce que vous êtes un homme et que ça fait des années que vous mangez/buvez trop tout en faisant insuffisamment d'activité physique

Vous vous reconnaissez ? C'est le grand classique, la fameuse « bedaine » qui s'installe autour de la cinquantaine, voire bien avant chez certains hommes. Le ventre est rond, dur, parfois tendu comme une peau de tambour, et « sort en avant ».

Ce qu'il faut savoir. Attention, c'est une mauvaise configuration sur le plan santé : ce type de « gros ventre » trahit une graisse infiltrée dans les organes profonds, et prédispose à diverses maladies ou accident cardiaque, allant du diabète à l'infarctus.

Conseil malin

Plus on réagit vite, plus on perd facilement. Dès les prémices de l'amorce d'une bedaine, on rectifie le tir. Dans la plupart des cas, le « ventre » est dû aux multiples repas d'affaires et/ou aux heures passées derrière un volant ou un bureau. Il faut bien sûr réduire les deux : mieux se débrouiller lorsqu'on passe la commande – pas de dessert, pas d'alcool –, marcher et bouger davantage.

2. Parce que vous êtes une femme, et que vos hormones jouent avec votre silhouette

Vous vous reconnaissez ? Entre les hormones, les grossesses, la flemme d'aller « au sport », les multiples régimes au fil des ans, les heures passées devant la télé/l'ordi/la tablette… les raisons s'additionnent, jour après jour, pour aboutir à ce ventre mou, flasque, dont vous pouvez attraper un bourrelet entre les mains (contrairement au gros ventre « dur » des hommes, mentionné ci-avant).

Ce qu'il faut savoir. Sur un plan santé, ce n'est pas un drame mais sur un plan esthétique, il arrive un jour où, fatalement, on ne se supporte plus. Ces graisses sont pourtant relativement simples à déloger, elles sont juste là, sous la peau, on les qualifie d'ailleurs de sous-cutanées.

Conseil malin

Le régime ventre plat vous aidera à contrôler l'apport en gras et en sucre afin de ne pas continuer à charger la zone. Des exercices physiques appropriés, et super-express, seront indispensables pour « retendre tout cela ». Et notre massage expert accélérera le tout.

Massage expert aroma : 3 minutes par jour

Dans un flacon, mélangez 10 gouttes d'huile essentielle de bois de Hô et 5 ml d'huile végétale de jojoba. Chaque jour, après la douche, prélevez un peu de votre préparation « aroma expert ventre plat » et massez votre ventre selon le protocole suivant :

30 secondes : effleurez largement et sans appuyer toute la zone du ventre que vous allez travailler. C'est une « prise de contact » et vous en profitez pour étaler sur la peau votre huile ventre plat.

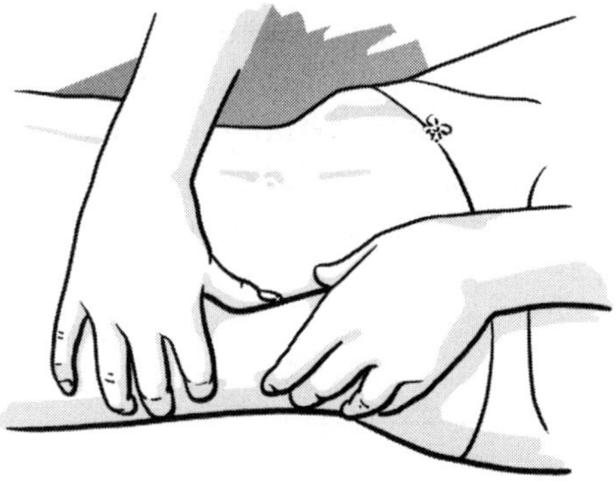

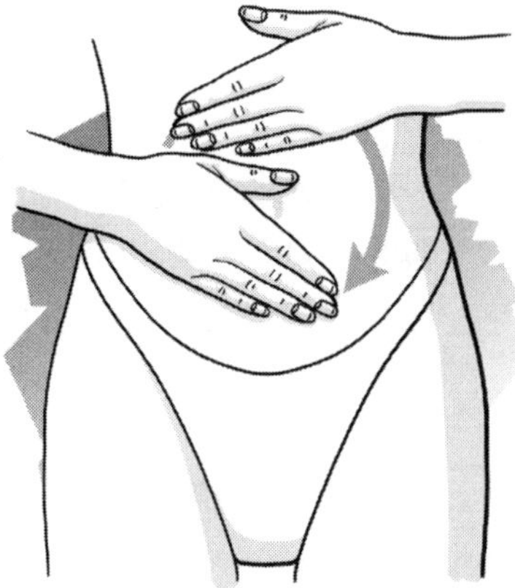

30 secondes : appliquez énergiquement localement, sur le ventre, en dessinant des cercles plus ou moins appuyés.

2 minutes : faites un palper-rouler, comme les pros ! Pincez la peau pour former un pli, une vague, que vous déplacez de gauche à droite et de droite à gauche en prenant appui sur la peau avec votre index et en « suivant » avec le pouce. Une dizaine de fois ainsi, puis vous vous attaquez à un autre pli, et rebelote. C'est exactement le geste réalisé en institut de beauté… Il n'est pas très agréable car il « décolle », mais super-efficace pour déloger petit à petit l'eau et les graisses « coincées » dans le tissu conjonctif. Certains petits appareils mécaniques de massage, le plus souvent fournis avec une huile de massage anticellulite, reproduisent le palper-rouler mécanique, essayez-les pour voir ? Sinon la main seule fait très bien le travail, et tout en finesse. Rien n'empêche de faire le même geste sur les cuisses et les fesses, avec le même mélange aroma, si vous avez besoin d'affiner aussi ces zones.

3. Parce que vous gonflez après chaque repas

Vous vous reconnaissez ? Votre problème n'est pas tant la graisse infiltrée dans votre corps que les gaz qui se fabriquent dans votre tube digestif 3 fois par jour. Vous ballonnez, vous gonflez, et pour vous « ventre plat » rime avec « meilleure digestion ». En plus, cette mauvaise digestion peut s'accompagner de troubles gênants – rots, pets, douleurs dans le côlon – et vous ne savez plus trop quoi faire pour que ça s'arrête. Pourtant, ce n'est pas faute de manger des légumes, pour les fibres, comme on vous l'a conseillé maintes fois !

Ce qu'il faut savoir. Votre problème vient peut-être justement de certains de ces légumes, ou alors des lentilles, des produits laitiers, des confiseries sans sucre, des boissons pétillantes, bref : des Fodmaps, ces petits sucres naturellement présents dans certains aliments vous font des misères. Il y a en tout cas quelque chose que vous tolérez mal sur un plan digestif, et cela peut aussi être du gluten (dans le blé), du lactose (dans le lait) ; dans tous les cas, réduire la teneur en Fodmaps de vos repas sera votre meilleure arme. Car les aliments qui renferment des Fodmaps renferment aussi, parfois, du gluten (céréales), du lactose…

CONSEIL MALIN

Suivez notre programme « 1 semaine sans Fodmaps » (p. 211), et plus largement reportez-vous à nos conseils « Fodmaps » disséminés ici et là dans le livre.

4. Parce que vous mangez mal et ne buvez pas assez d'eau

Vous vous reconnaissez ? Vos abdos ne se sont pas ramollis en une nuit. Il a fallu des jours et des jours de mauvais traitements pour qu'ils en arrivent là. Vous avez probablement suivi des régimes farfelus, restrictifs ou en tout cas inadaptés, vous avez voulu croire que des sodas (même light) remplaçaient l'eau, que les pâtes et le riz étaient comme des légumes verts.

Ce qu'il faut savoir. Comme vous avez détricoté le maillage de vos muscles, vous allez patiemment refaire le chemin inverse. Faites preuve de persévérance, cela ne va pas se faire en 2 jours non plus.

CONSEIL MALIN

On reprend les bases, on reste calmes et groupés et on réapprend à se nourrir correctement en suivant les conseils de ce livre.

5. Parce que vous respirez mal

Vous vous reconnaissez ? Vos poumons sont conçus pour respirer bien plus « grand » que ce mince filet d'air qui se faufile jusqu'aux bronches, presque en s'excusant, et ressortant aussi vite pour être remplacé par son frère jumeau. Vous n'êtes pas en mode « respiration », vous êtes en mode « survie ». Comme presque nous tous ! C'est pourquoi le sport, même à faible intensité, est intéressant car il oblige à respirer plus amplement et, donc, sollicite enfin ces muscles laissés en friche le reste de la journée.

Ce qu'il faut savoir. Si vous respirez « petit » et ne faites jamais de sport, ne cherchez pas plus loin : vous ne sollicitez pas vos abdos, en prise directe avec les poumons, ils sont donc ramollos. Ce n'est pas en vous forçant à faire 5 minutes d'abdos 3 fois par semaine que vous changerez quoi que ce soit à votre situation, désolée.

CONSEIL MALIN

Respirer, c'est faire participer l'ensemble du corps à ce mouvement permanent, notamment les muscles du ventre. Petite respiration = abdos en vacances. Bougez davantage et forcez-vous à respirer profondément, amplement, le plus souvent possible dans la journée et, si vous n'y pensez pas, au moins le soir de retour à la maison. Avis de grand calme et de sérénité en bonus, c'est toujours ça de pris.

→

À la gym, en général, on fait travailler en cours d'abdos fessiers davantage les grands droits et les obliques… Focalisez au contraire sur le transverse, et ce le plus souvent possible dans la journée !

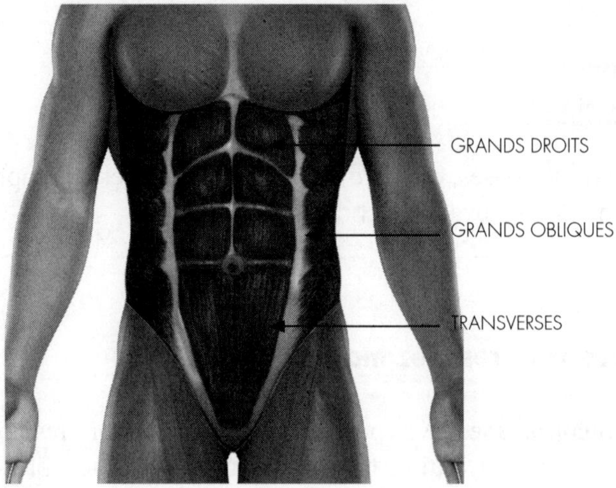

GRANDS DROITS/OBLIQUES/TRANSVERSES

6. Parce que vous faites des abdos n'importe comment

Vous vous reconnaissez ? En toute bonne foi, en toute bonne volonté, avec beaucoup d'application… Mais quand même n'importe comment. Ne le prenez pas mal, mais il y a un minimum d'anatomie à connaître pour faire travailler les bons muscles, strate par strate, pour tonifier, renforcer, gainer, galber. Avant tout, le muscle appelé « transverse », situé profondément (pas du tout les plaquettes de chocolat, bien visibles, elles). Le transverse est même si profond qu'on le sent à peine, sauf en se concentrant bien… ce qui ne risque pas d'arriver dans un cours collectif bondé, ultra-bruyant et basé sur la répétition et la transpiration, pas vraiment sur l'intériorisation et la concentration. Tant que ce muscle-là ne bossera pas, tout ce que vous pourrez essayer de construire dessus s'effondrera comme un château de sable à marée haute. Le transverse ne « gonfle pas », il « gaine » et ne se voit pas. Si vous ne faites travailler qu'un seul muscle pour votre objectif, c'est pourtant lui.

Ce qu'il faut savoir. Rentrer le ventre, tousser : c'est le transverse qui s'en occupe. Pensez à rentrer le ventre au maximum et à « verrouiller » par tranches de 20 secondes au moins, en toutes circonstances, y compris pendant vos exercices ventre plat. Des séries de 10 répétitions sont un très bon début, déjà.

7. Parce que vous prenez les escalators et les ascenseurs

Vous vous reconnaissez ? La dernière fois que vous avez monté 2 marches, c'était l'été dernier parce que les escaliers roulants étaient en panne à votre station de métro. Vous balader sur les rochers au bord de la mer, en Bretagne, ou grimper en forêt de Fontainebleau, même pas en rêve. Courir sur la plage, ou randonner en montagne, et puis quoi encore ? Pourquoi pas monter à pied les 3 étages qui séparent votre bureau de celui de votre collègue Gisèle, que vous allez voir chaque matin pour y récupérer des dossiers ?

Ce qu'il faut savoir. Le transverse et l'ensemble des abdos fonctionnent notamment lorsque vous montez, descendez ou encore grimpez (en forêt, en balade). Bref, dès que le sol n'est pas plat, les abdos travaillent. Marcher sur du plat à la maison, sur le trottoir, dans un centre commercial, ça ne fait pas vraiment bosser ces messieurs.

Conseil malin

Prenez de la hauteur, c'est bon à tout point de vue. Grimpez, montez, allez voir Gisèle sans prendre l'ascenseur, faites un pied-de-nez à tous les bipèdes qui patientent dans la queue pour emprunter l'escalator : montez à pied, c'est votre meilleur cours de gym ventre plat, et en plus, entièrement gratuit !

8. Parce que vous souffrez de règles douloureuses

Vous vous reconnaissez ? Mal au ventre, pas du tout envie de faire de l'exercice physique, et surtout pas en mobilisant ses abdos. On fait tout, au contraire, pour les décontracter, les apaiser. Bref : les ramollir. En plus rien ne va, on est grognon, on verra ça dans quelques jours, le programme soirée, c'est marmotte roulée en boule sous la couette devant un film.

Ce qu'il faut savoir. On l'a dit, c'est en travaillant (c'est-à-dire en se contractant/décontractant) que les muscles restent en bon état, ou se raffermissent. Alors si 5 jours par mois vous avez le ventre au repos quasi forcé, et que c'est tous les mois la même chose, l'impact « ventre mou » n'est pas négligeable, à terme. D'autant que les muscles « fondent » à toute vitesse lorsqu'ils ne sont pas sollicités, nous l'avons tous expérimenté lors d'une grippe, du port d'un plâtre ou d'une hospitalisation : il suffit de quelques jours d'inactivité pour constater une nette différence.

CONSEIL MALIN

En dehors des périodes douloureuses, concentrez-vous bien sur le travail des obliques, du transverse et des grands droits. D'autant qu'un renforcement de toute la zone pourrait à son tour amoindrir vos douleurs puisque le ventre est une zone d'échanges essentielle. Si vous augmentez l'irrigation sanguine par là, vous augmentez de fait la quantité de « routes » (vaisseaux) par lesquelles les molécules antidouleurs seront acheminées jusqu'à votre petit ventre. Nous parlons des molécules produites naturellement par votre corps, comme de celles des éventuels médicaments ou plantes anti « syndrome menstruel/prémenstruel ».

Pendant les périodes douloureuses, essayez de bouger malgré tout, vous constaterez certainement que non seulement cet effort n'empire pas votre douleur, mais que c'est tout l'inverse. Impossible ? Alors concentrez-vous sur une respiration abdominale ample : elle fera travailler en douceur vos abdos et, en plus, vous relaxera, bonus non négligeable pour retrouver une humeur plus stable.

9. Parce que vous avez beaucoup d'amis

Vous vous reconnaissez ? C'est super-sympa les amis, la vie serait même bien fade sans eux. Seulement voilà, les vôtres ne peuvent pas envisager de se voir ailleurs qu'au bistrot, ou à la maison mais avec une petite bière, 2 ou 3 cahuètes et 1 ou 2 chips. Alors, comme l'expérience se répète souvent, voire très souvent, cela finit par se remarquer au niveau de votre ventre (et très certainement du leur).

Ce qu'il faut savoir. Les amis, ça déteint. Vous aussi, vous déteignez sur eux. Si votre bande mange du pop-corn au ciné, vous mangerez du pop-corn au ciné. Si votre bande boit un peu trop, vous boirez un peu trop. Si vos copines ne peuvent se retrouver qu'autour d'un chocolat chaud/cupcakes, vous ne ferez jamais bande à part avec un thé et des fruits frais. Etc.

Conseil malin

La réalité de « qui se ressemble s'assemble » peut être tournée en positif. Puisque vous êtes dans la bande, faites votre *coming out* : annoncez oralement et clairement que les bières, le chocolat, les cupcakes, les cahuètes et tout ce qui va avec, ça ne peut plus durer, et que vous préféreriez un Perrier et un club sandwich, ou carrément une salade. Après un moment de stupeur prévisible, il y a toutes les chances qu'au moins la moitié de l'équipe vous emboîte le pas, souvent avec soulagement. N'oubliez pas que quand on subit une mauvaise habitude, le plus difficile est : 1/ de s'en rendre compte et 2/ de faire le premier pas pour en sortir. Ensuite, ça coule tout seul. Avec ce simple conseil malin, vous allez vous rendre un immense service, ainsi qu'à vos ami(e)s, c'est plutôt bien, non ? Tant que vous y êtes pourquoi ne pas vous motiver ensemble pour vous inscrire, par exemple, à une course marrante type *Color Run* ou *Run or Dye*, ou filer tous les jeudis soir à la piscine pour un cours d'aquagym-papotage ? Fun et efficace.

10. Parce que vous êtes assis toute la journée

Vous vous reconnaissez ? Assis à table au petit-déj, dans les transports, au bureau, à table au déjeuner, re-au bureau, re-dans les transports, à table au dîner, dans le canapé devant la télé pour le film en soirée. Voilà votre vie musculaire, grosso modo. Et en plus, là encore, n'importe comment.

Ce qu'il faut savoir. Comme nos sièges sont très performants et, il faut bien le dire, très confortables, leur travail de sape ne se voit pas : ils font cet effort de structure que ne font plus nos muscles pour maintenir notre corps présentable. Notamment nos abdos, puisque ceux-ci sont très impliqués dans la posture.

CONSEIL MALIN

Collé à votre ordi du matin au soir ? Forcez-vous le plus souvent possible, dans l'idéal toutes les 30 minutes, à faire quelques respirations amples et à « rentrer le ventre » pour gainer tout ça. Rien ne vous empêche de continuer à bosser pendant ce temps-là, en plus vous gagnerez en calme, clarté et productivité. Pas du temps de perdu, loin de là, mais du temps de gagné !

11. Parce que votre grossesse a « déplacé » des muscles et ne les a pas « remis où ils devraient »

Vous vous reconnaissez ? C'est un grand classique, entre mamans, de déplorer « depuis que j'ai eu Emma, mon ventre est une catastrophe », « mais comment fait une telle (people/coach sportive) pour avoir récupéré aussi vite son ventre plat après son accouchement ? ».

Ce qu'il faut savoir. Les coaches sportives savent ce qu'il faut faire pendant et après la grossesse pour récupérer une plastique d'enfer. C'est de la triche ! Et les people se font conseiller par ces mêmes coaches, donc c'est de la triche aussi ! Votre expérience s'appelle un « diastasis », c'est courant, surtout chez les futures mamans ayant fait de « mauvais abdos » pendant leur grossesse.

CONSEIL MALIN

Des exercices très spécifiques sont indispensables, ils sortent du cadre de ce livre. Ne faites surtout pas des abdos « seule dans votre coin en suivant des conseils glanés ici ou là », ni pendant la grossesse, ni juste après. Un coach sportif est incontournable ! Une consultation médicale pour une prescription de séances de kiné (rééducation) est également conseillée.

12. Parce que vous mangez devant la télé

Vous vous reconnaissez ? Le soir, vous fonctionnez au radar, toujours les mêmes mouvements, la même suite de petits gestes automatiques pour déconnecter. Le plat tout préparé au micro-ondes, dans le meilleur des cas la barquette de salade-traiteur toute prête elle aussi, un fromage peut-être, ou un gros pot de fromage blanc/crème glacée, un paquet de gâteaux parce que « la journée a été dure », un sachet de bricoles au chocolat à grignoter « parce que la journée a été longue ». On allume la box, hop ! télécommande main gauche, main droite fourchette, avec quelque chose au bout (quoi ? vous ne savez pas forcément), et une fois la fin des infos/du film, il n'y a plus rien sur le plateau. Tout est dans votre ventre. Vous vous sentez repu. Ben tu m'étonnes…

Ce qu'il faut savoir. Signaux de faim, quantité avalée : les études montrent que devant un écran, nous perdons nos repères, tout se dilue dans les images qui captent notre attention et nous hypnotisent. Nous mangeons jusqu'à 71 % de calories en plus, ce qui est énorme ! Tout dépend de l'aliment en question, mais par exemple pour la pizza, c'est + 34 % (720 calories sans télé, 964 avec) ; pour les pâtes au fromage, + 71 % (347 calories contre 593). C'est évidemment catastrophique si cette organisation se répète chaque soir. Et, on n'ose y songer, midi et soir. Et, on ose encore moins y penser, matin, midi et soir. Problème plus insidieux encore, peut-être : votre inconscient associe écran et aliment. Bientôt, il ne sera plus possible de vous asseoir devant la télé sans manger, même si c'est en dehors des repas, même si vous n'avez pas faim.

Conseil malin

On l'a dit, redit et répété : manger devant la télé, c'est vraiment la pire des mauvaises idées. Mieux vaut encore entrecouper votre repas en profitant des pages de pub pour aller picorer des choses préparées et équilibrées, comme des petits sandwiches par exemple. Mais ne rêvons pas, et d'ailleurs cette organisation n'est pas non plus idéale. Donc, si vraiment manger devant la télé est une nécessité vitale pour vous, suivez au moins ces 4 conseils.

1/ *Préparez un plateau-repas* avant d'allumer la télé, et posez dessus tout ce que vous pouvez manger, c'est-à-dire des portions individuelles : 1 part de plat, 1 part de salade, 1 pot individuel de fromage blanc, 1 fruit, 1 grand verre d'eau. Quand ce sera fini, ce sera fini, interdiction de retourner au ravitaillement pour se resservir, vous avez déjà consommé tout ce qui vous revenait. →

2/ *Ne vous asseyez jamais devant la télé avec des choses à picorer,* à grignoter. À tous les coups, le paquet y passera, quoi qu'il y ait dedans. Donc, posez 2 biscuits sur un coin du plateau si vous en avez envie, mais pas le paquet.

3/ *Mangez toujours proprement, dans une vraie assiette.* Pas directement dans une barquette sortie du micro-ondes.

4/ *Ne consommez rien qui disparaisse comme par magie.* Par exemple, si c'est l'apéritif, préférez les pistaches ou les arachides à décortiquer plutôt que les mêmes déjà épluchées. Lorsque vous verrez le petit tas de coquilles vides, vous aurez au moins un repère de ce que vous avez avalé. Espérons alors que vous vous arrêterez avant que la pile n'atteigne le plafond.

LES 10 COMMANDEMENTS DU RÉGIME VENTRE PLAT

Lorsque l'on cherche à perdre du ventre, il y a certaines choses avec lesquelles on peut s'arranger. D'autres pas. Voici les règles les plus importantes à savoir pour ne pas mettre en péril votre régime ventre plat.

1. Ne buvez pas d'alcool

C'est la première des choses à contrôler si vous avez tendance à boire un petit peu/beaucoup. La boisson alcoolisée, à de rares exceptions près, est l'exemple type de ce qui apporte des calories « vides » : on a les calories, mais pas ou si peu de molécules intéressantes pour la santé et encore moins pour la silhouette. En plus, les études indiquent que l'alcool appelle la « *junk food* » : on a plus tendance à manger des aliments gras, salés, sucrés, caloriques lorsqu'on boit de l'alcool, alors que l'eau incite à choisir des plats plus sains, renfermant davantage de poisson et de légumes. Alors d'accord, il y a des polyphénols dans la liqueur de cassis, mais on en trouve aussi ailleurs, alors pourquoi prendre le package bourré de calories alors qu'une barquette de fruits rouges ou noirs, frais ou surgelés, est nettement préférable ? En plus, l'alcool agresse le foie, alors que nous essayons justement d'aider la cellule hépatique – surtout en week-end détox préalable au programme – afin qu'elle s'acquitte au mieux de sa fonction d'éboueur. Concrètement, ne dépassez pas 1 petit verre de vin rouge par semaine dans la vie courante. Pendant votre régime ventre plat, c'est zéro.

2. D'une manière plus générale, ne buvez pas de calories

Lait, café ou thé au lait avec topings, smoothie, jus, nectar, sirop, boisson « du sportif », soda avec ou sans sucre, eau aromatisée, boisson énergétique, énergisante, prémix... : toutes sont à éviter pendant votre régime ventre plat et, d'une manière générale, à réserver aux occasions festives. Les calories liquides sont mal comptabilisées par le cerveau, qui les laisse filer... mais vos bourrelets, eux, ils les sentent passer.

3. . Ne vous mentez pas, ne trichez pas

Que vous minimisiez vos apports caloriques et racontiez une situation enjolivée à votre médecin, votre diététicien, voire votre meilleure amie, c'est une chose. Que vous vous mentiez à vous, c'est autre chose. Avant de vous lancer dans votre régime ventre plat, faites un petit bilan alimentaire sur 3 jours. Il s'agit de prendre conscience de ce que vous mangez, sans vous juger, sans culpabiliser, simplement de réaliser ce que vous consommez entre le réveil et le coucher (et, peut-être, la nuit).

Pour faire ce bilan, deux options :

Classique = avec un papier et un crayon

Imprimez notre fiche « journée alimentaire » (voir p. 1). Remplissez honnêtement les cases sans omettre la moindre cacahuète ni la moindre gorgée de soda sans sucre. Même un chewing-gum, vous le notez. Comparez maintenant avec n'importe quelle journée prise au hasard dans notre programme à partir de la page. Il va falloir corriger, raboter tout ce qui dépasse.

Sur smartphone

Option écrite

Téléchargez une appli gratuite de journal alimentaire. Il en existe sur iPhone comme sur n'importe quel smartphone androïd : allez dans le « store » et recherchez « journal alimentaire ». Téléchargez, testez, voyez ce qui vous convient le mieux.

- *L'avantage* : pour les personnes précises, renseigner chaque jour ce journal permet de constater les progrès au fil des jours/semaines. C'est vraiment utile et, souvent, cela permet de comprendre où on dérape et pourquoi. L'un des meilleurs gages de réussite !

- *L'inconvénient :* si l'on n'est pas très précis et légèrement « maniaque » (au sens positif du terme !), c'est difficile de s'astreindre à tout noter. Question de tempérament.

Option photo
Prenez des photos de tout ce que vous buvez, mangez, mâchez. Rangez-les proprement dans un dossier « Jour 1 », « Jour 2 », ou dans une appli dédiée également. Ou simplement, visualisez-les au bout de 3 jours. Avez-vous 3 fois 3 repas, donc 9 images en tout, propres et apparemment contrôlées ? Ou avez-vous bourré la mémoire de votre smartphone parce que vos images sont innombrables, avec des grignotages ou des boissons sucrées toute la journée ?

4. Ne vous affamez pas

C'est un mythe de croire que moins on mange, plus on mincit. Il y a un moment où ce calcul ne peut que s'arrêter. Pour être sûr de ne pas sortir des rails que nous vous concoctons, consommez tous les aliments que nous vous conseillons, et dans les quantités indiquées. Et profitez, goûtez, sentez : les aliments ne sont pas nos ennemis, ils nous procurent de l'énergie, de la joie, du plaisir, des sensations. Ne les considérez pas comme un mal nécessaire, à raboter au maximum et à mâchonner à heures fixes pour « ne pas avoir faim ». Vous passez ainsi à côté d'une des meilleures choses de la vie !

5. Soyez malin

Perdre du poids est à la portée de n'importe quel imbécile. En revanche, ne pas le reprendre est une autre paire de manches. Pour mincir durablement et, en plus, en focalisant sur une partie du corps – en l'occurrence le ventre – il faut, au contraire, se servir de son cerveau. Sinon c'est fichu ! Manger « léger » ne constitue qu'une partie du régime, et encore, « léger » ne veut pas forcément dire « peu calorique ». Non, il s'agit de sélectionner des aliments à index glycémique bas ou modéré, qui boostent le métabolisme pour brûler plus de calories, qui ne se stockent pas préférentiellement au niveau du ventre, qui apportent une grande quantité de nutriments minceur ET protecteurs pour la santé (vitamines, minéraux, polyphénols…), qui prennent soin de la peau, du bien-être… car réussir son régime ventre plat, c'est agir mine de rien sur tous ces paramètres à la fois.

6. Mâchez !

Encore. Encore. C'est bien. Prenez des petites bouchées, et mâchez. C'est la base. Cela vous évitera de manger de trop grandes quantités, et facilitera la digestion, prévenant ainsi une bonne partie des ballonnements. En effet, souvent, on « gonfle » parce que les bactéries du côlon se chargent de terminer le travail que vos dents auraient dû faire. Et leur transformation génère du gaz. À ce propos, pensez que tout ce qui nuit à la flore intestinale – comme par exemple l'alcool, le tabac, le stress ou encore les additifs conservateurs dans les préparations industrielles (eh oui ! ce sont des antimicrobes, c'est bien pour cela qu'ils conservent ces aliments sur de longues périodes… ils commencent donc pas s'en prendre à nos microbes intestinaux !) – peut aggraver les ballonnements, ainsi que la prise de poids d'ailleurs. Prenez soin de vos dents, de votre estomac et de vos intestins si vous voulez atteindre votre objectif !

7. Consommez simple et nature

Évitez tout ce qui est « plats préparés » vendus tout prêts au rayon frais, conserves ou surgelés. Vous pensez acheter du « colin aux petits légumes », mais en réalité vous achetez du colin, des petits légumes, et plus ou moins d'additifs, de sel, de graisses hydrogénées ou partiellement hydrogénées, de sucres ou de faux sucres indigestes, de conservateurs peut-être nocifs pour votre flore intestinale… bref, une ribambelle de petits « plus » – en fait des vrais « moins » – qui facilitent la prise de poids, empêchent de fondre et de reprendre le contrôle de son appétit et de sa digestion. Mieux vaut mille fois un pavé de colin (frais ou surgelé) et des rondelles de courgette dans une poêle avec un peu d'huile d'olive. Simple, efficace, sain, et garanti « ventre plat ». Si vraiment les plats préparés vous obsèdent, préférez au moins ceux labellisés bio par exemple, qui limiteront l'apport d'additifs et privilégieront des matières premières de meilleure qualité.

8. Si vous avez du mal à les digérer, mangez vos fruits en dehors des repas

C'est particulièrement vrai pour les agrumes – clémentines, oranges, mandarines… Chez de nombreuses personnes, les fruits crus consommés en fin de repas fermentent et font ballonner. Alors que les mêmes consommés 2 heures après ou avant passent comme une lettre à la poste. Si vous n'avez jamais rencontré ce genre de problème, oubliez ce conseil et passez au suivant.

9. Ne grignotez pas

Le grignotage est un fléau, en partie parce qu'il garde en permanence votre métabolisme en mode stockage. Or, qu'essayons-nous de faire ensemble ? Déstocker. Voilà. Par conséquent, si vous grignotez en matinée, dans l'après-midi et/ou en soirée, c'est soit parce que vous ne mangez pas suffisamment aux repas (ça ne risque pas avec nos menus), soit parce que vous avez pris cette habitude il y a des années (par exemple film à la télé = petits trucs à grignoter), soit parce que vous utilisez la nourriture pour calmer vos nerfs, vos angoisses (ce n'est pas son rôle). Déterminez l'origine du problème pour lutter énergiquement contre cet ennemi fourbe.

10. Ne mangez pas de dessert à chaque repas

Ce conseil risque d'être difficile à suivre pour certains d'entre vous, tandis que d'autres s'en moquent totalement car ils « ne sont pas très desserts ». Il le faudra bien pourtant, car c'est ici que l'on peut gagner le plus facilement des « points » caloriques, sans souffrir grâce à nos astuces. Ne vous inquiétez pas, on ne vous laissera pas sans rien, dans la nature. Mais cessez de terminer vos repas par des crèmes dessert saveur caramel, vanille ou autres cookies, c'est vraiment un mauvais réflexe. Et honnêtement, vous trouvez ça bon ? Commencez par remplacer ces choses par un pruneau ou deux, ou une mini-salade de fruits express (je coupe en cubes une poire et une clémentine), pour profiter de la touche sucrée sans hériter des calories et des ingrédients douteux, ce sera déjà ça.

LES 13 GESTES VENTRE PLAT

Voici les 13 règles incontournables et le temps qu'elles nécessitent.

1. #pasdexcuse = 0 seconde

Bouger plus ? Impossible ! Il fait trop froid, trop chaud, gris (bientôt la pluie ?), noir, mal au dos, aux dents, à la tête, crevé de la journée, trop de choses à faire, les enfants à s'occuper, la vaisselle à faire, pas la moelle de ressortir… toutes ces excuses on les connaît par cœur. Et toutes sont mauvaises, au fond de vous, vous le savez très bien. Ne pas trouver une poignée de minutes pour « se bouger » chaque jour, c'est grave.

Cela signifie en réalité que vous n'êtes pas motivé. Alors voici les choses telles qu'elles se présentent :

- Si vous n'êtes pas content de vos abdos c'est que vous ne faites pas ce qu'il faut pour en avoir des beaux.
- Si vous voulez que le monde entier (ou simplement votre partenaire ou même juste vous-même) puisse admirer vos muscles tout neufs, il va falloir éliminer en même temps (ou même d'abord) la couche de gras qui est paresseusement alanguie dessus. Sinon personne ne verra rien du tout. Pour cela, aucune échappatoire, il faut faire bosser le cardio pour brûler ces graisses.
- Si vous n'êtes pas prêt à ça, gardez votre ventre mou et votre graisse dessus, et on n'en parle plus.

Le geste ventre plat

Cardio le matin, abdos l'après-midi (ou vice versa, ou ensemble...), c'est la base du contrat.

2. Argile/charbon = 1 seconde

L'argile et le charbon, deux éléments naturels, font dégonfler les ventres pleins de gaz quasi instantanément. C'est que l'un et l'autre possèdent naturellement une capacité énorme à « attraper » et à « retenir » ces gaz. Puis à les éliminer. L'argile, c'est de la terre ; le charbon, du bois calciné – en général du bois de bouleau. Tous deux absorbent, au passage, d'autres choses indésirables (résidus d'alcool, de microbes, de médicament, de métaux lourds, de « poisons » en tous genres...), ce qui les rend également détox. Concernant le charbon, celui dit « activé » est encore plus efficace = il a été calciné deux fois, ce qui augmente encore ses petits pores, autant de microtrous qui vont piéger tant les gaz que les molécules indésirables.

Argile et charbon existent sous forme de poudre simple à mélanger avec de l'eau (forme la plus efficace) ou en gélules/capsules (forme la plus pratique). On en consomme un petit peu avant chaque repas, en cures de trois semaines. Efficacité antiballonnements et troubles digestifs en général garantie. Mais attention, en cure seulement, n'en prenez pas toute l'année !

3. Marche active = 1 heure

Marcher, c'est bien. Marcher activement, c'est-à-dire à une allure très soutenue, c'est mieux. Les « vrais » marcheurs sportifs avancent aussi vite que les coureurs, ça vous donne une idée de l'effort à fournir… mais aussi de la quantité de calories brûlées ! En effet, on a coutume de dire que rien n'est plus brûle-graisses que le running. C'est vrai… sauf la marche active qui fait quasiment aussi bien, sans brusquer les articulations ni le périnée.

À condition d'avoir de bonnes chaussures, c'est-à-dire étudiées pour. Oubliez les mocassins et toutes chaussures de ville, même que « vous trouvez confortables ». On parle de sport, là, même si son nom vous évoque vaguement une séance de shopping tranquille entre copines.

Nous vous recommandons des chaussures de marche souples dédiées à la marche sportive (demandez au vendeur), surtout si vous pratiquez/battez le pavé/arpentez/crapahutez en zone urbaine, sur un sol très dur : les emplacements de renforcement, sous la semelle, pour absorber les chocs et protéger vos articulations, ne se trouvent pas du tout aux mêmes endroits que sous les chaussures de running par exemple, puisque le pied n'a pas du tout le même mouvement, les mêmes contraintes. Et pas du tout aux mêmes endroits non plus que sous les chaussures de ville, qui ne possèdent aucune zone d'absorption de choc.

Si vous allez vous balader à la campagne, en forêt ou sur le sable (sol meuble), prenez plutôt des chaussures de marche à « crampons », un peu plus rigides et agrippantes pour ne pas vous casser la binette dans les descentes. Cette configuration est idéale car vous associez balade dans la nature, magnifiques paysages, sols accidentés donc bons pour « faire du muscle », air pur…

Choisissez toujours :

- ½ taille en plus de la vôtre, vos pieds vont forcément gonfler. Si tel n'est pas le cas, c'est que vous ne marchez pas assez vite ;
- des matériaux respirants, naturels : oubliez les marques bas de gamme à petit prix, vous allez transpirer comme une bête dedans, faire des ampoules, râler, rager et abandonner ;
- un confort parfaitement parfait dès le magasin. N'écoutez surtout pas le vendeur s'il vous assure qu'elles « vont se faire ». Essayez une autre paire si quoi que ce soit vous gêne (couture, doublure, orteil qui frotte, sensation de lourdeur…).

Avec ou sans bâtons (de marche nordique par exemple), pour faire travailler aussi le haut du corps ? C'est vous qui voyez. Tout dépend de vos envies, du sol encore une fois.

Le geste ventre plat

Le week-end, 1 heure de marche active le samedi ET 1 heure de marche active le dimanche. Ça vous fera les pieds ☺

4. Sommeil = 8 heures

Un super-basique pourtant incroyablement méprisé, sous-estimé en tout cas. Alors que les choses soient bien claires : il est impossible de perdre du poids et d'être en forme, en bonne santé et mince si l'on ne dort pas suffisamment, et suffisamment profondément. C'est pourquoi pour un week-end ventre plat, on est au lit samedi soir pas trop tard. Sinon c'est un week-end nouba, c'est un autre programme (pas le nôtre !).

Le geste ventre plat

1 heure minimum avant le coucher, stoppez tout écran d'ordinateur, tablette, smartphone. On lâche les réseaux sociaux, les films, Internet, les jeux en ligne, et on s'offre soit un bain aroma minceur, soit une bonne lecture tranquille. Et au lit. Bonne nuit.

5. Ménage/calories = 1 heure

Un petit tableau valant mieux qu'un discours, admirez et déduisez !

ACTIVITÉ	CALORIES BRÛLÉES (POUR UNE PERSONNE PESANT 70 KG)
Faire la vaisselle	30 calories (pour 10 minutes)
Faire les lits	15 calories (pour 5 minutes)
Repasser	80 calories (pour 30 minutes)
Jardiner	320 calories (pour 60 minutes)
Laver la voiture (seau + éponge)	330 calories (pour 60 minutes)
Balayer	100 calories (pour 30 minutes)

Le geste ventre plat

Le week-end, 1 heure de ménage « à fond » pour dégager les graisses et… la poussière.

6. Les escaliers = 3 minutes

La meilleure machine de muscu et ventre plat de tous les temps. Et gratuite en plus ! Quand on pense que vous la délaissez systématiquement dans le métro, les grands magasins, à l'appartement pour emprunter le traître ascenseur ou escalator, quelle tristesse.

Le transverse et l'ensemble des abdos fonctionnent notamment lorsque vous montez, descendez ou encore grimpez (en forêt, en balade). Dès que le sol n'est pas plat, les abdos travaillent. Marcher sur du plat à la maison, sur le trottoir, dans un centre commercial, ça ne fait pas vraiment bosser les abdos.

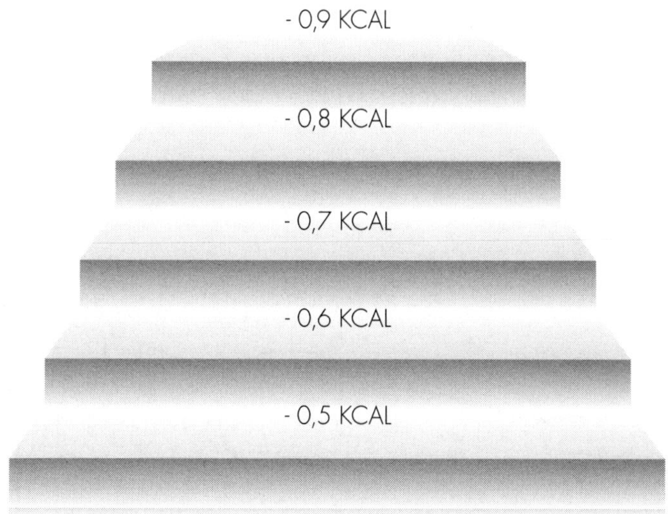

LE GESTE VENTRE PLAT

Trouvez-vous des escaliers. N'importe où. Chez vous : c'est le top. Dehors, dans la rue, en bout de ruelle, à Montmartre dans Paris, à la station de métro lyonnaise Croix Paquet, aux grands magasins, dans une tour de La Défense… où vous voulez mais grimpez, grimpez, grimpez ! Chaque volée de marches gravie, c'est quelques calories envolées. Autre option : en salle de sport, sur une machine appelée « stair master » et c'est parti.

7. La planche = 2 minutes

L'exercice roi du gainage, celui qui vous donne un ventre aussi beau et verrouillé qu'on peut en rêver. Attention : le mieux est l'ennemi du bien. N'abusez pas ; ignorez les défis ridicules qui fleurissent sur la toile en mode « objectif planche durant 20 minutes ». Rappel : les muscles fonctionnent selon un système très ingénieux de tension/relâchement. Les maintenir en tension pendant trop longtemps n'a aucun intérêt, ils ne se renforcent pas davantage (au contraire) et en l'occurrence, vous risquez de comprimer trop longtemps vos organes digestifs et respiratoires. En prime, vous risquez d'abîmer votre périnée. Au total, des défis à oublier. En revanche, la planche en elle-même, bien faite (donc en alternance de gainage et repos), est un super-exo.

Nous vous recommandons de le garder sous la main chaque jour de la semaine, pour constater de spectaculaires résultats en moins de 15 jours. Mais à vous de voir.

- *Débutant :* 20 secondes planche/40 secondes repos/20 secondes planche/40 secondes repos.
- *Expert :* 45 secondes planche/15 secondes repos/45 secondes planche/15 secondes repos.

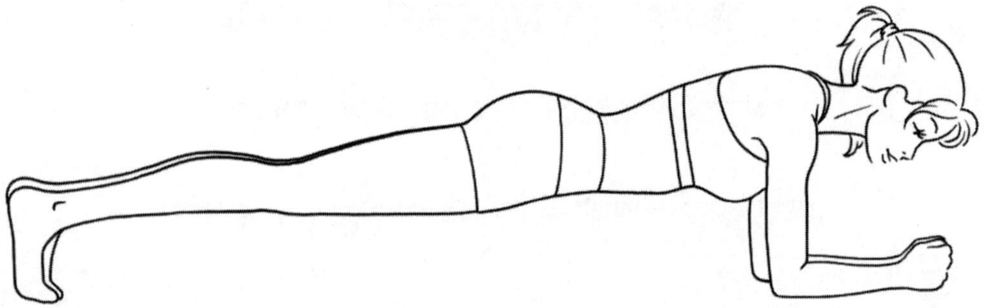

8. Le travail du transverse = 20 secondes x 10 répétitions

Les abdos, vous ne faites que ça depuis des mois, des années. En toute bonne foi, en toute bonne volonté, avec beaucoup d'application… Mais quand même n'importe comment, la preuve puisque vous avez ce livre en main. Ne le prenez pas mal, mais il y a un minimum d'anatomie à connaître pour faire travailler les bons muscles, strate par strate, pour tonifier, renforcer, gainer, galber. Avant tout, le muscle appelé « transverse », situé profondément (pas du tout les plaquettes de chocolat, bien visibles, elles). Le transverse est même si profond qu'on le sent à peine, sauf en se concentrant bien… ce qui ne risque pas d'arriver dans un cours collectif bondé, ultra-bruyant et basé sur la répétition et la transpiration, pas vraiment sur l'intériorisation et la concentration. Tant que ce muscle-là ne bossera pas, tout ce que vous pourrez essayer de construire dessus s'effondrera comme un château de sable à marée haute. Le transverse ne « gonfle pas », il « gaine » et ne se voit pas. Si vous ne faites travailler qu'un seul muscle pour votre objectif, c'est pourtant lui.

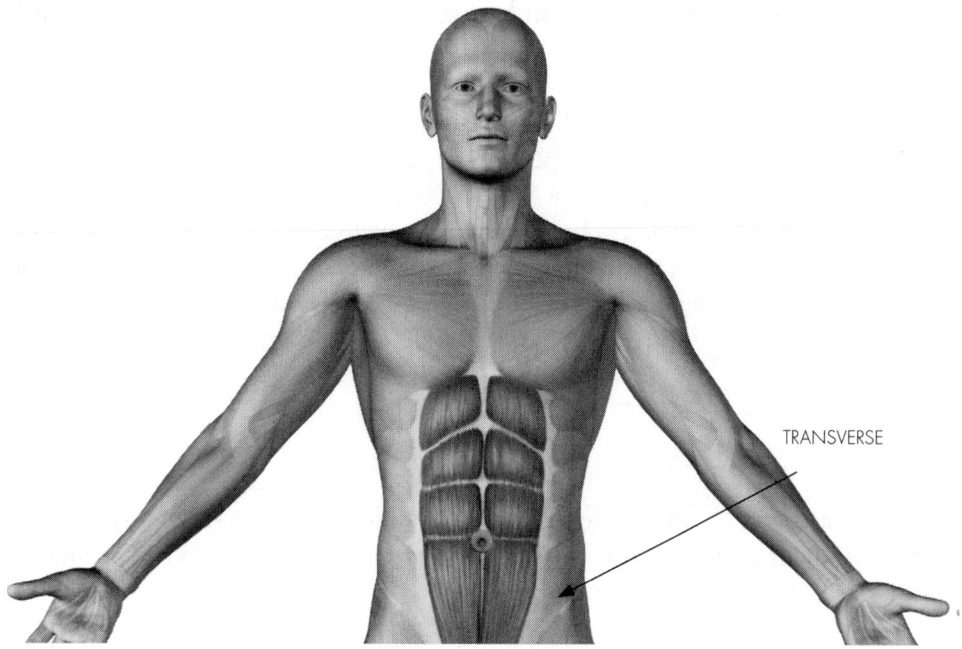

Rentrer le ventre, tousser : c'est le transverse qui s'en occupe. Pensez à rentrer le ventre au maximum et à « verrouiller » par tranches de 20 secondes au moins, en toutes circonstances, y compris pendant vos exercices ventre plat. Des séries de 10 répétitions sont un très bon début, déjà.

Le geste ventre plat

On se concentre sur le gainage du ventre pendant les exos, mais aussi pendant « tout le temps », faites que cela devienne obsessionnel. En attendant à la caisse, le bus, en lisant…

9. En semaine, dans la journée, un break toutes les 30 minutes = 1 minute

Collé à votre ordi du matin au soir ? Forcez-vous le plus souvent possible, toutes les 30 minutes dans l'idéal, à faire quelques respirations amples et à « rentrer le ventre » pour gainer tout ça. Rien ne vous empêche de continuer à bosser pendant ce temps-là, en plus vous gagnerez en calme, clarté et productivité. Et dites-vous bien que, là encore, assis confortablement dans votre chaise/fauteuil/lit, vous confiez à ce support le soin de « tenir » votre corps, et ce à la place de vos muscles qui normalement sont conçus pour. Vous voyez, bien avant les robots, on a inventé des objets pour bosser à notre place !

Le geste ventre plat

Quelle que soit votre activité, levez-vous toutes les 30 minutes si possible (sinon toutes les heures, en semaine, si vous ne pouvez pas faire mieux) : 1 minute, quelques pas suffisent.

10. Gérer le stress = 24/24

Les relations stress/poids peuvent se traduire de différentes manières.

- *Soit le stress vous coupe l'appétit,* et logiquement vous maigrissez à vue d'œil (c'est souvent le cas des amoureux transis, qui se nourrissent de sentiments et d'eau fraîche, car le coup de foudre est un vrai stress !). Vous entrez dans la catégorie « surrénalienne ». Idem si vous mangez normalement ou même plus que d'habitude, et que vous maigrissez tout de même, comme si votre corps ne « retenait » rien. En toute logique vous n'êtes donc pas en train de feuilleter ce livre et nous parlons dans le vide le plus complet.
- *Soit le stress vous dérègle l'appétit :* ce n'est pas vraiment que vous mangez comme un ogre, mais vous vous mettez à avaler n'importe quoi. Il n'est pas rare de rencontrer le même amoureux transi qui s'est fait plaquer et ne se nourrit plus que de barres de Bounty. Vous pouvez cocher la case « sérotonine ». Vous êtes 100 % concerné, car le sucre (comme l'alcool) se loge directement sous forme de bourrelets graisseux dans le ventre.

- *Soit enfin vous ne mangez pas vraiment,* vous picorez plutôt, indigné par les injustices de la vie, mais vous prenez des kilos, sans commune mesure avec vos apports caloriques. Vous êtes dans la case « cortisonique ». Le ventre n'est pas, hélas, votre seul souci, vous avez tendance à « prendre de partout ».

L'obsession magnésium

Le stress est un gouffre à magnésium, et un déficit en magnésium peut contribuer au surpoids. Buvez de l'eau minérale riche en magnésium, c'est le meilleur moyen de faire « le plein »... pour zéro calorie. Les légumes verts aussi sont bourrés de magnésium.

Au fait, pourquoi certaines personnes prennent du poids en cas de stress, tandis que d'autres deviennent filiformes ? Pour diverses raisons, dont une hormonale. Les premières ont une réponse cortisonique au stress, tandis que les secondes ont une réponse surrénalienne. Une troisième catégorie, enfin, oppose au stress une réponse sérotoninergique (ces personnes peuvent malheureusement cumuler, et être à la fois cortisonique ET sérotoninergique).

Malheureux cortisoniques

Si vous êtes « cortisonique », vous fabriquez une substance appelée « cortisone » lorsque le stress vous agresse. La cortisone fait gonfler et grossir. À force, vous prenez du poids.

Heureux surrénaliens

Si vous êtes « surrénalien », vous fabriquez une substance appelée « noradrénaline » lorsque le stress agresse. Cette substance déstocke les graisses et les brûle. À force, vous perdez du poids. Votre bonheur n'est peut-être pas si total car à force vous perdez vos réserves, et si d'aventure vous en avez brusquement besoin (maladie, intervention chirurgicale...), vous risquez d'avoir moins de force pour affronter les choses, mais cela est un autre problème.

Pauvres sérotoninergiques

Si vous êtes « sérotoninergique », vous avez un déficit en une substance, la sérotonine, que vous fabriquez insuffisamment en temps normal, et encore moins en cas de stress. Pour augmenter son taux, vous mangez des aliments sucrés, parfois toute la journée, car le sucre augmente le taux de sérotonine. À force, vous prenez du poids.

Vitamine C, l'alliée de l'ombre

Le stress fait chuter la teneur en vitamine C de la glande surrénale. Or, cette vitamine est nécessaire à la fabrication de la noradrénaline. Si vous êtes un « heureux surrénalien », sachez cependant que plus le stress se prolonge, plus la vitamine C chute. À terme, si vous n'en avez plus assez, votre glande surrénale ne peut plus fabriquer de noradrénaline, cette substance magique qui vous fait rester d'autant plus mince que les vicissitudes de la vie s'acharnent sur vous. Le risque est de vous transformer en « malheureux cortisonique » ! Les nutrithérapeutes rencontrent régulièrement des personnes qui maigrissaient sous l'effet du stress mais qui ont grossi ensuite. Une parade : bien veiller à ses apports en vitamine C, par exemple en consommant des agrumes, des fraises et autres fruits rouges/noirs, des kiwis, du chou (sauf en « Week-end SOS ballonnements » !).

Le geste ventre plat

En cas de stress chronique, les bains, la respiration, l'automassage du plexus, les exos de shadow boxing… tout compte en coeff 5 pour vous !

11. Le shadow boxing : le brûle-graisses façon Rocky = 5 minutes

Littéralement « boxe de l'ombre », le shadow boxing est une technique extrêmement répandue auprès des boxeurs professionnels consistant à porter des coups dans le vide, sur un adversaire imaginaire. Repris par les clubs de fitness, cette pratique a été adaptée en cours de 45 minutes à 1 heure, sur des musiques rythmées et avec des chorégraphies étudiées pour faire travailler l'ensemble du corps. Généralement pratiqué face à un miroir, droite, gauche, uppercut, crochets et coups de pied s'enchaînent pour solliciter intensément la fréquence cardiaque.

Le geste ventre plat

Le shadow boxing est spécialement pour vous si vous sentez le besoin d'évacuer vos tensions, votre colère et votre anxiété au travers d'une activité sans choc ni danger. Et si vous cherchez à affiner votre silhouette et à prendre confiance en vous.

12. Le do-in (automassage) = 1 minute

Il existe différents types de massages. Un massage chinois, thaïlandais ou japonais sera a priori très différent d'un massage occidental, ne serait-ce que parce que, en Asie, l'approche est avant tout énergétique : on stimule certaines zones du corps dans l'espoir que l'énergie, considérée alors comme « manquante » ou, au contraire, « excessive » à tel ou tel endroit de l'organisme, est responsable de maux à distance dans les organes. En Occident, on a plus tendance à toucher « là où ça fait mal », l'approche est anatomique. Ainsi, une constipation se traite à l'occidentale avec un massage du côlon, tandis qu'un massage traditionnel asiatique travaillera avant tout les méridiens et les points énergétiques reliés au système digestif.

Comment solliciter un point do-in (ou point d'acupression) ?

1. *Concentrez-vous sur votre mouvement,* l'extérieur ne doit plus compter. C'est l'un des grands avantages de cette méthode : un micromoment zen, à soi, n'importe quand dans la journée en faisant participer le corps. L'important est de le faire chaque jour, sans exception. Le résultat vient de la répétition du geste : on ne libère pas en une seule fois de l'énergie accumulée, on répète inlassablement le « message ». Assiduité et constance !

2. *Identifiez précisément le point à stimuler sur votre corps.* Pour cela, observez attentivement nos dessins.

3. *Appuyez fermement (mais doucement !) directement sur le point,* soit avec votre pouce (plus de force), soit avec votre majeur et votre index isolés ou réunis (plus facile pour atteindre certains points), tout en dessinant un « rond » dans le sens des aiguilles d'une montre. Comptez 1 seconde par exécution de cercle. Cela s'appelle la pression circulaire, en chinois PRESSION et CIRCULAIRE (pour d'autres types de massages, les Chinois utilisent d'autres idéogrammes, comme ceux relatifs à la friction par exemple). Maintenez quelques secondes. Puis retirez vos doigts (mais laissez-les au contact de la peau sur zone) et cessez la pression. Puis recommencez. Renouvelez une dizaine de fois. Ce massage tonifie le point énergétique et relance ainsi la circulation juste en dessous, pour délivrer un message à l'organe concerné « à distance ».

Plus vous appuyez fermement, plus vous dispersez l'énergie (utile en cas d'inflammation ou de douleur). Plus vous agissez doucement, plus vous concentrez au contraire l'énergie et relancez une fonction un peu « molle ».

按揉

POINTS DO IN « BALLONNEMENTS »

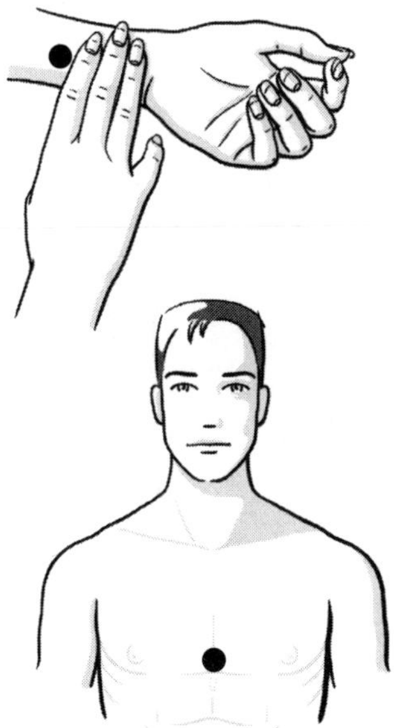

POINTS DO-IN « CONSTIPATION »

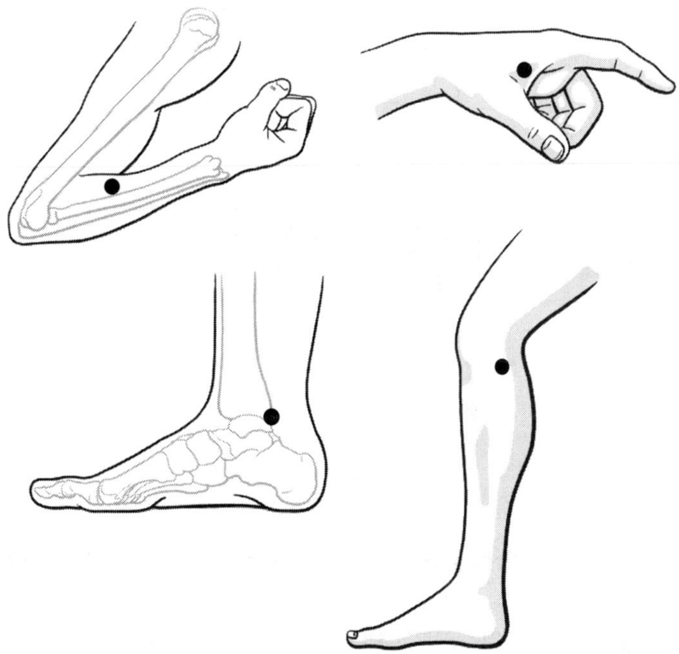

POINT DO-IN « BALLONNEMENTS BRUYANTS »

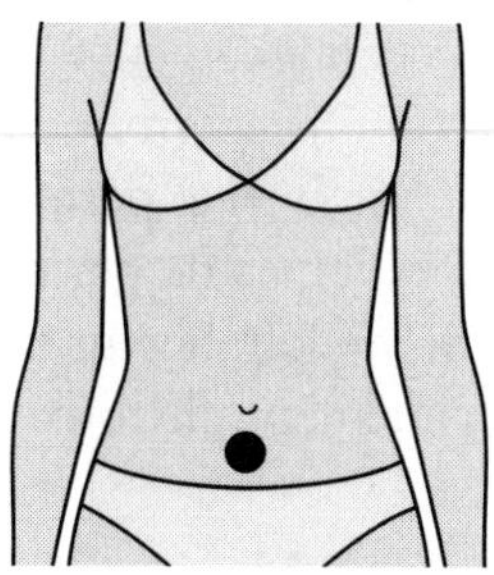

POINT DO-IN « DIGESTION LENTE »

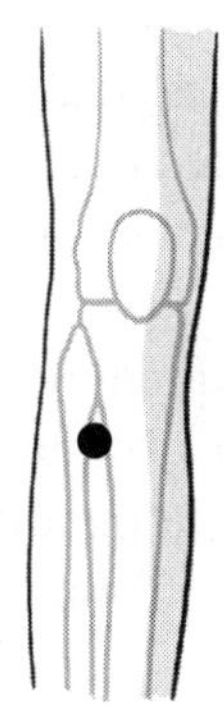

POINTS DO-IN « COUPE-FAIM »

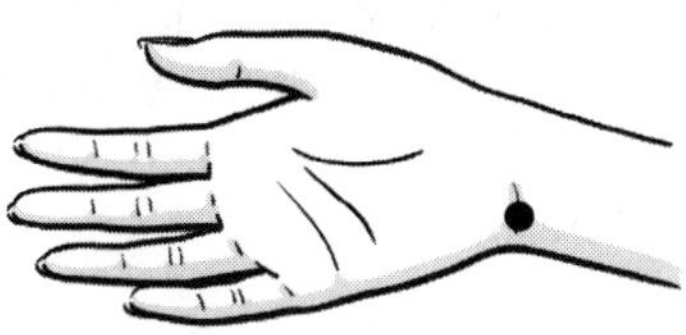

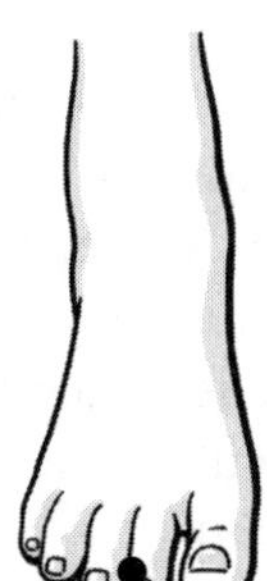

POINT DO-IN « ANTICELLULITE VENTRE »

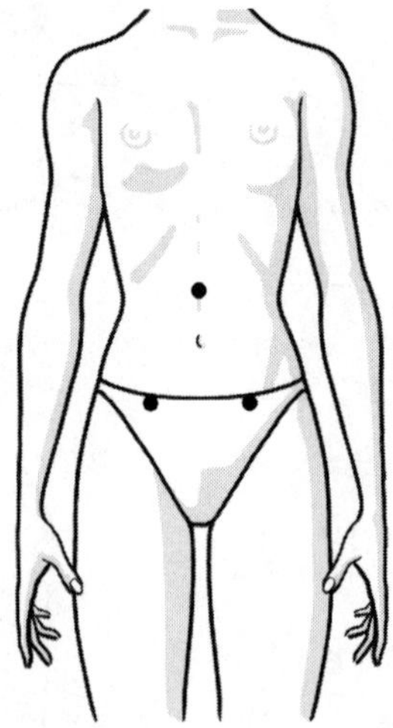

POINT DO-IN « MINCEUR »

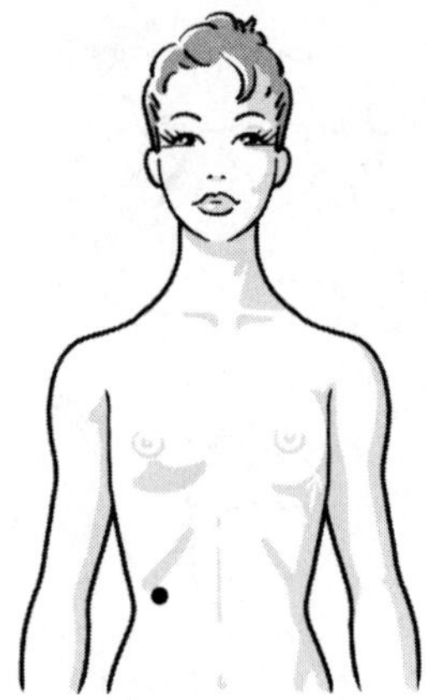

13. Protection du périnée (muscle pubococcygien) = 0 seconde

1 femme sur 3 souffre de fuites urinaires. Et contrairement aux idées reçues, ce n'est pas qu'une question d'âge (même si le vieillissement n'arrange rien) ou d'accouchement (les grossesses ne sont pas tendres avec le périnée, et rares sont les femmes qui s'en tirent indemnes de ce côté-là, surtout après plusieurs accouchements), mais de périnée « trop mou » et de plancher pelvien « à la dérive ». Or, ce groupe musculaire soutient tous les organes du petit bassin (vagin, vessie, rectum) et permet, entre autres, de retenir les urines (et les selles). Il existe divers problèmes de périnée mais ce dont nous parlons dans ce livre est l'incontinence d'effort, de loin le plus fréquent. Ces « petites fuites » qui arrivent en cas de fou rire, d'éternuement, de toux, d'effort musculaire avec une « poussée » vers le bas.

Par conséquent, même les femmes jeunes peuvent se plaindre de fuites urinaires. L'Insep (Institut national du sport, de l'expertise et de la performance) en sait quelque chose : cette pépinière à sportives de haut niveau connaît bien le problème, et des experts sont là pour suivre leur avancée dans leur carrière tout en essayant de protéger leur périnée. Malgré ces précautions, plus d'une athlète sur deux souffrirait de fuites urinaires. Et pratiquer un sport, même de manière occasionnelle, est mauvais pour le périnée… mais bon pour la santé par ailleurs, alors comment faire ?

1. Vous allez faire des abdos durant vos programmes. Or, de nombreux exercices d'abdominaux sont abominables pour le périnée (et inefficaces en plus pour les abdos !). Aussi, ne multipliez pas les exos au petit bonheur la chance en piochant n'importe où des astuces ou idées saugrenues, vous risqueriez l'incontinence urinaire, à plus ou moins long terme. Cher payé, non ?

2. Vous allez faire du sport. Or, presque tous les sports sont des ennemis du périnée. Les pires : le trampoline, l'équitation, tous les sports « à saut » (zumba, cours collectifs qui « sautent dans tous les sens »), le step, l'aérobic, le volley, le basket, les sports de combat, l'athlétisme (sauts, gym acrobatique), et hélas, le running. Les plus doux pour le périnée : la natation, la marche et la marche rapide, la danse en général (sans sauts), le yoga, la gym douce, le vélo, le patinage, le roller. Pas d'inquiétude : vous allez pouvoir continuer votre activité préférée mais en ayant conscience de la fragilité de votre périnée durant le sport, et de l'importance extrême d'une bonne posture durant la séance, d'une bonne paire de chaussures amortissantes et de quelques exercices de Kegel en « compensation » après le sport, à l'occasion lorsque vous regardez un film à la télé ou même allongée dans votre lit (voir nos dessins plus bas).

Remarque : les problèmes de périnée, et donc de fuites urinaires, concernent aussi les hommes, surtout d'un certain âge cette fois-ci. La prostate… Les exercices de renforcement du périnée les concernent donc également, d'autant qu'ils permettent une meilleure maîtrise de l'acte sexuel et davantage de plaisir, pour eux comme pour elles.

Allongez-vous et écartez vos jambes de la largeur des épaules. Détendez vos fesses et le bas-ventre puis contractez les muscles pelviens pendant 5 secondes. Relâchez pendant 10 secondes avant de répéter l'exercice 10 fois.

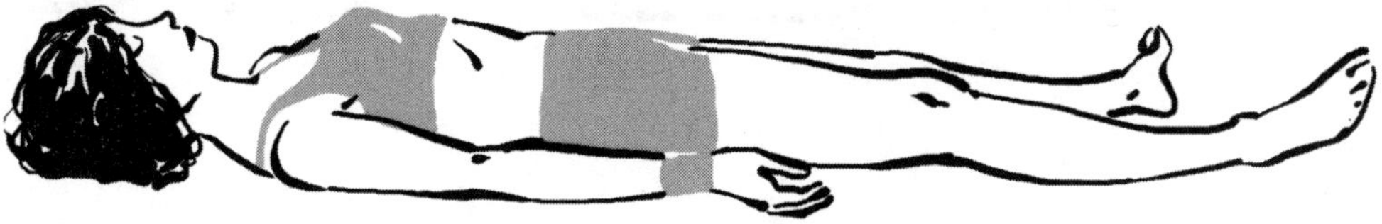

Allongez-vous, pliez les genoux en inspirant. Contractez vos muscles pelviens tout en soulevant les fesses. Tenez la contraction pendant 5 secondes. Relâchez la contraction en posant au sol les épaules, le dos puis les fesses. Répétez l'exercice 10 fois.

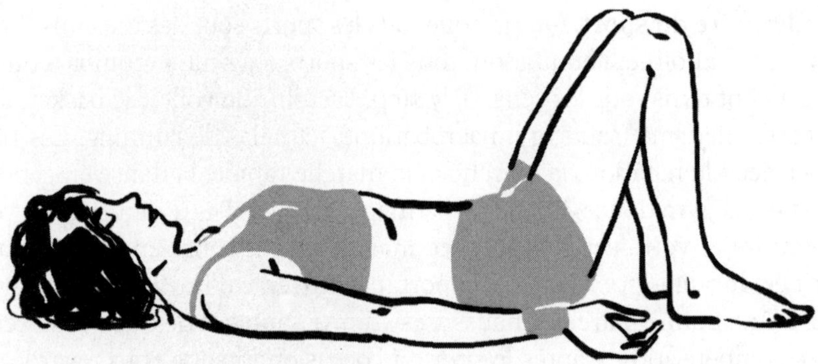

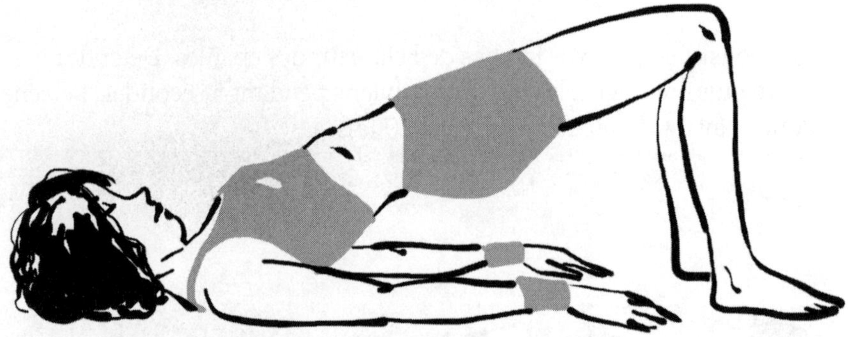

Mettez-vous à quatre pattes sur le sol. Sur l'inspiration faites le dos rond en contractant vos muscles pelviens, tenez 5 secondes. Relâchez en expirant. Répétez l'exercice 10 fois.

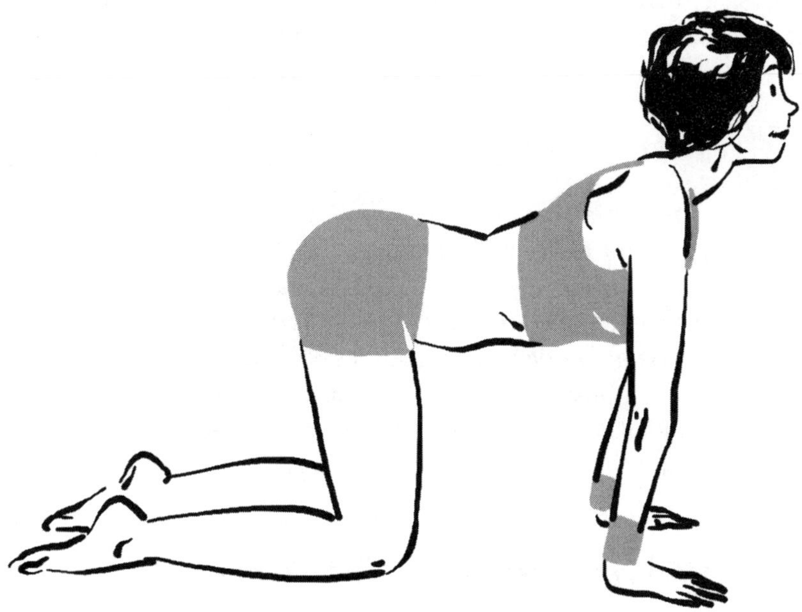

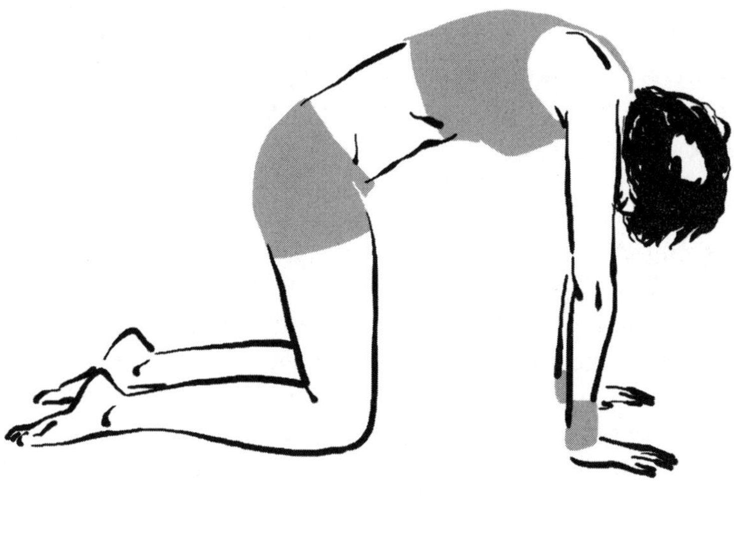

LES ALIMENTS DONT IL FAUT SE MÉFIER

Il y a des bases à connaître, que nombre de « ballonnés » découvrent en ouvrant de grands yeux étonnés : « Ah bon ? le café au lait est indigeste ? », « Ah bon ? il faut éviter les confiseries sans sucre ? ». Ah oui ! et pas qu'un peu. D'autres points incontournables pour digérer correctement et ne pas ressembler à une montgolfière après chaque repas.

1. Les crudités

Les légumes crus, c'est génial, mais tous les appareils digestifs ne sont pas de cet avis. Certains ne les supportent tout simplement pas. Si les crudités vous font ballonner, essayez déjà de les râper le plus finement possible. Ça ne passe toujours pas ? Faites-les cuire rapidement, ils passent bien mieux ainsi (ils s'appellent alors des cuidités, oui je sais, c'est moche). Autre engin de torture pour les « mater » : le mixeur et le blender, qui cassent les fibres, responsables de bien des lenteurs digestives. Soupes, smoothies, jus et autres préparations liquides sont plébiscités par les systèmes digestifs sensibles, c'est pourquoi vous en trouverez de nombreuses recettes dans ce livre.

2. Les aliments froids, et encore plus les aliments glacés

Pour fonctionner correctement, nos enzymes digestives ont besoin d'être à la bonne température, c'est-à-dire grosso modo à celle de notre corps. Si vous mangez et qu'il fait froid dehors/que vous avez froid (pique-nique à la neige ou soirée festive mais gelée), les représailles peuvent être sévères. C'est pareil avec ce que vous mettez dans votre corps : sorbet, glace, fruits encore surgelés, ça passe mal. Dans la même logique, fuyez les boissons trop fraîches, les cargaisons de glaçons avec votre ice tea, tout cela c'est la même chose : trop froid, ça ne va pas.

3. Les produits laitiers

Essayez de supprimer tout produit laitier de votre alimentation pendant 2 ou 3 jours, et observez. Fromage, crème, yaourt, lait, fromage blanc, crème glacée, flan... Éliminez vraiment tout. Si vous manquez de lactase, l'enzyme pour digérer le lait, vous vous sentirez bien mieux et ne ballonnerez plus. Vous savez ce qu'il vous reste à faire : soit éviter les produits laitiers, soit choisir les plus pauvres en lactose (= les fromages affinés... mais ils sont gras et caloriques), soit prendre des compléments de lactase.

4. Les aliments contenant du gluten

Si vous êtes intolérant au gluten (maladie cœliaque), vous n'en consommez évidemment pas, donc vous n'êtes pas concerné par ce point. Mais peut-être êtes-vous simplement *sensible* au gluten : non intolérant, vous supportez néanmoins mal le gluten, donc tout ce qui est principalement à base de blé – pain, farine, biscotte, quiche, pizza, crêpe ou gaufre, biscuit, mais aussi plat cuisiné industriel (avec gluten intégré sous forme d'additif). À chaque fois que vous en mangez, ou que vous en mangez trop, vous ballonnez et avez mal au ventre. D'autres céréales sont concernées, comme l'orge, mais nous les absorbons plus rarement. Faites un essai : quelques jours sans la moindre miette de pain et rien de rien contenant du blé. Testez, constatez, déduisez.

Attention ! De nombreux aliments contenant du gluten renferment aussi des Fodmaps : le blé par exemple. Donc, peut-être croyez-vous être sensible au gluten alors que vous êtes en réalité intolérant aux Fodmaps.

5. Les aliments contenant des Fodmaps

Les Fodmaps sont des petits sucres naturellement présents dans de nombreux aliments. L'acronyme FODMAPs signifie *Fermentable by colonic bacteria Oligosaccharides, Disaccharides, Monosaccharides And Polyols*. Traduit en français cela donne « oligosaccharides, disaccharides, monosaccharides et polyols fermentescibles par la flore intestinale ». Certains d'entre nous y sont intolérants, le plus souvent sans le savoir. Cela se traduit par des troubles digestifs et des ballonnements après chaque repas. C'est peut-être votre cas si après le petit-déjeuner, le déjeuner et le dîner vous gonflez... alors que vous vous réveillez le matin avant un ventre plat !

Les Fodmaps sont donc des pièges, d'autant qu'ils se cachent, malheureusement, dans des aliments généralement sains et bons pour la santé, comme certains fruits, légumes, céréales, légumineuses. Au point qu'en Australie, dans les services hospitaliers de gastro-entérologie, les patients colitiques sont mis au régime « sans Fodmaps » pendant quelque temps avant d'entamer un quelconque traitement. Dans près de 90 % des cas les symptômes s'améliorent, pour disparaître complètement chez ceux qui s'en tiennent à ce régime avec constance.

OÙ TROUVE-T-ON DES FODMAPS ?

F : Fermentescibles (rapidement fermentés par les bactéries du côlon)
O : Oligosaccharides (fructanes et galacto-oligosaccharides)
D : Disaccharides (lactose)
M : Monosaccharides (fructose en excès)
A : And (et)
P : Polyols (sorbitol, mannitol, xylitol et maltitol)

OLIGOSACCHARIDES

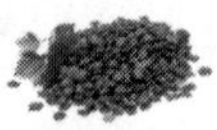

Les galactanes

Les légumineuses : lentilles, fèves de soja, haricots rouges, mungo, pois chiches

Les fructanes

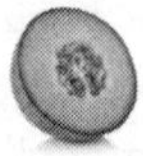

Des fruits : pomme, melon d'eau, kaki, pistache.
Des céréales : blé et seigle en grande quantité.
Des légumes : ail, artichaut, asperge, aubergine, betterave, brocoli, chicorée, choux et chou de Bruxelles, échalote, fenouil, oignon, pissenlit, poireau.

DISACCHARIDES

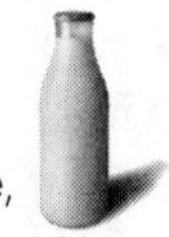

Le lactose

Laits de vache et de chèvre, produits laitiers, fromages à pâte molle non affinés (cottage cheese, mascarpone, ricotta).

MONOSACCHARIDES

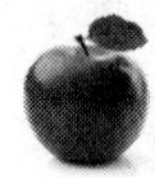

Le fructose en excès

Des fruits : pomme, melon d'eau, mangue, fruits en conserve, fruits séchés, jus de fruits, du miel.
Édulcorants : fructose, sirop de maïs.

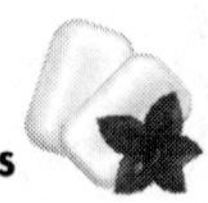

POLYOLS

Avant tout des confiseries sans sucre et des gommes contenant du sorbitol, mannitol, isomalt, maltitol, xylitol.
Des fruits : pomme, abricot, avocat, mûre, cerise, longane, litchi, nashi, nectarine, pêche, poire, prune, pruneau melon d'eau.
Des légumes : chou-fleur, poivron vert, champignons, pois mange-tout.

Il y a différentes sortes de Fodmaps dans différentes sortes d'aliments. Les pires de tous, capables de provoquer des symptômes et ballonnements avec une seule « portion », ce sont les confiseries dites « sans sucre » : bonbons et chewing-gums proposés aux caisses des supermarchés, bureaux de tabac et autres stations-service. Méfiance : avec un seul chewing-gum dragée, vous pouvez gonfler !

Rassurez-vous, il n'est pas question de supprimer de votre alimentation tous ces aliments. Il s'agit de procéder par élimination pour déduire lequel ou lesquels exactement vous ne tolérez pas afin de les évincer. En outre, œufs, poisson, jambon, viande, fruits de mer : aucun ne contient la moindre trace de Fodmaps, aussi, vous pouvez manger ceux que vous voulez. En évitant bien évidemment les panés et autres préparations indigestes telles que les fritures, mais là c'est une question de bon sens.

Notez à ce propos que l'on peut être intolérant au gluten, comme expliqué plus haut, et/ou aux Fodmaps du blé – dans un cas comme dans l'autre, stopper le blé fait du bien, sans que l'on sache forcément si le problème venait du gluten ou des Fodmaps.

Des additifs pleins de Fodmaps et de molécules qui font ballonner !

Les produits industriels renferment souvent des Fodmaps ou d'autres molécules « qui font ballonner » sous forme d'additifs, comme *les celluloses et dérivés,* de E460 à E469 ; *le glutamate et dérivés,* de E620 à E625, que certains médecins soupçonnent de fermenter ; *les gommes,* susceptibles de provoquer des « remontées », de E410 à E446 ; *les édulcorants divers,* dont les fameux polyols des confiseries « sans sucres », de E950 à E968. Ces additifs sont présents dans la plupart des aliments industriels, salés comme sucrés : dans les sodas (une raison de plus de ne jamais en boire !), biscuits, sauces, salades traiteur, et même dans des plats préparés apparemment innocents, de type « poisson + légumes ».

6. Les féculents

Pommes de terre, semoule, pâtes, riz, haricots secs, l'une des particularités des féculents : consommés en trop grande quantité, ils fermentent dans l'intestin. Oubliez définitivement les pasta party et les chilis con carne géants, ne vous resservez pas 3 fois de semoule au restaurant marocain (même si elle est à volonté), ça ira déjà beaucoup mieux.

7. Les confiseries « sans sucre »

On l'a vu p. 169, les confiseries sans sucre sont certes moins caloriques que les confiseries classiques, mais elles sont aussi puissamment indigestes et génératrices de ballonnements parfois spectaculaires. Et n'oubliez pas qu'elles ne sont, en réalité, pas vraiment « sans sucre » : les industriels y ont remplacé le sucre « blanc » par d'autres sucres, des polyols, qui apportent tout de même des calories. Donc, dans tous les cas, ces aliments sont à bannir, vraiment !

MÉFIEZ-VOUS AUSSI...

8. Du stress

Manger dans une ambiance stressante, ou en étant soi-même stressé, ballonne. Si certains problèmes nous rattrapent malgré nous, d'autres peuvent largement être évités. Pourquoi s'infliger de manger chaque repas devant le journal télévisé, entre récits d'attentats, de hausse du chômage et de l'insécurité ? Pourquoi partager sa table avec des collègues qu'on n'apprécie pas, ou toxiques et qui ne font que rabâcher le côté négatif du patron/planning/service untel/délais intenables ? Pourquoi s'obstiner à déjeuner en tête-à-tête avec son smartphone, en avalant à toute vitesse un sandwich tout en passant de Facebook aux mails et autres services de messagerie ? Prenez le temps qu'il faut pour manger en profitant de votre repas, en éloignant au maximum tout stress. Ne vous inquiétez pas, vous les retrouverez juste après, ils ne vont pas bouger. Mais pendant le repas, offrez-vous un répit.

9. Du tabac

L'estomac n'est pas conçu pour avaler de l'air, d'où certains problèmes digestifs dus à la présence de gaz dans les sodas ou les eaux pétillantes par exemple. Même chose pour le tabac : fumer, spécialement pendant le repas, est totalement antiphysiologique.

10. Des trop gros repas, quels qu'ils soient

Si la quantité de nourriture avalée au cours d'un repas dépasse les capacités digestives, les ballonnements sont inévitables. Pour une raison simple : les enzymes digestives sont insuffisantes, les sucs digestifs débordés… la digestion se termine donc péniblement dans le côlon, et ce sont les bactéries intestinales qui s'en chargent. Leur travail génère une forte production de gaz, comme vous vous en êtes probablement déjà rendu compte lors de précédents festins. Faites des repas petits, légers, quitte à les fractionner et donc à les multiplier. C'est la base.

LA SOLUTION : VOTRE PROGRAMME VENTRE PLAT

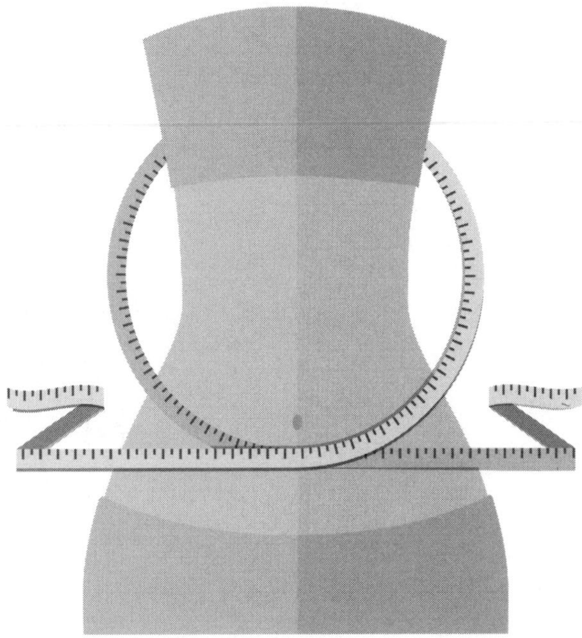

Votre programme 1 semaine ventre plat

Voici un programme de 7 jours comprenant des menus ventre plat, variés, équilibrés, amusants, sans contrainte ni frustration. Certains vous feront plus envie que d'autres. Dans ce cas, remplacez et aménagez vos menus comme vous l'entendez, à condition de bien piocher parmi les nôtres. Rien n'empêche de manger plusieurs fois le même plat. Vous verrez d'ici quelques pages dans quelles limites vous pouvez modifier nos repas. En attendant, commençons par deux jours de détox, préalable très utile à tout régime minceur.

Votre liste de courses pour la semaine

Tous nos menus sont conçus pour 1 personne.

RAYON ÉPICERIE

- ❑ Abricots secs
- ❑ Amandes
- ❑ Badiane
- ❑ Café
- ❑ Cannelle (poudre)
- ❑ Câpres
- ❑ Chocolat noir
- ❑ Cornichons
- ❑ Cranberries
- ❑ Cumin en poudre
- ❑ Curcuma
- ❑ Flocons d'avoine
- ❑ Galette de polenta
- ❑ Gelée de framboises
- ❑ Huile d'olive
- ❑ Lait d'amande
- ❑ Lait de coco
- ❑ Lentilles
- ❑ Linguines
- ❑ Macédoine en boîte
- ❑ Maïs en boîte
- ❑ Menthe (infusion)
- ❑ Miel
- ❑ Moutarde
- ❑ Muscade
- ❑ Noisettes
- ❑ Noix
- ❑ Œufs
- ❑ Olives noires
- ❑ Paprika
- ❑ Pâtes papillons
- ❑ Pignons de pin
- ❑ Quinoa
- ❑ Raisins secs
- ❑ Ratatouille en boîte
- ❑ Riz basmati
- ❑ Romarin (infusion)
- ❑ Sauce pesto
- ❑ Thé vert
- ❑ Thé vert à la menthe
- ❑ Thon au naturel
- ❑ Tomates pelées en boîte
- ❑ Verveine (infusion)
- ❑ Vinaigre de cidre
- ❑ Worcestershire sauce

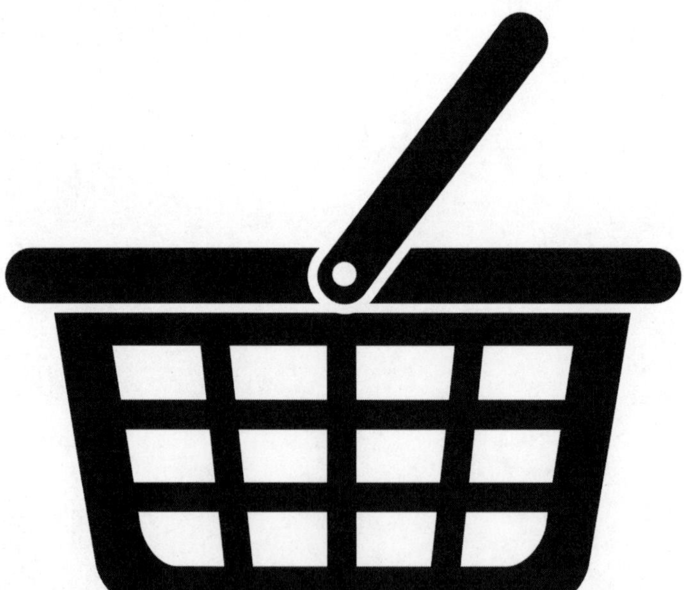

RAYON BIO

- ❑ Graines de lin ou de chia
- ❑ Huile essentielle de bois de Hô
- ❑ Huile végétale de jojoba
- ❑ Purée d'amandes

RAYON FRUITS

- ❑ Abricots
- ❑ Ananas
- ❑ Bananes
- ❑ Citron
- ❑ Clémentines
- ❑ Kiwis
- ❑ Oranges
- ❑ Pamplemousse
- ❑ Pêches
- ❑ Poire
- ❑ Pommes
- ❑ Prunes

RAYON LÉGUMES

- ❑ Ail
- ❑ Aneth
- ❑ Avocat
- ❑ Carottes
- ❑ Céleri-branche
- ❑ Céleri-rave
- ❑ Ciboulette
- ❑ Concombre
- ❑ Estragon
- ❑ Laitue
- ❑ Mâche
- ❑ Menthe fraîche
- ❑ Oignon
- ❑ Oignon blanc
- ❑ Persil plat
- ❑ Poireau
- ❑ Pommes de terre
- ❑ Pousses d'épinards
- ❑ Radis noir
- ❑ Radis roses
- ❑ Tomates

RAYON FRAIS

- ❑ Beurre
- ❑ Camembert
- ❑ Compote de pommes sans sucre ajouté
- ❑ Comté
- ❑ Faisselle
- ❑ Fromage blanc
- ❑ Fromage frais
- ❑ Gruyère
- ❑ Jambon de Paris
- ❑ Petits-suisses
- ❑ Yaourt nature

RAYON POISSONNERIE (SURGELÉ OU FRAIS)

- ❑ Filets de cabillaud
- ❑ Maquereau frais

RAYON VIANDE

- ❑ Aiguillettes de canard
- ❑ Blanc de dinde
- ❑ Blanc de poulet
- ❑ Carpaccio de bœuf
- ❑ Côte de porc
- ❑ Escalope de veau
- ❑ Magret de canard
- ❑ Steak haché

RAYON SURGELÉS

- ❑ Julienne de légumes
- ❑ Oseille

CHEZ LE BOULANGER

- ❑ Pain complet

JOUR 1

PETIT-DÉJEUNER

- 1 boisson chaude (thé vert à la menthe, infusion de romarin, café léger) sans lait, ni sucre, ni sucrette
- 1 tranche de blanc de dinde ou de jambon
- 1 tranche de pain complet
- ½ pamplemousse

B VOTRE EXERCICE PHYSIQUE DU JOUR

La planche

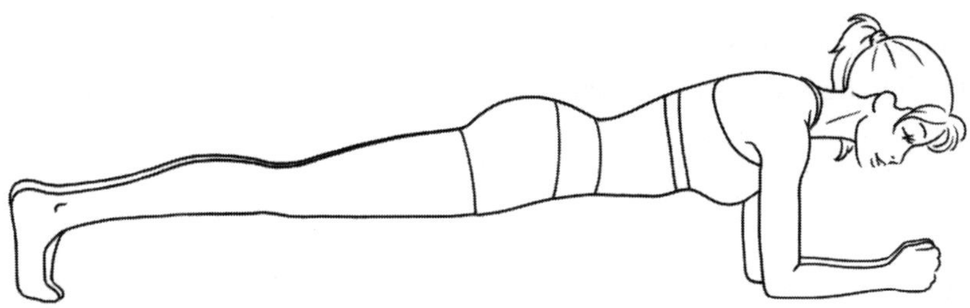

DÉJEUNER

- Tartare de crudités en verrine*
- Filet de cabillaud aux lentilles*
- 1 café noir sans sucre
- 1 carré de chocolat noir

C'est la Recette

TARTARE DE CRUDITÉS EN VERRINE

Détaillez ¼ de concombre, 2 petites tomates, 3 radis roses et ¼ d'oignon blanc en tout petits cubes. Installez le tout dans un verre transparent, pour admirer les différentes strates de couleur. Arrosez d'un filet de vinaigrette et parsemez d'un peu d'aneth. Dégustez bien frais.

C'est la Recette

FILET DE CABILLAUD AUX LENTILLES

Faites cuire à la vapeur (dans un cuit-vapeur ou au micro-ondes peu importe) un filet de cabillaud. Rincez et réchauffez à la casserole une petite boîte de lentilles. Arrosez le poisson du jus de ½ citron. Saupoudrez les lentilles de cumin.

COLLATION

- 1 thé vert
- 2 clémentines ou 1 pêche
- Quelques fruits secs : amandes, cranberries, abricots, noisettes…

DÎNER

- Mâche aux pommes et noix*
- Carpaccio de bœuf, riz basmati au pesto*
- 1 infusion de verveine
- 1 carré de chocolat noir

C'est la Recette

MÂCHE AUX POMMES ET NOIX

Rincez une poignée de feuilles de mâche. Cassez 3 noix et jetez les cerneaux dans la salade. Ajoutez ½ petite pomme épluchée et coupée en cubes. Arrosez d'un filet de vinaigre de cidre, salez et poivrez. Mélangez bien.

C'est la Recette

CARPACCIO DE BŒUF, RIZ BASMATI AU PESTO

Faites cuire ¼ de verre de riz basmati dans une petite casserole d'eau frémissante salée. Installez la viande joliment sur une assiette. Au moment de servir, ajoutez 1 cuillère à café de sauce pesto sur le riz et mélangez.

VOTRE MASSAGE EXPERT AROMA

Voir p. 277

JOUR 2

PETIT-DÉJEUNER

- 1 boisson chaude (thé vert à la menthe, infusion de romarin, café léger)
- 2 œufs au plat
- 1 tranche de pain complet
- 1 kiwi

B VOTRE EXERCICE PHYSIQUE DU JOUR

La corde à sauter

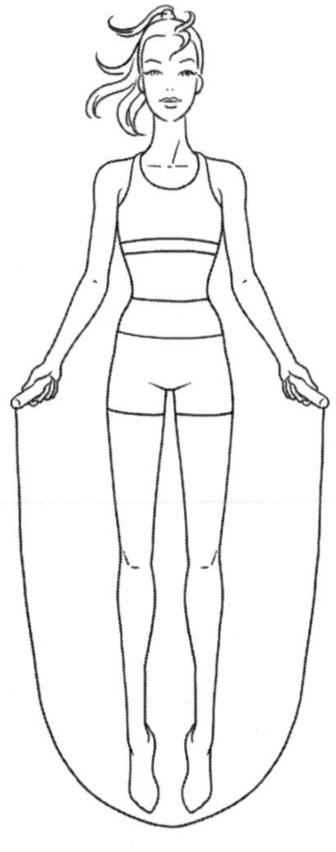

DÉJEUNER

- Macédoine de légumes hyper-express
- Côte de porc (ou de veau) à la polenta
- Faisselle miel et noix

En entrée, égouttez une petite boîte de macédoine de légumes. Ajoutez un filet d'huile d'olive et de vinaigre ainsi qu'une pointe de cumin en poudre. Mélangez.
En plat, poêlez une côte de porc (ou de veau) avec un soupçon d'huile d'olive, dans une poêle antiadhésive. Dans une petite poêle, réchauffez une galette de polenta.

Pour le dessert, servez une faisselle avec 1 c. à c. de miel, 4 ou 5 cerneaux de noix et 1 pincée de cannelle.

COLLATION

- 1 thé vert avec une étoile de badiane
- 2 clémentines ou 3 prunes
- Quelques fruits secs : amandes, cranberries, abricots, noisettes…

DÎNER

- Ma soupe de légumes*
- Escalope de veau au lait de coco*
- 1 infusion de menthe
- 1 carré de chocolat noir

C'est la Recette

MA SOUPE DE LÉGUMES

Rincez et coupez en petits morceaux 1 poireau, 2 carottes, ¼ de céleri-rave. Faites cuire 20 minutes dans l'eau bouillante salée. Mixez (ou non, si vous aimez les morceaux), salez, poivrez.

C'est la Recette

ESCALOPE DE VEAU AU LAIT DE COCO

Épluchez et taillez ¼ d'oignon. Faites-le revenir doucement à la poêle dans un peu d'huile d'olive. Pelez 2 petites pommes de terre, taillez-les en très fines tranches et faites-les revenir dans la poêle. 5 minutes plus tard, posez l'escalope dans la poêle, laissez cuire 2 minutes de chaque côté. Versez 3 cuillères à soupe de lait de coco, laissez chauffer encore 3 minutes. Salez, poivrez, servez bien chaud.

VOTRE MASSAGE EXPERT AROMA

Voir p. 277

JOUR 3

PETIT-DÉJEUNER
- 1 boisson chaude (thé vert à la menthe, infusion de romarin, café léger)
- 1 fromage blanc + cannelle + flocons d'avoine + graines (lin, chia…)
- 1 orange

B **VOTRE EXER-**
CICE PHYSIQUE DU JOUR
La planche

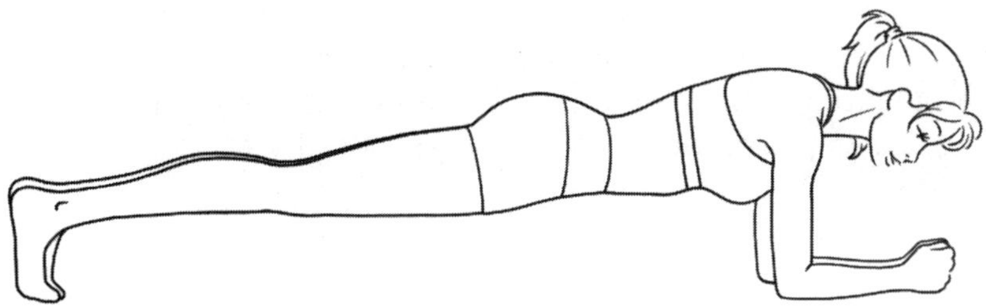

DÉJEUNER
- 1 carotte à croquer
- Jambon blanc et linguines à la ratatouille*
- Poire
- Café noir sans sucre
- 2 carrés de chocolat noir

C'est la Recette

JAMBON BLANC ET LINGUINES À LA RATATOUILLE

Faites réchauffer une petite boîte de ratatouille à la casserole avec un peu de curcuma. Dans une autre casserole, faites cuire les linguines dans de l'eau frémissante salée pendant 10 minutes. Égouttez les pâtes, servez-les sur une assiette, versez dessus la ratatouille chaude et accompagnez d'une tranche de jambon blanc.

COLLATION
- 1 thé vert avec une étoile de badiane
- 1 banane

DÎNER

- Ma soupe de légumes (voir recette p. 322)
- Salade trop bonne et trop facile*
- Petits-suisses nature avec un peu de miel
- 1 infusion de verveine
- 2 carrés de chocolat noir

C'est la Recette

SALADE TROP BONNE ET TROP FACILE

Dans un petit saladier, réunissez 5 grandes feuilles de laitues ou de batavia, 1 petite boîte de maïs égoutté, 1 petite boîte de thon au naturel égoutté, 1 tomate coupée en 4, quelques tronçons de céleri-branche, 3 olives noires, 1 morceau de gruyère coupé en cubes. Arrosez d'un peu de vinaigrette, mélangez bien. Parsemez de ciboulette fraîche ciselée.

VOTRE MASSAGE EXPERT AROMA

Voir p. 277

JOUR 4

PETIT-DÉJEUNER

- 1 boisson chaude (thé vert à la menthe, infusion de romarin, café léger)
- Banana pancakes*

C'est la Recette

BANANA PANCAKES

Mixez 1 œuf et 2 petites bananes (ou 1 grosse). Versez sur une poêle chaude avec un tout petit peu de beurre au fond, laissez « prendre » en pancake 3 minutes, retournez, continuez de faire cuire 1 minute.

B **VOTRE EXERCICE PHYSIQUE DU JOUR**

La corde à sauter

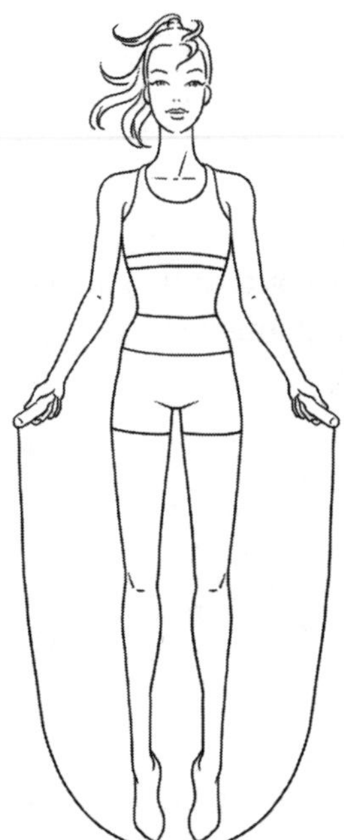

DÉJEUNER

- Salade de cœurs de palmier
- Steak tartare, papillons au pesto*
- Faisselle au miel et aux noix
- Café noir sans sucre
- 2 carrés de chocolat noir

STEAK TARTARE, PAPILLONS AU PESTO

Faites cuire les pâtes dans une casserole d'eau bouillante salée. Une fois égouttées et dans l'assiette, versez dessus 1 cuillère à soupe de sauce pesto (en bocal). Mélangez bien. Installez sur l'assiette votre viande hachée crue (la faire cuire vite fait en aller-retour si souhaité). Ajoutez 1 jaune d'œuf dessus (si grosse faim), câpres, cornichons, 1 goutte de sauce Worcestershire.

COLLATION

- 1 thé vert
- 2 clémentines ou 2 abricots
- Quelques fruits secs : amandes, cranberries, abricots, noisettes…

DÎNER

- 1 tomate à la croque au poivre
- Jambon de Paris (ou à l'os), concombre à la menthe*
- 1 part de fromage frais (individuelle)
- 1 tranche de pain complet.
- 1 infusion de verveine
- 2 carrés de chocolat noir

C'est la Recette

JAMBON DE PARIS (OU À L'OS), CONCOMBRE À LA MENTHE

Épluchez et coupez ¼ de concombre en tronçons (d'abord en deux dans la longueur, puis encore en deux chaque moitié toujours dans la longueur, puis débitez en tronçons). Installez-les dans une poêle avec un peu d'huile d'olive et faites-les revenir 3 à 4 minutes. Disposez 2 tranches de jambon de Paris (ou à l'os) et le concombre dans l'assiette, parsemez de 4 ou 5 feuilles de menthe fraîche tout juste découpées aux ciseaux.

VOTRE MASSAGE EXPERT AROMA

Voir p. 277

JOUR 5

PETIT-DÉJEUNER

- 1 boisson chaude (thé vert à la menthe, infusion de romarin, café léger)
- 3 tranches de pain complet, purée d'amandes, gelée de framboises
- 1 kiwi

B VOTRE EXERCICE PHYSIQUE DU JOUR

La planche

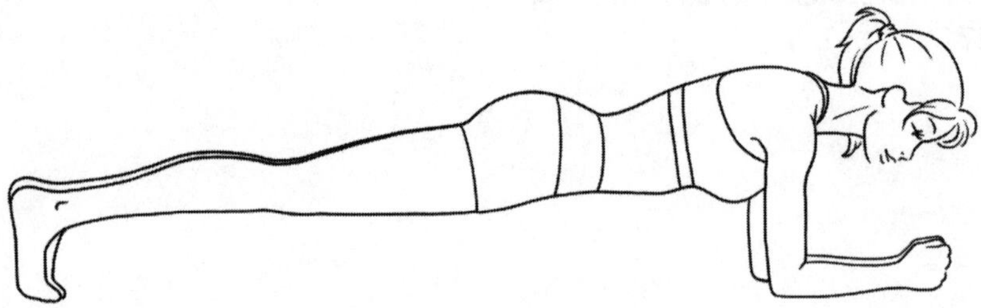

DÉJEUNER

- 1 petite pomme à croquer
- Blanc de poulet au quinoa et julienne de légumes*
- 1 part de camembert
- Café noir sans sucre
- 2 carrés de chocolat noir

C'est la Recette

BLANC DE POULET AU QUINOA ET JULIENNE DE LÉGUMES

Une fois rincé, faites cuire le quinoa dans de l'eau frémissante, comme les pâtes. Pendant ce temps, saisissez à la poêle un blanc de poulet et une poignée de julienne de légumes surgelés dans un peu d'huile d'olive. Égouttez le quinoa, parsemez d'un peu d'estragon ciselé et servez.

COLLATION

- 1 thé vert
- 1 banane

DÎNER

- Céleri râpé
- Aiguillettes de canard, tomatoriz*
- Yaourt nature
- 1 infusion de verveine
- 2 carrés de chocolat noir

Pour l'entrée, râpez un petit morceau de céleri (râpe à gros trous). Recouvrez de ½ pot de yaourt nature (on le terminera demain soir), salez, poivrez, ajoutez une pincée de cumin. Mélangez bien.

AIGUILLETTES DE CANARD, TOMATORIZ

Faites cuire un peu de riz basmati dans de l'eau frémissante salée. Dans une autre casserole, réchauffez 1 petite boîte de tomates pelées. Dans une poêle antiadhésive, faites revenir 4 aiguillettes de canard quelques minutes dans quelques gouttes d'huile d'olive. Égouttez le riz, installez dans l'assiette avec la tomate chauffée et les aiguillettes.

VOTRE MASSAGE EXPERT AROMA

Voir p. 277

JOUR 6

PETIT-DÉJEUNER

- 1 boisson chaude (thé vert à la menthe, infusion de romarin, café léger)
- Bol magique*

C'est la Recette

BOL MAGIQUE

Dans un grand bol (ou un petit saladier), versez 1 yaourt nature, 4 noisettes concassées, 1 cuillère à soupe de raisins secs, 2 cuillères à soupe de flocons d'avoine, 1 petite pomme épluchée et détaillée en petits cubes. Mélangez.

B **VOTRE EXERCICE PHYSIQUE DU JOUR**

REPOS (balade, piscine, ou juste la vie quotidienne « normale »...)

DÉJEUNER

- 1 cœur de salade, vinaigrette
- Filets de cabillaud, pommes de terre, oseille*
- 1 pomme cuite
- Café noir sans sucre
- 2 carrés de chocolat noir

Pour l'entrée, rincez le coeur de salade, arrosez d'un filet de vinaigrette. Ajoutez 1 pincée de cumin en poudre.
En dessert, faites cuire une pomme telle quelle au four (30 à 40 minutes selon taille). Préparez-en 4 d'un coup, ce sera plus « rentable » !

C'est la Recette

FILETS DE CABILLAUD, POMMES DE TERRE, OSEILLE

Dans une casserole d'eau bouillante, faites cuire 2 belles pommes de terre dans leur peau (environ 20 minutes). Poêlez un filet de cabillaud sur un petit lit d'oseille surgelée et un filet d'huile d'olive. Servez poisson et pommes de terre agrémentés d'un filet d'huile d'olive et d'un peu de curcuma.

COLLATION

- 1 smoothie fraîchement préparé (lait d'amande, poire, ananas)
- Quelques amandes

DÎNER

- Radis black & white
- Maquereau à la moutarde au four, brocolis*
- Compote de pommes sans sucre ajouté
- 1 infusion de verveine
- 2 carrés de chocolat noir

En entrée, tranchez 4 ou 5 rondelles dans un radis noir. Nappez de ½ pot de yaourt nature (le restant d'hier). Salez, poivrez.

C'est la Recette

MAQUEREAU À LA MOUTARDE AU FOUR, BROCOLIS

De retour du marché, préchauffez le four à 180 °C (th. 6). Rincez le maquereau préalablement vidé par le poissonnier (pensez à le lui demander !). Installez-le (le poisson, pas le poissonnier) dans un petit plat à four sur ¼ d'oignon émincé. Dans un bol, mélangez 1 cuillère à soupe de moutarde avec 1 cuillère à soupe de vinaigre, nappez-en le poisson. Salez, poivrez. Enfournez pour 20 minutes de cuisson.

VOTRE MASSAGE EXPERT AROMA

Voir p. 277

JOUR 7

PETIT-DÉJEUNER

- 1 boisson chaude (thé vert à la menthe, infusion de romarin, café léger)
- 1 avocat
- 1 tranche de jambon
- 1 portion de comté

B VOTRE EXERCICE PHYSIQUE DU JOUR

Le running (le matin) ou l'aquagym : faites des abdos dans l'eau, ni vu ni connu !

DÉJEUNER

- 5 radis roses à la croque au poivre
- Omelette tomato maïs*
- Compote de fruits sans sucre ajouté
- Café noir sans sucre
- 2 carrés de chocolat noir

C'est la Recette

OMELETTE TOMATO MAÏS

Dans un bol, battez 2 œufs à la fourchette. Énergiquement ! Salez, poivrez. Dans une poêle, versez un peu d'huile d'olive, ¼ de gousse d'ail, ½ oignon, puis 30 secondes après 2 tomates pelées (boîte) et 1 petite boîte de maïs. Laissez mijoter gentiment, puis versez les œufs, 1 bonne pincée de paprika et ne touchez plus à rien jusqu'à ce que la couleur de l'omelette vous convienne. Si vous l'aimez baveuse, ça va très vite !

COLLATION

- 1 thé vert
- 1 banane

DÎNER

- Salade d'épinards à l'orange*
- Magret de canard, écrasé de pommes de terre*
- 1 infusion de verveine
- 2 carrés de chocolat noir

SALADE D'ÉPINARDS À L'ORANGE

Dans un petit saladier, réunissez 1 belle poignée de jeunes pousses d'épinards (sachet), 1 orange détaillée en quartiers (si possible pelée à vif), 4 ou 5 pignons de pin. Ajoutez un filet de vinaigrette.

MAGRET DE CANARD, ÉCRASÉ DE POMMES DE TERRE

Poêlez 1 magret en ayant ôté au préalable sa partie blanche. Utilisez juste cette dernière en tout début de cuisson pour tapisser le fond de la poêle d'un film gras. Feu doux pendant environ 8 minutes de chaque côté. Pendant ce temps, faites cuire 3 petites pommes de terre à la vapeur ou à l'eau, et écrasez-les grossièrement au presse-purée ou à la fourchette en fin de cuisson, directement dans l'assiette. Ajoutez sur l'écrasé un filet d'huile d'olive, salez, poivrez, mettez une pointe de muscade (facultatif).

VOTRE MASSAGE EXPERT AROMA

Voir p. 277

L'HYPERACIDITÉ (DÉSÉQUILIBRE ACIDO-BASIQUE)

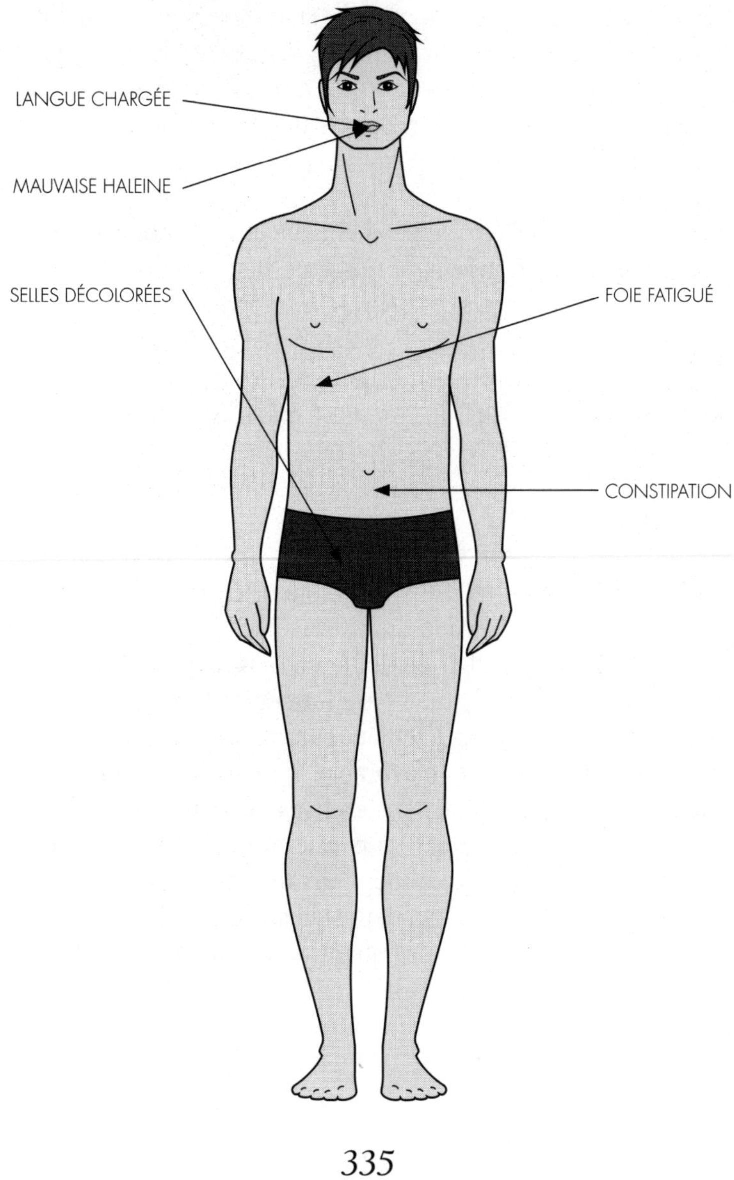

TOUT CE QU'IL FAUT SAVOIR EN 28 QUESTIONS/RÉPONSES

1. L'équilibre acido-basique, c'est quoi ?

C'est l'équilibre chimique de notre sang. Par conséquent, le premier équilibre chimique de notre corps, sans lequel nous ne pourrions rester en vie. Notre pH sanguin est de 7,4, donc légèrement alcalin. S'il est modifié, c'est-à-dire s'il descend vers 7, on dit qu'il s'acidifie, et les ennuis commencent. Heureusement, de nombreux organes veillent scrupuleusement à maintenir ce pH de 7,4 : cerveau, reins, poumons, peau, tube digestif… la plupart y participent d'une façon ou d'une autre, le but étant de contrôler coûte que coûte cet équilibre, quels que soient notre alimentation, notre environnement, notre hygiène de vie, etc.

Comme tout équilibre, celui-ci est fragile. À chaque instant, nos cellules produisent de l'acidité, résultat de son fonctionnement : digérer, respirer, dormir, travailler, courir, maintenir notre corps à 37 °C, tous ces micro-événements produisent un peu d'acidité. C'est normal, et c'est la vie. Impossible d'y échapper ! Pour « tamponner » cette acidité, jour et nuit, le corps va chercher – entre autres dans nos aliments – des molécules alcalinisantes. C'est pourquoi il est important d'en consommer à chaque repas.

2. Pourquoi c'est important ?

Lorsque l'équilibre acido-basique est rompu, plus rien ne fonctionne correctement. Nous tombons plus facilement malades, nous grossissions, nous sommes plus à même de développer un cancer, de souffrir de douleurs musculaires ou articulaires, de mal dormir, nous sommes fatigués, de mauvaise humeur, notre peau n'est pas « nette », etc. Notre corps fonctionne mal, exactement comme une plante pousserait mal dans une terre qui lui est chimiquement défavorable. Par exemple on ne plante pas un fraisier dans le même genre de terre que des endives : chacune a besoin d'un équilibre particulier, propice à sa croissance et à sa bonne santé. C'est pareil pour nous. Nous sommes conçus pour vivre dans le calme, dans un environnement non pollué, avec beaucoup d'air, courir et bouger presque toute la journée, manger de grandes quantités de fruits et de légumes, boire de grandes quantités d'eau. Si notre « terreau » n'est pas conforme à nos besoins, ça ne va pas.

3. Qu'est-ce qui perturbe l'équilibre acido-basique ?

Malheureusement, nos modes de vie actuels ne sont pas vraiment « raccords » avec un bon équilibre acido-basique ! Le plus souvent, nous vivons en environnement bruyant, confiné (bureau, voiture, appartement, transports...), pollué, nous sommes assis toute la journée, nous mangeons trop peu de fruits et de légumes, et trop d'aliments riches en protéines, industriels, vidés de leurs éléments alcalinisants mais riches en éléments acidifiants. Bref, nos modes de vie favorisent un déséquilibre acido-basique en tendant vers l'acidification. Les responsables :

- *Certains aliments, principalement ceux riches en protéines.* L'acidité du corps ne vient pas d'aliments acides au goût, mais d'aliments libérant des composants *acidifiants* pour le corps. Principalement des protéines, présentes surtout dans la viande, les œufs, les poissons, les fromages, les fruits de mer, mais aussi dans les céréales.
- *Manquer de certains aliments, principalement les légumes verts.* Les fruits aussi, mais ils sont plus riches en sucre et en vitamines, tandis que les légumes sont plus riches en minéraux.
- *La sédentarité.* Rester assis du matin au soir participe à l'acidification, car le corps « paresseux » oxyde mal les acides et les élimine plus difficilement.
- *Le stress.* Il favorise l'acidité dans le corps, car il stimule l'élimination de minéraux alcalinisants (potassium, magnésium, calcium).
- *Le diabète.* Il déséquilibre le corps sur un plan chimique et accélère le vieillissement.
- *Un mauvais fonctionnement des reins.* Il pave la voie à une acidose dite métabolique.
- *Un mauvais fonctionnement des poumons.* Il favorise l'acidose respiratoire.

4. Comment savoir si je suis en déséquilibre acido-basique ?

8 points qui doivent vous alerter :

- Vous vous réveillez déjà fatigué.
- Vous mangez « mal ».
- Vous grignotez toute la journée, notamment des produits sucrés, ou buvez des jus de fruits ou des sodas non-stop.
- Vous consommez peu de légumes.
- Vous marchez moins de 1 heure par jour.
- Vous faites peu de sport (ou pas du tout).
- Vous êtes en permanence « sur les nerfs ».
- Vous fumez.

Confirmez votre déséquilibre avec un simple test urinaire à faire à la maison (disponible en pharmacie). Il vous donnera une indication juste de votre état alcalin.

5. Quel est le principe de base du régime acido-basique ?

Pour respecter l'équilibre acido-basique du corps, il est indispensable d'apprendre à associer les aliments acidifiants avec les aliments alcalinisants.

- *Mangez moins d'aliments riches en protéines,* de sucreries, de produits raffinés ou trop salés, ils sont acidifiants ;
- *Mangez plus de légumes,* de fruits, d'herbes aromatiques et d'épices, ils sont alcalinisants.

Il n'est pas question de supprimer la viande ou le poisson de son alimentation, mais de les associer systématiquement avec une (bonne) quantité de légumes et de terminer le repas de préférence par un fruit.

Côté boissons, seule l'eau est au-dessus de tout soupçon pour le régime acido-basique, ou bien des jus de légumes et des green smoothies. Sodas, boissons énergisantes et jus de fruits – trop sucrés - sont à éviter, de même que les boissons avec du « faux sucre » et, bien sûr, l'alcool. Attention aussi à l'excès de caféine : un petit café, d'accord, plusieurs tasses par jour, non !

6. Comment connaît-on le « score » acido-basique d'un aliment ?

Grâce à son PRAL (*Potential Renal Acid Load*).

- Plus le PRAL est élevé, plus l'aliment est acidifiant.
- Plus le PRAL est faible, plus l'aliment est alcalinisant.

Par exemple le PRAL du bacon grillé est de + 25, donc très acidifiant, tandis que le PRAL de l'avocat est de - 8, donc très alcalinisant.

Les principaux aliments en un coup d'œil

CATÉGORIES D'ALIMENTS	ACIDIFIANT	NEUTRE	ALCALINISANT	TRÈS ALCALINISANT
Viande, poisson, œuf	Tous (crevette, cabillaud, bœuf, canard…)	-	-	-
Légumes, céréales, épices	Graine de tournesol, fève, pois cassé	Amande, noix de macadamia	Pomme de terre, haricot sec	Châtaigne, graine de soja, toutes les épices (poivre, gingembre, curcuma…), toutes les herbes (basilic, menthe, persil…)
Fruits	Dattes	Cranberry, grenade	Noix de coco, raisin, abricot, pomme, banane	Agrumes (citron, orange, pamplemousse…), fraise, framboise, mûre, melon, pastèque…
Huiles, beurre et sauces	-	Huiles en général (d'olive, d'avocat, etc.)	-	-
Produits laitiers	Presque tous, surtout les fromages	Yaourt	-	-
Douceurs	-	La plupart	-	-
Boissons	Boisson au lait (milk-shake…), alcool	Eau, thé, café, kéfir	Jus d'ananas, jus de tomate	Jus d'agrumes, de pomme, de raisin

Et comme on mange rarement un aliment seul, il faut apprendre les bonnes combinaisons pour un équilibre acido-basique optimal à chaque repas.

BONNE ASSOCIATION ACIDO-BASIQUE ☺	MAUVAISE ASSOCIATION ACIDO-BASIQUE 2
Steak + épinards	Steak + pâtes
Spaghettis sauce napolitaine	Spaghettis sauce bolognaise
Lasagnes aux légumes	Lasagnes 4 fromages
Saumon + haricots verts	Saumon + lentilles
Œuf + tomates provençales	Œuf + chorizo + riz
Salade thon/maïs/mâche/pignons de pin…	Salade jambon + saucisson + œuf + croûtons
Fromage + raisin	Fromage + pain
Sandwich jambon crudités + 1 fruit	Sandwich jambon beurre + 1 yaourt

7. Comment fonctionnent les aliments alcalinisants ?

Pour empêcher l'acidité de trop augmenter dans notre corps, on peut la tamponner ou la neutraliser. Comment ça marche ?

Parmi les *tampons*, il y a par exemple la chlorophylle, les phosphates ou les bicarbonates. Ces derniers se « collent » à des acides, et ce mariage donne de l'acide carbonique, éliminé par les poumons sous forme de gaz carbonique. Les bicarbonates sont principalement fournis par les fruits et les eaux minérales riches en bicarbonates (bulles).

Pour *neutraliser* un acide, il faut une base, c'est-à-dire principalement des minéraux antiacides - potassium, calcium… C'est une simple équation mathématique. Plus on consomme d'aliments acidifiants, comme la viande, plus on doit consommer d'aliments basifiants (ou alcalinisants), comme les légumes verts.

Nous avons impérativement besoin de ces deux systèmes complémentaires, en bon état de marche.

POUR RETROUVER L'ÉQUILIBRE ACIDO-BASIQUE...	RICHES EN...
On « tamponne » grâce aux fruits	bicarbonates et acides organiques
On « neutralise » grâce aux légumes	minéraux (potassium, magnésium, calcium...)
On draine grâce à l'eau	bicarbonates

8. Les aliments acides au goût doivent-ils être évités ? Par exemple le citron ?

Rien à voir. Le citron est acide mais pas acidifiant, puisque sa digestion ne génère pas d'éléments acidifiants dans l'organisme. Au contraire, il est riche en acides organiques, très alcalinisants. Si vous supportez bien les agrumes, mangez-en et buvez-en !

9. Comment le corps élimine l'excès d'acides ?

Par la peau (sueur), par la respiration (gaz carbonique), par les urines, par les fèces. Les aliments alcalinisants piègent les acides afin de les éliminer hors du corps, chacun à sa façon. Certains favorisent l'élimination par les voies urinaires ou digestives, d'autres passent par la voie respiratoire (les poumons). D'autres encore agissent indirectement en détoxifiant le foie, organe-clé du maintien de l'équilibre acido-basique.

Par ailleurs, l'organisme produit (ou subit) différents types d'acides. Le métabolisme, c'est-à-dire le simple fait de rester en vie, tout comme la digestion, provoque ainsi la fabrication d'acides *volatils* (éliminés par les poumons) et d'acides *fixes* (éliminés par les reins).

Les poumons ne sont pas conçus pour éliminer les acides fixes, et les reins, pas faits pour évacuer les acides volatils. Ces deux organes-clés de l'élimination doivent par conséquent être en parfait état de marche. Protégez-les : marcher, courir, bouger en respirant un air le plus pur possible participe à l'équilibre acido-basique, de même que transpirer (sport, sauna)...

Il n'y a pas que les aliments dans la balance alcaline, l'hygiène de vie en général compte tout autant !

10. Faut-il manger acide ou faut-il manger alcalin ?

Les deux ! En bonnes proportions ! Globalement, nous devrions consommer 70 % d'aliments alcalins pour 30 % d'aliments acidifiants. Ce qui signifie qu'il vaut mieux se limiter à une portion maximale de 100 grammes de viande ou de poisson au repas (70 à 90 grammes seraient même suffisants). Si vous souffrez d'acidité, augmentez encore, temporairement, le pourcentage d'aliments alcalins.

Le principe à intégrer une fois pour toutes est celui des « bonnes associations alimentaires ». Non pas dans un objectif minceur, mais dans le but d'atteindre globalement un score PRAL (unité de mesure de l'acidité des aliments – voir p. 338) acceptable par repas. Par exemple en associant du riz et de la tomate, des pâtes et des épinards, de la viande et du chou-fleur...

BONNE ASSOCIATION ACIDO-BASIQUE ☺	MAUVAISE ASSOCIATION ACIDO-BASIQUE ☹
Steak + épinards Spaghettis sauce napolitaine	Steak + pâtes Spaghettis sauce bolognaise
Lasagnes aux légumes	Lasagnes 4 fromages
Saumon + haricots verts	Saumon + lentilles
Œuf + tomates provençales	Œuf + chorizo + riz
Salade thon/maïs/mâche/pignons de pin...	Salade jambon + saucisson + œuf + croûtons
Fromage + raisin	Fromage + pain
Sandwich jambon crudités + 1 fruit	Sandwich jambon beurre + 1 yaourt

11. Pourquoi faut-il manger plus de fruits ?

Parce qu'ils *tamponnent* les acides. C'est-à-dire qu'ils apportent des acides organiques faibles. Après traitement par le corps, ils vont donner des tampons capables d'amortir des acides forts.

De plus, ils sont riches en vitamines. Les vitamines sont indispensables au travail enzymatique. Lorsqu'on manque de vitamines, les enzymes fonctionnent moins bien, l'assimilation des nutriments est mauvaise, l'élimination des déchets, incomplète. Une déficience en vitamines peut favoriser l'acidification.

Ayez toujours des fruits de saison sous les yeux, à la maison. Un compotier plein d'oranges, de clémentines, de pommes, d'abricots, de pêches, c'est décoratif, c'est gai, plein de couleurs, ça donne envie ! Et en partant au bureau le matin, glissez une pomme dans votre sac. Les fruits « à mâcher/croquer » sont préférables aux smoothies*, eux-mêmes préférables aux jus.

12. Pourquoi faut-il manger plus de légumes ?

Parce qu'ils apportent des minéraux qui *neutralisent* les acides. La bonne idée pour faire le plein sans avoir l'impression de brouter toute la journée ? Les *jus verts* (les smoothies de légumes) ! Nous vous en proposons un adapté à chaque programme. Attention, si vous avez un intestin délicat, ne le submergez pas brusquement de fibres : introduisez les légumes progressivement. Les légumes cuits et/ou mixés sont toujours plus digestes que les légumes crus.

Un repas du midi ou du soir ne se conçoit pas sans légumes verts. Quelle que soit la forme : salade, légume d'accompagnement, à boire en soupe, en jus vert, ou à tartiner sur du pain… comme vous voulez !

13. Pourquoi faut-il manger moins de sel (sodium) et plus de potassium ?

Parce qu'une alimentation trop salée et trop pauvre en potassium favorise l'hypertension artérielle, le risque d'infarctus, la fonte musculaire (sarcopénie), l'excrétion urinaire de calcium. C'est aussi un facteur majeur de déséquilibre acido-basique et d'ostéoporose.

* Presque toujours à la banane : fruit le plus alcalin !

Tandis qu'une alimentation riche en potassium (fruits et légumes) et pauvre en sodium (donc en chlore, puisque sel et chlore sont associés) aboutit exactement à l'effet inverse : un cœur, des muscles et des os plus solides.

À savoir : le sel de table (ou dans les plats préparés), s'appelle en langage scientifique du chlorure de sodium. Le sodium y est donc toujours accompagné de chlore, acidifiant, dont notre consommation a par conséquent augmenté dans les mêmes proportions. Tandis que le potassium, lui, accompagne souvent les acides organiques « tamponnants » et antioxydants du végétal.

Salez moins vos aliments. En contrepartie, aromatisez-les avec davantage d'épices ou de fines herbes, d'oignon, d'ail, d'échalote... Vous gagnez sur tous les tableaux : le goût et la santé.

14. Pourquoi faut-il éviter les céréales raffinées ?

Parce que la farine blanche, le riz blanc, les pâtes blanches, le pain blanc... tout ce qui est raffiné est appauvri en minéraux et en fibres, très précieux pour l'équilibre acido-basique et pour la santé en général. Notamment en chrome qui, comme les fibres, ralentit le passage de sucre dans le sang et aide l'insuline à faire son travail.

Achetez l'équivalent en semi-complet, voire en complet si vos intestins supportent les fibres. Nous préconisons volontiers le semi-complet, « marron clair », bonne alternative au raffiné, permettant de bénéficier des fibres et des nutriments protecteurs sans modifier la saveur ni la digestibilité. En plus, on trouve des pâtes semi-complètes dans toutes les grandes (et petites) surfaces maintenant, tandis que les « vraies », « marron foncé », restent encore rares en dehors des boutiques diététiques. Mais à vous de voir selon vos goûts.

15. Pourquoi faut-il manger moins de sucre blanc ?

Parce que privé de ses minéraux, devenu trop purifié, il favorise le déséquilibre acido-basique. En plus, pour le métaboliser, notre corps est obligé de puiser dans ses propres vitamines et minéraux. Or, vous le savez maintenant, ces précieux micronutriments sont des petites mains nécessaires à notre équilibre acido-basique. Nous ne pouvons pas nous permettre d'en gâcher une partie simplement pour métaboliser des aliments inadaptés à nos besoins !

Le sucre blanc ne présente aucun intérêt pour la santé, ni pour le goût. Pourquoi ne pas le remplacer par de la mélasse, du miel, du sirop d'agave ou du sirop d'érable, ou même du sucre complet ? Ces sucres plus bruts, plus naturels, sont tellement meilleurs et tellement plus adaptés à nos besoins !

16. Pourquoi faut-il manger moins de protéines animales et plus de protéines végétales ?

Parce que la digestion des protéines animales libère dans le corps des acides forts (acide sulfurique, acide phosphorique...), directement impliqués dans l'acidification de l'organisme. Ces acides forts doivent impérativement être éliminés par les reins. En plus, la viande est riche en acide arachidonique, qui favorise les inflammations et les micro-inflammations.

Les acides aminés sont *neutres*, acides ou alcalins. Ils constituent les protéines. Les protéines ne deviennent *acidifiantes* que lors de la digestion. Mais elles ne sont pas acides en elles-mêmes.

Les protéines végétales libèrent aussi des acides, mais ce sont des acides organiques dits faibles, accompagnés de minéraux basiques (potassium, calcium...) qui tempèrent leur impact acidifiant. Ces acides organiques, issus des végétaux (acides citrique, tartrique, malique, etc.), sont transformés dans l'organisme en gaz carbonique, facilement éliminé par les poumons. Rappelons que ces organes se chargent d'éliminer environ 90 % des acides du corps. Ce qui explique l'importance de la respiration, de l'activité physique, de respirer « du bon air pur » !

De la viande ou du poisson une fois par jour suffit amplement. Mais quelle que soit votre consommation, que vous en mangiez une ou deux fois par jour, veillez à ce que votre assiette renferme toujours une belle quantité de légumes. Et mangez des fruits ! Essayez de remplacer plusieurs repas « viande » par un repas « céréales + légumineuses » ou « tofu » chaque semaine. Surtout ne vous privez pas de protéines : qu'elles soient d'origine animale ou végétale, elles sont indispensables à l'organisme !

17. Faut-il devenir végétarien pour atteindre un bon équilibre acido-basique ?

Mais non ! En un sens c'est plus « facile » puisque plus vous consommez de végétaux, plus vous consommez d'éléments « antiacides ». Mais ce n'est absolument pas obligatoire. Étant donné que, encore une fois, il s'agit d'un « équilibre », il faut et il suffit d'équilibrer les apports d'aliments acidifiants et d'aliments alcalinisants. À vous de décider si vous souhaitez pousser la logique jusqu'au végétarisme. Dans nos programmes et menus, sauf à opter pour les journées « 100 % végé », nous n'oublions ni les œufs, ni le poisson ou les fruits de mer, ni les viandes, volailles… tout ce qui se mange est bon, c'est une question de quantité et d'accompagnement.

18. Ne risque-t-on pas de manquer de protéines quand on se met à « l'acido-basique » ?

Certainement pas. À condition d'avoir bien compris le principe même de l'équilibre acido-basique : il n'est pas question d'interdire ni même de réduire les aliments riches en protéines (sauf si vous exagérez) mais de compenser avec davantage de légumes verts et de fruits, grosso modo. Et/ou de remplacer une partie des protéines animales (viande, œuf, poisson) par des protéines végétales (céréales, légumineuses, noix, graines). Vous ne manquerez donc en aucun cas de protéines, mais vous les consommerez « mieux », c'est-à-dire mieux accompagnées et éventuellement mieux choisies. Tous nos menus, toutes nos recettes sont conçus pour que vous ne manquiez absolument de rien.

19. Ne risque-t-on pas de perdre des muscles ?

Cette question est assez fréquente et rejoint les deux précédentes. Elle émane en général des hommes, qui ont souvent plus de mal à concevoir que les légumes verts puissent « nourrir » et craignent, par on ne sait quelle magie noire, de « perdre du muscle » par le simple fait de manger plus de salade et de haricots verts. Messieurs, c'est exactement l'inverse qui se passe : grâce à cet apport supplémentaire en légumes verts et salades, vous allez au contraire conserver davantage votre masse musculaire, et vous en servir en outre plus efficacement (et moins douloureusement).

20. Faut-il s'interdire les aliments plaisirs ?

Mais non, bien sûr que non ? Où allez-vous chercher cela ? S'il y a un mode alimentaire non restrictif, c'est bien l'acido-basique, qui autorise quasiment tout, à condition de compenser par des aliments différents afin de tamponner ou neutraliser des acides. Maintenant il est évident que si vos aliments plaisir sont uniquement la viande, les sucreries et les sodas, et que vous avez décidé d'aller mieux/de perdre du poids/de vous débarrasser de douleurs articulaires ou autres, c'est sûr, il va falloir réduire sérieusement ces familles d'aliments. Et en découvrir d'autres, c'est ça la bonne nouvelle ! Si ça se trouve, vous n'avez jamais goûté la purée de pois cassés, les mélanges de carottes multicolores au curry, les associations châtaignes/choux de Bruxelles ou champignons/asperges.

21. Pourquoi faut-il limiter les huiles végétales industrielles ?

Comme pour le sucre raffiné et les céréales raffinées, les huiles végétales obtenues par un procédé fortement industrialisé sont purifiées à l'extrême, et par conséquent privées de nombreux micronutriments protecteurs pour la santé d'une part, participant à l'équilibre acido-basique d'autre part.

Achetez toujours une huile vierge 1re pression à froid.

22. Pourquoi faut-il éviter les plats « tout prêts » ?

Pour toutes les raisons que l'on vient d'énumérer. Souvent, ils cumulent les défauts : riches en sel (sodium), donc en chlore (acidifiant), en huile végétale industrielle ; pauvres en potassium, vitamines, minéraux…

Pour manger correctement, il est indispensable de faire, un minimum, la cuisine. Rien de compliqué, comme vous pouvez le constater dans nos menus et nos recettes. Mais il faut s'y astreindre. Il n'y a qu'en préparant vous-même à manger que vous savez exactement ce que vous avalez !

23. Pourquoi faut-il limiter les produits laitiers ?

Parce que certains d'entre eux, principalement les fromages, sont encore plus acidifiants que la viande. Ils renferment certes du calcium, mais aussi beaucoup de phosphore, fortement acidifiant. De plus, consommés en excès, comme c'est le cas si l'on suit un régime hyperprotéiné 100 % axé « animal », les produits laitiers constituent une source importante de sel : à cause d'eux, on peut doubler la quantité de sodium ingérée par rapport à la dose recommandée.

On n'est pas obligé de consommer un produit laitier à chaque repas, et encore moins deux. Dans la catégorie « petit dessert à manger en pot pour terminer un repas », il y a aussi les yaourts au soja, les compotes sans sucre ajouté… Mieux : on peut tout simplement finir un repas avec un carré de chocolat noir en guise de dessert !

24. Et les calories dans tout cela ?

C'est toujours important, de même que l'index glycémique des aliments ! Mais ce n'est pas parce que l'on cherche à manger moins de calories qu'il faut, pour autant, mettre sa santé en danger. C'est l'un des risques des régimes hyperprotéinés suivis sur le long terme : l'équilibre acido-basique est rompu sur, parfois, une longue durée.

Rétablir l'équilibre acido-basique est très positif pour la silhouette. On consomme moins de viandes, de sauces, de graisses ainsi que de sel et de sucre qui favorisent tous deux la rétention d'eau. En plus, on bouge davantage. Résultat : moins de calories qui entrent, plus qui sortent, forcément, on perd du poids. Doucement mais sûrement, sans s'affamer, sans brusquer son corps.

25. Frais, conserve ou surgelés ?

Le frais, c'est l'idéal, mais à moins d'aller faire les courses tous les jours, c'est peu compatible avec notre vie quotidienne trépidante. En plus, cela coûte cher. Les surgelés nature (non cuisinés) constituent une très bonne alternative et permettent de disposer en permanence de fruits et de légumes bon marché, juste sous la main, dans le congélateur. En plus, rien à rincer, à préparer, pas de déchet ni d'aliment qui s'abîme. En revanche, attention aux conserves, nettement plus salées. Bien entendu, vos propres habitudes alimentaires ont un impact également. Si vous mettez beaucoup de sel sur vos haricots verts frais amoureusement équeutés, ils deviendront hélas, eux aussi, des haricots verts trop salés…

Ne soyez jamais pris au dépourvu de légumes et de fruits. Dans votre congélateur, il doit toujours y avoir au moins 4 sortes de légumes (petits pois, épinards, haricots verts, brocolis) et 3 sortes de fruits (fruits rouges, mangue en tranches, billes de melon).

26. Combien de temps faut-il manger acido-basique pour être en meilleure santé ?

Mais… tout le temps ! Vous irez très vite « mieux », quelle que soit la raison qui vous pousse à manger « autrement ». Mais ce n'est évidemment pas un bon calcul de retomber ensuite dans vos travers d'avant. Le but est donc d'adopter petit à petit des « habitudes acido-basiques » c'est-à-dire en réalité de manger bien, normalement, physiologiquement. Il ne s'agit donc en aucun cas d'un régime temporaire avec un objectif de poids ou de santé à atteindre coûte que coûte. Cette façon de voir est même très délétère car :

- vous risquez de vouloir faire les choses « parfaitement », or la perfection n'est pas de ce monde ;
- comme vous n'arriverez pas à être parfait vous allez culpabiliser, et c'est dommage, très dommage, alors que vous étiez si bien parti !
- comme vous allez culpabiliser, vous risquez de tout laisser tomber en mode « Je suis nul », « Si je ne fais pas tout bien, c'est donc que je fais tout mal », « J'aime trop le lapin ou le gibier alors que leur indice PRAL est mauvais », etc.

Détendez-vous ! Vous n'êtes certainement pas nul. Vous découvrez une nouvelle forme d'alimentation, vous allez devoir vous débarrasser de mauvaises habitudes pour en adopter des bonnes, c'est comme de débarquer sur une planète inconnue. Prenez votre temps, allez-y doucement, pas à pas. Vous avez toute la vie devant vous, pourquoi se précipiter ? Commencez par les étapes les plus faciles pour vous, celles qui vous demandent le moins d'effort. Par exemple…

- *Laissez tomber le soda si vous en buvez 1 litre par jour.* Sans rien changer d'autre pendant 1 semaine. Ne le remplacez pas par du soda light, ça ne sert à rien. Remplacez-le par de l'eau pétillante si besoin.
- Si au restaurant vous commandez une pièce de bœuf de 350 grammes, commandez toujours de la viande mais en moindre quantité, et remplacez la moitié des frites par des haricots verts.

- *Si vous ne pouvez pas vous empêcher de terminer un repas par un dessert,* conservez le principe de la note sucrée, mais en mode acido-basique : troquez les brownies ou les macarons contre une salade de fruits, un smoothie ou une amande enrobée de chocolat. Réduisez les portions tout en conservant le plaisir.
- *Au marchand de glaces,* plutôt que de commander une triple, prenez une seule boule.
- À *la maison,* plutôt que de penser systématiquement au riz ou aux pâtes, pensez aux haricots verts surgelés ou aux petits pois en boîte.

Et ainsi, petit à petit, découvrez que l'on peut manger autrement, et qu'en modifiant de toutes petites choses, on se sent chaque jour de mieux en mieux. On se déleste de ses bourrelets, tranquillement, sans cris ni pleurs. Mais tout cela ne se fait pas sur un coup de tête, du jour au lendemain, et encore moins « seulement le temps d'un régime », cela n'aurait aucun sens !

27. De toutes petites modifications ne servent à rien ?

C'est exactement l'inverse ! Vous connaissez l'expression « le diable se loge dans les détails ». C'est la même chose avec l'alimentation. À moins de manger totalement n'importe quoi, comme seulement des rochers au chocolat, vous avez en tête grosso modo la structure générale d'un repas. Peut-être même pensez-vous manger correctement ou au moins, à peu près correctement. Seulement voilà : il y a cette petite chose qui dérape, à laquelle vous ne pensez pas, mais qui se répète chaque jour, peut-être à chaque repas. C'est cette petite chose-là qui pose problème. Et si vous cumulez disons une dizaine de petites choses qui posent problème, nous avons en final affaire à un gros problème, qu'il faut détricoter patiemment. Cette histoire de « petite chose », c'est un peu comme le grain de sable dans une tong, le petit gravier dans la chaussure, le moustique dans la chambre une nuit d'été : petit mais costaud, drôlement costaud, capable de perturber les plus belles randonnées, les nuits les plus sereines. Envisagez votre alimentation ainsi : avec l'acido-basique, il s'agit d'éliminer les petites choses qui gênent, qui empêchent d'accéder à une silhouette fine, à une bonne santé, à un état de plénitude et de sérénité. Pour conclure, oui, les petites modifications servent à quelque chose, et c'est même elles qu'il faut viser et travailler, car ce sont les plus importantes.

28. Quelle est la meilleure cuisson acido-basique ?

Pour respecter l'équilibre acido-basique chaque étape culinaire compte. Il convient de respecter les vitamines, les minéraux, dénaturer le moins possible les protéines, conserver le maximum des enzymes présentes dans les aliments, etc. Partant de ce postulat valable pour toute alimentation santé au quotidien, il est préférable de cuisiner :

- à la vapeur ;
- à l'étouffée (casserole à feu doux, cocotte en fonte, papillote…).

Attention aux modes de cuisson…

- *Qui font perdre beaucoup de minéraux* : lorsque vous jetez l'eau de cuisson de vos carottes, en vidant la casserole dans l'évier, c'est autant de minéraux alcalinisants que vous évacuez. Quel dommage ! Sur ce plan, la soupe est imbattable, puisque l'on consomme à la fois l'aliment et l'eau dans laquelle il a cuit, bourrée de minéraux actifs et protecteurs.
- *Qui « crament »*. Cela dit, il ne faut pas non plus tomber dans une position dogmatique et extrémiste. L'usage du wok, par exemple, traditionnel en Asie, est parfaitement compatible avec les préceptes de la santé : il chauffe certes très fort, mais très vite ! Ce qui permet de saisir l'aliment et de préserver ses vertus santé. De même, une grillade de temps à autre n'a jamais tué personne (à condition de ne pas consommer le « cramé », ça, c'est important).
- … *« sans cuisson »*. C'est l'une des tendances du moment : le courant « alimentation vivante » qui préconise une alimentation très crue ou cuite à moins de 40 °C. S'en tenir à cela, c'est se priver de nombre d'aliments et de préparations parfaitement adaptées à la santé. En plus, sur le plan toxicologique, n'oublions pas que seule une cuisson « sérieuse » neutralise certains microbes. Alors vouloir préserver les enzymes, c'est très bien, mais éradiquer les bactéries responsables d'intoxications alimentaires, c'est bien aussi !

Dès qu'il y a une interdiction alimentaire, une incitation à éviter une famille entière d'aliments, un extrémisme quel qu'il soit, méfiez-vous. Ne vous privez pas d'une soirée « raclette » entre amis, sous prétexte que c'est « acidifiant ». Oui, et alors ? Aucune importance, vous compenserez avant, après, et même pendant avec la salade, les cornichons, les pommes de terre…

LES ALIMENTS DONT IL FAUT SE MÉFIER

On ne doit se méfier d'aucun aliment, mais veiller à bien avoir un équilibre entre l'apport d'aliments acidifiants et alcalinisants.

Les principaux aliments en un coup d'œil

CATÉGORIES D'ALIMENTS	ACIDIFIANT	NEUTRE	ALCALINISANT	TRÈS ALCALINISANT
Viande, poisson, œuf	Tous (crevette, cabillaud, bœuf, canard…)	-	-	-
Légumes, céréales, épices	Graine de tournesol, fève, pois cassé	Amande, noix de macadamia	Pomme de terre, haricot sec	Châtaigne, graine de soja, toutes les épices (poivre, gingembre, curcuma…), toutes les herbes (basilic, menthe, persil…)
Fruits	Dattes	Cranberry, grenade	Noix de coco, raisin, abricot, pomme, banane	Agrumes (citron, orange, pamplemousse…), fraise, framboise, mûre, melon, pastèque…
Huiles, beurre et sauces	-	Huiles en général (d'olive, d'avocat, etc.)	-	-
Produits laitiers	Presque tous, surtout les fromages	Yaourt	-	-
Douceurs	-	La plupart	-	-
Boissons	Boisson au lait (milk-shake…), alcool	Eau, thé, café, kéfir	Jus d'ananas, jus de tomate	Jus d'agrumes, de pomme, de raisin

LA SOLUTION : VOTRE PROGRAMME ACIDO-BASIQUE

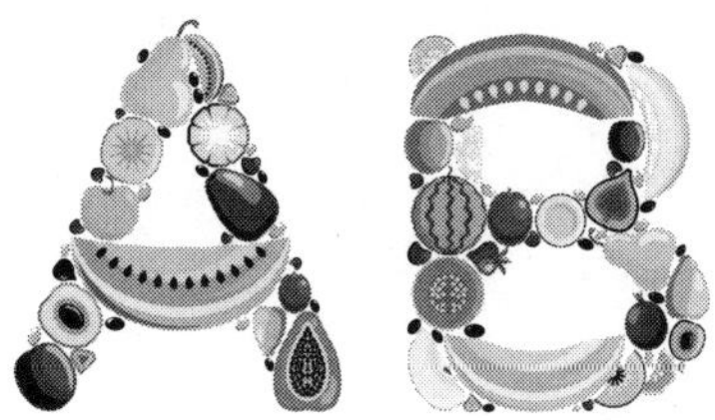

Votre programme 1 semaine acido-basique

Votre liste de courses pour la semaine

Tous nos menus sont conçus pour 1 personne.

RAYON ÉPICERIE

- ❑ Amandes
- ❑ Bouillon de volaille en infusion ou en cube bio
- ❑ Cacao en poudre
- ❑ Café
- ❑ Cannelle
- ❑ Câpres
- ❑ Chair de crabe
- ❑ Choucroute cuite
- ❑ Clou de girofle
- ❑ Cumin
- ❑ Curry
- ❑ Filets d'anchois
- ❑ Huile d'olive
- ❑ Huile de noix
- ❑ Huile de sésame
- ❑ Lentilles corail
- ❑ Miel d'acacia
- ❑ Moutarde
- ❑ Noix de cajou non salées
- ❑ Noix de muscade
- ❑ Œufs
- ❑ Olives noires
- ❑ Orge perlé
- ❑ Piment de Cayenne
- ❑ Quinoa
- ❑ Raifort
- ❑ Riz complet
- ❑ Salsifis
- ❑ Sauce soja
- ❑ Spaghettis complets
- ❑ Sucre complet
- ❑ Sucre roux
- ❑ Thé blanc
- ❑ Vichy Saint-Yorre
- ❑ Vin blanc sec
- ❑ Vin rouge bordeaux
- ❑ Vinaigre de cidre

RAYON BIO

- ❑ Choucroute crue
- ❑ Crème soja chocolat
- ❑ Lait de soja (ou avoine, riz, amande…)
- ❑ Nori
- ❑ Spiruline en poudre
- ❑ Thym (tisane)
- ❑ Tofu soyeux
- ❑ Base pour bain
- ❑ Huile essentielle de basilic exotique
- ❑ Huile essentielle de ravintsara

RAYON FRUITS (FRAIS OU SURGELÉS)

- ❑ Abricots
- ❑ Ananas victoria
- ❑ Bananes
- ❑ Brugnon
- ❑ Citrons bio
- ❑ Citrons verts bio
- ❑ Framboises
- ❑ Kiwis
- ❑ Mangue
- ❑ Melon
- ❑ Orange
- ❑ Pamplemousse

❑ Pêche
❑ Poires
❑ Pommes

RAYON LÉGUMES (FRAIS OU SURGELÉS)

❑ Ail
❑ Aneth
❑ Artichauts violets
❑ Asperges vertes
❑ Basilic
❑ Betterave crue (ou carotte)
❑ Brocolis
❑ Carottes
❑ Chou rouge
❑ Ciboulette
❑ Concombres
❑ Coriandre
❑ Courgettes
❑ Cresson
❑ Échalotes
❑ Estragon
❑ Fenouil
❑ Gingembre
❑ Menthe
❑ Oignons
❑ Oignons nouveaux
❑ Persil
❑ Poireaux primeurs
❑ Potiron
❑ Sauge
❑ Shiitakés
❑ Thym
❑ Tomates
❑ Topinambours

RAYON FRAIS

❑ Crème liquide
❑ Lait fermenté
❑ Compote de pomme (sans sucre ajouté)
❑ Yaourts bifidus

RAYON POISSONNERIE (FRAIS OU SURGELÉS)

❑ Cabillaud
❑ Palourdes
❑ Pétoncles
❑ Plateau de fruits de mer
❑ Rollmops
❑ Saumon fumé
❑ Sushis

RAYON VIANDE

❑ Blanc de poulet
❑ Jambon

RAYON SURGELÉS

❑ Fèves pelées
❑ Fruits rouges

CHEZ LE BOULANGER

❑ Pain complet

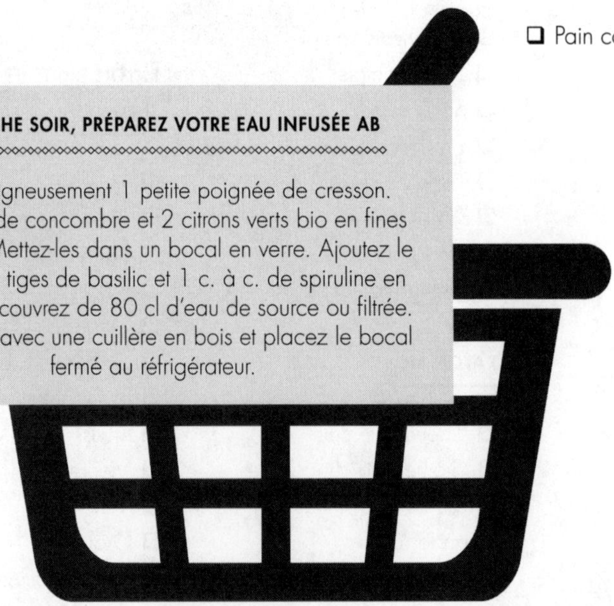

DIMANCHE SOIR, PRÉPAREZ VOTRE EAU INFUSÉE AB

Lavez soigneusement 1 petite poignée de cresson. Taillez ¼ de concombre et 2 citrons verts bio en fines tranches. Mettez-les dans un bocal en verre. Ajoutez le cresson, 4 tiges de basilic et 1 c. à c. de spiruline en poudre. Recouvrez de 80 cl d'eau de source ou filtrée. Mélangez avec une cuillère en bois et placez le bocal fermé au réfrigérateur.

JOUR 1

LEVER

Buvez 1 grand verre d'Eau infusée AB* (voir p. 354)

De l'air, de l'air, ouvrez toutes les fenêtres au moins ¼ d'heure.

Respirez à même le flacon ouvert d'huile essentielle de ravintsara.

PETIT-DÉJEUNER

- Thé blanc
- 2 tranches de pain complet + miel d'acacia
- Yaourt au bifidus
- Compote de pomme

Le thé blanc aide à vaincre les microbes, les virus et les champignons (mycoses). Il coûte un peu plus cher mais est désormais disponible dans tous les supermarchés. Il contiendrait 3 fois plus de polyphénols que le thé vert !

Simplifiez-vous le réflexe bifidus, un basique flore intestinale, en faisant vos yaourts vous-même : versez 1 yaourt bifidus, 1 c. à s. de lait concentré non sucré et 1 litre de lait ½ écrémé dans un récipient, battez le tout au fouet. Transvasez dans les pots de la yaourtière pour une dizaine d'heures. Coiffez-les de leurs couvercles et placez au frais pendant au moins 4 heures avant d'en profiter.

B **GYM AB**

Allongé à plat ventre, soulevez le buste, les mains posées au sol, bras tendus, les paumes à plat. Tendez au maximum vos bras et gardez cette position pendant 20 à 30 secondes. Relâchez lentement la tension des bras. Durant l'exercice, inspirez le plus naturellement possible, bloquez la respiration 5 secondes et expirez profondément. Ces fausses pompes sont parfaites pour dénouer

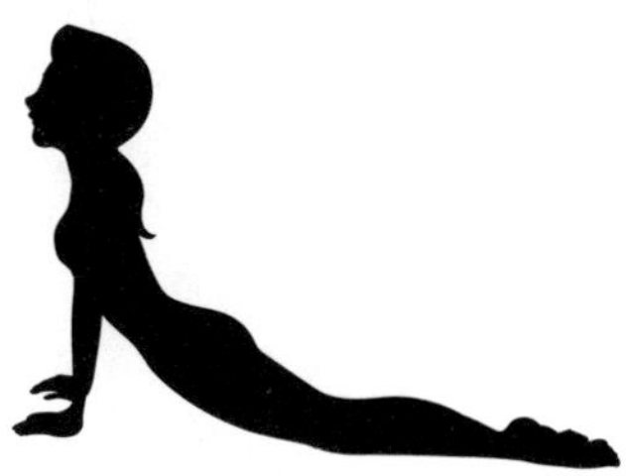

les tensions et ça nous intéresse d'autant plus que nous savons que le stress fait baisser les défenses immunitaires…

DOUCHE

Avant de filer sous la douche, enfilez le gant de crin et frictionnez-vous avec douceur, de la tête aux pieds (mais en commençant par les pieds et en remontant vers le cœur). Les plus courageux termineront la séance par un jet d'eau bien fraîche.

MASSAGE

Appliquez 5 gouttes d'huile essentielle de ravintsara sur le thorax et le haut du dos en massage léger.

COLLATION

- Jus vert AB*

C'est la Recette

JUS VERT AB

Faites blanchir ¼ de bulbe de fenouil 5 minutes dans de l'eau bouillante, égouttez-le, passez-le sous l'eau froide, coupez-le en morceaux. Épluchez ¼ de concombre, coupez-le en cubes. Pressez ½ citron. Rincez 4 feuilles de menthe et 4 feuilles de coriandre. Mettez tous les ingrédients dans le blender, mélangez jusqu'à obtention d'une consistance lisse.

DÉJEUNER

- Salade d'artichauts violets*
- Omelette (2 œufs) + ciboulette + 1 tomate au four + thym
- Banane en rondelles + cannelle

SALADE D'ARTICHAUTS VIOLETS

Coupez les queues de 2 artichauts violets, ôtez les plus grosses feuilles pour ne garder que les cœurs et les feuilles tendres. Détaillez-les en fines lamelles, pressez le jus de ½ citron dessus. Arrosez de 1 c. à s. d'huile d'olive, saupoudrez de fleur de sel, donnez 1 tour de moulin à poivre. Ajoutez 1 c. à c. de câpres et 2 filets d'anchois. Parsemez de basilic ciselé.

Les violets, aussi appelés « poivrades » ou « artichauts bouquet », sont ces petits artichauts très tendres, vendus généralement en botte. Pensez à garder le reste de l'orange pour le dessert du soir.

GOÛTER (FACULTATIF)

- 1 thé blanc
- 1 banane

B **MARCHE FRACTIONNÉE**

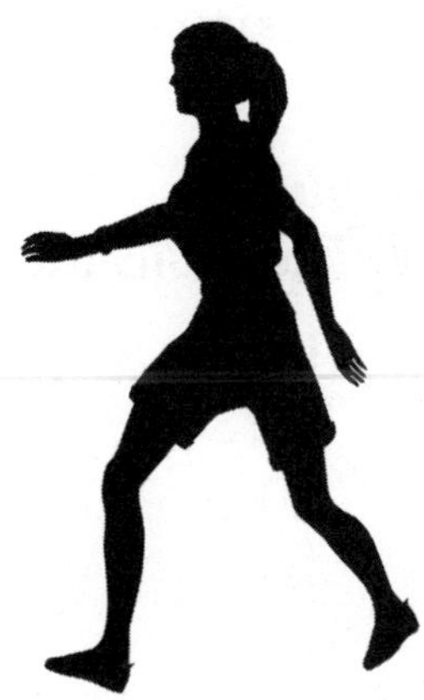

Idéale pour les articulations fragiles, la marche fractionnée est aussi parfaite pour favoriser l'élimination. Et un organisme nettoyé est un organisme qui a toutes les clés en main pour lutter contre les agressions ! Vous allez alterner des phases de marche rapide et des phases plus lentes. Commencez par marcher d'un bon pas pendant 5 minutes pour augmenter graduellement votre fréquence cardiaque. Puis, pendant 3 minutes, accélérez le pas en marchant au moins 2 fois plus vite. Maintenez un rythme régulier pendant ces 3 minutes, puis relâchez votre effort en ralentissant votre allure de moitié pendant 2 minutes. Reprenez ensuite votre marche plus rapide pendant à nouveau 3 minutes avant de faire redescendre votre rythme cardiaque en marchant tranquillement pendant les 2 dernières minutes.

DÎNER

- Velouté d'asperges aux courgettes*
- 8 sushis + raifort
- Poire de Noël* (voir p. 262)

C'est la Recette

VELOUTÉ D'ASPERGES AUX COURGETTES

Dans le cuit-vapeur, faites cuire 100 g d'asperges vertes et 1 courgette détaillée en morceaux pendant 10 minutes. Chauffez 15 cl de lait de soja, versez-le dans le blender avec les légumes, ajoutez ½ c. à c. de cumin en poudre et mixez jusqu'à obtention d'une consistance homogène.

Aérez la maison à fond au moins ¼ d'heure.

B **EXERCICE RESPIRATOIRE**

Placez-vous dans l'encadrement d'une porte, et saisissez les bords latéraux en dessous du niveau des épaules. Penchez le buste lentement vers l'avant, le dos bien droit jusqu'à ce que vos bras soient tendus. Tenez la position une minute. Inspirez lentement, et expirez en ouvrant largement vos épaules.

COUCHER

- 1 tisane AB*

C'est la Recette

TISANE AB

Versez 25 cl d'eau frémissante sur 1 cuillère à café de thym. Laissez infuser 10 minutes. Filtrez. Ajoutez 1 goutte d'huile essentielle de basilic diluée dans une petite cuillère à café de miel d'acacia.

JOUR 2

LEVER

- Buvez 1 grand verre d'Eau infusée AB* (voir p. 354)

Offrez un grand bol d'air à votre maison : ouvrez toutes les fenêtres au moins ¼ d'heure.

Respirez à même le flacon ouvert d'huile essentielle de ravintsara.

PETIT-DÉJEUNER

- Thé blanc
- 2 tranches de pain complet + miel d'acacia
- 1 yaourt bifidus
- 2 kiwis

Si vous n'aimez pas le goût délicat du thé blanc, remplacez-le par du vert ou du noir.

B GYM AB AU BUREAU

Assis sur le bord d'un fauteuil ou d'une chaise, placez vos mains de chaque côté de vos fesses. Poussez sur vos bras en resserrant vos omoplates et décollez les fesses du support. Redescendez en relâchant et fléchissant vos coudes au maximum. Remontez en poussant sur vos coudes. Faites «l'ascenseur» 40 fois.

COLLATION

- Jus vert AB* (voir p. 356)

DÉJEUNER

- Saumon au bifidus*
- Choucroute à la pomme*
- ½ mangue

SAUMON AU BIFIDUS

Coupez une tranche de saumon fumé en tout petits morceaux, mettez ce « hachis » dans un petit saladier avec 1 oignon nouveau émincé et ¼ de concombre râpé. Arrosez du jus de ½ citron. Incorporez ½ yaourt au bifidus, poivrez et mélangez. Parsemez d'aneth et dégustez bien frais.

CHOUCROUTE À LA POMME

Rincez et égouttez 100 g de choucroute, étalez-en la moitié au fond d'un petit plat à four, recouvrez de fines lamelles de pomme verte puis d'une couche de choucroute puis d'une couche de pomme. Arrosez de 5 cl de vin blanc, saupoudrez de noix de muscade et de poivre. Couvrez et enfournez pour 20 minutes à 180 °C (th. 6).

GOÛTER (FACULTATIF)

- Thé blanc
- ½ mangue

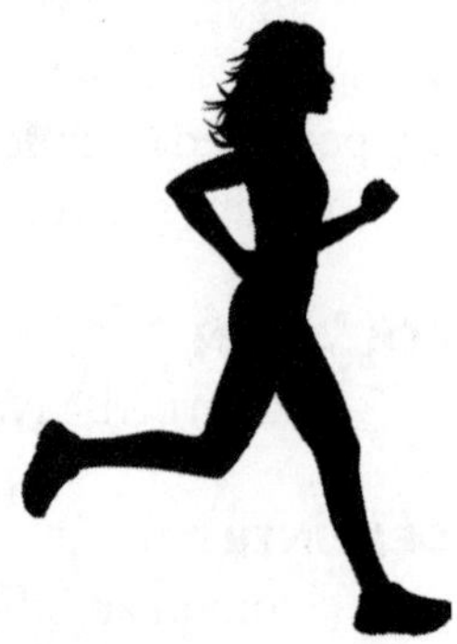

B COURSE À PIED FRACTIONNÉE

Commencez par courir à une allure tranquille pendant 5 minutes, le temps que votre rythme cardiaque augmente progressivement. Puis courez deux fois plus vite pendant 3 minutes (tenez bon !). Relâchez votre effort en reprenant une allure tranquille durant 2 minutes. Accélérez à nouveau durant 3 minutes et terminez cette séquence par 2 minutes de marche.

B EXERCICE RESPIRATOIRE

Debout, les pieds joints, bras le long du corps, inspirez profondément en gonflant le ventre ; rentrez-le sur l'expiration. Bloquez votre souffle trois secondes, puis recommencez le cycle inspiration-expiration-blocage dix fois de suite.

DÎNER

- Soupe de carottes cuites à l'eau de Vichy + curcuma + coriandre ciselée
- 1 tranche de jambon + purée de fèves
- 1 banane bien dans sa peau* (voir p. 260)

Mariez toujours le curcuma avec une pincée de poivre, c'est l'assurance de profiter à plein de ses pouvoirs antioxydants, antiseptiques et antibactériens.

Aérez la maison au moins ¼ d'heure.

COUCHER

- 1 tisane AB* (voir p. 358)

JOUR 3

LEVER

- Buvez 1 grand verre d'Eau infusée AB* (voir p. 354)

Aérez la maison en grand au moins ¼ d'heure.

Respirez à même le flacon ouvert d'huile essentielle de ravintsara.

PETIT-DÉJEUNER

- Thé blanc
- 2 tranches de pain complet + miel d'acacia
- 1 yaourt bifidus
- ½ pamplemousse

B GYM AB AU BUREAU

Assis sur une chaise, pieds au sol, jambes ouvertes, dos plat. Saisissez dans la main droite une bouteille d'eau pleine de 1,5 litre. Collez votre bras droit contre l'intérieur de votre cuisse droite. La main gauche est posée sur la cuisse gauche pour caler le dos. Lentement, fléchissez le bras droit en montant le plus haut possible sur l'inspiration, puis redescendez le bras en expirant. Seul le biceps se contracte. Faites 3 séries de 12 mouvements, puis procédez de la même manière avec l'autre bras.

COLLATION

- Jus vert AB* (voir p. 356)

DÉJEUNER

- Coleslaw alsacien*
- Blanc de poulet à la sauge et aux noix de cajou + brocoli + muscade
- 2 tranches d'ananas

COLESLAW ALSACIEN

Rincez 1 minute 100 g de choucroute crue à l'eau courante, égouttez-la. Épluchez 1 pomme et ½ carotte, puis râpez-les. Émincez une échalote. Mélangez les ingrédients dans un saladier, assaisonnez de 1 c. à s. de vinaigre de cidre, 1 c. à s. d'huile de noix et 1 c. à c. de curry. Placez au frais.
Le coleslaw alsacien fait ici son cinéma dans une version bollywood : le curry, en guest star, épaule la choucroute pour renforcer son rôle de probiotique.

GOÛTER (FACULTATIF)

- 1 thé blanc
- 4 abricots

B COURSE À PIED

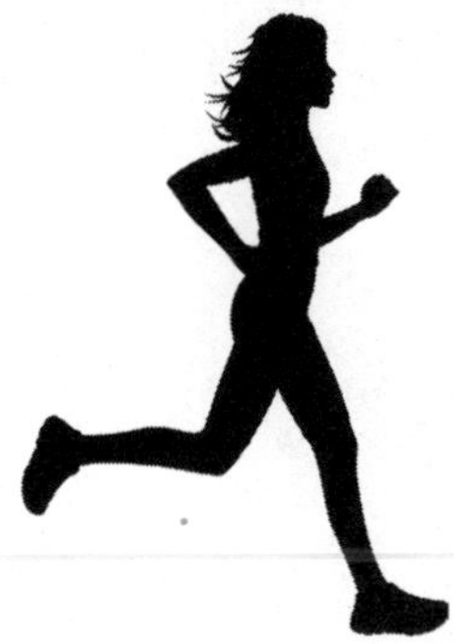

Vous connaissez le mode d'emploi de cette marche fractionnée, passeport pour une immunité en béton, maintenant. Non ? Commencez par courir à une allure tranquille pendant 5 minutes, le temps que votre rythme cardiaque augmente progressivement. Puis, pendant 3 minutes, courez deux fois plus vite (tenez bon !). Relâchez votre effort en reprenant une allure tranquille durant 2 minutes. Accélérez à nouveau pendant 3 minutes et terminez cette séquence par 2 minutes de marche cool.

DÎNER

- Soupe de potiron*
- 2 rollmops + ¼ bulbe de fenouil cru + jus de ½ citron + huile d'olive + persil
- Pêche au vin*

SOUPE DE POTIRON

Faites revenir ¼ d'oignon dans un filet d'huile d'olive. Ajoutez 200 g de potiron pelé et égrainé, recouvrez de 25 cl d'eau. Salez, poivrez et laissez cuire 30 minutes. Mixez, saupoudrez de noix de muscade râpée.

PÊCHE AU VIN

Pelez 1 pêche, ôtez son noyau et coupez-la en 4. Saupoudrez les quartiers de 1 c. à s. de sucre roux et placez au frais pendant 1 heure. Faites bouillir 10 cl de bordeaux rouge avec 1 c. à s. de sucre roux et 1 c. à c. de cannelle en poudre. Déposez-y les quartiers de pêche avec leur jus et laissez cuire pendant 10 minutes. Égouttez les fruits et faites réduire le jus de cuisson pendant 5 minutes. Nappez les pêches du sirop.

Aérez la maison au moins ¼ d'heure.

BAIN AU RAVINTSARA

Diluez 10 gouttes d'huile essentielle de ravintsara dans 1 bouchon de base pour bain et versez dans l'eau déjà coulée.

COUCHER

- 1 tisane AB* (voir p. 358)

JOUR 4

LEVER

- Buvez 1 grand verre d'Eau infusée AB* (voir p. 354)

Au diable les frileux, aérez la maison au moins ¼ d'heure !

Respirez à même le flacon ouvert d'huile essentielle de ravintsara.

PETIT-DÉJEUNER

- Thé blanc
- 2 tranches de pain complet + miel d'acacia
- 2 tranches d'ananas

B GYM AB

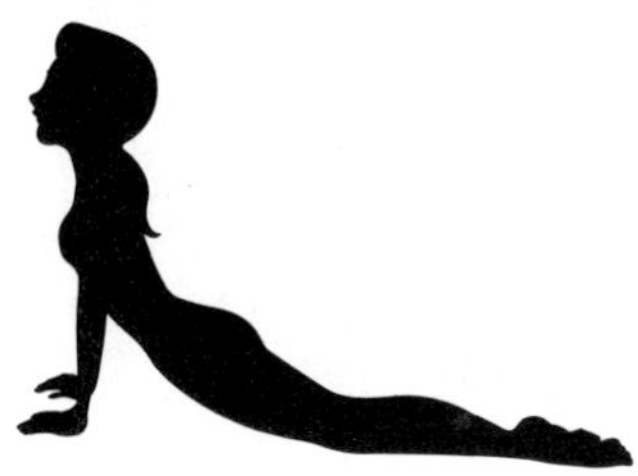

Allongé au sol sur le ventre, les coudes sont pliés et vos deux mains sont posées devant vous (en appui sur les avant-bras). Contractez les fessiers, puis poussez sur les avant-bras en soulevant le buste et en redressant le torse. Cambrez le bas du dos (les lombaires), vous devez ressentir une légère tension dans le milieu et le bas du dos (il faut veiller à maintenir le haut du bassin sur le sol). Tenez cette position pendant 30 secondes et revenez lentement à la position de départ. Faites une série de 10 répétitions. Tout au long de cet exercice respirez le plus naturellement possible en expirant profondément et régulièrement.

COLLATION

- Jus vert AB* (voir p. 356)

DÉJEUNER

- Salade de poireaux crus*
- Quinoa du soleil*
- 1 brugnon en tranches + filet de citron + 1 c. à c. de miel d'acacia + feuilles de menthe fraîche ciselées

SALADE DE POIREAUX CRUS

Lavez soigneusement 2 blancs de poireaux primeurs et émincez-les en fines rondelles. Arrosez-les du jus de ½ citron. Dans un bol, émulsionnez ½ yaourt au bifidus, 1 c. à c. de moutarde, du sel et du poivre. Arrosez la salade de cette sauce.

QUINOA DU SOLEIL

Faites revenir 1 petit oignon et 2 carottes émincés dans un filet d'huile d'olive pendant 5 minutes. Ajoutez 80 g de quinoa et versez le double de son volume d'eau. Couvrez et faites cuire pendant 15 minutes à feu doux. Puis laissez gonfler 5 minutes hors du feu. Parsemez de 5 branches de persil ciselé et d'une dizaine d'olives noires dénoyautées.

GOÛTER (FACULTATIF)

- 1 thé blanc
- 1 pomme

B **COURSE À PIED ÉCOSSAISE**

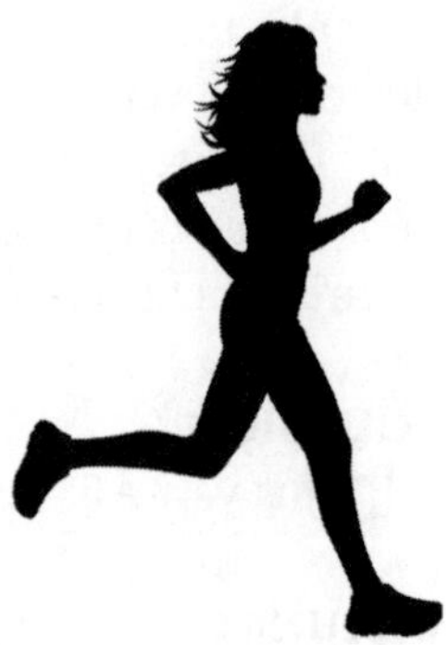

C'est le même principe que la douche écossaise : on alterne les phases de course rapide et de course tranquille. Chaud-froid : c'est bon pour le métabolisme, tout comme les changements de rythme. Commencez par courir à une allure tranquille pendant 5 minutes, le temps que votre rythme cardiaque augmente progressivement. Puis courez deux fois plus vite pendant 3 minutes (tenez bon !). Relâchez votre effort en reprenant une allure tranquille durant 2 minutes. Accélérez à nouveau durant 3 minutes et terminez cette séquence par 2 minutes de marche.

DÎNER

- Soupe de topinambours*
- Pâtes à l'ail*
- 1 bol de crème de soja au chocolat + 2 grains de café à croquer pour chasser le goût de l'ail.

SOUPE DE TOPINAMBOURS

Lavez et brossez 150 g de topinambours (s'ils ne sont pas bio, épluchez-les) puis émincez-les. Versez 1 filet d'huile d'olive dans une sauteuse et, quand elle est bien chaude, faites-y revenir le banc de 1 poireau émincé et 1 gousse d'ail hachée. Ajoutez les topinambours et laissez cuire à feu vif pendant 3 minutes. Puis recouvrez d'1 litre d'eau. Salez, poivrez, couvrez et laissez cuire 30 minutes à feu doux. Versez le tout dans le blender, ajoutez 2 c. à s. de crème liquide. Mixez jusqu'à obtention d'une consistance onctueuse.

PÂTES À L'AIL

Faites cuire 100 g de spaghettis complets dans une grande quantité d'eau salée, le temps indiqué sur l'emballage. Pelez et hachez 2 gousses d'ail. Versez 2 c. à s. d'huile d'olive dans une poêle et, quand elle est bien chaude, faites-y dorer l'ail et 1 pincée de piment de Cayenne. Égouttez les pâtes, versez-les dans la poêle et mélangez bien. Parsemez de quelques feuilles de basilic.

Aérez la maison au moins ¼ d'heure.

COUCHER

- 1 tisane AB* (voir p. 358)

JOUR 5

LEVER

- Buvez 1 grand verre d'Eau infusée AB* (voir p. 354)

Aérez la maison au moins ¼ d'heure.

Respirez à même le flacon ouvert d'huile essentielle de ravintsara.

PETIT-DÉJEUNER

- Thé blanc
- 2 tranches de pain complet + miel d'acacia
- 1 yaourt bifidus
- 1 pomme

B GYM AB

Allongé sur le dos, rapprochez vos genoux vers votre ventre afin de former un angle droit. Placez vos mains derrière la nuque, décollez les épaules du sol et réalisez de petits mouvements de flexion en relevant votre buste vers vos genoux. Répétez ce mouvement 20 fois.

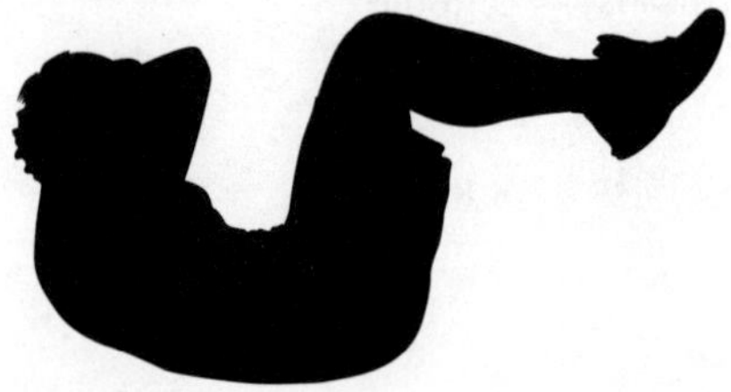

DOUCHE

Avant la douche, n'oubliez pas de vous frictionner doucement au gant de crin.

MASSAGE

Juste après la douche, appliquez 5 gouttes d'huile essentielle de ravintsara sur le thorax et le haut du dos.

COLLATION

- Jus vert AB* (voir p. 356)

DÉJEUNER

- ½ melon
- Pavé de cabillaud + salsifis caramélisés* + riz complet
- Compote d'abricots au thym*

C'est la Recette

SALSIFIS CARAMÉLISÉS

Rincez et égouttez 1 petite boîte de salsifis. Faites-les revenir dans une poêle avec un filet d'huile d'olive. Ajoutez 1 gousse d'ail hachée, 1 pincée de thym, du sel, du poivre et 2 c. à c. de miel d'acacia. Laissez caraméliser 5 minutes à feu vif.

C'est la Recette

COMPOTE D'ABRICOTS AU THYM

Coupez 4 abricots dénoyautés en morceaux, placez-les dans une casserole avec un fond d'eau, ajoutez 2 c. à c de miel d'acacia, 1 branche de thym et laissez cuire une bonne demi-heure.

B COURSE À PIED CHOC

Bonne pour le cœur et pour notre système digestif, la course à pied fractionnée est aussi confortable, car c'est vous qui donnez le rythme. Commencez par courir à une allure tranquille pendant 5 minutes, le temps que votre rythme cardiaque augmente progressivement. Puis courez deux fois plus vite pendant 3 minutes (tenez bon !). Relâchez votre effort en reprenant une allure tranquille durant 2 minutes. Accélérez à nouveau durant 3 minutes et terminez cette séquence par 2 minutes de marche.

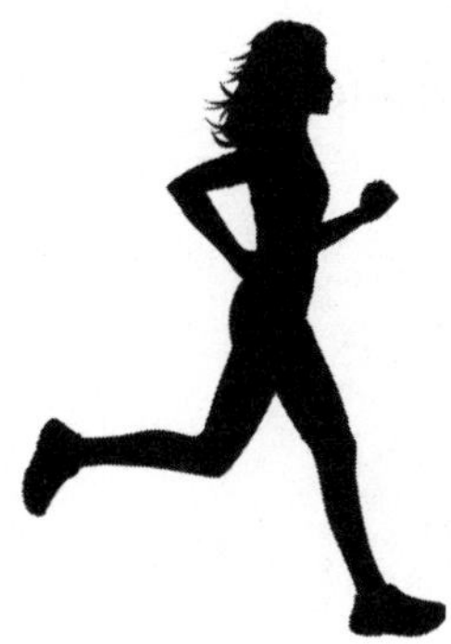

GOÛTER (FACULTATIF)

- 1 thé blanc
- 1 poignée d'amandes

DÎNER

- Betterave crue râpée (ou carotte hors saison) + échalote + vinaigre de cidre + huile de noix
- Orgetto au crabe et à l'estragon*
- Écrasé de tofu aux framboises*

C'est la Recette

ORGETTO AU CRABE ET À L'ESTRAGON

Faites revenir ½ échalote dans un filet d'huile d'olive 3 minutes à feu moyen. Ajoutez 80 g d'orge perlé et laissez cuire 3 minutes en remuant sans cesse. Versez 30 cl de bouillon de volaille, couvrez et laissez cuire à feu doux pendant 30 minutes. Ajoutez 80 g de chair de crabe, 1 c. à s. d'estragon ciselé, salez, poivrez et poursuivez la cuisson 3 minutes.

C'est la Recette

ÉCRASÉ DE TOFU AUX FRAMBOISES

Rincez vite fait 100 g de framboises, écrasez-les dans 80 g de tofu soyeux. Ajoutez 1 c. à c. de miel d'acacia et fouettez bien.

Aérez la maison au moins ¼ d'heure.

COUCHER

- 1 tisane AB* (voir p. 358)

JOUR 6

LEVER

- Buvez 1 grand verre d'Eau infusée AB* (voir p. 354)

Aérez la maison au moins ¼ d'heure.
Si c'est jour de ménage, faites-le toutes fenêtres ouvertes.

Respirez à même le flacon ouvert d'huile essentielle de ravintsara.

PETIT-DÉJEUNER

- Thé blanc
- 2 tranches de pain complet + miel d'acacia
- 1 yaourt bifidus
- ½ melon

B **GYM AB**

Allongez-vous sur le dos et ramenez vos genoux contre votre ventre. Pédalez avec les jambes en avant puis en sens inverse. Prenez soin de bien allonger les jambes, c'est le secret pour l'exercice fonctionne en profondeur. Répétez ce mouvement 20 fois dans un sens, puis 20 fois dans l'autre.

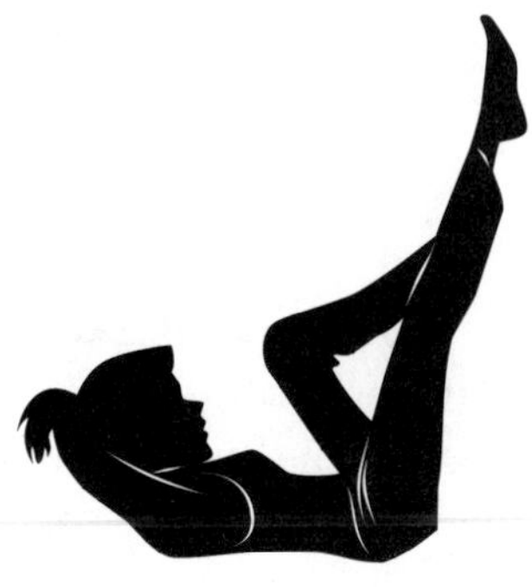

COLLATION

- Jus vert AB* (voir p. 356)

DÉJEUNER

- Salade de chou rouge + échalote + persil + huile de noix
- Pétoncles aux shiitakés*
- Smoothie banane*

SMOOTHIE BANANE

Versez 20 cl de lait fermenté dans le blender, ajoutez 1 banane épluchée, ½ c. à c. de cannelle, 2 glaçons et mixez suffisamment pour obtenir une consistance onctueuse.
Pour un lassi, remplacez le lait fermenté par 10 cl de yaourt et 10 cl d'eau de source. Congelez vos bananes ¾ d'heure avant de préparer ce smoothie, il n'en sera que plus onctueux et cela vous évitera d'ajouter des glaçons.

PÉTONCLES AUX SHIITAKÉS

Faites revenir 100 g de pétoncles dans un filet d'huile de sésame 1 minute de chaque côté. Ôtez les pétoncles et mettez dans la poêle 1 gousse d'ail pressée, 4 shiitakés hachés et 1 petit morceau de gingembre râpé. Salez et poivrez et laissez cuire 2 minutes à feu vif. Posez les pétoncles par-dessus et faites réchauffer 1 minute.

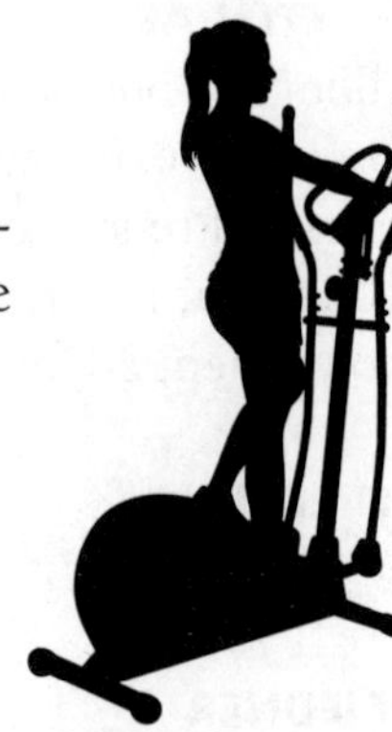

B **COURSE À PIED OU VÉLO OU NATATION OU ELLIPTIQUE**
Entre tous, votre cœur balance ? Ou votre truc à vous c'est le jogging et rien d'autre ? Parfait dans tous les cas, car l'essentiel est de pratiquer l'un de ces sports au moins 30 minutes !

GOÛTER (FACULTATIF)
- 1 thé blanc
- 1 petite poignée de noix de cajou

DÎNER
- Omelette au nori*
- Tagliatelles de courgettes au pesto*
- Salade de fruits rouges + filet de citron + 1 c. à c. de miel d'acacia

C'est la Recette

OMELETTE AU NORI

Détaillez 1 poireau en tronçons de 2 cm. Faites-les cuire à la vapeur pendant 10 minutes. Réhydratez 10 g de nori pendant 10 minutes dans un bol d'eau tiède. Égouttez les algues et les poireaux. Détaillez-les en tout petits morceaux. Battez 2 œufs en omelette, ajoutez les poireaux et les algues. Salez et poivrez. Versez la préparation dans une poêle légèrement huilée et faites cuire l'omelette baveuse.
Vous trouverez du nori en épiceries asiatiques et au rayon exotique des supermarchés.

C'est la Recette

TAGLIATELLES DE COURGETTES AU PESTO

Détaillez 2 courgettes en tagliatelles à l'aide d'un économe et faites-les cuire 5 minutes dans le panier du cuit-vapeur. Mixez ensemble 1 tomate pelée, les feuilles de 5 branches de basilic, ½ gousse d'ail et 1 c. à s. d'huile d'olive. Versez sur les courgettes et mélangez.
En optant pour des courgettes bio vous vous épargnez la séance d'épluchage.

Aérez la maison au moins ¼ d'heure.

BAIN AU RAVINTSARA

Diluez 10 gouttes d'huile essentielle de ravintsara dans 1 bouchon de base pour bain et versez dans l'eau.

COUCHER

- 1 tisane AB* (voir p. 358)

JOUR 7

LEVER

- Buvez 1 grand verre d'Eau infusée AB* (voir p. 354)

Aérez la maison toute la matinée.

Respirez à même le flacon ouvert d'huile essentielle de ravintsara.

PETIT-DÉJEUNER

- Thé blanc
- 2 tranches de pain complet + miel d'acacia
- 1 yaourt bifidus
- 1 poire

B GYM DU SCORPION

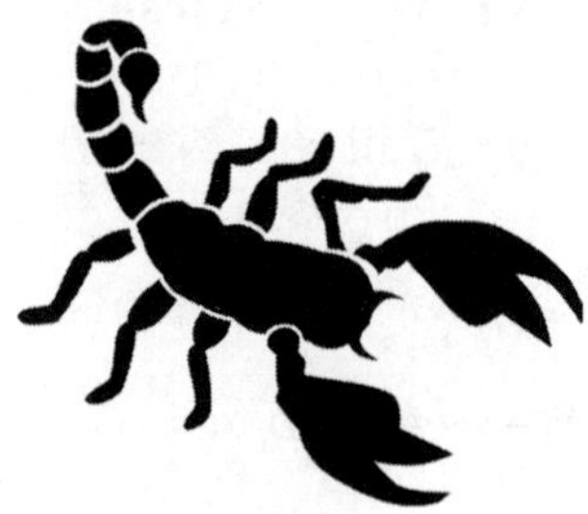

Allongé à plat ventre sur un tapis, posez le dos de vos mains sur vos fesses. Inspirez, puis décollez au maximum les jambes du sol ainsi que la tête. Les mains restent appuyées sur les fesses. Maintenez la position scorpion 6 secondes puis relâchez 6 secondes. Faites une série de 20 (si, si, c'est possible).

DOUCHE

Frictionnez votre peau au gant de crin et filez sous la douche.

COLLATION

- Jus vert AB* (voir p. 356)

DÉJEUNER

- Salade de lentilles corail + 1 c. à c. de sauce soja + 1 c. à s. d'huile d'olive + 1 petite échalote émincée
- Plateau de fruits de mer
- Café frappé*

CAFÉ FRAPPÉ

Dans le blender, versez une tasse de café serré, 1 c. à c. de miel d'acacia et un nuage de crème liquide. Ajoutez 3 glaçons et mixez. Quand vous faites cuire des lentilles, prévoyez pour plusieurs fois, il est si facile de les accommoder différemment ! En salade, en purée, en soupe…

B **DEHORS !**

À pied, à vélo, à trottinette ou en rollers, tout est bon pour du muscle et de l'os neufs ! Avec, à la clé, des défenses immunitaires renforcées. Ne lésinez pas sur la durée : une grande balade de 2 heures est certes un défi, mais vous avez tout à y gagner.

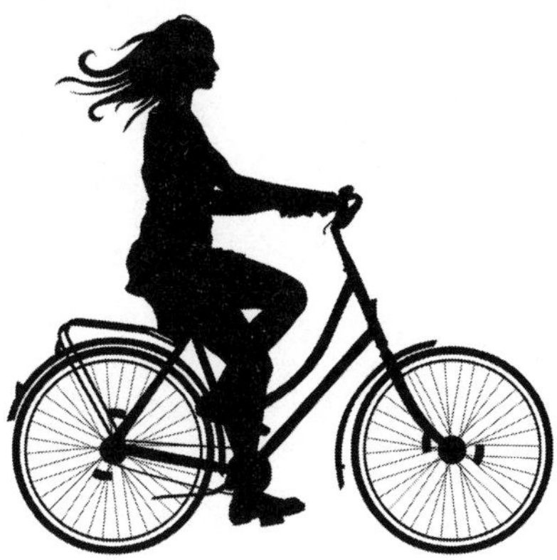

GOÛTER (FACULTATIF)

- 1 thé blanc
- 1 pomme

DÎNER

- Carottes râpées + citron + persil + huile de sésame
- Pâtes aux palourdes*
- 1 banane écrasée + filet de citron

C'est la Recette

PÂTES AUX PALOURDES

Nettoyez 250 g de palourdes. Faites revenir 1 gousse d'ail entière avec un filet d'huile d'olive. Ajoutez les palourdes, couvrez et laissez cuire 1 à 2 minutes à feu vif afin qu'elles s'ouvrent. Mettez les coquillages de côté et filtrez le jus de cuisson. Faites revenir 1 bouquet de brocoli détaché en fleurettes dans une poêle 1 ou 2 minutes à feu vif avec un filet d'huile d'olive. Cuisez les pâtes al dente. Égouttez-les et ajoutez-les aux brocolis. Ajoutez les palourdes et leur jus.

Aérez la maison au moins ¼ d'heure.

COUCHER

- 1 tisane AB* (voir p. 358)

L'INTOXICATION (SOS DÉTOX)

Lourdeurs, digestion interminable, langue chargée. Les signaux sont parfaitement clairs : vous avez besoin d'une détox digestive.

TOUT CE QU'IL FAUT SAVOIR EN 13 QUESTIONS/RÉPONSES

1. La détox, c'est quoi ?

« Détox » est un diminutif de « détoxication ». Le double cahier des charges d'une détox est :

- d'éviter au maximum les polluants, ceux que l'on respire, que l'on boit, que l'on mange ; tabac, alcool, dépendances diverses à des substances intoxicantes ;
- de se débarrasser au maximum de ce qui encombre le corps (et souvent l'esprit) : sucre, sel, gras, kilos en trop, résidus de pesticides et d'additifs, de métaux lourds (plomb...), de microbes. Plus symboliquement, de faire peau neuve et de chasser les pensées encombrantes, aussi.

2. Pourquoi faire une détox ?

Parce que notre alimentation est trop riche en protéines, en graisses, en sucres divers, en additifs, en alcool, et que notre organisme passe un temps incroyable à digérer, trier, rejeter les indésirables. En le soulageant, ne serait-ce qu'une journée, de ce travail, il tourne immédiatement son énergie – phénoménale heureusement – vers des tâches qu'il n'a jamais le temps d'accomplir : faire le ménage en interne, se réparer, bref, faire sa maintenance. En cela, la détox n'a strictement rien à voir avec un régime minceur, il s'agit plutôt d'un nettoyage intérieur, de retrouver un équilibre biologique interne propice à la santé, à la beauté et au bien-être. Et, si possible, de se détacher de certaines addictions – café, sucre, alcool, tabac... – ne serait-ce que temporairement. Vous allez vous sentir tellement bien « sans », cette journée ou ce week-end détox... cela aide à réfléchir !

3. Quels sont les meilleurs aliments détox ?

Les légumes

Ce sont les rois de la détox, car :

- Ils sont très peu caloriques ; or, nous allons en consommer des quantités... déraisonnables.
- Ils sont extra-riches en minéraux.
- Ils sont les plus aptes à rétablir l'équilibre acido-basique.
- Ils sont très digestes (si bien choisis et bien préparés).
- Leurs fibres sont douces et parfaitement tolérées.
- Ils ne font pas grimper la glycémie, donc évitent tout stockage inopiné et ne risquent pas de provoquer de fringales.
- Il y a le choix ! Les « riches en eau » et « faibles en amidons » sont des modèles du genre : carotte, céleri, courgette, poireau, tomate, asperge, pissenlit (et autres petites salades amères), cresson.
- On ne s'en lasse pas, contrairement à tout autre aliment.
- Les cuire ne perturbe en rien leurs propriétés nutritionnelles, puisqu'on les consomme surtout pour leurs minéraux, insensibles à la chaleur.

Les fruits

On les aime aussi beaucoup parce que :

- Ils sont bourrés de vitamines et de composés protecteurs.
- Très riches en eau, ils sont particulièrement hydratants, donc spécialement recommandés en été.
- Leur saveur sucrée flatte le palais et rend une détox très ludique, ou se transforme en dessert de tout premier ordre si on soigne leur préparation. Qui a dit que vous seriez privé de dessert et de douceur pendant votre détox ? Sûrement pas nous ! En plus, leur goût sucré ne veut pas forcément dire qu'ils sont très riches en sucre. C'est leur composition nutritionnelle qui fait ce petit miracle.
- Leur sucre principal est le fructose, un sucre naturel qui fait très peu grimper la glycémie, donc ne provoque ni stockage (bourrelets) ni faims brusques.
- Ce sont les seuls à fournir des éléments « tamponnants » bicarbonates, extrêmement précieux pour l'équilibre acido-basique.
- Les « riches en eau » et « faibles en sucre » sont des modèles du genre : ananas, cerise, citron, fraise, kiwi, pomme.

4. Quelle différence entre une détox et un régime minceur ?

La détox permet de s'alléger, de s'affiner, mais elle n'a fondamentalement rien à voir avec un régime minceur. Même si à l'origine, la détox fut jadis l'ancêtre du régime minceur ! Au printemps, il s'agissait, dans une optique de bon sens, de se débarrasser des scories de l'hiver présentes sous forme de kilos, de problèmes de peau, de fatigue, bref, l'objectif était de faire sa mue. On accueillait alors le printemps, symbole du renouveau de la vie, avec une belle énergie.

Aujourd'hui, les régimes minceur ont remplacé la détox, affublée désormais du qualificatif désuet de « cure de printemps » (ou alors plus précisément cure de raisin, cure d'automne, etc.). On ne s'attaque plus au problème de fond pour éliminer les kilos en trop, on s'en prend directement aux kilos pour les traquer, les chasser, se délester de ce qui se voit, sans se préoccuper de notre corps « à l'intérieur ». Une aberration, si on y réfléchit. Et on pousse l'aberration encore plus loin lorsqu'on suit un régime hyperprotéiné : les protéines sont les nutriments qui génèrent la plus grande quantité de déchets dans l'organisme.
Cependant, si vous recherchez un objectif minceur, la détox est fortement intéressante car ce qu'elle fait à l'intérieur se voit à l'extérieur. Avec en plus l'immense avantage de respecter profondément l'organisme. Pendant et après une détox :

- on se sent mieux ;
- on s'affine naturellement en brûlant des graisses et en éliminant l'excès d'eau (rétention) ;
- on réveille son métabolisme ;
- on se débarrasse de petits maux (de tête, de digestion, plaques cutanées...).

Alors que suivre un régime minceur met plutôt de mauvaise humeur, fatigue et agresse le corps. À vous de choisir !

5. Qu'est-ce qu'on mange ?

- ✓ Des fruits, des légumes, des céréales complètes bio...
- ✓ Des soupes bien chaudes quand il fait froid. Rien de plus riche en minéraux, rien de plus sain ni de plus réconfortant.
- ✓ Des soupes froides. Si pour vous la soupe est l'exemple type du plat sain en hiver, alors que dire des soupes froides en été : crues, elles contiennent encore plus de vitamines, et aucune enzyme détruite par la chaleur ! Et, bien sûr, toujours autant de minéraux... Revers de la médaille : crus, les légumes sont moins digestes que cuits. Méfiez-vous particulièrement du poivron et de l'oignon.

✓ Du poisson réputé « non contaminé » : cabillaud, colin d'Alaska, daurade, hareng, lieu jaune, saumon du Pacifique, maquereau, sardine. Limitez : thon, espadon, anguille, raie, lotte (150 g maxi/semaine).
✓ Des fruits de mer réputés « non contaminés » : moules, bigorneaux, praires, couteaux… Limitez : crabes et huîtres (150 g maxi/semaine).
✓ De la dinde.
✓ Du poulet.
✓ Un peu de bœuf maigre (faux-filet, filet, steak).
✓ Un peu de porc (filet).
✓ Des œufs bio.

6. Qu'est-ce qu'on ne mange pas ?

✗ De la charcuterie.
✗ Des plats en sauce.
✗ De la viande grasse.
✗ Du poisson gras.
✗ Des frites.
✗ Des céréales raffinées (pâtes blanches, pain blanc, riz blanc).
✗ Des sauces, toutes prêtes ou maison (vinaigrette, ketchup, mayo…).
✗ Du fromage.
✗ Des sucreries.
✗ Des desserts lactés, des crèmes glacées.
✗ Des préparations industrielles (on ne veut avaler aucun additif, rappelez-vous !).

7. Qu'est-ce qu'on boit ?

✓ De l'eau ! De l'eau, de l'eau !!! Plate ou pétillante, peu importe.
✓ De la citronnade maison (eau chaude ou froide + citron pressé), pas celle du commerce, sucrée.
✓ Des jus de fruits tendres (au mixeur).
✓ Des jus de fruits durs (au blender ou à la centrifugeuse).
✓ Des jus d'orange, de citron, de pamplemousse (au presse-agrumes).
✓ Des smoothies.
✓ Des soupes froides mixées.
✓ Des hydrolats (eaux florales).
✓ Des tisanes et infusions diverses.

✓ De l'eau de concombre et autres eaux de légumes.
✓ Du thé léger, faible en caféine.
✓ Du « thé rouge » (rooibos).
✓ Du maté.
✓ De l'infusion d'hibiscus.

8. Qu'est-ce qu'on ne boit pas ?

✗ De l'alcool.
✗ Des sodas (avec ou sans sucre).
✗ Des jus de fruits industriels.
✗ De l'eau aromatisée.
✗ Du sirop.
✗ Des soupes instantanées (déshydratées, à la maison, proposées au distributeur du bureau ou sur l'autoroute, etc.).
✗ Du café.
✗ Du thé trop riche en théine (= caféine).

9. Quel rapport entre les intestins, la flore intestinale et la détox ?

Un rapport simple et mécanique déjà : qui dit intestins dit transit intestinal, c'est-à-dire élimination des selles, donc de toxiques. Aussi, une bonne santé intestinale passe par un bon transit : ni diarrhées, ni constipation. Mais il y a autre chose. La flore intestinale – ces colonies de bactéries qui habitent nos intestins – est d'une extrême importance pour la gestion des polluants. Déjà, elle élimine les levures et autres parasites car il s'agit pour elle d'éviter sa propre invasion par des indésirables (candidose intestinale). Mais de plus, elle neutralise un nombre incroyable de molécules toxiques, comme les résidus d'antibiotiques, de nitrates, de pesticides, elle piège les métaux lourds (effet chélation) et « avale » et « bloque » énormément de substances cancérigènes qui, sans son concours, pourraient induire une escalade menant à un cancer. La flore intestinale, c'est vraiment une énorme usine de retraitement des déchets toxiques, et en plus la « ligne de la dernière chance » pour éviter qu'un polluant entre dans notre organisme. Elle est donc tout aussi importante à choyer que le foie. Pour la contenter, une alimentation détox est idéale, notamment riche en végétaux (surtout pour les fibres), en prébiotiques (des fibres spéciales, naturellement présentes dans les champions détox de notre abécédaire des aliments) et en probiotiques (des bactéries amies que l'on trouve essentiellement dans les aliments lactofermentés, comme le yaourt, la choucroute...).

A contrario, une flore intestinale en mauvais état fait mal son travail de « barrage » et risque de laisser passer dans la circulation sanguine tout un tas d'éléments toxiques qui ne devraient surtout pas y être. Résultat : des allergies, des intolérances alimentaires (l'un des premiers signes d'une dysbiose = flore intestinale déséquilibrée), des maladies auto-immunes, des troubles digestifs (mais pas toujours !)... Lorsqu'un déséquilibre de la flore est avéré, une supplémentation à l'aide de compléments alimentaires est nécessaire (comprimés ou sachets de probiotiques). Ce qu'il faut bien comprendre c'est que tout comme avec le foie, si votre intestin et votre flore intestinale ne fonctionnent pas correctement, rien ne peut fonctionner correctement dans votre corps, et surtout pas votre système détox.

10. La détox est-elle une cure miracle pour la santé ?

Non, les miracles n'existent pas. Hélas. Mais elle a ceci de magique en revanche : avec une détox, tout va mieux. Tout simplement parce que nos systèmes (élimination, circulation, digestif, hormones, immunité, nerveux...) peuvent enfin fonctionner correctement sans être ralentis, englués, entravés par des polluants. Et elle a ceci de très puissant, c'est que c'est une extraordinaire arme préventive. En effet, les maladies graves s'installent toujours lentement, sur de longues années. Par exemple on ne prend pas 10 kg du jour au lendemain, mais petit à petit. Un cancer met en moyenne 8 à 10 ans à s'installer avant d'être détecté (tout dépend du type de cancer, bien sûr). Une artère coronaire ne se bouche pas en une nuit : il a fallu un lent processus dans les vaisseaux sanguins pour en arriver là. On pourrait ainsi continuer la liste. Mais l'idée est la suivante : la cure détox permet de désamorcer de mini-bombes qui, sinon, continuent de tourner (tic-tac tic-tac) sans que nous en ayons conscience. Jusqu'au jour où elles ne sont plus mini du tout et causent de maxi-dégâts.

Aussi, les services rendus par la détox sont inquantifiables, mais très certainement inestimables. Et une attitude détox générale peut carrément sauver la vie, c'est indiscutable. Ainsi, si vous prenez conscience que le tabac peut causer le cancer du poumon, et que vous arrêtez de fumer (attitude détox), vous mettrez ainsi toutes les chances de votre côté pour éviter ce cancer. Il en va de même pour chacun des petits gestes au quotidien, chaque chose que l'on mange, que l'on boit... C'est la somme de tout cela qui nous rend malades... ou nous sauve.

11. Un jour de détox par semaine, c'est bien ?

Pourquoi pas ? Ou un week-end par mois ? Ou plus ? Ou moins ? C'est vous qui voyez. Ce n'est pas un médicament, il n'y a donc pas de posologie. Mais soyez logique et cohérent : se mettre en mode détox 1 jour par semaine et manger mal (+ fumer, peu dormir, boire beaucoup d'alcool...) les 6 autres jours n'a aucun sens. En revanche, décider de faire une détox sérieuse de 1 jour pour contrebalancer un week-end de fête, là oui, c'est intéressant. Étant entendu qu'ensuite, vous reprendrez une vie quotidienne normale, sans abus. D'une manière générale ne focalisez pas sur la journée, le week-end, la semaine... On ne s'impose pas une détox comme on planifie son cours d'aquagym hebdomadaire : on la décrète urgente et d'utilité publique personnelle si l'on en ressent le besoin.

D'une manière générale, vu nos emplois du temps, la détox du week-end est souvent une bonne solution car ces jours-là, normalement, on a plus de temps pour soi. Mais si ces deux jours sont pour vous synonymes de « sorties entre amis », de « restos » et de « fêtes », inutile de vous punir et de vous priver de tout cela. Pourquoi ne pas suivre votre détox dans la semaine ? À condition que vous ne nagiez pas dans le stress, évidemment ! Au contraire, un emploi du temps structuré est parfaitement compatible avec une détox en bonne et due forme. Ne voyez pas ce programme comme une retraite au fond des bois sans civilisation. C'est en vous que ça se passe. Alors choisissez le moment qui vous convient le mieux ! Certaines personnes font « détox » 1 journée par semaine, le dimanche par exemple, et s'en portent fort bien. D'autres préfèrent concentrer ce rendez-vous personnel sur plusieurs jours, pour se créer une « bulle de pureté ». À vous de voir.

12. Quand on est en surpoids, est-ce qu'on a besoin de plus de détox que les autres ?

Oui. En cas de surpoids, une « intox » se fait par défaut de circulation. Les adipocytes (cellules graisseuses) sont autant de petits réservoirs à graisses, eux-mêmes autant d'éléments de compression au niveau de la circulation, lymphatique notamment. Celle qui sert à drainer, à éliminer les déchets. La circulation lymphatique est rarement évoquée et pourtant elle est importantissime pour que le corps évacue ses déchets : c'est comme le réseau des caniveaux de votre ville, dès que ça coince, c'est vite une catastrophe. Dans le cas du surpoids, comme quand on compresse une blessure, la circulation ne se fait pas, et il y a intoxication.

Par ailleurs, au surpoids correspond un état inflammatoire général. Les marqueurs de l'inflammation sont à la hausse dans tous les cas de surpoids, et d'autant plus en cas d'obésité. Cet état d'inflammation (feu), correspond à un état d'infiltration (eau). Le tout se termine le plus souvent en cellulite, souvent associée voire confondue avec la prise de poids. C'est une erreur : la cellulite, c'est de l'eau, pas des kilos en trop ! Au total : l'élimination ne se fait pas bien. Or, souvent il suffit de rien, ou pas grand-chose, pour désengorger : les bons aliments détox et, en cas de cellulite, un drainage par osmose, c'est-à-dire par exemple de la marche dans l'eau, de l'aquajogging ou aquabiking : l'eau infiltrée dans votre corps s'enfuit comme par magie !

13. Quelle attitude adopter vis-à-vis des pesticides ?

Qui dit détox dit fruits et légumes en grandes quantités. Certains s'inquiètent, à juste titre, de la qualité des fruits et légumes qu'ils consomment.

Effectivement, ce n'est plus un secret pour personne : les pesticides ne font guère bon ménage avec la santé. Vouloir se faire du bien en mangeant des fruits et légumes tout en ingurgitant des résidus de pesticides est assez incohérent. C'est un vrai problème. Néanmoins, cela ne retire en rien l'utilité des fruits et légumes. Plutôt que d'angoisser à cause de ce sujet, un réflexe simple : soit vous évitez purement et simplement les végétaux les plus traités ☹ (ce serait vraiment dommage), soit vous les épluchez, soit vous les achetez bio. Deux astuces simples face à l'étal du maraîcher ou en supermarché :

- évitez les importations lointaines si vous trouvez l'équivalent en France ou en Europe ;
- pensez que les fruits et légumes à peau épaisse (ananas, agrumes…) sont mieux protégés que ceux à peau tendre (framboise, abricot…).

☺	☹
Céleri branche	Ananas
Cerise	Asperge
Épinard	Avocat
Fraise (évitez les fraises espagnoles !)	Banane
Kiwi	Brocoli
Laitue	Céleri-rave
Nectarine	Choux
Pêche	Concombre
Piment	Maïs
Poire	Mangue
Poivron	Oignon
Pomme	Orange
Pomme de terre (si qualité médiocre)	Papaye
Raisin	Pois
	Pomme de terre (si bonne qualité)
	Tomate

Sources : DGCCRF, Shopper's Guide to Pesticides et EWG (Environmental Working Group)

LES ALIMENTS DONT IL FAUT SE MÉFIER

- Charcuterie
- Plats en sauce
- Viande grasse
- Frites
- Céréales raffinées (pâtes blanches, pain blanc, riz blanc)
- Sauces toutes prêtes (vinaigrette, ketchup, mayo...)
- Fromage
- Sucreries
- Desserts lactés, crèmes glacées.
- Préparations industrielles (on ne veut avaler aucun additif, rappelez-vous !)

LA SOLUTION : VOTRE PROGRAMME DÉTOX

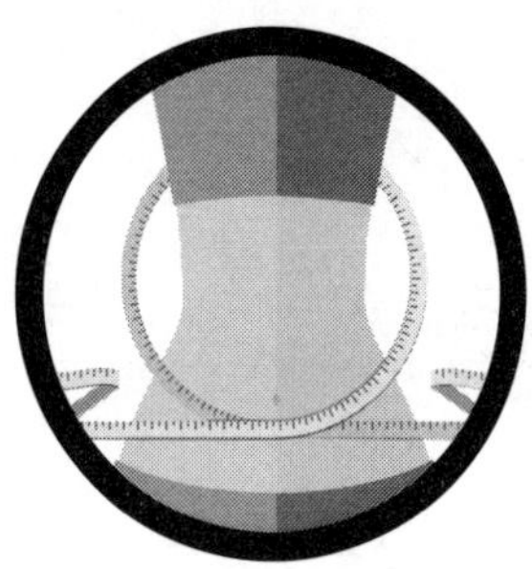

Votre programme 1 semaine détox

Votre liste de courses pour la semaine

Tous nos menus sont conçus pour 1 personne.

RAYON ÉPICERIE

- ❑ Amandes
- ❑ Bicarbonate
- ❑ Bouillon de volaille à infuser
- ❑ Boulgour
- ❑ Cannelle en poudre
- ❑ Confiture allégée
- ❑ Crème de soja
- ❑ Curcuma
- ❑ Curry
- ❑ Figues séchées
- ❑ Flocons d'avoine
- ❑ Flocons de noix de coco
- ❑ Fruits secs
- ❑ Galettes de riz
- ❑ Huile d'olive
- ❑ Lait d'amande
- ❑ Miel
- ❑ Moutarde
- ❑ Noix
- ❑ Œufs
- ❑ Orge perlé
- ❑ Pois chiches en boîte
- ❑ Poivre de Cayenne
- ❑ Purée d'amandes
- ❑ Quinoa
- ❑ Riz basmati
- ❑ Riz semi-complet
- ❑ Sirop d'érable
- ❑ Thé vert bio en vrac
- ❑ Vichy Saint-Yorre

PHARMACIE, BOUTIQUE BIO OU SPÉCIALISÉE EN AROMATHÉRAPIE

- ❑ Chicorée (tisane)
- ❑ Graines de kéfir
- ❑ Huile d'amande douce
- ❑ Huile essentielle de citron
- ❑ Huile essentielle de pamplemousse
- ❑ Huile essentielle de romarin à camphre
- ❑ Pissenlit (tisane)

RAYON FRUITS

- ❑ Abricots
- ❑ Ananas
- ❑ Bananes
- ❑ Cerises
- ❑ Citrons
- ❑ Clémentines
- ❑ Fraises
- ❑ Grenade
- ❑ Kiwis
- ❑ Mangue
- ❑ Orange
- ❑ Pamplemousse
- ❑ Pêche
- ❑ Poires
- ❑ Pommes

RAYON LÉGUMES

❑ Ail
❑ Artichauts
❑ Aubergines
❑ Avocat
❑ Basilic
❑ Betterave cuite
❑ Brocoli
❑ Carottes
❑ Céleri
❑ Champignons de Paris
❑ Choux verts
❑ Ciboulette
❑ Coriandre
❑ Courgettes
❑ Échalote
❑ Épinards
❑ Fenouil
❑ Gingembre
❑ Graines de chia
❑ Graines germées
❑ Haricots verts
❑ Laurier
❑ Menthe
❑ Navets
❑ Oignons
❑ Oignons nouveaux
❑ Patates douces
❑ Persil
❑ Poireaux
❑ Poivrons rouges
❑ Pomme de terre
❑ Radis noir
❑ Romaine (salade)
❑ Thym
❑ Tomates

RAYON FRAIS

❑ Yaourt bifidus
❑ Yaourts de soja

RAYON POISSON

❑ Cabillaud
❑ Calamars
❑ Huîtres
❑ Merlan
❑ Rouget
❑ Truite

RAYON VIANDE

❑ Blanc de poulet
❑ Jambon
❑ Steak

CHEZ LE BOULANGER

❑ Pain complet

DIMANCHE SOIR PRÉPAREZ VOTRE EAU INFUSÉE CITRON GINGEMBRE

Lavez 1 citron bio et 1 racine de gingembre de 3 cm, coupez-les en fines lamelles. Installez-les au fond d'une carafe en verre, recouvrez d'eau filtrée et laissez infuser.

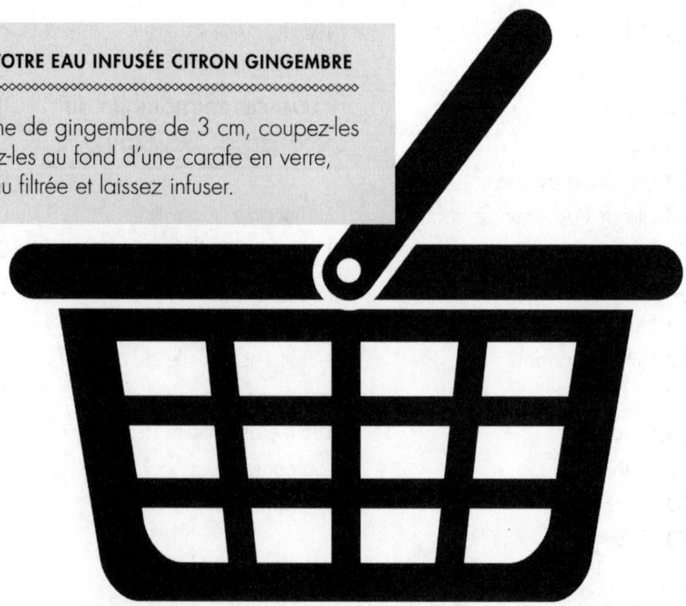

JOUR 1

BONJOUR !

1 grand verre d'eau infusée citron gingembre (voir p. 388)

B GYM DÉTOX

Debout, pieds écartés de deux fois la largeur des hanches, dos bien droit. Fléchissez légèrement les jambes pour rapprocher votre bassin du sol, les bras arrondis devant vous au niveau de la taille. Descendez vers le sol en fléchissant la jambe droite et en tendant la jambe gauche, buste bien droit. Gardez cette position sur 5 respirations puis revenez à la position initiale. Recommencez l'exercice en changeant de jambe. Faites 3 séries.

PETIT-DÉJEUNER

- Thé détox*
- 1 yaourt bifidus, miel
- 2 tranches d'ananas frais

C'est la Recette

THÉ DÉTOX

Préparez ½ litre de thé détox pour la journée : versez ½ litre d'eau frémissante sur 4 c. à c. de thé vert bio. Couvrez et laissez infuser 10 minutes. Filtrez, pressez 1 citron dans le thé, ajoutez ¼ de c. à c. de poivre de Cayenne et 4 c. à s. de sirop d'érable, mélangez bien.

DOUCHE DÉTOX

Mélangez 2 gouttes d'huile essentielle de citron dans votre dose de gel douche habituel, lavez-vous en commençant par les pieds et en remontant vers le cœur. Terminez la douche par un jet tiède (froid, c'est plus efficace !) sur les jambes : démarrez sur la cheville et pendant 1 minute remontez le long de la cuisse vers les hanches en formant des petits cercles. Ensuite, dirigez le jet d'eau froide (vous vous êtes habitué, là !) sur la plante du pied et remontez durant 1 minute le long du mollet jusqu'aux fesses. Changez de jambe.

COLLATION

- Jus vert détox*

JUS VERT DÉTOX

Mettez dans le blender 1 granny-smith épluchée et épépinée, le jus de 1 citron, 6 grandes feuilles de romaine, 10 cl de Vichy Saint-Yorre, ½ banane, 1 cm de gingembre frais passé au presse-ail. Mixez jusqu'à obtention d'une consistance homogène.

DÉJEUNER

- Salade de radis noir*
- Blanc de poulet au citron, curcuma, courgettes, boulgour
- Compote de pommes bio

SALADE DE RADIS NOIR

Pelez et râpez ¼ de radis noir. Dans un petit bol, mélangez ½ c. à c. de moutarde, le jus de ½ citron et 2 c. à s. d'huile d'olive. Arrosez les radis de la vinaigrette, parsemez de graines germées et dégustez bien frais.

COLLATION

- Thé détox* (voir p. 389)
- 6 amandes

DÎNER

- 1 bol de soupe détox*
- Truite en papillote*, brocoli, riz semi-complet
- 1 bol de cerises ou 1 pomme bio

SOUPE DÉTOX

Rincez et épluchez ½ chou vert, 1 poireau, 1 tomate, 1 aubergine, 1 branche de céleri, 1 bulbe de fenouil, 1 poivron rouge, 1 oignon, 1 gousse d'ail. Détaillez-les en petits morceaux. Plongez-les dans une casserole remplie de 1 litre d'eau bouillante avec 1 branche de thym et 1 feuille de laurier. Laissez cuire à feu doux pendant 1 heure.

TRUITE EN PAPILLOTE

Déposez une truite vidée et lavée dans une feuille de papier sulfurisé ou dans une papillote en silicone. Répartissez les rondelles de ½ citron sur le poisson, du sel, du poivre, 1 c. à c. de curcuma et 1 pincée de thym. Fermez la papillote et enfournez pour 20 minutes à four chaud.

B **EXERCICE RESPIRATOIRE**

Allongé sur le dos, genoux pliés sur la poitrine, bras le long du corps. Inspirez en amenant les bras en arrière et les pieds au sol. Expirez en montant les jambes à la verticale, bras le long du corps. Inspirez en reposant les pieds au sol et en étendant les bras en arrière. Expirez en ramenant les genoux vers la poitrine, les bras le long du corps. Répétez 6 fois cette série.

COUCHER

- 1 tisane détox. Mettez 1 c. à s. d'un mélange de chicorée, pissenlit, menthe dans 1 tasse d'eau bouillante. Laissez bouillir 3 minutes, coupez le feu. Laissez encore infuser 10 minutes. Filtrez.

JOUR 2

BONJOUR !

- 1 grand verre d'eau infusée citron gingembre* (voir p. 388)

B GYM DÉTOX

Assis au sol, jambe droite allongée, jambe gauche pliée, le talon contre la cuisse le plus haut possible et le genou le plus près du sol. Inspirez en levant les bras. Expirez en vous penchant vers l'avant, dos plat, posez les mains sur la jambe allongée et restez dans cette position pendant 5 respirations tout en faisant glisser les mains vers le pied. Inspirez en montant les bras à la verticale et en vous redressant. Baissez les bras et changez de côté.

PETIT-DÉJEUNER

- Thé détox* (voir p. 390)
- 2 tranches de pain complet, confiture
- Pomme bio cuite nature (10 à 15 minutes au cuit-vapeur)

MASSAGE

Juste après la douche, versez 1 goutte d'huile essentielle de romarin à camphre dans 1 c. à s. d'huile végétale (d'amande douce ou de macadamia). Appliquez sur l'abdomen et massez lentement, dans le sens des aiguilles d'une montre, en insistant sur la région du foie.

COLLATION

- Jus vert détox* (voir p. 390)

DÉJEUNER

- Soupe détox* (voir p. 391)
- Steak, haricots verts, quinoa, curcuma
- Soupe de fraises*

SOUPE DE FRAISES

Mixez 200 g de fraises avec le jus de 1 citron jusqu'à obtention d'une consistance homogène. Versez dans une coupe, parsemez de menthe fraîche ciselée et dégustez bien frais.

COLLATION

- Thé détox* (voir p. 390)
- 1 poignée de fruits secs

B EXERCICE RESPIRATOIRE

Allongez-vous sur le dos, pliez vos jambes de façon à rapprocher vos talons de vos fesses. Inspirez naturellement pendant 4 secondes (comptez !) en gonflant le ventre. Bloquez votre souffle pendant 2 secondes. Expirez profondément pendant 8 secondes. Videz vos poumons au maximum, au point de contracter vos abdos. Tenez 2 secondes en fin d'expiration, puis reprenez l'exercice sur l'inspiration naturelle durant 4 secondes… À répéter sans modération.

DÎNER

- Poireaux vinaigrette
- 2 œufs mollets, épinards avec huile d'olive, curcuma, sel et poivre
- Pomme dopée au gingembre*

POMME DOPÉE AU GINGEMBRE

Ôtez le cœur d'une pomme bio à l'aide d'un vide-pomme sans percer le fond du fruit. Posez-la dans un plat à four. Pelez ½ orange à vif et coupez la chair en dés. Comblez le trou de la pomme avec 1 morceau de gingembre frais de 1 cm, pelé et râpé, l'orange et le jus de ½ citron. Ajoutez 3 c. à s. d'eau dans le fond du plat et enfournez à four déjà chaud (180 °C, th. 6) pour 30 minutes. Dégustez tiède.

COUCHER

- 1 tisane détox (voir p. 391)

JOUR 3

BONJOUR !

- Avalez 1 grand verre d'eau infusée citron gingembre (voir p. 388)

B GYM DÉTOX

Allongé sur le ventre, bras le long du corps, front au sol. Expirez en serrant les fessiers et plaquant le bassin au sol. Inspirez en soulevant la poitrine et la tête, en tendant les bras en croix, rapprochez les omoplates, tenez 5 secondes. Revenez au sol en expirant. Répétez 10 fois cette série.

PETIT-DÉJEUNER

- Thé détox* (voir p. 389)
- 1 yaourt de soja
- Kiwis à volonté

DOUCHE DÉTOX

Filez sous la douche avec votre flacon d'huile essentielle de citron (voir p. 389).

COLLATION

- Jus vert détox (voir p. 390)

DÉJEUNER

- Soupe détox* (voir p. 391)
- Artichauts farcis*, riz basmati
- Pruneaux, cannelle

C'est la Recette

ARTICHAUTS FARCIS

Dans une poêle, faites revenir une tranche de jambon (achetée chez le boucher) en lamelles et 50 g de champignons de Paris émincés avec un filet d'huile d'olive. Arrosez du jus de ½ citron, ajoutez 1 c. à s. de crème de soja et 1 c. à c. de curcuma. Farcissez 2 fonds d'artichaut de la préparation et enfournez pour 10 minutes à 180 °C. Parsemez de persil ciselé.

COLLATION

- Thé détox* (voir p. 389)
- 1 yaourt, dés de poire

B EXERCICE RESPIRATOIRE

Allongez-vous sur le dos, pliez vos jambes de façon à rapprocher vos talons de vos fesses. Inspirez naturellement pendant 4 secondes (comptez !) en gonflant le ventre. Bloquez votre souffle pendant 2 secondes. Expirez profondément pendant 8 secondes. Videz vos poumons au maximum, au point de contracter vos abdos. Tenez 2 secondes en fin d'expiration, puis reprenez l'exercice sur l'inspiration naturelle durant 4 secondes… À répéter sans modération.

DÎNER

- Soupe au chou*
- 1 blanc de poulet, coquillettes complètes, sauce tomate
- ½ mangue

C'est la Recette

SOUPE AU CHOU

Plongez ¼ de chou vert dans une grande casserole d'eau salée pendant 20 minutes. Détaillez en petits morceaux 1 oignon, 1 gousse d'ail, ½ poivron, 1 carotte, 1 branche de céleri, 3 branches de persil. Ajoutez-les dans la casserole avec du poivre et 1 c. à c. de curry. Poursuivez la cuisson pendant 15 minutes.

COUCHER

- 1 tisane détox (voir p. 391)

JOUR 4

BONJOUR !

- Buvez 1 grand verre d'eau infusée citron gingembre (voir p. 388)

B **GYM DÉTOX**

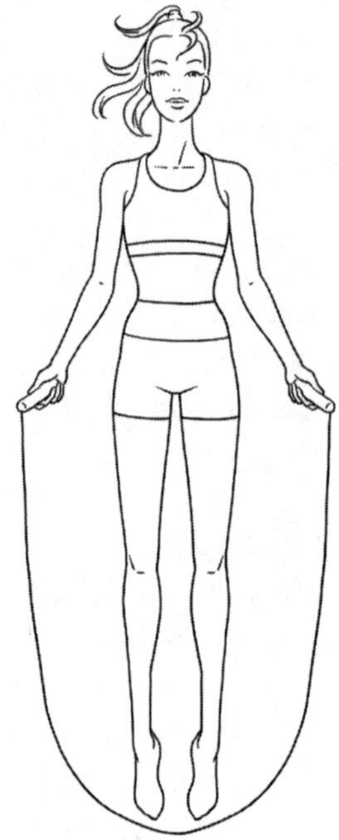

Le saut à la corde : en plus de muscler nos fesses, nos mollets et nos bras, opère un massage des veines profondes, assurant un retour dynamique sanguin vers le cœur. Rançonnez un enfant de votre entourage pour obtenir la fameuse corde à sauter ou trouvez-en une dans un magasin de sport. La bonne longueur ? Placez un de vos pieds au milieu de la corde et relevez les poignées le long de votre corps. Les poignées doivent arriver au niveau des épaules. Attention aux courbatures : une première séance ne doit pas dépasser les 5 minutes tout compris. Sautez 10 secondes. Récupérez 20 secondes, ainsi de suite.

PETIT-DÉJEUNER

- Thé détox* (voir p. 389)
- 2 tranches de pain complet, beurre
- Kakis à volonté

MASSAGE

Juste après la douche, massage de l'abdomen à l'huile essentielle de romarin à camphre (voir p. 392).

COLLATION

- Jus vert détox (voir p. 390)

DÉJEUNER

- Salade de pois chiches
- Riz basmati aux aubergines*
- Compote de poire

C'est la Recette

RIZ BASMATI AUX AUBERGINES

Faites revenir 1 oignon nouveau dans un filet d'huile d'olive avec un peu de gingembre râpé pendant 5 minutes. Ajoutez 1 petite aubergine détaillée en dés et poursuivez la cuisson 15 minutes. Incorporez 100 g de riz basmati cuit, saupoudrez de curcuma et laissez sur feu doux pendant 5 minutes. Parsemez de coriandre.

COLLATION

- Thé détox* (voir p. 389)
- 1 salade d'agrumes (½ orange + ½ pamplemousse)

B EXERCICE RESPIRATOIRE

Allongé sur le dos, pieds près du bassin, bras le long du corps, paume des mains sur le sol. Inspirez, en amenant les bras vers l'arrière et soulevez le bassin. Expirez en redescendant et ramenant les bras le long du corps. Répétez 10 fois cette série.

DÎNER

- Soupe détox (voir p. 391)
- Potée veggie*
- 1 yaourt de soja, 1 goutte d'huile essentielle de citron

C'est la Recette

POTÉE VEGGIE

Répartissez dans le fond d'une cocotte ½ oignon émincé, ¼ de chou vert émincé finement, 1 pincée de thym, 2 feuilles de laurier, 1 carotte en rondelles, 2 navets en fines tranches et 1 pomme de terre en petits cubes. Ajoutez 1 c. à s. d'huile d'olive, 1 c. à c. de curcuma et du poivre. Couvrez et faites cuire à feu doux pendant 1 heure. Servez parsemé de persil ciselé.

COUCHER

- 1 tisane détox (voir p. 391)

JOUR 5

BONJOUR !

- 1 grand verre d'eau infusée citron gingembre* (voir p. 388)

B GYM DÉTOX

À quatre pattes, tendez les jambes en montant les fesses. Levez la jambe droite en pliant la pointe du pied puis effectuez 10 rotations de plus en plus amples. Faites le même exercice avec la jambe gauche. Recommencez la série de mouvements 3 fois.

PETIT-DÉJEUNER

- Thé détox* (voir p. 389)
- 1 yaourt de soja
- 1 bol de fraises

DOUCHE DÉTOX

Avant la douche détox (voir p. 389), mission gant de crin : frictionnez-vous en douceur des pieds à la tête.

COLLATION

- Jus vert détox (voir p. 390)

DÉJEUNER

- Carottes râpées, citron, persil, curcuma et poivre
- 1 filet de merlan, purée de patate douce au gingembre*
- Granité détox au citron*

C'est la Recette

FILET DE MERLAN, PURÉE DE PATATE DOUCE AU GINGEMBRE

Déposez 100 g de patates douces pelées et coupées en morceaux dans le panier du cuit-vapeur pour 30 minutes de cuisson. Faites revenir 5 minutes à feu doux, avec un filet d'huile d'olive, 1 petit oignon émincé et 1 gousse d'ail écrasée. Ajoutez les patates douces, ½ c. à c. de cannelle, du poivre et 30 cl de bouillon de volaille. Portez à ébullition et poursuivez la cuisson 15 minutes toujours à feu doux. Incorporez le jus de ½ citron vert, un petit morceau de gingembre râpé puis passez la préparation au presse-purée.

C'est la Recette

GRANITÉ DÉTOX AU CITRON

Ôtez le chapeau de 1 citron bio, évidez-le en prenant soin de bien retirer les peaux blanches qui sont amères. Placez l'écorce de citron au congélateur. Préparez un Thé détox (voir p. 389). Ajoutez-y la chair du citron mixée puis versez la préparation dans un plat large et peu profond. Placez au congélateur pour 3 heures en grattant le granité à la fourchette toutes les heures. Quand le granité est pris, répartissez-le dans l'écorce du citron, reposez le chapeau par-dessus et conservez-le au congélateur. Sortez-le 5 minutes avant de le consommer.

COLLATION

- Thé détox* (voir p. 389)
- 4 abricots (ou 2 tranches d'ananas)

B EXERCICE RESPIRATOIRE

Allongé sur le ventre, ramenez vos genoux sur le ventre, fesses sur les talons, bras le long du corps, front au sol. Prenez 20 profondes respirations en allongeant progressivement l'inspiration.

DÎNER

- Soupe détox* (voir p. 391)
- Salade d'orge et de courgettes aux calamars*
- 1 pêche (ou 1 pomme)

C'est la Recette

SALADE D'ORGE ET DE COURGETTES AUX CALAMARS

Faites cuire 50 d'orge perlé dans 1 litre d'eau bouillante salée pendant 20 minutes. Pendant ce temps, coupez 200 g de calamars décongelés en petits morceaux. Faites-les revenir à feu vif dans une poêle jusqu'à ce qu'ils aient rendu leur eau. Salez, poivrez, ajoutez 1 c. à c. de curcuma, 1 c. à s. d'huile d'olive et poursuivez la cuisson pendant 10 minutes. Détaillez une courgette en fins bâtonnets. Versez l'orge égoutté dans un saladier, ajoutez les calamars, les courgettes, arrosez de 2 c. à c. de jus de citron. Mélangez.

COUCHER

- 1 tisane détox (voir p. 391)

JOUR 6

BONJOUR !

- 1 grand verre d'eau infusée citron gingembre* (voir p. 388)

B GYM DÉTOX

Faites une fente avant, pied droit devant. Joignez vos mains devant votre poitrine. Effectuez une torsion vers la droite, coude gauche sur le genou droit. Gardez la position 10 secondes puis revenez à la position initiale. Recommencez l'exercice de l'autre côté. Faites une série de 5.

PETIT-DÉJEUNER

- Thé détox* (voir p. 389)
- 1 yaourt de soja, miel
- 1 bol de cerises (ou 2 tranches d'ananas frais)

MASSAGE DÉTOX

Juste après la douche, procédez à votre automassage aromatique (voir p. 392).

COLLATION

- Jus vert détox (voir p. 390)

DÉJEUNER

- Betterave, persil, échalote, curcuma
- 12 huîtres
- Crumble de poires aux flocons d'avoine*

C'est la Recette

CRUMBLE DE POIRES AUX FLOCONS D'AVOINE

Mixez 2 poires pelées et épépinées avec le jus de ½ citron et versez dans un ramequin. Parsemez 1 c. à s. de flocons d'avoine par-dessus et enfournez à four chaud (180 °C) pour 10 minutes.

COLLATION

- Thé détox* (voir p. 389)
- 2 noix
- 2 galettes de riz, 2 c. à c. de purée d'amandes

B EXERCICE RESPIRATOIRE

Debout, les pieds légèrement écartés, tendez vos bras au maximum vers le plafond en respirant à fond. Penchez-vous ensuite en avant, jusqu'à toucher le sol (ou à vous en rapprocher au maximum), sans plier les genoux, tout en vidant vos poumons. Recommencez l'exercice 3 fois. À la fin, secouez les mains, bras le long du corps, et les jambes, pieds joints, afin de lâcher la tension.

DÎNER

- Salade de tomates
- Œufs brouillés*, chou-fleur vapeur
- Salade de fruits (½ pomme bio, ½ poire, ½ banane)

C'est la Recette

ŒUFS BROUILLÉS

Battez 2 œufs avec 5 tiges de ciboulette ciselées, ½ c. à c. de curcuma, un peu de sel et du poivre. Versez-les dans une casserole et faites cuire 5 minutes au bain-marie en remuant sans arrêt au fouet.

BAIN AU PAMPLEMOUSSE

Diluez 10 gouttes d'huile essentielle de pamplemousse dans 1 bouchon de base pour bain et versez dans l'eau déjà coulée. Restez-y 30 minutes avant de vous sécher sans vous rincer. Attention, cette huile essentielle est phototoxique. Si vous décidez de prendre votre bain le matin : privé de soleil !

COUCHER

- 1 tisane détox (voir p. 391)

JOUR 7

BONJOUR !

- 1 grand verre d'eau infusée citron gingembre* (voir p. 388)

PETIT-DÉJEUNER

- Thé détox* (voir p. 389)
- Bowl banane grenade*

C'est la Recette

BOWL BANANE-GRENADE

Mixez 1 banane avec 10 cl de lait d'amande et versez dans un bol. Répartissez par-dessus 1 c. à c. de graines de chia, 1 c. à s. de flocons de noix de coco et les graines de ½ grenade.

B GYM DÉTOX

Vous commencez à nous connaître, on tient absolument à ce que vous releviez ce défi. Allez marcher 30 minutes. Impossible ? Alors passez l'aspirateur dans toutes les pièces, dansez sur votre tube préféré, sautez à la corde façon boxeur…

DOUCHE

Filez sous la douche. C'est dimanche, profitez-en pour faire un gommage : prenez une poignée de bicarbonate surfin et frottez la peau humide en petits mouvements fermes et réguliers pour éliminer les impuretés. Commencez par la plante des pieds, le dessus des pieds, les chevilles, les jambes, les genoux, les cuisses, etc.

COLLATION

- Jus vert détox (voir p. 390)

DÉJEUNER

- Salade avocat pamplemousse
- Rouget en papillote*, brocoli
- Smoothie cerises*

ROUGET EN PAPILLOTE

Déposez un rouget vidé dans une feuille de papier sulfurisé avec le jus de ½ citron, du sel, du poivre et ½ c. à c. de curcuma. Faites cuire 15 minutes à th. 7 (210 °C).

SMOOTHIE CERISES

Versez dans le blender 150 g de cerises dénoyautées, le jus de ½ citron, 4 feuilles de menthe, 3 glaçons et mixez jusqu'à obtention d'un mélange mousseux.

B MARCHE

Marche nordique 1 heure. Quésako, la marche nordique ? C'est la marche, mais en mieux (à pratiquer dans les bois, sur la plage, dans les champs…) Le principe : propulser le corps en avant, en poussant sur deux bâtons. Plantez le bâton droit devant vous, à hauteur de hanche, bras très légèrement plié, la jambe gauche en avant elle aussi, puis poussez dessus et dès que votre corps dépasse le bâton, allez planter l'autre, tandis que vous avancez en même temps la jambe droite. Les enjambées doivent être larges.

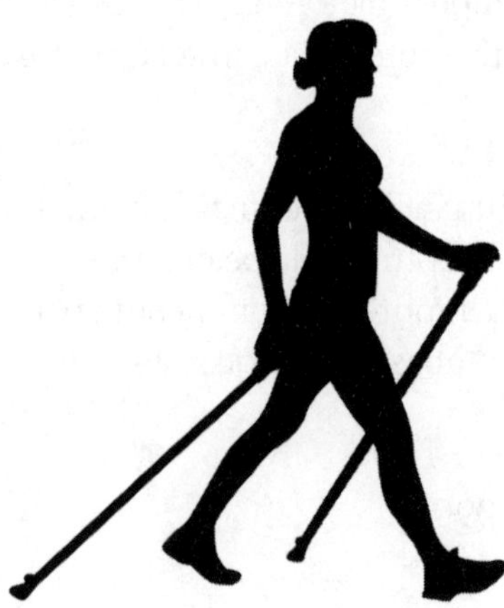

COLLATION

- Thé détox* (voir p. 389)
- 2 clémentines (ou 2 abricots)

B **EXERCICE RESPIRATOIRE**

Debout, jambes légèrement écartées, pieds parallèles, bras le long du corps. Sur l'inspiration levez les bras par l'avant, dressez-vous sur la pointe des pieds, restez dans cette position pendant 5 respirations puis expirez en baissant les bras par l'avant et reposez les talons au sol. Faites une série de 5.

DÎNER

- Soupe détox* (voir p. 391)
- 1 filet de cabillaud, épinards, riz basmati, curcuma
- Verrine de mangue au basilic*

C'est la Recette

VERRINE DE MANGUE AU BASILIC

Coupez ½ mangue en petits dés, arrosez-les du jus de ½ citron vert et parsemez de basilic ciselé. Placez 1 heure au frais.

BAIN AU CITRON

Diluez 10 gouttes d'huile essentielle de citron dans 1 bouchon de base pour bain et versez dans l'eau déjà coulée. Restez-y 30 minutes avant de vous sécher sans vous rincer. Attention, ne prenez pas ce bain dans la journée si vous vous exposez au soleil, cette huile essentielle est phototoxique, c'est-à-dire qu'elle peut faire des taches sur la peau sous l'action des rayons solaires.

COUCHER

- 1 tisane détox* (voir p. 391).

SOS JE NE DIGÈRE PLUS RIEN : LE RÉGIME D'ÉPARGNE DIGESTIVE

Si vous avez l'impression que votre intestin ne supporte absolument plus rien, que tout est un problème, que vous redoutez même de passer à table, l'urgence est de se sentir mieux.

- Commencez par suivre strictement une alimentation dite « d'épargne digestive ». En suivant les conseils de ce chapitre, vous devriez vous sentir mieux très vite. Mais ce n'est qu'une diététique temporaire car elle est très restrictive. Elle peut durer 15 jours, 3 semaines, selon chacun.
- Une fois vos symptômes apaisés, vous passerez au protocole Fodmaps en suivant l'ordre indiqué p. 227.

Mon régime d'épargne du tube digestif

Que pouvez-vous manger ?

Une alimentation simple, de consistance lisse, composée de produits frais et naturels cuisinés à l'eau, à la broche, à la vapeur ou en grillades. Piochez parmi les aliments permis du tableau ci-après (p. 409 à 411). Et reportez-vous à notre table complète (voir p. 1) pour tester les aliments pauvres en Fodmaps, prudemment, l'un après l'autre.

D'une manière générale, évitez…

- *Les aliments à fibres animales* : viandes dures et cartilagineuses (rien à voir avec les fibres végétales !).
- *Les aliments à fibres végétales* : fruits crus à peau, à noyaux, fruits secs et oléagineux, légumes secs et légumineuses, légumes consommés crus, légumes très chargés en cellulose tels que tomates, courges, choux, oignons, radis, navets, céleris, poivrons, la cellulose des céréales (son).

- *Les crudités ou les aliments insuffisamment cuits* : pour éliminer l'irritation mécanique que pourraient provoquer les aliments « trop durs », faites cuire tout de façon prolongée, et si possible réduisez en purée.
- *D'avaler sans mâcher.* C'est la plus grave erreur ! La mastication reste le moyen essentiel pour bien digérer.
- *Les gros repas* : mieux vaut une alimentation fractionnée en 3 repas et 2 collations (mangez peu mais souvent).
- *L'excès d'épices* : pili-pili, curry...
- *Les bouillons et extraits de viande* : Viandox...
- *Le café et le thé forts.*
- *L'alcool.*
- *Les aliments acides* : citron, vinaigre, saumures, moutarde...
- *Les aliments irritants* : concombre, rhubarbe, groseilles, prunes, mollusques, crustacés, lard, saindoux...

Concernant leur préparation, évitez...

- *Les mets glacés ou bouillants.*
- *Les mets piquants* et les sauces fortes.
- *Les graisses surchauffées* (fritures) ou travaillées (crème fouettée, mayonnaise et dérivés).
- *Les préparations en sauce* : goulasch, carbonnades, marinades, gibier faisandé.
- *Les préparations du commerce* : charcuteries, salade de viande, salaisons.
- *Les préparations en conserves* : poisson « provençal », potages (boîtes ou sachets), préparations de pâtes alimentaires.

Recommandations générales

- *Prendre des repas légers*, peu abondants, à horaires réguliers.
- *Éviter les aliments que l'on sait par expérience* ne pas être supportés (Fodmaps compris).
- *Éviter les efforts et les énervements* avant et après les repas.
- *Manger dans le calme* : l'anxiété et le surmenage contrarient la digestion.
- *Se reposer quelques instants* après les repas.
- *Limiter les boissons durant les repas* mais boire suffisamment d'eau entre chaque (8 verres par jour environ).
- *Éviter tabac, alcool* et l'emploi abusif de certains médicaments.

- *Dormir* suffisamment la nuit.
- *Veiller à l'évacuation intestinale régulière.*
- *Consulter régulièrement le dentiste.*

Pendant combien de temps ?

Au moins deux semaines, en tout cas jusqu'à ce que vous ayez retrouvé un réel confort digestif. Évidemment, éliminez des aliments « permis » ceux riches en Fodmaps qui pourraient vous poser problème, comme le chou-fleur ou le pain, par exemple. Mais cela, vous le ferez d'office, c'est le point 2 des recommandations générales.

À PHOTOCOPIER OU TÉLÉCHARGER (VOIR P. 1) ET COLLER SUR VOTRE RÉFRIGÉRATEUR

SOS RÉGIME D'ÉPARGNE DIGESTIVE		
ALIMENTS	**PERMIS**	**INTERDIT**
Viandes	Viandes maigres : de bœuf, veau, cheval, poulet, pigeon, lapin, blanc de poule. Foie, langue, cervelle, jambon cuit. Les viandes seront tendres, bouillies, rôties, poêlées sans matières grasses.	Viandes grasses : porc, mouton, agneau, dinde, canard, oie, hachis et charcuteries, abats et gibier. Viandes fumées, salées, marinées. Viandes en sauces, en conserves. Salades de viandes.
Poissons	Poissons maigres : perche, truite, brochet, cabillaud, aiglefin, turbot, sole, dorade, limande, lotte, plie. Les poissons seront pochés (+ huile d'olive), rôtis, poêlés mais peu dorés.	Poissons gras : sardine, thon, saumon, hareng, anchois (frais ou en conserves). Poissons salés, fumés, frits, au vinaigre, en conserves à l'huile. Mollusques, coquillages et crustacés.
Œufs	Crus, mollets, pochés, brouillés, en omelette sans graisse (bain-marie ou poêle antiadhésive), à la coque.	Durs, farcis, gratinés, omelettes « grasses ».
Potages	Potages aux légumes tendres, bien hydratés et passés, bouillons de légumes, garnis de flocons d'avoine, céréales, pâtes alimentaires ou tapioca.	Potages gras, très épicés, aux légumineuses, aux pois, aux tomates, en boîtes ou sachets. Bisques et consommés, bouillons de viande, extraits de viande, fumets de poisson.

SOS RÉGIME D'ÉPARGNE DIGESTIVE		
ALIMENTS	**PERMIS**	**INTERDIT**
Boissons	Eaux plates, jus de fruits frais, filtrés et dilués. Sirops de fruits dilués, thé et café légers, tisanes, cacao dégraissé, bouillon de légumes.	Eaux gazeuses, jus de fruits en boîte ou en brique, jus de tomate. Limonades et sodas, Schweppes, Coca-cola, thé et café forts, boissons alcoolisées.
Produits lactés*	Lait entier ou écrémé (suivant la tolérance). Yaourts nature ou aux fruits. Fromages frais maigres, ½ gras ou gras (suivant la tolérance). Fromages fondus de goût neutre, à pâte ferme et jeunes (gouda).	Fromages frais à l'ail, aux herbes, aux épices, aux noix. Fromages à tartiner aromatisés (jambon-saucisson). Fromages fermentés, fromages vieux à pâte ferme.
Matières grasses	Beurre et margarines crus, crème fraîche, huiles non chauffées.	Graisses cuites et fritures, mayonnaise et dérivés, crème fouettée, saindoux, lard, sauces commerciales.
Céréales**	Pain blanc, pain au lait, biscottes, toasts, pain grillé, sandwichs, pistolets bien mâchés, pain au sucre, cramique sans raisin, gâteaux « Savoy », biscuits secs (petit-beurre). Riz au lait, semoules, puddings, flocons d'avoine, tapioca, Maïzena, corn-flakes, Rice Crispy, pâtes alimentaires (nouilles, vermicelles, macaronis, spaghettis). Suivant la tolérance : pâte 4/4, entremets à base de lait, farine et œufs.	Pain bis, pain complet, pain aux raisins, pain frais qui sort du four, brioches, pâte feuilletée, sablée, gâteaux gras, tartes, biscuits fourrés, chips, biscuits apéritifs. Préparation de pâtes : raviolis, lasagnes, cannellonis. Entremets à base d'alcool et de chocolat.
Sucre	Sucre blanc, cassonade blonde, miel, cacao dégraissé, gelée de fruits, confiture.	Sucre candi, chocolat, cacao, nougat, massepain, pralines, bonbons, cassonade brune, crème glacée et sorbets, pâtes de fruits et fruits confits.
Fruits	Fruits en conserve au sirop, fruits pochés. Certains fruits crus : pêche, pomme râpée, banane bien mûre, raisins sans peau ni pépin, fruits pelés, en compote.	Fruits crus, autres que les permis, fruits secs et oléagineux, fruits conservés à l'alcool. Certains fruits : melon, cerises, prunes, groseilles, amandes, avocats, rhubarbe (même cuits ou en jus)

SOS RÉGIME D'ÉPARGNE DIGESTIVE		
ALIMENTS	**PERMIS**	**INTERDIT**
Légumes	Légumes tendres, cuits à l'eau, à la vapeur ou étuvés dans un peu de graisse : carottes, épinards, pointes d'asperges, laitue, scarole, pomme de terre en purée, blancs de poireaux, haricots verts, chicons.	Légumes à fibres ou à goût fort : choux, céleri, tomate, radis, oignon, navet, oseille, choucroute, artichaut, champignons, pois et haricots blancs, poivron, courge, aubergine, échalote, betterave crue. Légumes secs, légumineuses, légumes consommés crus, les « étuvées » (+ lard ou oignons), pommes de terre frites, rissolées, en croquettes, dauphines.
Épices	Sel, poivre, muscade mais en quantité réduite. Aromates : persil, cerfeuil, ciboule, ciboulette, baie de genévrier, thym, laurier, clou de girofle (les ôter après cuisson).	Vinaigre, vin, câpres, piments, sauces commerciales (cocktail, ketchup, sauce anglaise), vinaigrette et mayonnaise, oignons et cornichons au vinaigre, tout épice et condiment (les permis en excès).

Troisième partie

Soignez vos troubles digestifs avec les huiles essentielles : 110 formules faciles et efficaces

Pour bien se comprendre

- « *Le réflexe* » correspond à un geste très simple qui est suffisant lorsque le phénomène se produit exceptionnellement.
- « *La formule plus complète* » : facile à préparer soi-même mais nécessite plusieurs huiles essentielles et huiles végétales ou accessoires (comprimés neutres, miel, sucre). Elle est utile si l'état nécessite un traitement global, par exemple digestif + anti-inflammatoire + carminatif. Il sera à suivre sur un temps plus ou moins prolongé.
- « *La formule du pharmacien* » : doit être réalisée dans une officine équipée d'un préparatoire et spécialisée en aromathérapie.
- *Les oléocapsules :* elles se trouvent en pharmacies aroma et boutiques bio.
- *Les huiles essentielles et formules à prendre par voie orale* s'adressent aux adultes et aux adolescents.
- *Supports d'huile essentielle à absorber par voie buccale :* comprimé neutre, sucre, miel, sirop d'érable, huile alimentaire, mie de pain.
- *Les huiles essentielles et formules à appliquer en massages de l'abdomen* sont utilisables pour les enfants à raison de 1 goutte d'huile essentielle 3 fois par jour et chez l'adulte à raison de 2 gouttes 3 fois par jour toujours diluées dans un peu d'huile végétale. Dans le cas où plusieurs huiles essentielles sont proposées en mélange, on appliquera à l'enfant une seule goutte d'une seule huile essentielle à chaque fois, en alternant les huiles essentielles au cours de la journée.

Les massages aux huiles essentielles dédiés au ventre

Problèmes physiques et organiques

Il existe différents types de massages. Un massage chinois, thaïlandais ou japonais sera a priori très différent d'un massage occidental, ne serait-ce que parce que, en Asie, l'approche est avant tout énergétique : on stimule certaines zones du corps dans l'espoir que l'énergie, considérée alors comme « manquante » ou au contraire « excessive » à tel ou tel endroit de l'organisme, est responsable de maux à distance dans les organes. En Occident, on a plus tendance à toucher « là où ça fait mal », l'approche est plus anatomique. Ainsi, une constipation se traite à l'occidentale avec un massage du côlon, tandis qu'un massage traditionnel asiatique travaillera avant tout les méridiens et les points énergétiques reliés au système digestif.

Comment solliciter un point do in (ou point d'acupression) ?

1. *Concentrez-vous sur votre mouvement,* l'extérieur ne doit plus compter. C'est l'un des grands avantages de cette méthode : un micro-moment zen, à soi, n'importe quand dans la journée en faisant participer le corps. L'important est de le faire chaque jour, sans exception. Le résultat vient de la répétition du geste : on ne libère pas en une seule fois de l'énergie accumulée, on répète inlassablement le « message ». Assiduité et constance !

2. *Identifiez précisément le point à stimuler sur votre corps.* Pour cela, observez attentivement nos dessins.

3. *Appuyez fermement (mais doucement !) directement sur le point,* soit avec votre pouce (plus de force), soit avec votre majeur et votre index isolés ou réunis (plus facile pour atteindre certains points), tout en dessinant un « rond » dans le sens des aiguilles d'une montre. Comptez 1 seconde par exécution de cercle. Cela s'appelle la pression circulaire, en chinois PRESSION et CIRCULAIRE (pour d'autres types de massages, les Chinois utilisent d'autres idéogrammes, comme ceux relatifs à la friction par exemple). Maintenez quelques secondes. Puis retirez vos doigts (mais laissez-les au contact de la peau sur zone) et cessez la pression. Puis recommencez. Renouvelez une dizaine de fois. Ce massage tonifie le point énergétique et relance ainsi la circulation juste en dessous, pour délivrer un message à l'organe concerné « à distance ».

→

Plus vous appuyez fermement, plus vous dispersez l'énergie (utile en cas d'inflammation ou de douleur). Plus vous agissez doucement, plus vous concentrez au contraire l'énergie et relancez une fonction un peu « molle ».

Massage à l'occidentale

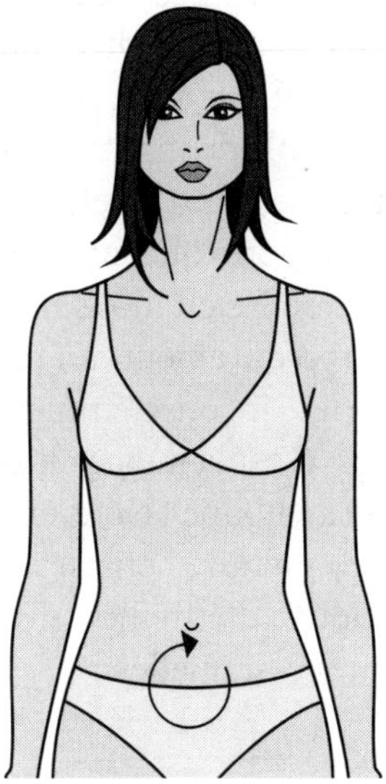

Massage asiatique (do in)

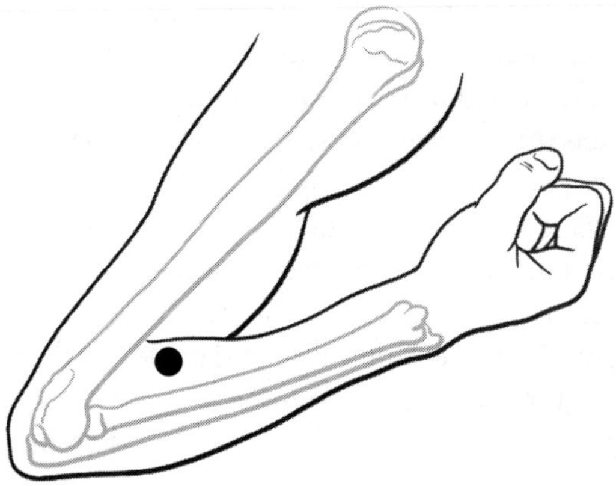

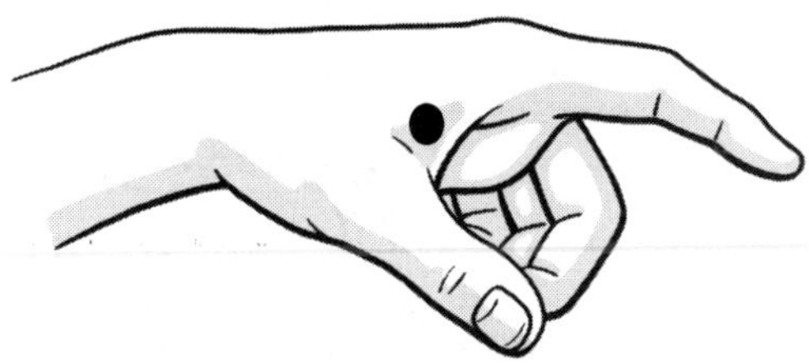

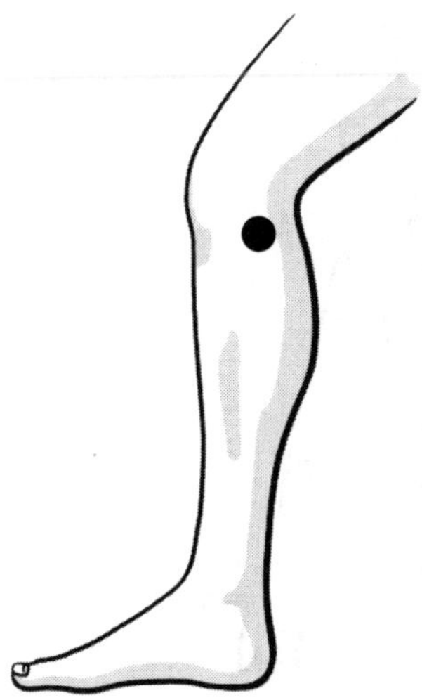

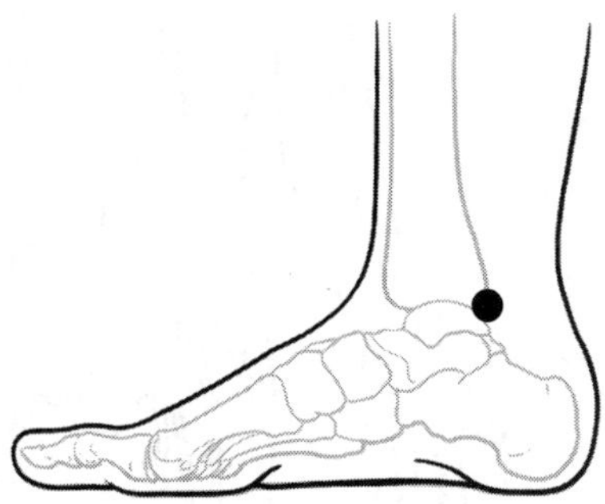

Ces deux approches sont intéressantes, essayez-les sans exclure l'une ou l'autre.

→

Gestion des émotions

Vous avez peur ? Plutôt que de la verbaliser, l'exprimer, la dompter, vous ressentez la peur dans votre corps, au niveau du ventre (« la peur au ventre » n'a rien d'imaginaire !). Selon le Dr Wilhelm Reich, les zones de tensions musculaires se répartissent différemment en fonction de l'émotion qui les provoque. Le principe : lorsqu'une émotion n'est pas exprimée, « digérée », nous la dirigeons inconsciemment vers une chaîne musculaire, qui va automatiquement se rigidifier. Un grand classique lorsque l'on se retrouve sur une table de massage « je sens un point dur, là », « vous êtes raide », « vous êtes noué/tendu » : bref, cette crispation est une réalité tangible, facile à percevoir par n'importe quel masseur même peu expérimenté. D'une certaine façon, toujours selon Reich, nous nous crispons pour ne pas ressentir les violences extérieures trop durement, un peu comme lorsque nous tombons : nous crispons nos muscles, inconsciemment, pour fabriquer une cuirasse dans le but de protéger nos os. C'est la même chose au quotidien avec ce déluge émotionnel qui en veut à notre anatomie ! Nous crispons nos mâchoires, notre dos, nos doigts… Il faut déjà en prendre conscience, puis relâcher tout cela, à l'aide d'exercices physiques doux, d'étirements, de mouvements dans l'eau et bien sûr de massages aux huiles essentielles.

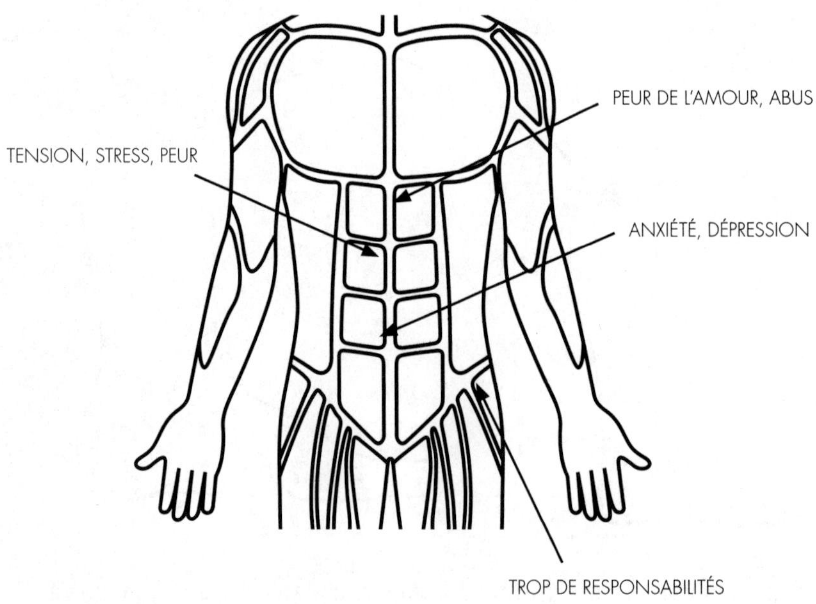

- *Les applications cutanées sur l'abdomen* : massez le ventre avec le nombre de gouttes d'huile essentielle et la quantité d'huile végétale proposées en massages circulaires doux dans le sens des aiguilles d'une montre.

COMMENT SAVOIR SI VOUS ÊTES ALLERGIQUE À UNE HUILE ESSENTIELLE ?

Toute huile essentielle est susceptible de provoquer une allergie, particulièrement lorsque le terrain est déjà réactif. Faites une petite touche d'essai avec 1 goutte de la ou des HE à appliquer, dans le pli interne du coude. Pas de réaction ? Vous pouvez y aller.

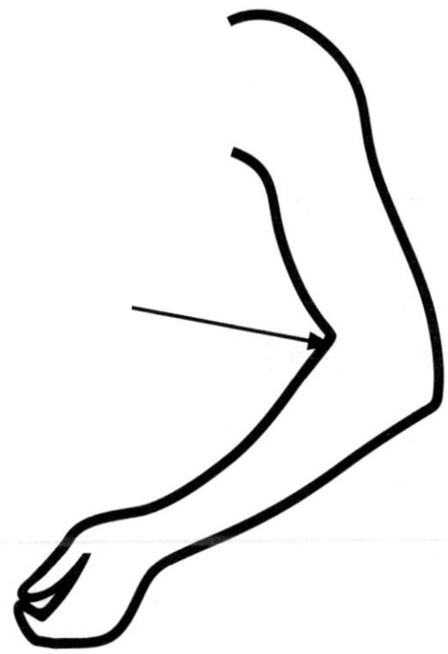

Abréviations

- *Qsp* : quantité suffisante pour = compléter jusqu'en haut du flacon avec.
- *HE* : huile essentielle.
- *Ess.* : essence = » huile essentielle » d'écorce d'agrume.
- *HA* : hydrolat = distillat de plante = eau distillée aromatique.
- *HV* : huile végétale.
- *EG* : extrait glycériné de plante fraîche (Phytostandard, SIPF)
- *ES* : extrait sec

AÉROPHAGIE, ROTS, ÉRUCTATIONS

L'estomac est dilaté, il y a une sensation de gêne désagréable. Le rot est un rejet bruyant par la bouche des gaz contenus dans l'estomac.

POURQUOI ?

On déglutit trop d'air au cours des repas, on mange trop vite, on avale de grandes bouchées. Cet air s'accumule dans l'œsophage et l'estomac.

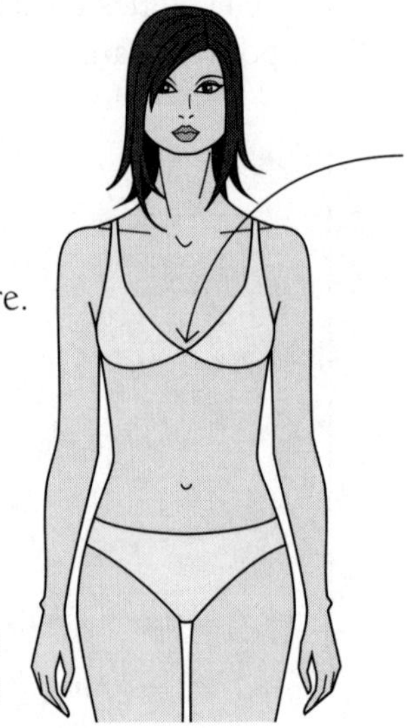

Le réflexe / Voie cutanée

Appliquez 1 goutte pure de **basilic exotique** sur le plexus solaire.

LA FORMULE COMPLÈTE / VOIE ORALE

Dans un flacon de 2 ml, mélangez :

HE basilic exotique	5 gouttes
Ess. citron zeste	10 gouttes
HE menthe poivrée	10 gouttes

▶ Avalez 1 goutte du mélange après chaque repas durant 3 à 5 jours.

POURQUOI CES HUILES ESSENTIELLES ?

- Basilic : antispasmodique
- Citron : active la digestion, carminative, stomachique
- Menthe poivrée : carminative, stimulante digestive

MES CONSEILS EN +

- Mangez dans le calme, en évitant de débattre de sujets scabreux.
- Ne buvez pas trop en mangeant.
- Évitez de mâcher des chewing-gums en dehors des repas.
- Ne vous agitez pas dès après le repas.
- Un américain, Timothy Janus, détient le record du rot le plus long du monde : plus de 18 secondes d'éructation. La classe ! Pour y parvenir, il s'est beaucoup entraîné et a choisi de « travailler » avec du soda light (Coca sans sucre) et autres boissons gazeuses dont il a avalé 7,5 litres le jour de son homologation. Loin de nous émerveiller, voici notre message : évitez absolument les boissons gazeuses, surtout les sodas, si vous cherchez à moins roter.

APPÉTIT : MANQUE D'APPÉTIT, PERTE D'APPÉTIT, ANOREXIE

Envie de rien, dégoût de tout.

La sagesse populaire « Quand l'appétit va, tout va » est, comme souvent, pleine de bon sens. De même que son pendant « L'appétit est une bonne maladie ». En effet, dès que quelque chose interfère dans les délicats mécanismes de l'appétit, la nourriture ne nous fait plus envie.

POURQUOI ?

Grandes chaleurs, fortes fièvres, infection ORL, tristesse, alcoolisme, tabagisme, toxicomanie, sédentarité extrême, prise exagérée de médicaments coupe-faim, anémie, anorexie mentale, fatigue, nausées, foie fatigué. Peut être problématique chez une personne âgée, surtout si cela dure.

Le réflexe / Voie orale

Laissez fondre sur la langue 1 goutte de **gingembre** ½ heure avant chacun des 3 repas, pendant 10 jours.

LA FORMULE COMPLÈTE / VOIE ORALE

Dans un flacon de 2 ml en verre coloré muni d'un stilligoutte, mélangez :

HE gingembre .... 10 gouttes
HE menthe poivrée .... 10 gouttes
HE basilic exotique.. 10 gouttes

▶ Versez 2 gouttes du mélange sur un comprimé neutre à sucer ½ heure avant chaque repas pendant 10 jours.

POURQUOI CES HUILES ESSENTIELLES ?

- Gingembre : tonique digestive, apéritive.
- Menthe poivrée : hépatotonique.
- Basilic exotique : stimulante hépatobiliaire.

MES CONSEILS EN +

- Soignez d'abord la cause. Le manque d'appétit n'est qu'un symptôme.
- Si le problème se prolonge, consultez.
- Lors d'une maladie infectieuse aiguë banale, comme une gastro-entérite, une bronchite, il est normal de ne pas avoir faim. Le corps concentre ses forces dans la lutte contre les microbes. Car souvenez-vous que la digestion est un mécanisme réclamant beaucoup d'énergie, aussi le corps en fait l'économie lorsqu'il y a plus urgent. Laissez faire, ce n'est pas grave, du moment bien sûr que cela ne dure pas. Buvez simplement des bouillons pour refaire les stocks d'eau et de sels minéraux. Vous mangerez demain. Ou après-demain.
- Ouvrez-vous l'appétit par des moyens simples et naturels : balade au grand air, activité physique, voire jeûne sur ½ ou 1 journée. Cela suffit généralement à remettre les choses en place.

- Méfiez-vous de certaines mauvaises habitudes, comme celles de boire des boissons gazeuses ou de mâcher du chewing-gum, qui ont tendance à perturber l'appétit en stimulant le centre de satiété.
- Les 5 sens peuvent être concernés. Par exemple un problème d'odorat ou de goût rend l'alimentation peu attractive, voire cotonneuse et désagréable en bouche. C'est un vrai piège. Assurez-vous de manger des aliments attrayants, frais, agréables, de bonne qualité. Si le problème, persistant, ne vient pas de votre assiette mais de vous, explorez vos sens avec l'aide d'un médecin.
- Certaines situations particulières affectent le goût. C'est le cas du rhume et du rhume des foins on le sait, ou de bien d'autres maladies. Mais c'est aussi le cas de l'avion ou d'un autre environnement bruyant : le bruit peut perturber très fortement l'appétit (essayez donc de manger à côté d'un marteau-piqueur en fonctionnement). Y compris un bruit lancinant comme celui des réacteurs de l'avion ou d'un trafic routier constant. Même chose d'ailleurs dans ces restaurants ultra-bruyants, qui en rajoutent une couche avec un fond musical souvent insupportable. Chez certaines personnes, cela provoque carrément des nausées ! De fait, le bruit atténue les sensations subtiles et agréables en bouche. Au passage, cela signifie d'ailleurs qu'il faut accroître la consommation, notamment de sucre, pour mieux la percevoir. Non seulement l'appétit peut s'en ressentir, mais aussi, à terme, le tour de taille, forcément.
- Le manque d'appétit peut être dû parfois à des douleurs ou plutôt des sensations désagréables à la déglutition : on n'ose plus rien avaler parce que l'on « sent » les bouchées « descendre » et que cela semble étrange. Vous avalez probablement des bouchées trop grosses, trop vite, sans les mâcher ou à peine, alors l'œsophage a plus de mal à faire descendre le tout vers l'estomac, ce qu'il accomplit habituellement dans la plus grande discrétion.
- En cas d'appétit vraiment coupé (au-delà de 2 ou 3 jours), de blocage alimentaire net, consultez en urgence.
- En cas de perte de poids importante et rapide sans raison particulière (sinon des troubles de l'appétit, et encore), comme 10 kg en un mois, consultez en urgence. Cela cache peut-être une maladie grave (cancer, problème au foie ou au cerveau, infection, diabète, anomalie hormonale soudaine).
- Les médicaments (gélule, comprimé…) et même les capsules d'huiles essentielles peuvent rester « coincés » dans l'œsophage, provoquant évidemment une sensation d'étouffement et de blocage œsophagien. Il faut les évacuer au plus vite, notamment en buvant une grande quantité d'eau ou en essayant de déloger l'intrus en avalant une boulette de mie de pain par exemple. Pour éviter ce problème non seulement désagréable mais potentiellement dangereux (étouffement, perforation, douleurs fortes), prenez toujours vos médicaments assis ou debout, jamais allongé ! Relevez-vous au moins dans votre lit, le dos appuyé contre des oreillers.

APPÉTIT : TROP D'APPÉTIT

Avoir trop d'appétit, c'est manger trop aux repas, ou manger entre les repas, ou les deux ! En gros, c'est avoir un appétit supérieur aux besoins du corps. Qui débouche immanquablement sur un surpoids de plus en plus sérieux.

« Ce n'est pas le ventre qui est insatiable, comme le dit la foule, mais l'opinion fausse au sujet de la réplétion illimitée du ventre. » Épicure, Sentences Vaticanes, 59. Autrement dit, ce n'est pas notre ventre qui est insatiable, mais l'illusion que l'on se fait de sa capacité illimitée. En français : nous avons souvent les yeux plus gros que le ventre.

POURQUOI ?

L'excès d'appétit peut être dû à de nombreux facteurs, autant psychologiques (besoin de se remplir pour se rassurer) que purement physiologiques (manque de sucre, de calories, régime déséquilibré, excessif, gros besoins dus à une forte activité intellectuelle ou physique, froid…). Certains traitements médicamenteux perturbent l'appétit et « donnent faim tout le temps » (et en plus favorisent le stockage des graisses), c'est le cas de nombreux médicaments anxiolytiques forts.

Le réflexe / Voie olfactive

Sniffez le flacon ouvert de **giroflier** ou de **cannelle de Ceylan** à chaque pulsion.

POURQUOI CES HUILES ESSENTIELLES ?

- Giroflier et cannelle de Ceylan : par voie olfactive, ces huiles essentielles saturent le centre de la faim.

MES CONSEILS EN +

- Avalez 1 cuillère à café d'EG de caralluma + guarana + rhodiola dans la matinée et en début d'après-midi pendant 3 semaines.
- L'appétit résulte d'un mécanisme délicat aux multiples facteurs, pièces, rouages. L'un d'entre eux est étonnant : chez les personnes obèses, l'appétit s'est déréglé au fil du temps et elles ont parfois « tout le temps faim » (hyperphagie). Pourtant, « leurs hormones de la faim », notamment la ghréline, sont généralement présentes à un taux normal, comme chez une personne de poids sain. Mais chez les obèses, un anticorps s'y grefferait, ce qui empêcherait leur dégradation et ferait perdurer la sensation de faim alors même qu'elles devraient se sentir rassasiées. Depuis les années 2010, plusieurs études mettent en lumière l'impact des immunoglobulines (= anticorps) sur les dérèglements de l'appétit en cas de boulimie, d'hyperphagie… et aussi l'inverse c'est-à-dire d'anorexie. Un point commun à tout cela ? Très probablement un dérèglement de la flore intestinale, on en revient toujours là d'une manière ou d'une autre.
- Consommez des fibres, des fibres, des fibres. Et variez votre alimentation en apportant le maximum de légumes verts et de fruits. C'est la meilleure façon de prendre soin de votre poids et d'améliorer votre flore intestinale. Il ne s'agit pas que d'une question de densité nutritionnelle et de calories, mais encore une fois de moyen très fort et entièrement naturel pour orienter votre flore intestinale « dans le bon sens ». Et cela, à chaque repas. Un travail de longue haleine, mais payant, très payant même, à terme.
- Dans l'idéal, on mange quand on a faim, on arrête de manger quand nos réserves d'énergie sont pleines, et voilà. Dans la réalité, ça se complique. Un nombre important de facteurs interfèrent dans notre appétit et dans nos choix alimentaires, et ils n'ont souvent aucun rapport avec nos besoins physiologiques. Par exemple, les psys savent bien qu'au fast-food, on ne commande pas « une petite frite et un menu de base », ce n'est pas assez « classe ». Pour montrer qu'on est fort, viril ou d'un certain « niveau », il convient de commander tout en grand, des frites jusqu'au soda, en passant par le burger. Résultat : on mange deux fois trop, poussé par une auto-pression sociale et la volonté de ne pas être traité de « femmelette au régime » (oui oui, ça existe toujours, surtout quand nous commandons de la salade). Pensez-y à votre prochaine commande au restaurant : avez-vous vraiment besoin de choisir la version XXL au restaurant de viande ? On n'est pas « petit bras » si on commande une assiette normale.
- Cette histoire de portions « sociales » se retrouve à chaque type de consommation. Dans un Starbucks, Costa Coffee ou autre marque de « boutiques de café », on commande tout de suite la plus grande taille, ou la taille intermédiaire… la

« petite » taille fait « petit » alors qu'elle est déjà énorme par rapport à ce que vous boiriez chez vous ! Méfiez-vous de tous ces pièges, ils peuvent perturber de façon très profonde l'appétit et le tour de taille. Et vous font perdre de vue l'objectif final de ce que vous consommez. Une pizza, un gobelet de café ou une part de frites ne sont pas des faire-valoir de votre statut mais des moyens de calmer votre faim et votre soif, et de vous faire plaisir. Se faire plaisir avec 5 gorgées est suffisant, pas la peine de vous en infliger 50, soit 10 fois plus que vos besoins (multipliez aussi par 10 la quantité de sucre, de « toppings » et autres petits ajouts bien caloriques).

- Méfiez-vous de tous les médicaments proposés pour « couper l'appétit » quels qu'ils soient. Ils sont tous dangereux.

BALLONNEMENTS, PETS, GAZ

AÉROCOLIE, FLATULENCES, SPASMES DIGESTIFS

Accumulation de gaz dans le gros intestin due à une prolifération de bactéries de fermentation. Augmentation du volume de l'abdomen. Le pet est une émission par l'anus de gaz intestinaux. Douleurs spasmodiques qui accompagnent une digestion difficile. Dans la majorité des cas, les gaz sont dus à des aliments qu'on ne parvient pas à digérer et/ou qui fermentent. Les huiles essentielles accélèrent la digestion et limitent ou même stoppent la fermentation.

POURQUOI ?

On mange trop vite sans mâcher, on avale de l'air en mangeant. Les aliments riches en sucres ou en fibres, légumineuses, certains légumes (choux, céleri…), fruits (bananes, agrumes) incomplètement digérés séjournent trop longtemps dans l'intestin et fermentent. Les boissons gazeuses, une alimentation trop riche en protéines ou en graisses, les faux sucres produisent les mêmes effets. Les intolérances et hypersensibilité au gluten, aux Fodmaps ou aux produits laitiers également. La candidose intestinale, l'excès de stress aussi en perturbant la digestion.

Le réflexe / Voie orale

Avalez 1 goutte de **basilic exotique** sur 1 comprimé neutre ou dans un peu d'huile d'olive après les repas durant 4 à 5 jours.

LA FORMULE COMPLÈTE / VOIE ORALE

Dans un flacon de 2 ml, mélangez :

HE basilic exotique .... 10 gouttes
HE menthe poivrée .... 10 gouttes
HE anis vert .... 10 gouttes
HV olive qsp .... 2 ml

▶ Lapez ou avalez 1 goutte du mélange sur un support après chaque repas durant une semaine.

LA FORMULE COMPLÈTE / VOIE CUTANÉE

HE basilic exotique .... 1 goutte
HE menthe poivrée .... 1 goutte
HE marjolaine des jardins .... 1 goutte
HV de noisette .... 1 cuillère à café

▶ Massez l'abdomen pendant 5 minutes dans le sens des aiguilles d'une montre, 2 à 3 fois par jour entre les repas durant une semaine.

POURQUOI CES HUILES ESSENTIELLES ?

- Basilic exotique : stomachique, tonique digestive, antispasmodique
- Menthe poivrée : stimulante digestive, stomachique
- Anis vert : carminative, antifermentaire
- Marjolaine des jardins : déstressante

Elles sont carminatives et facilitent la digestion en régulant la production de sucs gastriques.

MES CONSEILS EN +

- Mâchez longuement chaque bouchée avant de l'avaler, prenez vos repas au calme.
- Évitez les Fodmaps (voir p. 160).
- Diminuez les portions de pâtes, de pizzas.
- Diminuez les protéines, surtout si les gaz sont très odorants : viandes, œufs (2 par personne suffisent).
- Oubliez définitivement toute boisson gazeuse y compris l'eau pétillante.
- Supprimez le lait et ses dérivés, les sucres raffinés.
- Ajoutez des condiments, herbes, graines carminatives dans les plats et salades : estragon, gingembre, menthe, badiane, cumin.
- Faites cuire les choux et légumes secs dans deux (voire trois) eaux successivement. Les artichauts, les poireaux, les céréales riches en Fodmaps, fibres plus ou moins digestes, peuvent être cuits en ajoutant dans l'eau de cuisson quelques graines d'anis vert ou de cardamome.
- Évitez tous les produits industriels dits « sans sucres » riches en polyols indigestes. Surtout les confiseries et surtout surtout les chewing-gums dragéifiés « sans sucre ».
- Supplémentez-vous en probiotiques sans prébiotiques : lactobacillus, acidophilus en quantité.

LA CHIMIE DES ODEURS CORPORELLES

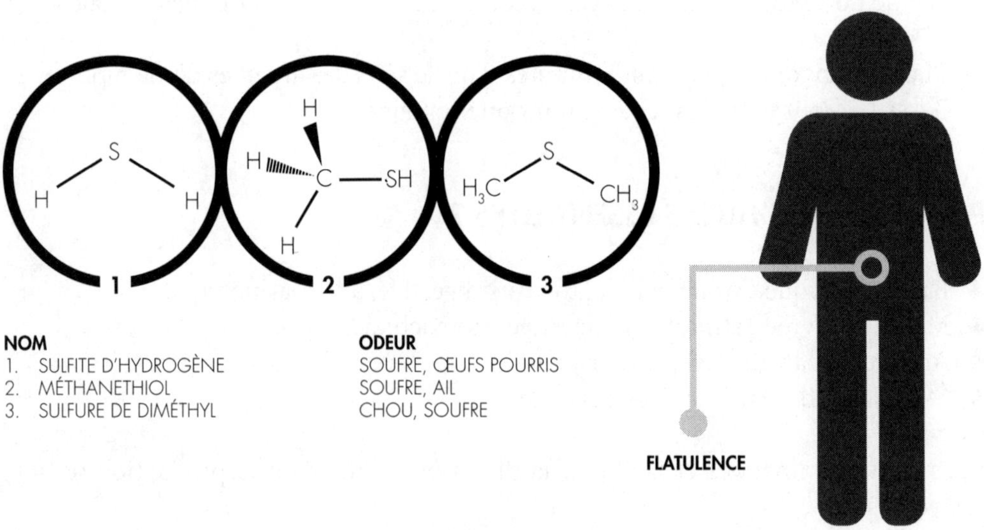

BOULIMIE

FRINGALES, PULSIONS DE GRIGNOTAGE

Trouble comportemental alimentaire : on absorbe de grandes quantités de nourriture sur une période courte. Besoin impérieux de manger. On croit qu'on a faim.

POURQUOI ?

Stress, mal-être, ennui, perturbations psychologiques = manque de sérotonine apaisante, excès de cortisol énervant.

Le réflexe / Voie olfactive

Respirez le flacon ouvert de **giroflier** à chaque pulsion.

LA FORMULE COMPLÈTE / VOIE ORALE

Dans un flacon de 2 ml, mélangez à parts égales :
HE giroflier
HE cannelle de Ceylan écorce

▶ Sucez 1 comprimé neutre imprégné de 1 goutte de ce mélange à chaque envie de craquer, jusqu'à 6 fois par jour.

LA FORMULE COMPLÈTE / VOIE AÉRIENNE

HE marjolaine des jardins .... 1 goutte
HE camomille romaine .... 1 goutte

▶ Appliquez 1 goutte de ce mélange sur le plexus solaire et sur les veines apparentes des poignets. Respirez-les profondément, calmement à chaque envie de grignoter.

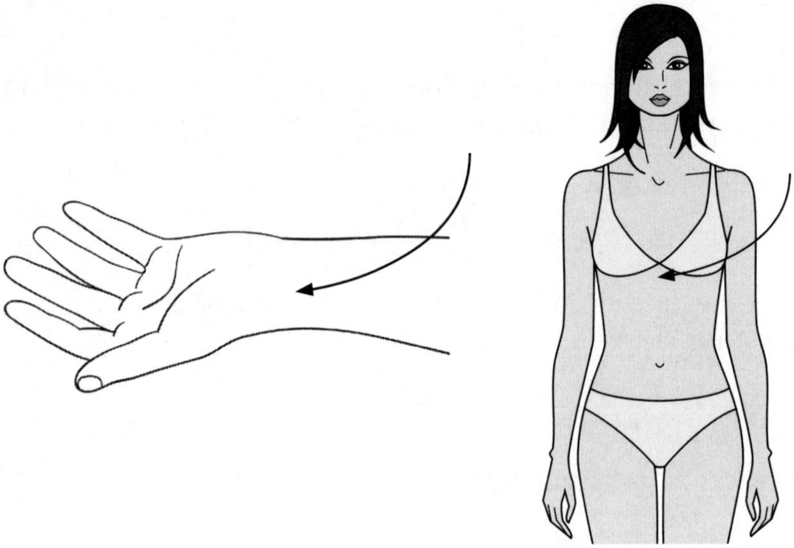

POURQUOI CES HUILES ESSENTIELLES ?

- Giroflier et cannelle de Ceylan dégagent des arômes qui saturent les voies olfactives et envoient un message de satiété au cerveau.
- Marjolaine des jardins et camomille noble ont une réelle action antistress.

MES CONSEILS EN +

- Ayez en permanence une bouteille d'eau sous la main et buvez-en de petites rasades très souvent.
- Supplémentez-vous en magnésium marin + B6 : 4 comprimés par jour.
- Et en tryptophane, précurseur de la sérotonine, neuromédiateur de l'équilibre, du calme, de la plénitude : 1 comprimé de 5 HTTP (= hydroxytryptophane) vers 17 heures.
- Lisez nos conseils « Trop d'appétit » (p. 425), notamment concernant la flore intestinale.

CALCULS BILIAIRES

LITHIASE BILIAIRE, COLIQUES HÉPATIQUES

La bile joue un rôle considérable : elle est chargée de la digestion des lipides, de l'absorption des vitamines liposolubles, de l'élimination de certains déchets. Elle est sécrétée par les cellules hépatiques, stockée dans la vésicule puis s'épanche dans les intestins. Dans certaines circonstances, elle peut s'épaissir (boue vésiculaire) ou même former des calculs : petits cailloux de sels biliaires, cholestérol, calcaire, qui peuvent grossir et boucher les canaux biliaires reliant vésicule et tube digestif, en provoquant des douleurs aiguës au niveau de l'hypocondre droit : c'est la colique hépatique très douloureuse.

POURQUOI ?

Alimentation trop grasse, trop sucrée, obésité, diabète. Trop de cholestérol dans la bile, insuffisance de sels biliaires, faible motilité de la vésicule, concentration excessive de la bile, excès de triglycérides sanguins, hypocholestérolémiants qui, en baissant le taux de cholestérol sanguin, stimule la sécrétion de cholestérol par le foie dans la bile.

Le réflexe / Voies cutanée et orale

En crise, massez la région du foie et des lombaires avec 2 gouttes de **khella** plusieurs fois de suite et laissez fondre 2 gouttes sous la langue. Renouvelez 3 fois en 24 heures si crise.

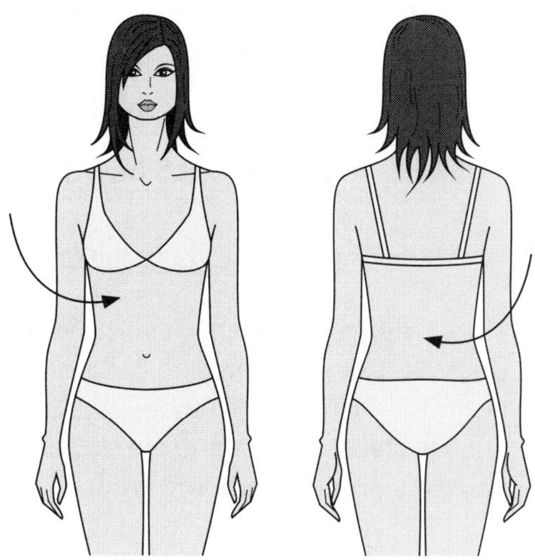

LA FORMULE COMPLÈTE / VOIE ORALE

Dans un flacon de 2 ml, mélangez :

- HE khella .... 10 gouttes
- HE genévrier commun .... 15 gouttes
- HE basilic exotique .... 15 gouttes
- Ess. citron .... 10 gouttes

▶ Prenez 2 gouttes 3 fois par jour en cures de 10 jours par mois en traitement de fond, de terrain pour éviter les rechutes.

POURQUOI CES HUILES ESSENTIELLES ?

- Khella : antispasmodique
- Genévrier commun : antilithiasique
- Basilic exotique : très antispasmodique
- Citron : litholytique

MES CONSEILS EN +

- Perdez du poids si besoin.
- Buvez beaucoup d'eau
- Faites des cures de 3 semaines d'aubier de tilleul du Roussillon en décoction.
- Buvez des tisanes de plantes cholérétiques et cholagogues : fumeterre, romarin, pissenlit, bugrane, boldo.

MA TISANE ANTI-CALCULS BILIAIRES

Plante : aubier de tilleul du Roussillon

- Mettez 3 ou 4 bâtonnets d'aubier de tilleul du Roussillon et 1 litre d'eau dans une casserole. Couvrez, portez à ébullition puis ramenez à feu doux pendant 20 minutes, jusqu'à réduction du volume à ¾ de litre environ. Retirez les bâtons, versez dans une Thermos, ajoutez le jus de 1 citron et buvez tout au long de la journée.
- Recommencez chaque jour, en cure de 15 à 20 jours, surtout en période « critique ».

Lexique de pro des calculs biliaires

Le foie sécrète de la bile, qui est drainée par des canaux à l'intérieur puis à l'extérieur de l'organe pour rejoindre le duodénum. La bile est ensuite stockée dans la vésicule biliaire, reliée elle-même au canal principal (cholédoque). Lorsque ces canaux sont mis en tension, ça fait mal !

Lithiase vésiculaire. Ce sont de « petits cailloux » qui passent le plus souvent inaperçus, quand ils mesurent 1 mm ou moins. On les découvre lors d'une radio ou d'une échographie par exemple.

Mais parfois une lithiase biliaire peut faire très mal, surtout si le calcul (concrétion de différents composants, dont du cholestérol) mesure 1 ou plusieurs centimètres. C'est la crise de **colique hépatique**. Douleur aiguë dans l'abdomen, partie haute à droite, qui remonte et irradie jusqu'à l'épaule. La douleur est parfois si intense qu'elle empêche de respirer correctement, et s'accompagne de nausées, migraines, mal-être : la crise dure de 15 minutes à 4 heures, souvent après un bon repas. Dès que le calcul est évacué, la douleur disparaît. Il n'y a habituellement pas de complications ni de fièvre. Mais…

Si les choses se gâtent (complications), on peut avoir de la fièvre (38,5 °C) et la douleur reste, même au-delà de 4 heures car la zone s'est infectée. C'est une **cholécystite aiguë**, qui impose évidemment une consultation très rapide. Mal ou non traitée, cette cholécystite aiguë peut tourner à la cholécystite chronique : les douleurs sont moindres mais la vésicule, abîmée.

Si le calcul poursuit sa progression pour atteindre le canal cholédoque et que la bile s'y infecte (infection bactérienne + inflammation), on atteint le stade préoccupant de **l'angiocholite**, avec fièvre à 40 °C et jaunisse impressionnante. C'est une urgence.

CIRRHOSE

Altération des cellules hépatiques, les hépatocytes : fibrose du tissu hépatique.
La cirrhose est une maladie grave, irréversible, du foie. Il n'existe aucun traitement.

POURQUOI ?

Alcoolisme, hépatites virales B, C, D, mauvais métabolisme, ou origine auto-immune.

Le réflexe / Voie orale

Avalez 1 goutte de **citron** 3 fois par jour, 10 jours par mois.

LA FORMULE COMPLÈTE / VOIE CUTANÉE

Dans un flacon de 10 ml, mélangez :

HE carotte	1 ml
HE romarin à verbénone	1 ml
HE lédon du Groenland	1 ml
HV noisette qsp	10 ml

▶ Massez la peau au niveau du foie matin et soir avec 10 gouttes du mélange.

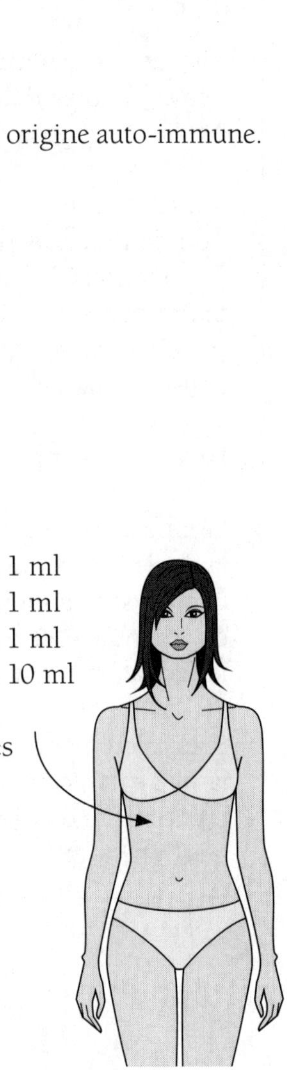

POURQUOI CES HUILES ESSENTIELLES ?

- Citron : anti-infectieuse, hépato-tonique.
- Carotte et lédon du Groenland : régénératrices hépato-cellulaires.
- Romarin à verbénone : stimulante hépato-biliaire.

MES CONSEILS EN +

- Drainage hépatique, protection et régénération des cellules : mélangez à parts égales
  - EG chardon marie
  - EG desmodium
  - EG fumeterre
  - EG radis noir

  Avalez 1 cuillère à café du mélange dans 1 verre d'eau matin et soir par cures de 3 semaines par mois.
- Consommez des légumes, fruits, poissons cuisinés sans graisses (sauf avec huiles d'olive et de colza).
- Ne buvez pas d'alcool.
- En France, l'alcool est la première cause de cirrhose (il en provoque 50 %) et l'hépatite virale, toxique ou médicamenteuse, la seconde (40 %). Des problèmes biliaires chroniques, une maladie de Wilson (trop de cuivre dans l'organisme) et une hémochromatose (trop de fer dans l'organisme) peuvent aussi déboucher sur une cirrhose.
- Le premier stade de cirrhose alcoolique, dite cirrhose micronodulaire, est réversible : le foie est gros (stéatose hépatique = » foie gras ») et si l'on cesse totalement, à ce stade, la consommation d'alcool, il peut revenir à la normale. Faites-vous aider si vous en êtes à ce niveau. Il en va de votre vie !
- Si vous êtes à risque, guettez les symptômes, discrets, pour agir avant qu'il ne soit trop tard : fatigue, amaigrissement, foie « gros » et dur (mais pas douloureux), parfois teint jaune ou couleur jaune des conjonctives (blanc de l'œil…), tremblements, rougeurs bizarres sur les paumes des mains.
- Buvez ZÉRO alcool et préservez au maximum votre foie. Suivez des cures détox (pas n'importe lesquelles : des sérieuses, axées sur le foie) (voir « Détox », p. 450).

COLIQUES INTESTINALES

Douleurs aiguës spasmodiques au ventre avec ou sans diarrhées : inflammation aiguë du côlon.

POURQUOI ?

Il existe tant de causes ! Le froid après le repas, une huître douteuse, un stress intense, une ischémie (insuffisance circulatoire de la paroi intestinale suite à une épreuve sportive intensive), un traitement médicamenteux agressif…

Le réflexe / Voie cutanée

Massez le ventre avec 2 gouttes de **basilic exotique** diluées dans 5 gouttes d'HV de noisette pendant 2 à 3 minutes.

LA FORMULE COMPLÈTE / VOIE ORALE

Dans un flacon de 1 ml mélangez :

HE basilic exotique	10 gouttes
HE menthe poivrée	10 gouttes
HE camomille romaine	5 gouttes

- Avalez 2 gouttes de ce mélange diluées dans un peu d'huile d'olive ou sur un comprimé neutre. Renouvelez 2 ou 3 fois ce même jour selon les besoins, puis matin et soir les 3 ou 4 jours suivants.

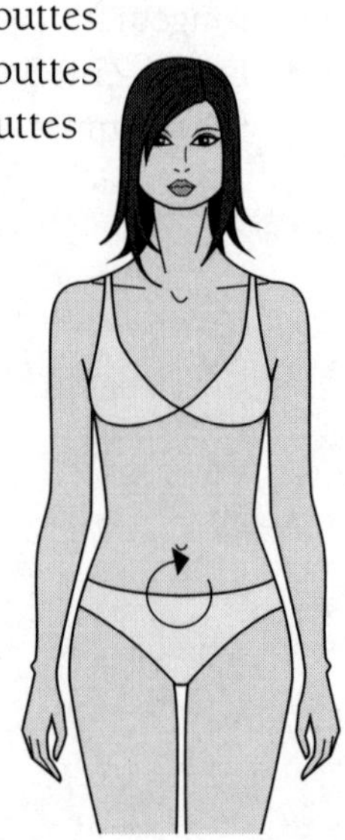

POURQUOI CES HUILES ESSENTIELLES ?

- Basilic exotique : antispasmodique
- Menthe poivrée : anesthésiante de la douleur
- Camomille romaine : très déstressante

MES CONSEILS EN +

- Buvez des infusions de mélisse, de réglisse*.
- Évitez les légumes très riches en fibres artichauts, poireaux, choux… Et les légumineuses : pois, haricots, lentilles pendant 3 à 5 jours.

COLITE INFECTIEUSE (BACTÉRIENNE OU VIRALE)

Crampes dans l'intestin, douleurs violentes, avec des diarrhées fréquentes.

POURQUOI ?

Les organismes pathogènes – salmonelles, colibacilles, virus, parasites – se sont multipliés dans l'intestin, et l'organisme s'efforce de les éliminer. On a avalé des aliments infectés ou on a eu des contacts avec des personnes atteintes.

Le réflexe / Voie orale

Avalez 1 goutte de **cannelle de Ceylan** dans ¼ de cuillère à café d'HV d'olive ou de miel, 3 à 5 fois par jour pendant 4 à 5 jours.

* Si vous faites de l'hypertension, méfiez-vous de la réglisse, qui peut l'aggraver (voire la provoquer). Ce n'est pas le cas chez tous les hypertendus mais attention.

LA FORMULE COMPLÈTE / VOIE ORALE

Dans un flacon de 2 ml, mélangez :

HE sarriette des montagnes .... 10 gouttes
HE basilic exotique... 10 gouttes
HE menthe poivrée .... 10 gouttes
HE cannelle de Ceylan écorce .... 10 gouttes

▶ Prenez 2 gouttes du mélange dans de l'huile d'olive 3 fois par jour, ou, si le goût est trop fort, 1 seule goutte 6 fois par jour.

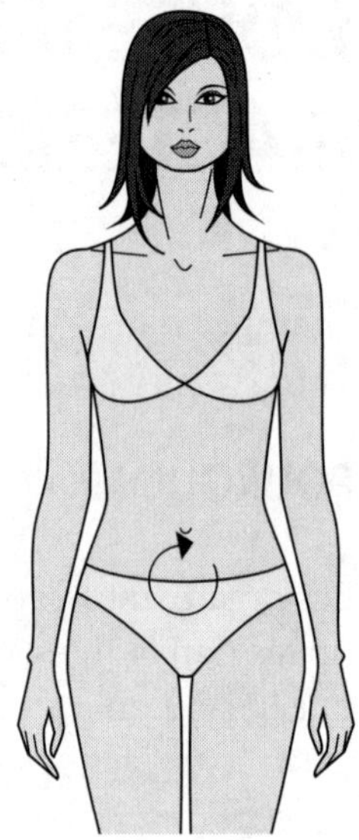

LA FORMULE COMPLÈTE / VOIE CUTANÉE

HE basilic exotique..2 gouttes
HE lavande aspic ....2 gouttes
HV noisette ....5 gouttes

▶ Appliquez sur le ventre 4 à 6 fois par jour.

POURQUOI CES HUILES ESSENTIELLES ?

- Cannelle de Ceylan et sarriette des montagnes : anti-infectieuses majeures.
- Basilic exotique : antispasmodique et antiviral puissant.
- Lavande aspic : antivirale, antibactérienne.

MES CONSEILS EN +

- Faites une cure de probiotiques.
- Buvez beaucoup d'eau pour activer l'élimination des germes.

Abécédaire des colites et colopathies

Il y a colite et colite, et l'on emploie souvent à tort un mot pour un autre. Voici un petit lexique pour s'y retrouver.

Colite : il y a toujours une notion d'infection ou d'inflammation, donc de maladie. On a ainsi une rectocolite hémorragique ou une maladie de Crohn (colites inflammatoires), ou une colite virale, bactérienne ou parasitaire (colites infectieuses). Quand on regarde à la radio ou que l'on fait des prélèvements, il y a des anomalies.

La colite infectieuse est temporaire : une fois le microbe ou le parasite éliminé, tout rentre dans l'ordre.

La colite inflammatoire est chronique : on est colitique « à vie » et il s'agit d'espacer au maximum les « poussées » (« crises de colite ») qui non seulement sont très douloureuses mais, en plus, abîment l'intestin.

Colopathie fonctionnelle : ces deux mots accolés signifient que le *côlon* ne *fonctionne* pas comme il le devrait, mais qu'il n'est pas « malade » pour autant, au sens organique du terme. Quand on regarde à la radio ou que l'on fait des prélèvements, il n'y a pas d'anomalies (ce qui ne veut pas dire qu'il n'y a pas de douleur !). Les symptômes sont bien réels, on a mal au ventre, on ballonne, on digère mal ou lentement, il peut y avoir même des glaires et des saignements dans les selles (bien vérifier avec le médecin qu'ils ne sont pas là à cause d'une maladie organique), mais c'est juste une « crise de larmes intestinale », comme on la surnomme si bien.

Hypersensibilité viscérale : c'est le **côlon irritable**. Le fait d'être propriétaire d'un côlon qui ne supporte rien sur un plan digestif, et qu'en plus il concentre physiquement vos stress. Un peu comme une hypersensibilité émotionnelle, mais dans l'intestin. Elle peut s'aggraver ou s'exprimer très régulièrement si vous souffrez d'intolérance alimentaire (hypersensibilité au lactose, au gluten, aux Fodmaps) ou si votre flore intestinale est déséquilibrée pour une raison ou une autre. La flore intestinale est d'ailleurs impliquée également dans les colites et colopathies fonctionnelles décrites ci-dessus.

COLITE INFLAMMATOIRE (CROHN, RECTOCOLITE HÉMORRAGIQUE)

La colite inflammatoire (maladie de Crohn, rectocolite hémorragique), est nettement plus délicate à traiter que sa cousine infectieuse. La muqueuse est lésée, il faut la soigner. La maladie de Crohn et la rectocolite hémorragique sont deux maladies chroniques inflammatoires de l'intestin. Lors des crises, les symptômes sont principalement des douleurs plus ou moins importantes et des diarrhées (parfois multiples dans la journée). L'un des axes de recherche les plus prometteurs pour aider les malades concerne la flore et la paroi intestinales, toujours très perturbées en cas de Crohn ou de rectocolite. Or, un tel déséquilibre aggrave toujours l'inflammation, même si ce n'est pas forcément la cause de départ. En retour, l'inflammation, systématique lors des crises, déséquilibre automatiquement la flore… Un vrai cercle vicieux qu'il convient de briser pour améliorer le confort de vie. Mais, quoi qu'il en soit, les huiles essentielles soulagent les spasmes douloureux. Ça change tout !

POURQUOI

Inflammation de la couche interne du gros intestin (rectocolite hémorragique) ou potentiellement de la totalité du tube digestif, de la bouche à l'anus (Crohn) avec diverses complications. Les causes ne sont pas très claires – auto-immunes, déséquilibre de la flore intestinale… Certaines colites inflammatoires peuvent être dues à une radiothérapie (par exemple plusieurs mois voire années après irradiation de la zone pelvienne lors d'un traitement contre le cancer de l'utérus). Certains parasites et bactéries, enfin, peuvent provoquer des colites inflammatoires.

Le réflexe / Voie cutanée

Massez le ventre avec 3 gouttes de **basilic exotique** diluées dans ¼ de cuillère à café d'HV de millepertuis, 2 à 4 fois par jour.

LA FORMULE COMPLÈTE / VOIE CUTANÉE

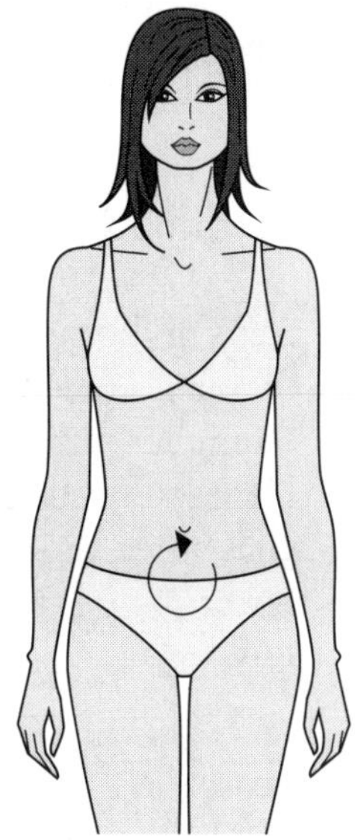

Dans un flacon de 2 ml mélangez :

HE basilic exotique.. 10 gouttes
HE camomille noble .... 10 gouttes
HE fenouil doux .... 10 gouttes
HE ylang-ylang.. 5 gouttes
HE ciste ladanifère .... 5 gouttes
HV millepertuis .... qsp 2 ml

▶ Appliquez 6 gouttes du mélange sur le ventre, en massages circulaire dans le sens des aiguilles d'une montre pendant les périodes de douleurs vives 2 à 3 fois par jour.

POURQUOI HUILES ESSENTIELLES ?

- Basilic exotique et fenouil doux : grandes antispasmodiques, digestives, carminatives.
- Camomille noble et ylang-ylang : calmantes, sédatives, déstressantes et analgésiques.
- Ciste ladanifère : hémostatique.

MES CONSEILS EN +

- Faites des cures de 10 jours d'extraits glycérinés de plantes spasmolytiques : EG gentiane, aubépine, mélisse, valériane à parties égales : avalez 1 cuillère à café du mélange diluée dans 1 verre d'eau après 2 repas par jour.
- Évitez les produits laitiers, le gluten, les Fodmaps (pour ces derniers, attention à ne pas trop réduire la proportion d'aliments végétaux qui sont de grands pourvoyeurs de prébiotiques, amis de la flore intestinale ; c'est un subtil équilibre, apprenez à découvrir ceux que vous supportez et les autres, et n'éliminez que ceux que vous ne supportez pas).
- Mangez du riz, des carottes, des bananes, des pommes cuites…
- Pensez aux oméga 3, fortement anti-inflammatoires.
- Méfiez-vous des conseils diététiques classiques, souvent hors d'âge, qui ne font généralement qu'aggraver les choses hélas.

MA TISANE AROMA ANTICOLITE

Plantes : myrtille (baies) + menthe
Huile essentielle : cannelle de Ceylan

- Dans un bocal, mélangez ⅔ de myrtilles et ⅓ de menthe.
- Versez 2 cuillères à café du mélange dans 25 cl d'eau bouillante. Laissez frémir 5 minutes, puis coupez le feu. Couvrez et faites infuser 5 minutes. Filtrez.
- Plongez dans la tasse 1 cuillère à café de miel (si possible de thym) dans laquelle vous aurez versé 1 goutte d'huile essentielle de cannelle de Ceylan.
- Buvez 3 ou 4 tasses par jour.

COLITE SPASMODIQUE

INFLAMMATOIRE, CHRONIQUE, SYNDROME DU CÔLON IRRITABLE, COLOPATHIE FONCTIONNELLE, DIVERTICULES (HERNIES AU NIVEAU DE LA PAROI INTERNE DES INTESTINS)

Problèmes digestifs qui perturbent la vie au quotidien : digestions lentes et pénibles, régurgitations, douleurs spasmodiques dans le ventre, presque constamment. Nausées. Maux de tête. Troubles du transit, alternance de constipation et diarrhées, ballonnements, langue chargée, perte d'appétit, amaigrissement, anémie par faute d'absorption correcte des nutriments, fatigue physique et morale, voire déprime. Les symptômes sont aggravés pendant les périodes de surmenage ou de soucis. Pas de lésions visibles aux examens, pas d'infection bactérienne ou parasitaire.

POURQUOI ?

L'intestin grêle, le gros intestin et parfois l'anus sont enflammés, ne supportent rien, l'intestin se rebelle violemment en se contractant, la paroi intestinale s'ulcère, devient de plus en plus perméable. C'est une hyperactivité du système immunitaire : maladie auto-immune. Quant aux diverticules, ils peuvent s'enflammer ou s'infecter et devenir très douloureux : c'est la diverticulite.

Le réflexe / Voie orale

Avalez 2 gouttes de **basilic exotique** au moment des spasmes.

LA FORMULE COMPLÈTE / VOIE ORALE

Dans un flacon de 2 ml, mélangez :

HE basilic exotique .... 10 gouttes
HE gingembre .... 10 gouttes
HE curcuma .... 20 gouttes
HE menthe poivrée .... 10 gouttes

▶ Avalez 2 gouttes sur 1 comprimé neutre 3 fois par jour, au cours des repas, par cures de 10 jours espacées de fenêtres thérapeutiques de 8 jours, pendant 3 mois : 10 jours oui, 8 jours non.

LA FORMULE COMPLÈTE / VOIE CUTANÉE

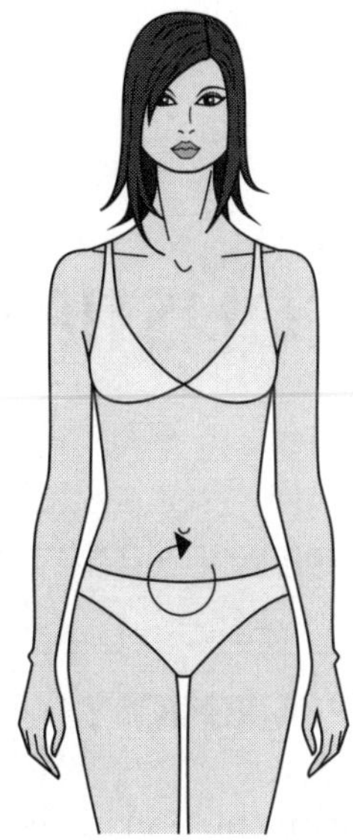

HE basilic exotique .... 1 goutte
HE marjolaine des jardins .... 1 goutte
HE menthe poivrée .... 1 goutte
HV noisette .... 5 gouttes

▶ Massez le ventre dans le sens des aiguilles d'une montre en cas de fortes douleurs.

POURQUOI CES HUILES ESSENTIELLES ?

- Basilic exotique : la super-antispasmodique.
- Gingembre : antalgique, carminative.
- Curcuma : très anti-inflammatoire, antalgique.
- Menthe poivrée : anesthésiante, antispasmodique, anti-inflammatoire.
- Marjolaine des jardins : déstressante.

MES CONSEILS EN +

- Avalez matin et soir 1 cuillère à soupe de gel d'aloès.
- Supplémentez-vous :
  - en probiotiques en permanence :
  - en oméga 3 anti-inflammatoires : 6 capsules dosées à 500 mg par jour, en 2 ou 3 prises au moment des repas pendant 20 jours, puis 3 capsules par jour pendant plusieurs mois ;
  - et en magnésium marin B6 pour améliorer la gestion du stress.
- Supprimez de l'assiette tout aliment irritant : graisses, charcuteries, gluten, lactose, Fodmaps.
- Saupoudrez de curcuma et d'un peu de poivre la plupart des plats salés.
- Mâchez longuement avant d'avaler. Si besoin, sucez 2 ou 3 comprimés d'enzymes digestives après les repas.
- Mangez les fruits crus en dehors des repas, des fruits cuits en fin de repas. Évitez les fruits et légumes à graines : kiwi, framboise, fraise, groseille, concombre, tomate, courgette.

CONSTIPATION

Ralentissement du transit intestinal. Difficulté à aller à la selle. Non traitée, cette affection peut entraîner de vraies maladies intestinales dont le cancer du côlon fait partie.

POURQUOI ?

Alimentation inadaptée, manque de fibres, hydratation insuffisante, activité physique insuffisante, alitement prolongé, vie en fauteuil, voyage, grossesse, dolichocôlon, stress mal géré.

Le réflexe / Voie orale + voie cutanée

Absorbez 1 goutte de **gingembre** posée dans ½ cuillère à café d'huile d'olive avant ou après les repas.

+

Appliquez 2 gouttes de **basilic exotique** sur le ventre en massages le matin avant le lever, encore allongé.

LA FORMULE COMPLÈTE / VOIE ORALE

HE gingembre	1 goutte
HE basilic exotique	1 goutte
HV olive	1 cuillère à café

▶ Avalez ce mélange au cours de chaque repas pendant 1 semaine.

LA FORMULE COMPLÈTE / VOIE CUTANÉE

HE gingembre	1 goutte
HE basilic exotique	1 goutte
HV noisette	3 gouttes

▶ Massez fermement le ventre en larges cercles et le bas du dos avec le mélange, 3 fois par jour pendant 1 semaine.

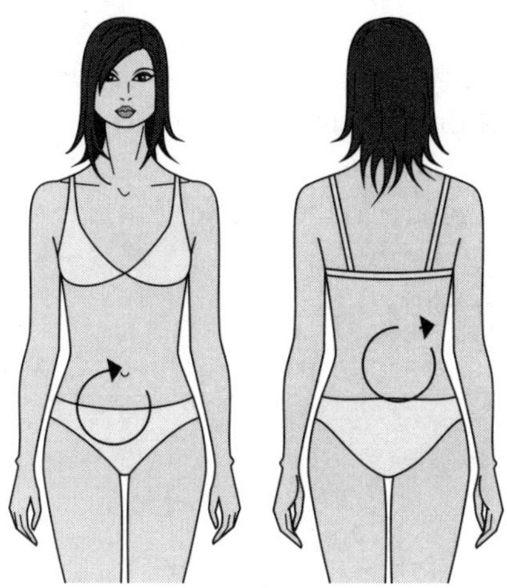

POURQUOI CES HUILES ESSENTIELLES ?

- Gingembre : tonique digestive, active le transit intestinal.
- Basilic exotique : antispasmodique, détend les viscères.

MES CONSEILS EN +

- Mangez plus de fruits frais et secs (dattes, figues, pruneaux, raisins secs, pommes cuites), de fruits oléagineux (noix, noisettes, amandes), de légumes verts, légumes secs, céréales complètes (pain, riz, pâtes complets).
- Buvez davantage d'eau (Vittel, Hépar ou autre eau riche en magnésium), d'infusions, de jus de légumes.
- Bougez plus.
- Supplémentez-vous en magnésium marin B6 pour une meilleure gestion du stress.
- Faites quelques exercices physiques le matin au réveil + 1 grand verre d'eau avant le petit-déjeuner.
- Faites 2 à 3 séances de sport par semaine : course à pied, natation…
- Faites une cure prolongée de probiotiques et prébiotiques.
- Faites des cures de tisanes ou d'extraits végétaux ou de drainants (artichaut, radis noir, romarin, mauve, fumeterre) et des cures de psyllium.

MA TISANE AROMA ANTICONSTIPATION

Plantes : chicorée + romarin
Huile essentielle : gingembre

- Dans un bocal, mélangez ½ de chicorée et ½ de romarin.
- Versez 2 cuillères à café du mélange dans 25 cl d'eau bouillante. Couvrez et laissez infuser 10 minutes. Filtrez.
- Plongez dans la tasse 1 cuillère à café de miel dans laquelle vous aurez versé 1 goutte d'huile essentielle de gingembre.
- Buvez 1 ou 2 tasses par jour.

Le psyllium : l'ami des intestins

Le psyllium est un allié fidèle du transit intestinal, qu'il accélère ou ralentit selon les besoins. Plus largement c'est un excellent ami des intestins, qu'il assainit et « nettoie » : ses fibres permettent de traiter aussi bien la diarrhée que la constipation. Cela peut sembler contradictoire mais s'explique facilement : les fibres du psyllium constituent ce que l'on appelle un laxatif de lest, c'est-à-dire qu'elles attirent à elles une énorme quantité d'eau. C'est appréciable pour aider à former des selles normales (et non sèches et dures) en cas de constipation, à condition de rajouter beaucoup d'eau, comme expliqué plus bas ; en cas de diarrhée, cette propriété fonctionne aussi, et dans ce cas on ajoute moins d'eau, et même le moins possible : le gel se formera alors grâce à l'eau présente en trop grande quantité dans les selles. C'est une propriété bien connue des fibres solubles (pectine...).

De plus, en soignant la constipation, le psyllium soigne aussi les hémorroïdes, principalement dues justement à un transit paresseux. Mais il mérite quelques explications et un mode d'emploi précis, qui peut se résumer en 3 points :

1. *Buvez beaucoup, beaucoup d'eau* lorsque vous consommez du psyllium, sinon vous risquez « les bouchons » et des selles très sèches.

2. *Si vous utilisez des graines de psyllium (recommandé), il faut obligatoirement les laisser tremper plusieurs heures avant consommation.* Si vous utilisez de la poudre, vous pouvez la mélanger à l'eau juste avant de l'avaler. Pour info, les graines de psyllium sont vraiment minuscules, il y en a 1 000 dans 2 grammes !

3. *La bonne dose pour un adulte en bonne santé par ailleurs : 1 cuillère à café le matin et 1 cuillère à café le soir* (selon les cas, cela peut être utile d'ajouter une « dose » le midi ou, au contraire, de se contenter d'une seule prise dans la journée, c'est à vous de voir). Dans tous les cas, versez votre cuillère à café dans un grand verre d'eau (comptez 30 ml d'eau pour 1 gramme de psyllium) et laissez gonfler les graines. Pendant ce temps, buvez un grand verre d'eau. Puis, votre verre de psyllium. Puis, dans l'heure qui suit, buvez encore ½ litre d'eau ou de thé ou d'infusion (menthe, camomille, thym, romarin... comme vous aimez, mais non laxatif !).

→

Surveillez les réactions de votre tube digestif, adaptez vos prises de psyllium en fonction de vos besoins, cessez quand tout est rentré dans l'ordre, et tout se passera bien.

Attention :

Pas de cuillère à soupe, nous parlons bien de cuillère à café. N'oubliez pas que les graines vont énormément gonfler, 1 cuillère à café suffit amplement, au-delà vous risquez des ballonnements et des troubles du transit, ce qui est précisément ce contre quoi vous luttez.

N'utilisez pas de psyllium en cas d'obstruction digestive quelle qu'elle soit.

En dehors de l'aspect purement digestif, les fibres solubles du psyllium, de type mucilage, agissent sur bien d'autres paramètres : anti-douleurs intestinales, anticonstipation, coupe-faim, anticholestérol, antitriglycérides, aide au contrôle de la glycémie (le gel piège une partie des graisses et des sucres du repas). Pour toutes ces raisons, parlez-en à votre médecin avant de vous lancer dans une « cure de psyllium », même pour essayer seulement : par exemple si vous êtes diabétique, le psyllium va réduire votre glycémie, et il vous faudra adapter votre traitement. C'est une bonne nouvelle et dans le très bon sens, mais il faut bien en être conscient !

CRISE DE FOIE

Il est de bon ton de dire que ça n'existe pas. Pourtant, quand le foie est débordé par l'ampleur du travail de détoxication qu'on lui inflige, quand trop c'est trop, c'est bien la crise ! On a le cœur « levé » à la moindre odeur, la nausée, on vomit, on a la migraine, on n'a envie de rien et surtout pas de manger, on est KO.

POURQUOI ?

Alimentation trop riche, trop grasse, trop d'alcool.

Le réflexe / Voie orale

Avalez 1 goutte de **menthe poivrée** ou de **citron** sur 1 comprimé neutre, un peu de miel ou quelques gouttes d'huile d'olive, 2 à 3 fois dans la journée.

LA FORMULE COMPLÈTE / VOIE ORALE

HE menthe poivrée .... 1 goutte
HE gingembre .... 1 goutte
Ess. citron .... 1 goutte

▶ Avalez le mélange sur 1 comprimé neutre, un peu de miel ou quelques gouttes d'huile d'olive, 2 à 3 fois dans la journée.

POURQUOI CES HUILES ESSENTIELLES ?

- Toutes 3 accélèrent la digestion, détoxiquent l'organisme, lèvent les nausées, calment les vomissements.

MES CONSEILS EN +

- Avalez en 24 heures et par petites gorgées 1,5 litre d'eau de Vichy dans laquelle vous aurez versé 3 cuillères à café du mélange : EG fumeterre + artichaut + radis noir.
- Buvez des infusions de romarin.

DÉTOX

La détox, ou l'envie de détox, survient toujours après des abus digestifs. Par exemple juste après les fêtes de fin d'année, où les réveillons se sont enchaînés, suivis de la galette des rois… De fait, il s'agit d'aider avant tout le foie dans son grand ménage (rappelons que c'est l'éboueur du corps, il est donc crucial qu'il fonctionne correctement), mais aussi la vésicule biliaire, le pancréas, l'intestin grêle, le côlon… Au total, tous les organes digestifs profiteront de cette détox bienvenue.

POURQUOI ?

Accumulation de toxines : tabac, métaux lourds, colorants, édulcorants, conservateurs, nitrates, pesticides, médicaments, excès de radicaux libres internes, modes de cuisson…

Le réflexe / Voie orale

Avalez 1 goutte de **citron** le matin à jeun dans quelques gouttes d'huile d'olive.

LA FORMULE COMPLÈTE / VOIE ORALE

Dans un flacon de 2 ml mélangez :

Ess. citron .... 10 gouttes
HE curcuma .... 10 gouttes
HE livèche .... 5 gouttes
HE carotte .... 5 gouttes

▶ Avalez 1 goutte du mélange sur un comprimé neutre ou dans quelques gouttes d'huile d'olive aux 3 repas pendant 7 jours.

POURQUOI CES HUILES ESSENTIELLES ?

- Citron : tonique digestive, stimulante hépatique, détoxifiante.
- Curcuma : cholérétique, détoxifiante.
- Livèche : antitoxique, contrepoison.
- Carotte : dépurative, régénératrice hépato-cellulaire.

MES CONSEILS EN +

- Une détox digne de ce nom passe forcément par de grandes balades dehors, si possible à l'air pur. La marche aide à s'oxygéner, à se détoxiquer, car elle relance la circulation sanguine à chaque pas, via une petite pompe située sous la plante des pieds. Indispensable pour mieux digérer et se détoxiquer ! Le sang circulant mieux, il draine plus de toxines vers les organes émonctoires (foie, reins, poumons) pour les éliminer.
- Faites des cures de plantes dépuratives : EG fumeterre + pissenlit + curcuma + réglisse : versez 1 cuillère à café du mélange à parties égales dans 1 verre d'eau et buvez 2 fois par jour pendant 1 semaine
- en alternance avec :
- Aubier de tilleul du Roussillon : buvez 3 tasses par jour pendant 2 semaines.
- Prenez des probiotiques ou buvez des laits fermentés.
- Consommez légumes, purée de carotte, fruits rouges, pommes au four ou en compote le matin, endives, concombre, ail, oignons, curcuma, poivre, huile.
- Buvez beaucoup d'eau, des citrons pressés, des jus de légumes*.

---

* Lire *Ma bible de l'alimentation détox*, Leduc.s Éditions.

ÉVACUATION DES TOXINES

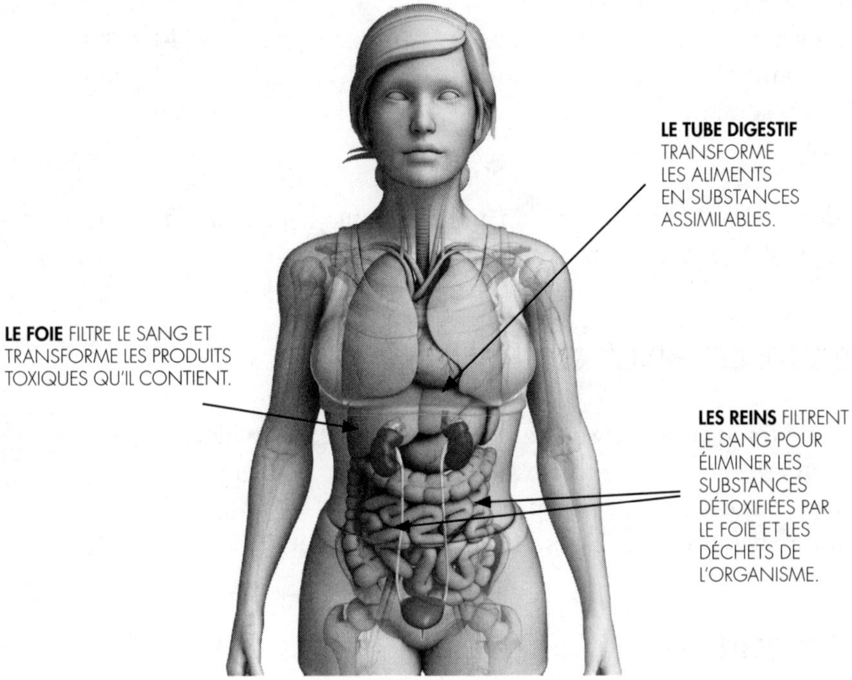

MA TISANE AROMA DÉTOX

Plantes : mélisse + romarin
Huile essentielle : romarin à verbénone

- Dans un bocal, mélangez ⅓ de mélisse et ⅔ de romarin. Versez 3 cuillères à soupe du mélange dans 1 litre d'eau bouillante. Couvrez et laissez infuser 10 minutes. Filtrez. Transvasez dans une Thermos.
- Sucrez au miel (1 cuillère à café) dans lequel vous aurez versé 3 gouttes d'huile essentielle de romarin à verbénone. Buvez votre Thermos en 24 heures. Recommencez le lendemain, et ainsi de suite pendant 21 jours.

DIARRHÉE

Accélération du transit intestinal, passages répétés aux toilettes avec selles liquides.

POURQUOI ?

Aliment avarié, traitement antibiotique, bactérie pathogène (salmonelle, colibacille…), épidémie de gastro-entérite virale, estomac irrité, traité par des antiacides qui ont un effet secondaire laxatif, intolérance au gluten, au lactose. Et aussi : cancer, hypothyroïdie, diabète, colite ulcérative, Crohn, abus d'alcool, exposition aux radiations, magnésium mal assimilé, excès de chaleur, excès d'épices « violentes », confiseries sans sucre.

1. Diarrhée infectieuse

Le réflexe / Voie orale

Avalez 2 oléocapsules d'**origan compact** 3 fois par Jour après les repas, durant 24 à 48 heures.

Le réflexe / Voie cutanée

Massez l'abdomen avec 2 gouttes de **basilic exotique** 2 fois par jour.

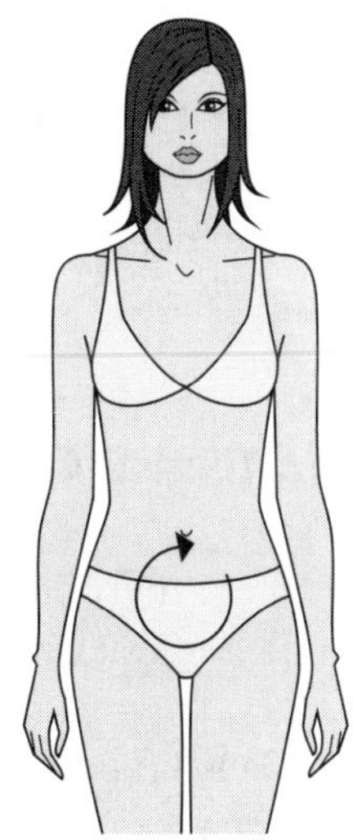

LA FORMULE DU PHARMACIEN / VOIE ORALE

HE *Origanum compactum* (origan compact) .... 10 mg
HE *Satureja montana* (sarriette des montagnes) .... 20 mg
HE *Cinnamomum zeylanicum* (cannelle de Ceylan) écorce.... 10 mg
HE *Ocimum basilicum* (basilic exotique) .... 10 mg
Excipient qsp 1 gélule n° 30

▶ Avalez 1 gélule aux 3 repas jusqu'à guérison.

POURQUOI CES HUILES ESSENTIELLES ?

- Origan compact : anti-infectieuse oro-intestinale puissante et à large spectre d'action.
- Basilic exotique : antispasmodique puissante, anti-infectieuse.
- Sarriette des montagnes : anti-infectieuse majeure, astringente.
- Cannelle de Ceylan : antibactérienne à très large spectre d'action.

MES CONSEILS EN +

- Buvez des litres d'eau, de tisane, de bouillon léger pour éliminer au plus vite l'intrus et éviter la déshydratation.
- Ajoutez du sel dans l'alimentation, exceptionnellement.
- Prenez des probiotiques pour rétablir la flore intestinale, en grande quantité : 3 gélules ou sachets par jour pendant 3 à 5 jours, puis la dose normale : 1 gélule ou sachet par jour pendant au moins 2 semaines.
- Prenez de l'argile : le soir au coucher, versez 1 cuillère à café de poudre d'argile blanche dans 1 verre d'eau fraîche, remuez avec une cuillère en bois, laissez reposer la nuit, au réveil buvez l'eau qui surnage. Ou du charbon : 3 capsules par jour pendant 3 à 4 jours. Argile et charbon peuvent être associés mais jamais pris longtemps.
- Consommez : riz, eau de riz, carottes, pommes râpées crues, coings jusqu'à ce que les diarrhées cessent puis reprenez une alimentation normale sans fritures, ni graisses, charcuteries, produits laitiers quelques jours encore.

MA TISANE AROMA ANTIDIARRHÉE

Plantes : myrtilles (baies) + noyer + menthe
Huile essentielle : cannelle de Chine ou de Ceylan

- Dans un bocal, mélangez ⅓ de myrtilles, ⅓ de noyer et ⅓ de menthe.
- Versez 2 cuillères à café du mélange dans 25 cl d'eau bouillante. Faites bouillir 5 minutes. Coupez le feu, couvrez et laissez infuser 5 minutes. Filtrez.
- Plongez dans la tasse ¼ de cuillère à café de miel dans laquelle vous aurez versé 1 goutte d'huile essentielle de cannelle.
- Buvez 3 à 4 tasses par jour jusqu'à cessation des diarrhées.

2. Diarrhée due à une intolérance alimentaire

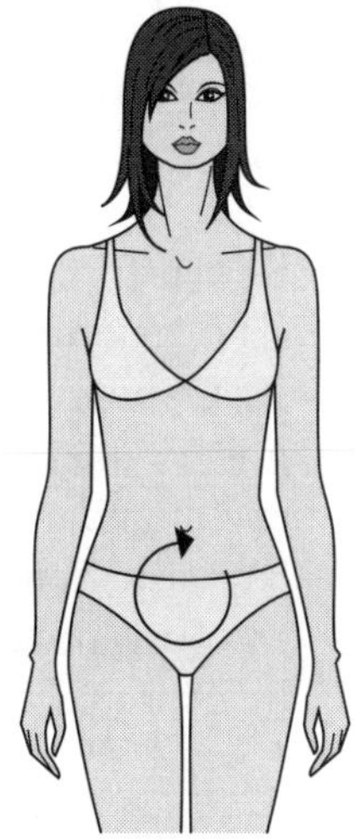

Le réflexe / Voie cutanée

Massez l'abdomen avec 2 gouttes de **basilic exotique** 2 fois par jour.

MON CONSEIL EN +

- Supprimez les aliments en cause.

3. Diarrhée due au stress

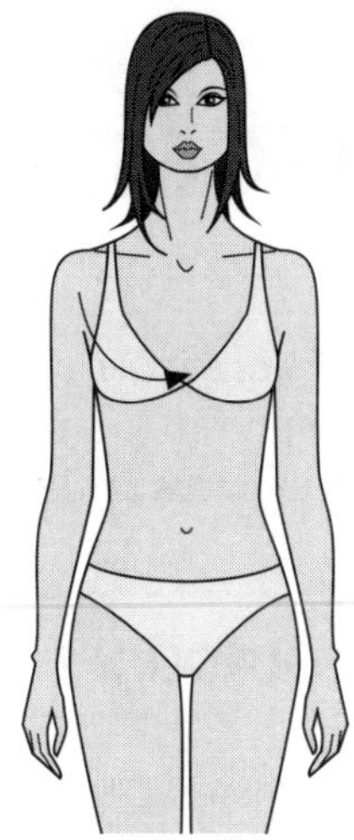

Le réflexe / Voie orale

Lapez 1 goutte de **marjolaine des jardins** 3 à 5 fois par 24 heures.

Le réflexe / Voie cutanée

Appliquez 2 gouttes de **marjolaine des jardins** sur le plexus solaire 3 fois par jour.

MES CONSEILS EN +

- Pensez à la psychologie positive. Son ancêtre, la méthode Coué, était certes simpliste mais c'était une géniale intuition : le positif attire le positif ; le bonheur attire le bonheur ; le malheur et l'égoïsme attirent le rejet et la solitude. Si chaque jour vous vous dites « Je me sens mal, je vais mal, je suis stressé », vous vous mettez en condition et ce sera beaucoup plus difficile d'aller mieux et de vous sentir mieux. Partez plutôt du bon pied, quitte à vous forcer un peu si ce n'est pas naturel chez vous, en vous répétant que vous allez bien, ou au moins mieux, ou au moins chaque jour mieux qu'hier. Ou plus largement listez mentalement ce que vous faites de bien, il y a forcément quelque chose. Et ne sous-estimez pas cette fameuse méthode Coué : longtemps raillée, elle est désormais considérée comme une science (la psychologie positive), utilisée par les psychiatres à l'hôpital. Ses bienfaits sont objectivés par des radios du cerveau qui montrent que certaines zones mentales s'allument lorsque vous vous livrez à cet exercice valorisant chaque jour.

- Le plaisir rend heureux et déstresse. Encore faut-il savoir le reconnaître quand il est là, ce qui implique une certaine conscience du moment présent. Si vous dégustez un bon chocolat et que vous vous en rendez compte, c'est un vrai plaisir, c'est une bataille antistress de gagnée. Si vous mangez le même chocolat tout en vous enguirlandant avec quelqu'un au téléphone, vous passez complètement à côté de ce plaisir, vous restez dans le stress, alors même que vous aviez un bel outil pour en sortir, ne serait-ce que temporairement. Être heureux et non stressé demande un effort, celui de lâcher prise, de temps en temps.

DIGESTION LENTE, PÉNIBLE, DYSPEPSIE

Chaque repas met un temps fou à se faire oublier, il pèse sur l'estomac, il entraîne une somnolence systématique, principalement après le déjeuner, des brûlures, crampes, remontées acides, surtout si le menu a été gras.

POURQUOI ?

La quantité d'aliments avalés est excessive, la qualité laisse à désirer, le repas est top lourd. Les organes digestifs sont débordés, fatigués : manque d'enzymes digestives, flore insuffisante. Stress qui freine les contractions intestinales.

Le réflexe / Voie orale

Avalez 1 goutte de **citron** ou de **menthe poivrée** après les repas, 3 fois par jour pendant 1 semaine.

Le réflexe / Voie cutanée

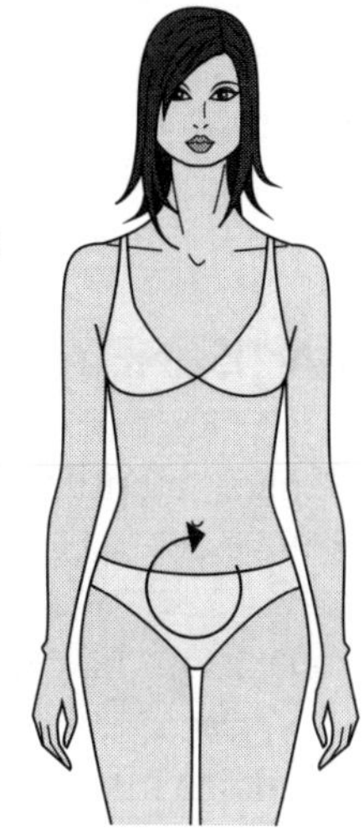

Massez le ventre avec 3 gouttes de **basilic exotique** diluées dans 3 gouttes d'HV, 2 à 3 fois par jour selon besoins.

LA FORMULE COMPLÈTE / VOIE ORALE

Dans un flacon de 2 ml mélangez :

HE anis vert .... 10 gouttes
HE menthe poivrée .... 10 gouttes
Ess. citron zeste .... 10 gouttes
HE gingembre .... 10 gouttes

▶ Lapez 1 goutte du mélange après les repas, ou déposez 1 goutte sur ½ cuillère à café de miel à plonger dans une infusion de verveine ou de menthe.

POURQUOI CES HUILES ESSENTIELLES ?

Ces HE régulent la sécrétion des sucs digestifs et le travail du foie et de l'intestin.

- Citron zeste : tonique digestive.
- Menthe poivrée : stimulante digestive et hépatotonique.
- Basilic : apaise tous troubles digestifs.
- Anis vert : cholérétique, cholagogue.
- Gingembre : carminative, tonique digestive.

MES CONSEILS EN +

- Faites une cure de plantes en tisanes : gentiane, romarin, mélisse, menthe, basilic, coriandre, cumin, fenouil, romarin, marjolaine.
- Allégez votre alimentation, le gras est très long à digérer. Prenez vos repas dans le calme, mâchez longuement chaque bouchée avant d'avaler
- Diversifiez votre alimentation le plus possible, ce qui empêche à l'appareil digestif de paresser.
- Supplémentez-vous en enzymes digestives : sucez 1 ou 2 comprimés juste après le repas.
- Buvez des jus de légumes : chou, carotte, céleri…

- Terminez le repas par 1 ou 2 tranches d'ananas frais.
- Évitez le café de fin de repas : il ralentit la digestion.

MA TISANE AROMA « DIGESTION LENTE »

Plantes : menthe + mélisse
Huile essentielle : citron

- Dans un bocal, mélangez ½ de menthe et ½ de mélisse.
- Versez 2 cuillères à café du mélange dans une tasse d'eau bouillante. Couvrez et laissez infuser 10 minutes. Filtrez.
- Plongez dans la tasse ¼ de cuillère à café de miel dans laquelle vous aurez versé 1 goutte d'essence de citron.
- Buvez 1 tasse après un repas lourd.

DOULEUR À L'ANUS (ANITE, RECTITE, FISSURE ANALE)

L'inflammation de l'anus (anite) provoque des douleurs au niveau de l'orifice anal. Elles peuvent cependant être situées plus en amont dans le « tuyau rectal », plus profondes (pas à la lisière de l'anus mais plus avant), c'est alors probablement une rectite (inflammation du rectum). Dans les deux cas, les douleurs sont généralement amplifiées pendant et après la défécation (c'est pire que tout s'il y a constipation avec selles dures et grosses), mais elles peuvent aussi perdurer « tout le temps », sourdement. Avec le risque de favoriser la constipation puisqu'on a « peur d'avoir mal », et ainsi de créer un cercle vicieux qu'il faut briser au plus vite. Quant à la fissure anale, c'est tout bêtement une petite plaie locale, banale (mais qui gêne, démange voire fait mal et saigne), à refermer et cicatriser : c'est presque aussi banale et courant que les hémorroïdes.

POURQUOI ?

La constipation est l'ennemi n° 1. Mais aussi notons : le fait d'être trop souvent assis ou immobile (mauvaise circulation), les rapports sexuels anaux, les vêtements trop ajustés ou qui font des « plis » à cet endroit, une contraction excessive des sphincters de l'anus (involontaire la plupart du temps). La zone est très innervée et « réceptive », donc toute inflammation ou anomalie fait « mal ». Ainsi que toute plaie, bien évidemment, laquelle se rouvre à chaque passage de selle.

Le réflexe / Voie locale

Appliquez 1 goutte de **lavande officinale** diluée dans 4 gouttes d'HV de calendula après chaque toilette et chaque selle après nettoyage doux à l'hydrolat de lavande.
Anite : appliquez sur et autour de l'anus.
Rectite : dans l'anus, sur les parois intérieures sans irriter davantage bien sûr.
Fissure : le long de la fissure en débordant suffisamment pour activer la cicatrisation.

POURQUOI CETTE HUILE ESSENTIELLE ?

- L'huile essentielle de lavande officinale est aseptisante, cicatrisante, elle calme la douleur, l'irritation. Et, bien sûr, elle peut être appliquée sur la muqueuse, d'autant plus qu'elle est diluée (ce n'est pas le cas de toutes les huiles essentielles, habituellement « interdites de muqueuses », sauf celles spécialement douces sur un plan cutané).

MES CONSEILS EN +

- Prévenez et traitez toute constipation, c'est souvent le problème d'origine.
- Consommez notamment de grandes quantités de légumes et de légumineuses/céréales complètes : les fibres sont votre salut !
- Méfiez-vous des épices agressives, qui peuvent favoriser les problèmes (comme pour les hémorroïdes – voir p. 477).
- Parallèlement aux fibres, augmentez votre consommation d'eau. Plus vous mangez de fibres, plus vous devez boire d'eau.

- Ayez une hygiène locale rigoureuse. Et vérifiez que la fissure est entièrement cicatrisée, ne laissez pas « traîner ».
- Attention si vous êtes toute la journée sur un vélo, une moto, un cheval : microtraumatismes locaux inévitables. Prenez soin de vous, prévenez au maximum les problèmes ne serait-ce qu'en choisissant bien vos vêtements de sport et en sachant vous arrêter quelques jours en cas de douleurs.
- Des bains de siège froids peuvent soulager très vite et très bien. Surtout en cas de fissure.
- Si vous avez un comportement sexuel actif, voire très actif, pensez que la zone est propice au développement bactérien, viral, ainsi qu'aux transmissions sexuelles : en cas de doute, consultez. Et dans tous les cas, soyez responsables (port du préservatif, notamment).
- Consultez si le problème persiste ou revient régulièrement, surtout si vous souffrez par ailleurs d'une colite inflammatoire (voir p. 440), laquelle vous fragilise.
- L'application de l'huile essentielle cicatrisante (diluée dans l'huile végétale) peut être prolongée par un massage local. Même si cela peut paraître incongru, oubliez vos réticences, cette partie du corps est un endroit comme un autre. Et il se trouve qu'en raison de la contraction des sphincters – bien utile puisqu'elle permet de retenir les selles –, la circulation sanguine se fait naturellement moins bien ici. Donc, un massage doux ne peut lui faire que du bien, en réactivant la circulation, condition par ailleurs nécessaire à toute cicatrisation.

POUR DIFFÉRENCIER UNE FISSURE D'HÉMORROÏDES	
Fissure anale	**Hémorroïde**
Douleur intense (principalement au passage des selles), surtout au début. Elle s'estompe au fil des jours.	Douleur moyenne
Saigne peu (sang rouge)	Saigne beaucoup (sang rouge)
On ne sent rien ou presque quand on passe le doigt	On sent une boule quand on passe le doigt

DYSPHAGIE (DIFFICULTÉ À AVALER)

Gêne, sensation « bizarre » (boule, oppression…), blocage ou douleur au moment de manger/d'avaler les aliments, et ce en plusieurs endroits du tube digestif, notamment le pharynx et l'œsophage. Autrement dit, la gêne se situe entre le bas de la langue et l'estomac, juste après avoir avalé une gorgée de liquide ou une bouchée de solide. Soit la gêne est mécanique (par exemple une gélule coincée dans l'œsophage), soit elle est fonctionnelle (l'aliment, solide ou liquide, progresse mal dans le « conduit », parce que les muscles ne font pas bien leur travail pour une raison ou une autre).

POURQUOI ?

La dysphagie n'est pas une maladie, mais un symptôme. Ce qui veut dire qu'il faut trouver la maladie qui se cache derrière. Le plus souvent, c'est une gêne passagère, on ne s'en préoccupe pas (stress, boule dans la gorge, spasme ou encore bronchite, angine, mal de gorge – bien que la gêne se situe en dessous de la gorge). Si elle revient régulièrement, elle est probablement due à un simple reflux acide (voir p. 490), il faut donc voir du côté de l'estomac. Plus rare et bien plus grave, un cancer de l'œsophage (tabac, alcool). Ou encore une irritation œsophagienne passagère due à l'ingestion d'un toxique, d'une molécule que l'on ne supporte pas. Dernier cas, le mégaœsophage (ou achalasie, ou cardiospasme), une maladie fonctionnelle mal connue de l'organe.

Le réflexe

En fonction des symptômes ressentis, choisissez avec précision votre huile essentielle.

Blocages des aliments solides uniquement (origine mécanique)

1. Anneau inférieur de l'œsophage / Voie cutanée*
Appliquez 1 goutte d'**hélichryse italienne** et 1 goutte de **lentisque pistachier** diluées dans 2 gouttes d'HV sur le sternum (le creux entre les 2 seins) et massez pour activer la pénétration des molécules actives à travers la peau.

* Anneau de Schatzki, ou de Schatzki-Gary = rétrécissement de la partie inférieure de l'œsophage.

2. Brûlures d'estomac / Voie cutanée
Appliquez 2 gouttes de **basilic exotique** diluées dans 2 gouttes d'HV de millepertuis en massage de tout l'estomac au moment des brûlures

3. Sténose (rétrécissement de l'œsophage + ulcération) / Voie orale
Avalez en alternance 1 goutte de **camomille noble** ou 1 goutte de **citron** sur un comprimé neutre ou juste lapées sur le dos de la main au gré de la gêne (repas ou sensation d'étouffement).

4. Perte de poids / Voies olfactive et orale
Respirez profondément le flacon de **cannelle de Ceylan** et avalez 1 goutte de **citron** en dehors des repas, 3 fois par jour par périodes de 10 jours espacées de fenêtres thérapeutiques de 1 semaine.

Blocages des aliments solides et liquides (origine neuromusculaire)

5. Douleur dans la poitrine / Voie cutanée
Massez la gorge ou le thorax, en fonction du lieu précis du blocage, avec 1 goutte de **lavande officinale** et 1 goutte d'**ylang-ylang** pures au moment du blocage

6. Brûlures d'estomac / Voie cutanée
Appliquez 2 gouttes de **basilic exotique** diluées dans 2 gouttes d'HV de millepertuis en massage de tout l'estomac au moment des brûlures.

7. Spasmes de l'œsophage / Voie cutanée
Appliquez en massages doux, du sternum au cou, 2 gouttes de **basilic exotique** diluées dans 3 gouttes d'HV, le nombre de fois nécessaire dans la journée.

8. Sclérodermie (durcissement de la muqueuse) / Voie orale
Avalez 1 goutte, 1 seule, d'**hélichryse italienne** sur un comprimé neutre ou diluée dans un peu d'huile d'olive, 3 fois par jour : 10 jours oui, 10 jours non.

9. Achalasie / Voie cutanée
Appliquez 2 gouttes de **marjolaine des jardins** sur le plexus solaire et tentez de respirer calmement, profondément, à l'air si possible pour lever le spasme.

POURQUOI CES HUILES ESSENTIELLES ?

- Hélichryse italienne : antisclérotique.
- Lentisque pistachier : décongestionnant.
- Basilic exotique : antispasmodique, calme les douleurs vives.
- Camomille noble : déstresse une région contractée, calme les douleurs de l'ulcère.
- Cannelle de Ceylan : par olfaction, elle gère l'appétit en régularisant le centre de satiété.
- Citron : libère, lave, dégraisse.
- Lavande officinale, ylang-ylang et marjolaine des jardins : détendent, déstressent, permettent des déblocages.

MES CONSEILS EN +

- Mâchez, ne mangez pas d'énormes bouchées, elles font forcément mal si elles sont plus larges que l'œsophage !
- Mangez tranquillement, dans le calme.
- Mangez sainement, sans exagérer (surtout côté gras et sucre), ayez une alimentation légère basée sur les légumes verts, les fruits, les céréales complètes, le poisson, l'huile d'olive, les herbes aromatiques.
- Ne buvez ni ne mangez rien de trop chaud ou de trop froid. Les brûlures de l'œsophage sont très malvenues.
- Méfiez-vous du tabac et de l'alcool (surtout les alcools forts), aussi très agressifs envers l'œsophage (ils n'agressent pas que les poumons).
- Marchez chaque jour, faites du sport doux régulièrement : toute hygiène de vie saine fait reculer les maladies responsables de la dysphagie.
- Reposez-vous, physiquement et mentalement. Organisez vos journées de façon à ne pas être débordé en permanence.
- Consultez très vite si vous constatez des symptômes anormaux associés, comme une perte de poids importante (n'attendez pas qu'elle soit importante, d'ailleurs).
- Consultez très vite si la dysphagie ne disparaît pas dans les 3 jours.

ESCHERICHIA COLI

INTOXICATION ALIMENTAIRE, TOXI-INFECTION

Souvent en été : nausées, vomissements, diarrhées, crampes abdominales, fièvre, maux d'estomac, maux de tête.

POURQUOI ?

Bactérie fréquente du tube digestif qui adhère à la paroi intestinale, souvent inoffensive sauf certaines qui provoquent des intoxications alimentaires graves. Elle se cache dans les viandes mal cuites, les légumes mal lavés.

Le réflexe / Voie orale

Avalez 1 goutte de **citron** ou de **menthe poivrée** sur un comprimé neutre 3 fois par jour, pendant 3 à 4 jours.

LA FORMULE COMPLÈTE / VOIE ORALE

Dans un petit flacon de 10 ml, mélangez :

Ess. citron ou HE menthe poivrée	10 gouttes
HE curcuma	10 gouttes
HE cannelle de Ceylan écorce	10 gouttes
HE gingembre	10 gouttes

▶ Avalez 1 goutte du mélange dans ¼ de cuillère à café de miel de romarin, le tout versé dans une infusion de menthe, mélisse ou romarin 3 fois dans la journée pendant 3 à 4 jours.

POURQUOI CES HUILES ESSENTIELLES ?

- Citron, menthe et gingembre : très toniques digestives.
- Curcuma : stimulante digestive, détoxifiante, cholérétique.
- Cannelle : la plus antiseptique des HE pour l'intestin.

MES CONSEILS EN +

- Buvez beaucoup d'eau, d'infusions, de jus de légumes, de jus de citron.
- Rechargez la flore intestinale détraquée avec des probiotiques pendant 3 semaines au moins.
- Mangez léger, cuit vapeur, sans sauces, beaucoup de légumes : carottes, haricots verts, courgettes.
- Ne buvez pas d'alcool, même du vin, pendant 15 jours.

FISSURE ANALE

Évidemment taboue, la fissure anale représente pourtant le deuxième trouble proctologique en France, juste après les hémorroïdes. Cette ulcération allongée située sur le canal anal provoque des douleurs très intenses lors de la défécation, comme des brûlures, mais aussi des saignements.

POURQUOI ?

Elle a pu s'installer suite à une petite plaie minime (très fréquent, notamment en cas de constipation prolongée, d'hémorroïdes ou de pratiques sexuelles type sodomie). Elle cicatrise difficilement en raison de l'environnement local et de la contraction musculaire régionale – l'anus se contracte excessivement, avec des spasmes au niveau des sphincters. Le traitement classique repose généralement sur l'application de pommades cicatrisantes et anti-inflammatoires, mais les huiles essentielles possèdent ces propriétés, et bien d'autres fort appréciables pour résoudre ce problème. Par exemple, la **ciste ladanifère** est antihémorragique, un plus précieux.

Le réflexe / Voie cutanée

Mélangez 1 goutte de **ciste ladanifère**, 1 goutte de **lavande officinale** et 8 gouttes d'HV de calendula. Appliquez du bout du doigt sur la zone lésée, doucement, 3 fois par jour.

POURQUOI CES HUILES ESSENTIELLES ?

- Ciste ladanifère : hémostatique.
- Lavande officinale : désinfectante et cicatrisante.

MES CONSEILS EN +

- Régulariser le transit intestinal est une priorité, d'autant que nombre de patients se « retiennent », de peur d'avoir mal, ce qui ne fait qu'aggraver la constipation, d'où le risque de rouvrir la plaie, etc.
- La fissure anale est nettement plus douloureuse que la crise hémorroïdaire. Dites-vous que les choses vont très vite s'améliorer avec l'aromathérapie, laquelle vous évitera en plus une surinfection. Si ce n'est pas le cas, une consultation s'impose, car alors cela laisse craindre qu'une autre maladie est peut-être à l'origine de votre fissure. À voir avec le médecin.
- La fissure anale (déchirure) peut survenir à cause d'hémorroïdes ou à cause d'une constipation importante : à chaque passage de selles dures et/ou volumineuses, une micro-plaie se rouvre et saigne. Dans ce cas, le sang est rouge et « propre ». Pas de quoi s'inquiéter outre mesure, mais si au bout de quelques jours de soins vous ne notez pas d'amélioration, il faut consulter un médecin, de préférence proctologue.
- Toute émission de sang « noir » doit faire consulter sans attendre.
- La fissure anale peut évoquer une crise ou une manifestation hémorroïdaire, alors qu'elle n'a rien à voir. Elle peut ne provoquer aucune douleur (surtout si elle date), ou une douleur un peu fugace pendant l'effort de défécation et durant quelques minutes après.
- Dans le doute, si vous constatez une couleur anormale, une douleur inconnue (ou au contraire à laquelle vous vous êtes habitué alors qu'il n'y a aucune raison, mais vous craignez d'aller consulter), il faut aller voir un médecin. Peut-être souffrez-vous d'une tumeur ou d'un problème qui peut être traité maintenant mais deviendra très préoccupant « si vous traînez ».

FOIE ENGORGÉ

PARESSEUX, FATIGUÉ, CONGESTIONNÉ, INSUFFISANCE HÉPATIQUE, INSUFFISANCE BILIAIRE, DÉTOXICATION HÉPATIQUE

Le foie joue un rôle colossal : il filtre, il détoxique le sang des polluants, il élimine les déchets. Il synthétise les acides gras, les protéines, la bile, le cholestérol, les sels biliaires, les facteurs de coagulation, il régule les taux d'hormones, il stocke fer, vitamines A, D, B12, la bile dans la vésicule, les graisses en excès qu'il transforme en cholestérol, les sucres sous forme de glycogène.

Congestion du foie = augmentation du volume et de la sensibilité du foie.

Insuffisance hépatique = bouche pâteuse, langue chargée le matin, mauvaise haleine, lourdeurs digestives, somnolence postprandiale, maux de tête, état nauséeux, voire vomissements, fatigue générale, contour des yeux foncé.

POURQUOI ?

- Insuffisance de sécrétion de bile, mauvaise vidange de la vésicule biliaire d'où une mauvaise digestion des graisses, une sécheresse des selles et une constipation.
- Diminution d'activité des fonctions du foie.
- Hépatite, traitement médicamenteux lourd et prolongé, alimentation inadaptée, trop grasse, trop riche, consommation excessive d'alcool, de sucreries, cirrhose.

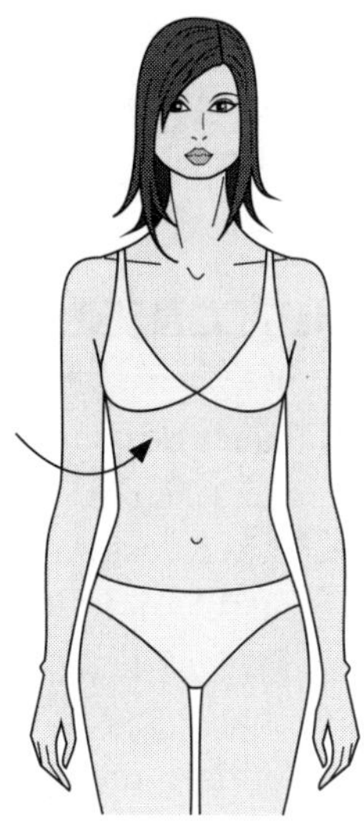

Le réflexe / Voie cutanée

Appliquez sur la région du foie 2 gouttes de **lédon du Groenland**, 3 fois par jour pendant 8 jours.

Le réflexe / Voie orale

Avalez 1 goutte de **thym à thujanol** dans quelques gouttes d'huile d'olive, 3 fois par jour pendant 10 jours par mois.

LA FORMULE COMPLÈTE / VOIE ORALE

Dans un flacon de 2 ml mélangez :

HE thym à thujanol	10 gouttes
HE livèche	10 gouttes
HE romarin à verbénone	10 gouttes
HE menthe poivrée	10 gouttes
Ess. citron	5 gouttes

▶ Avalez 2 gouttes du mélange dans ½ cuillère à café d'HV d'olive matin, midi et soir aux repas, pendant 8 jours.

POURQUOI CES HUILES ESSENTIELLES ?

- Lédon du Groenland : très régénérateur de la cellule hépatique, surtout en application cutanée.
- Thym à thujanol : protecteur de la fonction hépatique.
- Livèche : draineuses hépatiques.
- Romarin à verbénone : cholérétique, cholagogue.
- Menthe poivrée : évite la formation de lithiase biliaire.
- Citron : favorise les sécrétions de l'estomac, du pancréas, du foie.

MES CONSEILS EN +

- Faites des cures alternatives d'extraits végétaux cholagogues et cholérétiques : artichaut, chardon marie, desmodium, radis noir, fumeterre, pissenlit.
- Buvez des tisanes de romarin, mélisse, menthe, verveine, ou des décoctions d'aubier de tilleul du Roussillon, également en alternance.
- Mangez léger, hypotoxique : fruits cuits et crus, légumes crus et cuits (*al dente*), choux, carottes « Vichy », salades de pissenlit, chicorée, riz, pommes de terre. Utilisez régulièrement du curcuma, du poivre, des herbes aromatiques. Faites la

cuisine à l'huile d'olive. Supprimez charcuterie, chocolat, viande grasse, plats en sauce, sucreries. Restreignez les produits laitiers.
- Buvez de l'eau, Vichy Saint-Yorre quelques jours, des jus de légumes, des citronnades « maison » : eau chaude ou froide + citron pressé.
- Supprimez l'alcool bien sûr, le tabac ; évitez les pesticides (préférez le bio), les médicaments pour un oui pour un non.
- Surveillez le taux de fer dans le sang (hémochromatose).
- Faites des cures d'extraits végétaux glycérinés. Versez 1 cuillère à café d'EG de chardon-marie, desmodium, radis noir à parts égales dans un verre d'eau et buvez. Alternez avec des décoctions d'Aubier de tilleul par séries de 3 semaines.

MA TISANE AROMA « FOIE ENGORGÉ »

Plante : aubier de tilleul du Roussillon
Huile essentielle : citron

- Mettez 3 ou 4 bâtonnets d'aubier de tilleul du Roussillon et 1 litre d'eau dans une casserole. Portez à ébullition, couvrez puis ramenez à feu doux pendant 20 minutes, jusqu'à réduction du volume à ¾ de litre environ. Retirez les bâtons, versez dans une Thermos.
- Ajoutez 2 gouttes d'essence de citron dans 1 cuillère à café de miel.
- Buvez tout au long de la journée. Recommencez chaque jour, en cures de 15 à 20 jours, surtout en période « critique ».

GASTRO-ENTÉRITE INFECTIEUSE, BACTÉRIENNE

Fièvre, vomissements, douleurs abdominales, diarrhées. Toute l'année, surtout en été (voyages, changements d'alimentation), l'estomac **et** l'intestin sont colonisés par des bactéries.

POURQUOI ?

Infection bactérienne suite à une ingestion d'eau ou d'aliments contaminés. Les germes : *E. coli*, salmonelles, shigellas, *Vibrio cholerae*, campylobacter.

Le réflexe / Voie orale

Avalez 2 oléocapsules d'**origan compact** 3 fois par jour pendant 5 jours.

LA FORMULE COMPLÈTE / VOIE CUTANÉE

HE basilic exotique	1 goutte
HE menthe poivrée	1 goutte
HE arbre à thé	2 gouttes
HV noisette	¼ de cuillère à café

▶ Massez l'abdomen et le bas du dos 3 à 5 fois par jour pendant 4 à 5 jours.

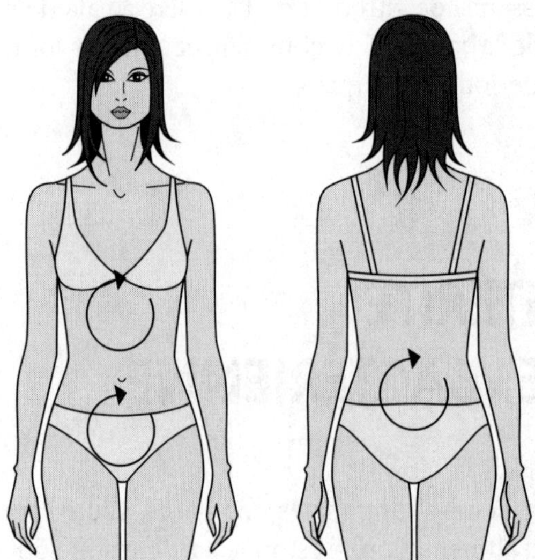

POURQUOI CES HUILES ESSENTIELLES ?

- Origan compact : une des HE les plus antibactériennes.
- Basilic exotique : antispasmodique, anti-inflammatoire d'origine infectieuse.
- Menthe poivrée : anesthésiante, antivomitive.
- Arbre à thé : antiseptique à large spectre immunostimulante, bien tolérée par la peau.

MES CONSEILS EN +

- Buvez+++.
- Prenez de l'argile verte ou du charbon végétal.
- Faites une cure de probiotiques : 1 triple dose par jour pendant 1 semaine, puis 1 dose par jour pendant 3 semaines.

GASTRO-ENTÉRITE VIRALE (ÉPIDÉMIQUE)

Inflammation des muqueuses de l'estomac et de l'intestin, « la gastro » typique de l'hiver : diarrhées, douleurs, nausées, vomissements, fièvre, maux de tête.

POURQUOI ?

Infection virale transmise à beaucoup d'individus sur une courte période par une mauvaise hygiène des mains après un contact avec les selles. Les virus : rotavirus, norovirus, adenovirus, astrovirus.

Le réflexe / Voie orale

Avalez 1 goutte de **ravintsara** sur un comprimé neutre ou dans un peu d'huile d'olive 4 à 6 fois par jour, pendant 36 à 48 heures.

LA FORMULE COMPLÈTE / VOIE ORALE

Dans un flacon de 1 ml, mélangez :

HE ravintsara	10 gouttes
HE cannelle de Ceylan écorce	5 gouttes
HE origan compact	5 gouttes
HE giroflier	5 gouttes

▶ Avalez 2 gouttes de ce mélange sur un comprimé neutre ou dans ¼ de cuillère à café d'huile d'olive, ou prenez 2 oléocapsules d'origan compact 3 fois par jour pendant 3 à 5 jours.

POURQUOI CES HUILES ESSENTIELLES ?

- Ravintsara : l'antivirale par excellence.
- Cannelle de Ceylan, origan compact, giroflier : les plus antibactériennes qui existent.

MES CONSEILS EN +

- Buvez+++.
- Probiotiques : prenez 3 gélules ou sachets par jour pendant 3 jours, puis 1 unité par jour à jeun pendant 3 bonnes semaines.
- Lavez-vous les mains régulièrement à l'eau et au savon, brossez vos ongles, c'est le geste n° 1 antigastro en cas d'épidémie.
- En dehors de la maison, pour remplacer l'eau et le savon, utilisez un gel antibactérien et antiviral : dans un flacon de 50 ml, mélangez 40 ml de gel d'aloe vera, 10 ml d'huile de calophylle et 10 gouttes d'huile essentielle d'arbre à thé. Secouez avant chaque utilisation.

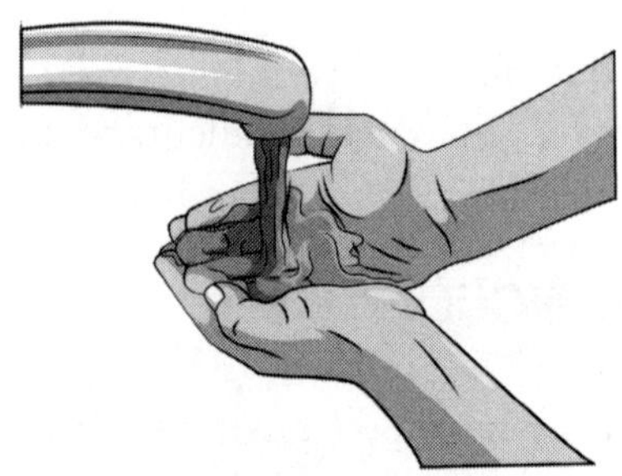

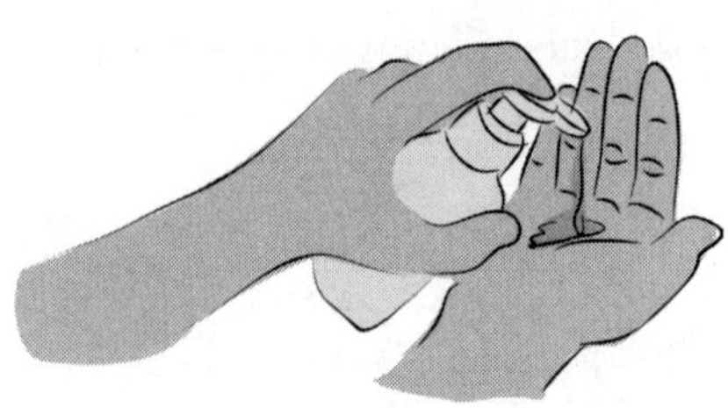

HALEINE (MAUVAISE)

HALITOSE

Peut-être souffrez-vous de mauvaise haleine, même si on ne vous l'a jamais dit. Si personne ne parvient à discuter longtemps face à vous, votre haleine n'est peut-être pas très fraîche. Dans la majorité des cas, le problème vient d'une mauvaise hygiène dentaire : la plaque se développe, et les bactéries qui prolifèrent joyeusement sont à l'origine des odeurs indésirables. Si, en plus, vous fumez ou buvez régulièrement de l'alcool, tout s'aggrave.

POURQUOI ?

Mauvaise hygiène bucco-dentaire, stress, infection ORL ou digestive, affection de la bouche non diagnostiquée, mauvais fonctionnement du foie, de l'estomac. Haleine fétide et problèmes d'estomac sont très souvent liés.

Le réflexe / Voie orale

Déposez 1 goutte de **menthe poivrée** sur la langue de temps à autre, lorsqu'on n'est pas sûr de soi.

LA FORMULE COMPLÈTE / VOIE ORALE

HE menthe poivrée .... 1 goutte
Ess. citron .... 1 goutte

- Déposez le mélange sur un comprimé neutre et laissez fondre en bouche entre les repas.

LA FORMULE BAINS DE BOUCHE

HE giroflier .... 1 goutte
HE menthe poivrée .... 1 goutte

▶ Diluez les HE dans un verre d'eau tiède du robinet, faites un bain de bouche et même un gargarisme de 3 minutes avant de recracher, 2 fois par jour après le brossage des dents.

POURQUOI CES HUILES ESSENTIELLES ?

- Menthe poivrée : parfume fortement la bouche.
- Citron : antiseptique de la bouche, tonique hépatique.
- Giroflier : l'HE antibactérienne du dentiste.

MON CONSEIL EN +

- Faites des cures d'extraits végétaux hépato-stimulants de fumeterre, romarin, chardon marie.
- Soignez une gastrite éventuelle.
- Brossez-vous les dents au lever et après chaque repas. Si impossible à midi, mâchez un chewing-gum sans sucre.
- Utilisez un fil dentaire et un gratte-langue 1 fois par jour.
- Rendez-vous chez le dentiste au moins 1 fois par an.
- Mangez des légumes verts riches en chlorophylle.
- Évitez sucre, sucreries, sodas.
- Attention à l'ail, à l'oignon.
- Terminez le repas par une infusion de menthe, mélisse, thym.
- Buvez suffisamment d'eau pour éviter la déshydratation à l'origine de la mauvaise haleine.
- Ne fumez pas.

HELICOBACTER PYLORI

Cette bactérie, qui se développe dans un estomac insuffisamment acide, provoque dyspepsie, douleurs lancinantes à l'estomac, gastrite chronique, ulcère gastroduodénal. Mais, en plus, sa présence est gênante à bien des égards. Par exemple, si vous devez subir une intervention chirurgicale de l'estomac, il faut impérativement le traiter avant (éradication totale).

POURQUOI ?

Cette bactérie colonise anormalement la muqueuse gastrique. À soigner absolument sous peine de déclencher un ulcère voire un cancer de l'estomac.

LA FORMULE DU PHARMACIEN N° 1

HE *Pistacia lentiscus* (lentisque pistachier) .... 20 mg
HE *Satureja montana* (sarriette des jardins) .... 10 mg
HE *Cinnamomum zeylanicum* (cannelle de Ceylan) .... 10 mg
HE *Thymus linaloliferum* (thym à linalol) .... 10 mg
Excipient pour 1 gélule n° 30

▶ Avalez 2 gélules le matin et 2 gélules le soir au cours des repas avec un peu d'huile d'olive pendant 7 jours.

Puis tout de suite après (faire préparer les 2 formules en même temps)

LA FORMULE DU PHARMACIEN N° 2

HE *Cinnamomum camphora cineoliferum* (ravintsara) .... 20 mg
HE *Melaleuca quinquenervia* (niaouli) .... 10 mg
HE *Mentha piperita* (menthe poivrée) .... 10 mg
HE *Lavandula spica* (lavande aspic) .... 10 mg
Ess. *Citrus limonum* (citron zeste) .... 10 mg
Excipient pour 1 gélule n° 30

▶ Avalez 3 gélules par jour (1 matin, 1 midi, 1 soir) au cours des repas avec un peu d'huile d'olive pendant 10 jours.

POURQUOI CES HUILES ESSENTIELLES ?

💧 Toutes préviennent la gastrite, l'ulcère en empêchant la bactérie d'adhérer à la muqueuse gastrique. Elles sont bactéricides, c'est-à-dire qu'elles tuent la bactérie.

MES CONSEILS EN +

- Faites une cure de probiotiques, obligatoire pour aider à faire régresser l'infection et abaisser l'inflammation.
- Si vous êtes traité avec des Ains (anti-inflammatoires non stéroïdiens) ou de l'aspirine pour des douleurs diverses et variées (rhumatismes, maux de tête...), votre médecin vous prescrit donc un inhibiteur de pompe à protons (IPP) pour protéger votre muqueuse gastrique. Malheureusement cette supplémentation, prise à long terme, fait le lit d'*Helicobacter*, car en réduisant l'acidité naturelle du milieu gastrique, elle facilite son implantation et son développement. Aussi, dès que possible, diminuez les doses d'anti-inflammatoires (ou d'aspirine) et arrêtez les IPP. Et remplacez vote traitement anti-inflammatoire par des applications d'huiles essentielles adéquates.

HÉMORROÏDES

Lorsque ces veines naturellement présentes à l'intérieur de l'anus « sortent » de leur zone attitrée, c'est la « crise hémorroïdaire ». Le phénomène est comparable à celui des varices.

POURQUOI ?

Généralement, une crise hémorroïdaire ponctuelle survient après un repas très riche et/ou épicé et fortement arrosé ! Résultat : irritation locale, douleurs et/ou saignements légers lorsqu'on se rend à la selle. Avec un peu de pommade, ça passe et on oublie l'incident. Mais si les hémorroïdes deviennent « chroniques », c'est que les veines sont distendues, affaiblies. Hypergênant, hyperfréquent, ce problème très intime concerne 1 adulte sur 3 ! Ça fait mal, c'est pénible et ça peut saigner, mais c'est rarement grave !

Le réflexe / Voie cutanée

Appliquez 1 goutte de **lentisque pistachier** sur l'hémorroïde malade, du bout du doigt, après la toilette et après chaque selle.

LA FORMULE COMPLÈTE / VOIE CUTANÉE

Dans un flacon de 10 ml mélangez :

HE lentisque pistachier	1 ml
HE hélichryse italienne	1 ml
HE cyprès de Provence	0,5 ml
HE ciste ladanifère	0,5 ml
HE lavande aspic	1 ml
HE menthe poivrée	0,5 ml
HV millepertuis	qsp 10 ml

▶ Appliquez localement matin et soir après la toilette + 1 fois après chaque selle, soit 3 à 7 applications par jour.

POURQUOI CES HUILES ESSENTIELLES ?

- Lentisque pistachier : décongestionnante veineuse.
- Hélichryse italienne : désclérosante, cicatrisante, circulatoire.
- Cyprès de Provence : décongestionnante veineuse, renforce la paroi des veines.
- Ciste ladanifère : hémostatique (si l'hémorroïde saigne).
- Lavande aspic : calme la « brûlure », la douleur.
- Menthe poivrée : anesthésiante.

MES CONSEILS EN +

- Pratiquez un sport : il renforce tous les muscles, y compris ceux qui retiennent les hémorroïdes « à l'intérieur ». La sédentarité est l'un des pires ennemis des veines. Les chauffeurs (taxi, routiers), assis toute la journée, souffrent souvent d'hémorroïdes, par simple manque d'activité physique. À l'inverse, les efforts disproportionnés peuvent aussi déclencher des crises (déménagement, équitation, sport violent).
- Si vous avez du sang au niveau de l'anus lorsque vous allez à la selle (sang frais, rouge, sur le papier-toilette), il est très probablement causé par une hémorroïde. Même si l'hémorroïde ne vous fait pas mal et ne « sort » pas (hémorroïde interne). Mais si le problème perdure plus de quelques jours, consulter un proctologue pour un examen est plus prudent, car il peut s'agir alors de tout autre chose, comme d'une fissure (déchirure) de la muqueuse anale ou un polype…
- Toute émission de sang « noir » doit faire consulter sans attendre.
- Évitez les laxatifs. Ils affaiblissent les muscles que le sport raffermit !
- Réglez les problèmes de constipation ou de diarrhée le cas échéant, en commençant par boire beaucoup d'eau et en mangeant des aliments riches en fibres (fruits, légumes, céréales complètes).
- Méfiez-vous des épices (y compris du poivre), de l'alcool, du café, des aliments lourds et gras.
- Évitez l'équitation et la moto.

MA TISANE AROMA ANTIHÉMORROÏDES

Plantes : menthe + vigne rouge
Huile essentielle : cyprès de Provence

- Dans un bocal, mélangez ⅓ de menthe et ⅔ de vigne rouge.
- Versez 2 cuillères à café du mélange dans une tasse d'eau bouillante. Couvrez et laissez infuser 10 minutes. Filtrez.
- Plongez dans la tasse ¼ de cuillère à café de miel dans laquelle vous aurez versé 1 goutte d'huile essentielle de cyprès de Provence.
- Buvez 3 tasses par jour, pendant 4 à 5 jours.

HÉPATITES

INFECTIEUSE, VIRALE, TOXIQUE, MÉDICAMENTEUSE

Inflammation aiguë ou chronique du foie : ictère, foie douloureux, hypertrophié, urines foncées, selles décolorées, dégoût des aliments, troubles gastro-intestinaux, nausées, vomissements, diarrhées, fièvre, syndrome pseudo-grippal, perte d'appétit, état général affaibli.

POURQUOI ?

Virus (hépatites A, B, C, D) qui se transmettent par des aliments, des sécrétions humaines, le sang contaminé, les bactéries *E. coli*, listeria, salmonelles, campylobacter, bartonella ; des médicaments pris longtemps, un traitement médicamenteux lourd et prolongé, une alimentation inadaptée, grasse, trop riche, une consommation excessive d'alcool.

Le réflexe / Voie cutanée

Massez la région du foie avec 2 gouttes de **lédon du Groenland** matin et soir, pendant 3 semaines par mois.

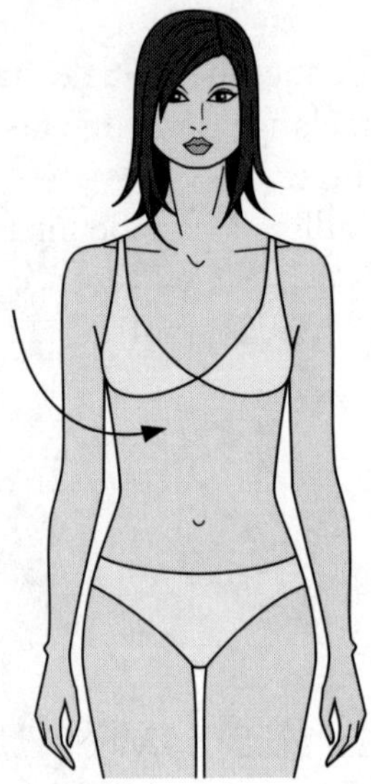

LA FORMULE DU PHARMACIEN / VOIE ORALE

HE *Cinnamomum camphora cineoliferum* (ravintsara)............ 20 mg
HE *Ocimum basilicum* (basilic exotique)............................. 10 mg
HE *Rosmarinus verbenoniferum* (romarin à verbénone)......... 10 mg
HE *Mentha piperita* (menthe poivrée)................................. 10 mg
Ess. *Citrus limonum* (citron).. 10 mg
Excipient pour 1 gélule n° 60

▶ Avalez 1 gélule au cours des 3 repas pendant 10 jours, arrêt pendant 10 jours, puis reprenez 10 jours, pendant 3 mois.

POURQUOI CES HUILES ESSENTIELLES ?

- Lédon du Groenland : réparateur de la cellule hépatique, surtout par voie cutanée.
- Ravintsara : antivirale, stimule les défenses immunitaires.
- Basilic exotique : antispasmodique, décongestionnante.
- Romarin à verbénone : cholérétique.
- Menthe poivrée : hépatotonique, reconstituante de la cellule hépatique, cholérétique, cholagogue.
- Citron : anti-infectieuse, antivirale.

MES CONSEILS EN +

- Ayez une alimentation sans graisses cuites.
- 0 alcool !
- Assaisonnez vos crudités avec de l'huile d'olive au citron et au basilic.
- Faites des cures d'extraits végétaux glycérinés :
  - Hépatite virale aiguë : EG cyprès-desmodium
  - Hépatite virale chronique : EG réglisse-desmodium
  - Hépatite médicamenteuse : EG chardon marie-desmodium-radis noir
- Alternez avec des décoctions d'Aubier de tilleul par séries de 3 semaines.

MA TISANE AROMA « SPÉCIALE HÉPATITE »

Plantes : chardon-marie + menthe
Huile essentielle : romarin à verbénone

- Dans un bocal, mélangez ⅔ de chardon-marie et ⅓ de menthe.
- Versez 2 cuillères à café du mélange dans une tasse d'eau bouillante. Couvrez et laissez infuser 5 minutes. Filtrez.
- Plongez dans la tasse ¼ de cuillère à café de miel dans laquelle vous aurez versé 1 goutte d'huile essentielle de romarin à verbénone.
- Buvez 2 à 3 tasses par jour.

HOQUET

Le hoquet est une contraction spasmodique subite et involontaire du diaphragme qui s'accompagne d'une constriction de la glotte ainsi que de vibrations des cordes vocales.

POURQUOI ?

Agitation au cours du repas, discussions véhémentes, ou peu après le repas on se plie en deux pour lacer ses chaussures ou ramasser quelque chose par terre. Certains aliments semblent aussi provoquer le hoquet chez certaines personnes. C'est en réalité surtout dû au fait qu'on les mange en trop grande quantité, trop vite (sensation d'étouffement). Le hoquet bénin est un réflexe naturel, qui touche tout le monde un jour ou l'autre, même les fœtus !

Il existe cependant des hoquets persistants (plus de 48 heures) ou même réfractaires (plus de 1 mois), généralement provoqués par une maladie nerveuse ou abdominale : une consultation et des examens approfondis sont indispensables.

Le réflexe / Voie orale

Laissez fondre sur la langue 1 goutte de **basilic exotique** ou d'**estragon.** Renouvelez 5 minutes plus tard si besoin.

LA FORMULE COMPLÈTE / VOIE ORALE (si tendance à rechuter fréquemment)

Dans un flacon de 2 ml, mélangez :

HE basilic exotique .... 15 gouttes
HE menthe poivrée .... 10 gouttes
HE verveine citronnée .... 5 gouttes

- Sucez 1 goutte du mélange posée sur 1 comprimé neutre avant le repas pendant 5 jours.

POURQUOI CES HUILES ESSENTIELLES ?

- Basilic exotique et estragon : les antispasmodiques digestives par excellence.
- Menthe poivrée : tonique digestive.
- Verveine citronnée : calmante, tranquillisante.

MES CONSEILS EN +

- Mangez calmement, sans vous agiter, sans parler précipitamment à table.
- Pendant un moment après le repas, évitez de vous plier en deux pour ramasser quelque chose, lacer vos chaussures…

INDIGESTION

Estomac lourd, brûlures, crampes d'estomac, nausées, plus ou moins maux de tête.

POURQUOI ?

Après un repas trop riche, pris trop rapidement sans prendre le temps de mâcher. Un lendemain de fête.

Le réflexe / Voie orale

Lapez 1 goutte de **menthe poivrée** 3 à 4 fois dans la journée.

LA FORMULE COMPLÈTE / VOIE ORALE

Dans un flacon compte-gouttes de 2 ml mélangez :

HE menthe poivrée .... 10 gouttes
Ess. citron .... 10 gouttes
HE gingembre .... 10 gouttes

▶ Sucez 1 goutte du mélange sur 1 comprimé neutre ou lapée sur le dos de la main, 1 à 3 fois dans la matinée selon les besoins

POURQUOI CES HUILES ESSENTIELLES ?

- Menthe poivrée : la reine des digestives.
- Citron : stomachique, carminative, détoxifiante.
- Gingembre : tonique digestive.

MES CONSEILS EN +

- Mangez sobrement, n'avalez pas des quantités gargantuesques, des plats gras, trop riches.
- Consommez vos repas calmement, en prenant le temps de mâcher chaque bouchée solide.
- Si ce phénomène se répète, sucez 2 ou 3 comprimés d'enzymes digestives après les repas pendant 1 semaine.

MA TISANE AROMA « BONNE DIGESTION »

Plante : menthe (feuilles)
Huile essentielle : gingembre

- Versez 1 cuillère à café de feuilles de menthe dans une tasse d'eau bouillante. Couvrez et laissez infuser 10 minutes. Filtrez.
- Plongez dans la tasse ¼ de cuillère à café de miel dans laquelle vous aurez versé 1 goutte d'huile essentielle de gingembre.
- Buvez 3 à 4 tasses dans les 24 heures.

INFECTION INTESTINALE

Voir « Gastro-entérite bactérienne » (p. 469) et « Gastro-entérite virale » (p. 471).

INTERVENTION CHIRURGICALE (POST)

L'anesthésie, le choc opératoire, le traitement postopératoire (antibiotiques, antidouleurs…) perturbent l'équilibre du tube digestif : sécrétions des sucs, flore intestinale.

POURQUOI ?

Il faut détoxifier l'organisme et rebooster l'immunité pour se ressaisir vite et bien.

Le réflexe / Voie orale

Avalez 1 goutte de **citron** pure ou posée sur 1 comprimé neutre 3 fois par jour pendant 1 semaine.

LA FORMULE COMPLÈTE / VOIE ORALE

Dans un flacon de 2 ml, mélangez :

Ess. citron	10 gouttes
HE arbre à thé	10 gouttes
HE romarin à verbénone	10 gouttes
HE ravintsara	10 gouttes

- Avalez 1 goutte du mélange dans ¼ de cuillère à café d'huile d'olive aux 3 repas pendant 10 jours.

POURQUOI CES HUILES ESSENTIELLES ?

- Citron : anti-infectieuse, détoxifie les voies digestives, stomachique, carminative.
- Arbre à thé : anti-infectieuse majeure, antibactérienne, antivirale, antifongique, antiparasitaire, immunostimulante.
- Romarin à verbénone : répare et protège le foie et la vésicule biliaire.
- Ravintsara : prévention de toute infection nosocomiale.

MON CONSEIL EN +

- Faites une cure de probiotiques pour restaurer la flore perturbée par l'anesthésie.
- Passez à l'alimentation « pro-gut » comme disent nos amis Outre-Atlantique, autrement dit, l'alimentation favorable à la flore intestinale. Consommez notamment des aliments lactofermentés chaque jour, et même si possible à chaque repas : ils apportent des bactéries probiotiques. Et forcez aussi quotidiennement sur les aliments riches en prébiotiques, ces super-fibres amies de la flore intestinale.

INTERVENTION CHIRURGICALE DIGESTIVE (CICATRICE)

Chirurgie de l'œsophage, de l'estomac, de la vésicule biliaire, du foie, de l'obésité, du pancréas, de la rate, de l'appendice, de l'intestin, du rectum, de l'anus… de l'appendicite à la hernie hiatale, la chirurgie digestive couvre une large palette, et peut tous nous concerner un jour ou l'autre. Sur un plan général, l'intervention et l'anesthésie perturbent l'organisme, le fatiguent. Sur un plan local, l'acte chirurgical laisse des hématomes durant les premiers jours puis des cicatrices plus ou moins esthétiques.

POURQUOI ?

Le liquide anesthésiant intoxine le foie, l'intestin, et les chairs ont été coupées, triturées.

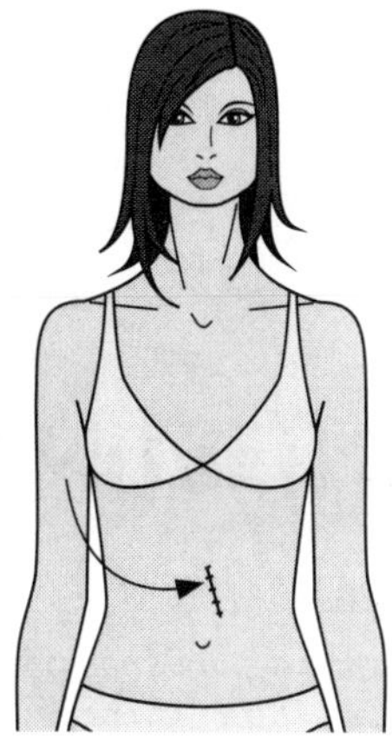

Le réflexe / Voie cutanée

Appliquez 2 gouttes d'**hélichryse italienne** autour de la cicatrice, de plus en plus près au fur et à mesure que le pansement diminue de surface, ou demandez à l'infirmière de l'appliquer à chaque changement de pansement sur la cicatrice, dessus et autour.

LA FORMULE DÉTOXIFIANTE HÉPATIQUE / VOIE ORALE

Dans un flacon de 1 ml, mélangez :

HE arbre à thé .... 10 gouttes
HE romarin à verbénone .... 10 gouttes
Ess. citron .... 10 gouttes
HE ravintsara .... 10 gouttes

▶ Avalez 1 goutte du mélange sur un sucre 3 fois par jour au moment des repas pendant 10 jours.

POURQUOI CES HUILES ESSENTIELLES ?

- Hélichryse italienne : cicatrisante, désclérosante.
- Arbre à thé : antiseptique tous pathogènes (bactéries, virus, champignons, parasites).
- Romarin à verbénone : réparatrice du foie (détoxification de l'anesthésie, des médicaments injectés ou ingérés).
- Citron : détoxifiante.
- Ravintsara : booste l'immunité pour en sortir plus fort.

MON CONSEIL EN +

- Réparez la flore intestinale : avalez 2 unités de probiotiques par jour pendant 10 jours, puis 1 unité pendant 2 semaines.

INTESTIN IRRITABLE, CÔLON IRRITABLE

Voir « Colite spasmodique » (p. 442).

LENDEMAIN DE FÊTE, « GUEULE DE BOIS »

Le ciel est bas, la tête prise dans un étau, le cœur au bord des lèvres, vous êtes sonné, pas vif du tout.

POURQUOI ?

Vous avez trop mangé, trop bu d'alcool : trop tard, le foie est débordé !

Le réflexe / Voie orale

Lapez 1 goutte de **menthe poivrée** sur le dos de la main 3 à 4 fois dans la journée.

LA FORMULE COMPLÈTE / VOIE ORALE

Dans un flacon de 1 ml mélangez :

HE menthe poivrée .... 10 gouttes
HE livèche .... 10 gouttes
Ess. citron .... 10 gouttes

▶ Avalez 1 goutte du mélange diluée dans quelques gouttes d'huile d'olive 2 à 3 fois dans la journée.

POURQUOI CES HUILES ESSENTIELLES ?

- Menthe et citron : antivomitives, hépatotoniques, cholérétiques, cholagogues.
- Livèche : détoxifiante, contrepoison.

MON CONSEIL EN +

- Faites un jeûne hydrique : buvez beaucoup d'eau de Vichy, d'infusions de menthe, mélisse, romarin, puis des bouillons de légumes.

CONSEILS APRÈS UNE SOIRÉE ALCOOLISÉE

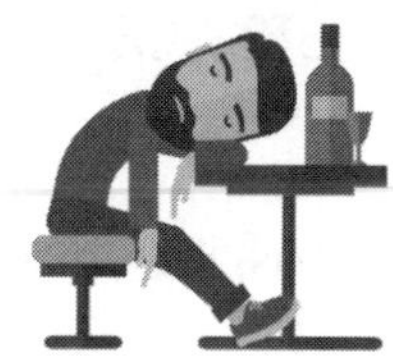

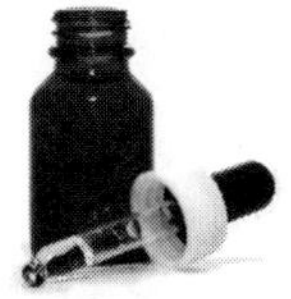	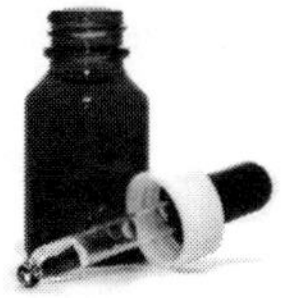	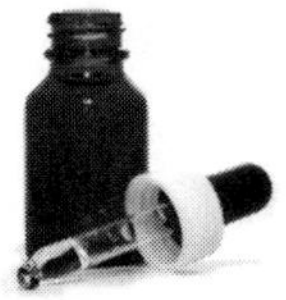	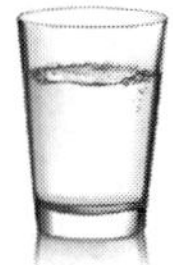
Appliquer sur les tempes menthe poivrée, camomille noble, gaulthérie couchée si…	Appliquer sur les reins épinette noire, pin sylvestre, menthe poivrée si…	Appliquer sur le ventre ou avaler basilic exotique, estragon, menthe poivrée si…	Boire de l'eau si…
… maux de tête	**… fatigue**	**… douleurs abdominales**	**… déshydratation**

MA TISANE AROMA LENDEMAIN DE FÊTE

Plantes : romarin + menthe + camomille
Huile essentielle : citron

- Dans un bocal, mélangez ¼ de romarin, ½ de menthe et ¼ de camomille.
- Versez 3 cuillères à soupe du mélange dans 1 litre d'eau bouillante. Couvrez et laissez infuser 10 minutes. Filtrez. Transvasez dans une Thermos pour que la tisane reste bien chaude.
- Ajoutez 15 gouttes de labrafil dans lesquelles vous aurez versé 3 gouttes d'essence de citron.
- Buvez en 24 heures.

MAL À L'ESTOMAC

MAUX, BRÛLURES, ACIDITÉ GASTRIQUE, CRAMPES, GASTRITE, AIGREURS, ULCÈRE GASTRODUODÉNAL (VOIR « ULCÈRE À L'ESTOMAC » P. 504), REFLUX GASTRO-ŒSOPHAGIEN, REMONTÉES ACIDES

Entre les repas, l'estomac crie sa douleur.

Reflux gastro-œsophagien (RGO) : remontées acides et brûlantes de liquide gastrique dans la bouche, avec régurgitations, hoquet, éructations, souvent la nuit en position couchée.

POURQUOI ?

La muqueuse de l'estomac ne le protège plus de la grande acidité de son suc digestif, dont l'acide chlorhydrique ou bien le suc gastrique remonte dans l'œsophage : c'est le RGO. Responsables : consommation abusive de graisses cuites ou d'alcool, stress important, émotivité.

Le réflexe / Voie orale

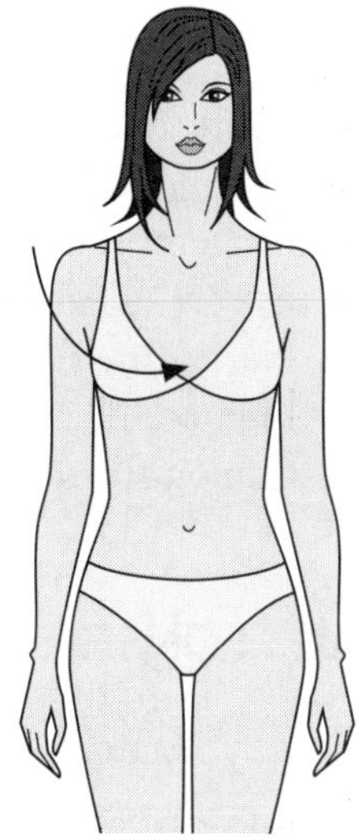

Avalez 1 goutte de **basilic exotique** dans un peu d'huile d'olive ou dans ¼ de cuillère à café de miel ou sur un comprimé neutre, 2 à 3 fois par jour, quand nécessaire.

Le réflexe / Voie cutanée

Appliquez sur le plexus solaire 1 goutte pure de **basilic exotique**, 2 à 3 fois par jour.

LA FORMULE COMPLÈTE / VOIE ORALE

Dans un flacon de 2 ml, mélangez :

HE basilic exotique.......... 10 gouttes
HE menthe poivrée .... 10 gouttes
HE gingembre .... 10 gouttes
Ess. citron .... 10 gouttes
HE marjolaine des jardins ou mélisse.......... 10 gouttes

▶ Avalez 1 goutte du mélange dans ¼ de cuillère à café d'huile d'olive après les 2 repas principaux pendant 10 jours.

LA FORMULE COMPLÈTE / VOIE CUTANÉE

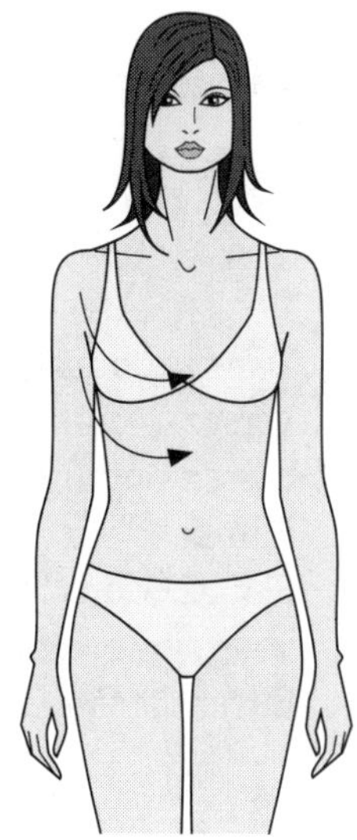

HE basilic exotique.......... 1 goutte
HE camomille noble.......... 1 goutte
HV noisette .... 2 gouttes

▶ Appliquez le mélange sur le plexus solaire et l'estomac 2 à 3 fois par jour pendant 10 jours.

POURQUOI CES HUILES ESSENTIELLES ?

Toutes présentent des propriétés antalgiques et cicatrisantes.

- Basilic exotique : antispasmodique, antalgique.
- Menthe poivrée : anesthésiante.
- Gingembre : antalgique digestif.
- Citron : alcalinisante malgré son goût « acidulé ».
- Marjolaine des jardins : digestive, apaise spasmes digestifs et gastralgie, diminue l'hyperchlorhydrie (trop d'acide).
- Camomille noble : spécialiste des aigreurs d'estomac, antidouleur.

MES CONSEILS EN +

- Buvez de l'eau de Vichy, très alcaline, riche en bicarbonates qui tamponnent l'acidité en excès.
- Mangez lentement, fractionnez les repas, évitez les épices, l'alcool, les sodas.
- Mangez du chou cru, buvez du jus de pomme de terre, ils protègent la muqueuse.
- Prenez des infusions de réglisse (si pas d'hypertension artérielle).
- Résolvez un conflit psychologique éventuel.
- Faites une cure de jus ou de gel d'aloès : 1 cuillère à soupe 2 fois par jour.
- L'eau argileuse peut être intéressante : le soir au coucher, versez 1 cuillère à café de poudre d'argile blanche dans 1 verre d'eau fraîche, remuez avec une cuillère en bois, laissez reposer la nuit, au réveil buvez l'eau qui surnage.

MA TISANE AROMA ANTI-BRÛLURES À L'ESTOMAC

Plantes : guimauve + réglisse
Huile essentielle : basilic exotique

- Dans un bocal, mélangez ½ de guimauve et ½ de réglisse.
- Versez 2 cuillères à café du mélange dans 25 cl d'eau froide. Portez à ébullition, laissez bouillir 5 minutes, puis coupez le feu, couvrez et faites infuser 10 minutes. Filtrez.
- Plongez dans la tasse 1 cuillère à café de miel (si possible de lavande) dans laquelle vous aurez versé 2 gouttes d'huile essentielle de basilic.
- Buvez 1 tasse 3 fois par jour, entre les repas.

MAL DES TRANSPORTS

Malade à vomir dans le bateau, la voiture, l'avion.

POURQUOI ?

Le cerveau reçoit des messages contradictoires, sentiment de mouvement sans bouger, surtout en montagne, montées et descentes.

Le réflexe / Voie orale

Posez 1 goutte de **menthe poivrée** directement sur la langue. Renouvelez selon les besoins en ne dépassant pas 6 gouttes par 24 heures.

LA FORMULE COMPLÈTE / VOIES ORALE, CUTANÉE ET OLFACTIVE

Dans un flacon de 2 ml mélangez :

HE menthe poivrée .... 10 gouttes
Ess. citron .... 10 gouttes
HE gingembre .... 10 gouttes

- Lapez 1 goutte du mélange une ou plusieurs fois au cours du voyage.
- Appliquez 2 gouttes du mélange sur le haut du buste lorsque la nausée monte.
- Respirez à même le flacon ouvert en 3 à 4 inspirations profondes.

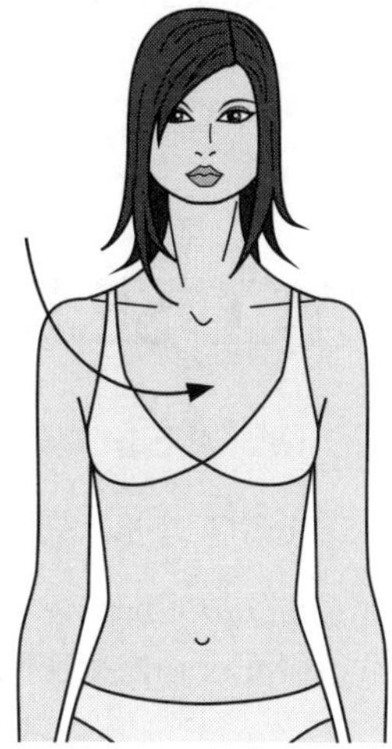

POURQUOI CES HUILES ESSENTIELLES ?

- Elles lèvent toutes la nausée presque instantanément.

MES CONSEILS EN +

- Mangez avant le départ.
- Essayez de vous allonger ou, au moins, bougez le moins possible.
- Fuyez les odeurs fortes (essence, parfum, cuisine…).
- Buvez de l'eau par petites gorgées.
- Ne fumez pas, ne buvez pas d'alcool.

MA TISANE AROMA « MAL DES TRANSPORTS »

Plante : gingembre (racine fraîche ou sèche, coupée menue)
Huile essentielle : menthe poivrée

- Versez 1 cuillère à café de gingembre dans 25 cl d'eau bouillante. Faites frémir 5 minutes, puis coupez le feu. Couvrez et laissez infuser 5 minutes. Filtrez.
- Plongez dans la tasse 1 cuillère à café de miel dans laquelle vous aurez versé 1 goutte d'huile essentielle de menthe.
- Buvez 1 tasse avant le départ, et préparez une Thermos entière de cette infusion (en adaptant les proportions selon la taille de la Thermos) pour renouveler les prises au cours du voyage si nécessaire.

MYCOSE BUCCALE

CANDIDOSE BUCCALE, STOMATITE

Le *Candida albicans* se développe anarchiquement et essaime partout dans le tube digestif à commencer par la bouche, les glandes salivaires, le palais, les gencives.

La langue et le pharynx sont recouverts de plaques blanches, grises, noirâtres, sèches, irritées ainsi que la face interne des joues.

Elle peut entraîner une œsophagite avec nausées et vomissements, une gastrite, une colite, des diarrhées.

POURQUOI ?

Traitements antibiotiques répétitifs, déficit immunitaire, chimiothérapie, consommation exagérée de sucre.

Le réflexe / Voie locale

Au moment du brossage de dents, ajouter 1 goutte d'**arbre à thé** sur la pâte dentifrice étalée sur la brosse.

+

Lavez-vous la bouche après chaque repas avec 2 gouttes de **citron** dans un verre d'eau et appliquez au doigt dans la bouche 2 gouttes de **thym à linalol** 3 fois par jour, pendant 10 jours.

Le réflexe / Voie orale

Avalez 1 goutte de **cannelle de Ceylan** ou d'**origan compact** sur un comprimé neutre 3 fois par jour pendant 10 jours.

LA FORMULE COMPLÈTE / BAINS DE BOUCHE ET GARGARISMES

HE arbre à thé	1 goutte
HE giroflier	1 goutte
HE thym à linalol	1 goutte

- Versez les 3 gouttes dans un verre d'eau, ajoutez 10 gouttes de disper, 1 gélule ou le contenu de 1 sachet de probiotiques et faites un bain de bouche prolongé.

Gardez en bouche quelques minutes avant de recracher. Renouvelez 3 fois par jour pendant 1 semaine.

POURQUOI CES HUILES ESSENTIELLES ?

- Elles sont toutes plus antifongiques et antiseptiques les unes que les autres.

MES CONSEILS EN +

- Soignez la candidose digestive forcément associée, et la candidose vaginale si besoin.
- Rechargez votre flore buccale avec des bains de bouche aux probiotiques « spécial candidose » : versez le contenu d'un sachet ou d'une gélule dans 1 verre d'eau tiède ajouter 1 cuillère à café de bicarbonate de soude pour un bain de bouche prolongé matin et soir.

MYCOSE DIGESTIVE

Infection due à des champignons microscopiques ou des levures. Des symptômes récidivants comme : gaz intestinaux, crampes intestinales, transit perturbé, alternance de constipation et de diarrhées, fringales de sucre, mycoses génitales à répétition, troubles de la concentration et du sommeil, allergies (cutanées, respiratoires, digestives, troubles de l'humeur, maux de tête, fatigue importante). Elle peut s'accompagner d'une candidose vaginale avec prurit, leucorrhée plus ou moins grumeleuse.

POURQUOI ?

- Déficit immunitaire.
- La flore intestinale est perturbée par des traitements antibiotiques, anti-inflammatoires, une intervention chirurgicale, l'anesthésie, une alimentation délétère.

Le réflexe / Voie orale

Avalez 1 goutte de **cannelle de Ceylan** posée sur ½ cuillère à café d'huile d'olive, 3 fois par jour pendant 20 jours.

LA FORMULE COMPLÈTE / VOIE ORALE

Dans un flacon de 2 ml, mélangez :

HE cannelle de Ceylan .... 10 gouttes
HE arbre à thé .... 20 gouttes
HE thym à linalol .... 10 gouttes
HE géranium Bourbon.................... 10 gouttes

▶ Absorbez 2 gouttes du mélange sur un comprimé neutre ou ¼ de cuillère à café d'huile d'olive au cours des 3 repas pendant 20 jours. Arrêtez 1 semaine puis reprenez la même cure.

POURQUOI CES HUILES ESSENTIELLES ?

- Toutes sont anti-infectieuses et antifongiques+++.

MES CONSEILS EN +

- Faites une cure de probiotiques spéciaux pour la mycose (exemple : Lactibiane CND).
- Réduisez au strict minimum le sucre qui nourrit le *Candida*, même dans les fruits et les céréales.

NAUSÉES

Envie de vomir, dégoût de tout, douleurs spasmiques avec ou sans vomissements.

POURQUOI ?

- 1er trimestre de la grossesse, repas douteux, trop gras, huîtres, moules, intoxication alimentaire, glutamate (restaurant asiatique), voyage en avion, voiture, bateau. Gastro-entérite virale ou infectieuse.
- Traitement médicamenteux lourd ou prolongé, chimiothérapie.
- Insuffisance hépatique.

Le réflexe / Voie orale

Sucez 1 goutte de **menthe poivrée** posée sur la main ou sur un comprimé neutre 3 à 5 fois par jour jusqu'à amélioration.

Les nausées de la femme enceinte

Le réflexe / Voie orale

Sucez 1 goutte de **gingembre** ou de **citron** posée sur la main ou sur un comprimé neutre 3 à 5 fois par jour jusqu'à amélioration. Commencez dès le matin avant le lever, même si vous n'avez pas encore de nausée.

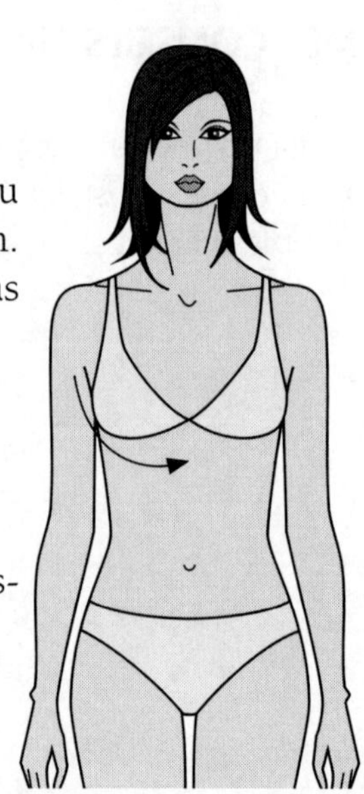

Le réflexe / Voie cutanée

Appliquez 1 goutte de **gingembre** ou de **citron** au creux de l'estomac, plusieurs fois si nécessaire.

LA FORMULE COMPLÈTE / VOIES AÉRIENNE ET CUTANÉE

HE menthe poivrée .... 1 goutte
Ess. citron .... 1 goutte
HE basilic exotique.. 1 goutte

- ▶ Respirez 1 goutte de chaque posée sur la face interne des poignets
- ▶ Massez le plexus solaire et le cou avec ces 3 gouttes diluées dans 4 ou 5 gouttes d'HV de noisette plusieurs fois par jour si nécessaire.

POURQUOI CES HUILES ESSENTIELLES ?

- Gingembre : très antinauséeux.
- Menthe et citron : stimulantes digestives, hépatotoniques, stomachiques, antivomitives.
- Basilic exotique : antispasmodique, digestive.

MES CONSEILS EN +

- Marchez au grand air.
- Évitez les odeurs fortes ou désagréables : parfums, tabac, pollution…
- Buvez des décoctions de gingembre au cours de la journée.

ALLERGIES ALIMENTAIRES

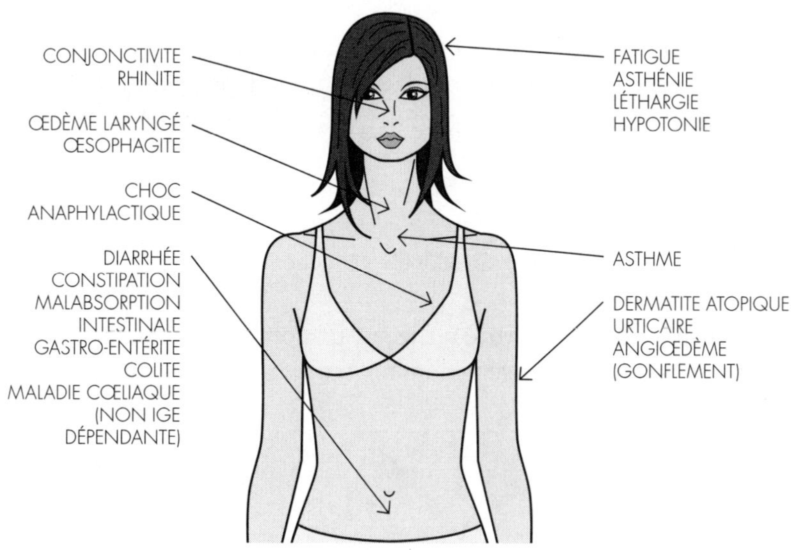

ŒSOPHAGITE

REFLUX GASTRO-ŒSOPHAGIEN (RGO), REMONTÉES ACIDES

Voir « Mal à l'estomac » (p. 490).

PARASITOSES INTESTINALES

VERS INTESTINAUX

Démangeaisons du nez, de l'anus souvent le soir, surtout à la pleine lune, nervosité, instabilité, manque de concentration, fatigue, trouble de l'humeur, nervosité. Filaments blancs (oxyures) ou lentilles blanches (ascaris) dans les selles. C'est l'invasion de l'intestin par des vers. Le soir les femelles descendent à l'anus pour pondre leurs œufs, d'où les démangeaisons nocturnes.

POURQUOI ?

Les parasites pullulent sur la terre, il est facile d'avaler des larves de vers (surtout dans les pays chauds mais pas que). Ils grandissent alors dans notre intestin, milieu très accueillant et nourricier, ils pillent nos nutriments. Il faut les déloger, et vite.

Le réflexe / Voie orale

Avalez matin et soir 1 goutte d'**arbre à thé** sur un comprimé neutre ou dans quelques gouttes d'huile de pépins de courge pendant 3 jours à la nouvelle lune et à la pleine lune.

LA FORMULE DU PHARMACIEN / VOIE RECTALE

HE *Melaleuca alternifolia* (arbre à thé)................................ 50 mg
HE *Chamaemellum nobile* (camomille romaine) .... 30 mg
HE *Lavandula vera* (lavande vraie) .... 20 mg
HE *Thymus linaloliferum* (thym à linalol) .... 50 mg
HE *Sizygium officinalis* (giroflier) .... 50 mg
HV calendula.. 20 mg
Excipient qsp 1 suppositoire n° 6 (renouvelables)

▶ Administrez 1 suppositoire le soir au coucher pendant 3 jours et renouvelez 3 fois. Choisissez pour ce traitement les périodes correspondant à des jours de pleine lune et des jours sans lune.

POURQUOI CES HUILES ESSENTIELLES ?

- Arbre à thé : antiparasitaire.
- Camomille noble : antiparasitaire.
- Lavande vraie : antidémangeaisons, calmante.
- Thym à linalol et giroflier : vermifuges.

MES CONSEILS EN +

- Avalez 2 cuillères à soupe de pépins de courge nature ou dans un peu de miel, 2 fois par jour, les 3 jours autour de la nouvelle lune et de la pleine lune.
- Mangez de l'ail cru tous les jours dans la salade.
- Traitez-vous avec des capsules d'HE d'ail désodorisé, régulièrement par cures de 10 jours : 2 capsules 2 fois par jour.
- Lavez-vous les mains systématiquement avant de préparer les repas et de passer à table.
- Lavez soigneusement les fruits et légumes, les feuilles de salade une par une sous l'eau courante.
- Méfiez-vous de la viande et des poissons frais et crus.
- La surgélation tue les parasites.

SPASMES DIGESTIFS, SPASMES INTESTINAUX

Voir « Ballonnements » (p. 426) et « Colite spasmodique » (p. 442).

TURISTA

DIARRHÉE DU VOYAGEUR

Elle porte bien son nom cette gastro-entérite puisqu'elle touche les touristes aventureux. Diarrhées, crampes abdominales, nausées, vomissements.

POURQUOI ?

La flore intestinale européenne n'est pas habituée à confronter les bactéries d'Inde ou d'Afrique. Les responsables : des bactéries, des virus, des parasites (salmonelles, shigelles, campylobacter, rotavirus, vibrions et, le plus courant, l'*E coli*). L'organisme réagit violemment pour expulser l'ennemi.

Le réflexe / Voie orale

Prévention : avalez 1 goutte de **cannelle de Ceylan** ou d'**origan compact** diluée dans ¼ de cuillère à café d'huile d'olive ou sur un comprimé neutre, le matin au petit-déjeuner. Ou, mieux toléré par les muqueuses : 2 oléocapsules d'origan compact 1 fois par jour. La veille, le long du séjour et 3 jours après le retour.

OU

LA FORMULE DU PHARMACIEN / VOIE ORALE

Commandez ces gélules dans une pharmacie spécialisée avant de partir :

HE *Cinnamomum zeylanicum* (cannelle de Ceylan écorce).... 15 mg
HE *Origanum compactum* (origan compact) .... 15 mg
HE *Mentha piperita* (menthe poivrée) .... 15 mg
HE *Satureja montana* (sarriette des montagnes) .... 10 mg
HE *Cistus ladaniferus* (ciste ladanifère) .... 10 mg
Excipient qsp 1 gélule n° 30 ou plus

- *Prévention :* avalez 1 gélule le matin durant tout le séjour, en commençant la veille du départ et en poursuivant 3 jours après le retour.
- *Traitement :* si la turista attaque quand même, passez à 2 gélules 4 fois par jour pendant 3 jours puis 2 gélules 3 fois par jour. Reprenez après cet épisode la dose de 1 gélule par jour jusqu'au retour.

+

LA FORMULE COMPLÈTE / VOIE CUTANÉE

Dans un flacon de 10 ml, mélangez :

HE arbre à thé .... 10 gouttes
HE basilic exotique.. 10 gouttes
HV de noisette ou de millepertuis .... qsp 10 ml

- Massez le ventre avec 20 gouttes du mélange, jusqu'à 6 fois par jour pendant 5 à 7 jours.

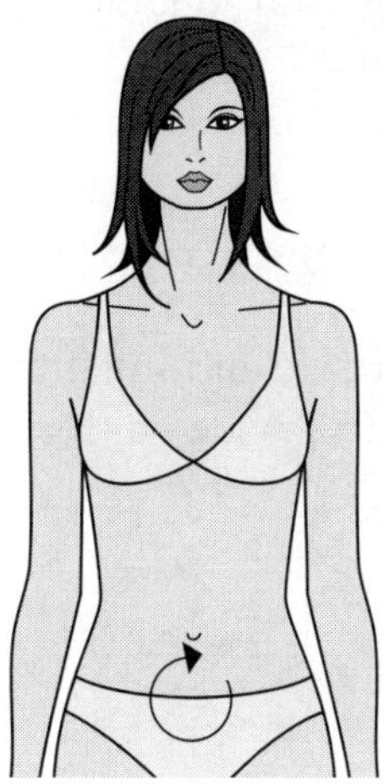

POURQUOI CES HUILES ESSENTIELLES ?

- Cannelle, origan, arbre à thé : antibactériennes, antiparasitaires.
- Sarriette des montagnes : l'antibactérienne spécialiste de l'intestin.
- Menthe poivrée et basilic exotique : antispasmodiques, antidouleurs.
- Ciste ladanifère : antihémorragique, si selles sanguinolentes.

MES CONSEILS EN +

- *Prévention* : hygiène générale, lavez-vous les mains très souvent.
- *Traitement :*
  - Consommez myrtilles, canneberge, carotte, hibiscus.
  - Faites une cure de probiotiques.
  - Diète, puis riz, citron frais, eau, sel.

ULCÈRE À L'ESTOMAC

ULCÈRE GASTRIQUE, ULCÈRE GASTRODUODÉNAL

Lésion creusante de la muqueuse stomacale ou duodénale, en contact direct avec l'acide chlorhydrique : douleurs au milieu de l'abdomen, au-dessus du nombril, brûlure, dyspepsie, vomissements, hémorragie.

POURQUOI ?

Présence de l'*Helicobacter pylori*, prise d'anti-inflammatoires, d'aspirine sans protection, stress prolongé, alimentation très acide ou trop épicée, trop d'alcool, de café, de thé, tabagisme.

Le réflexe / Voie cutanée

Appliquez 2 gouttes de **camomille noble** diluées dans un peu d'HV de noisette ou de millepertuis sur le haut de l'abdomen en massages doux, 3 fois par jour pendant une dizaine de jours.

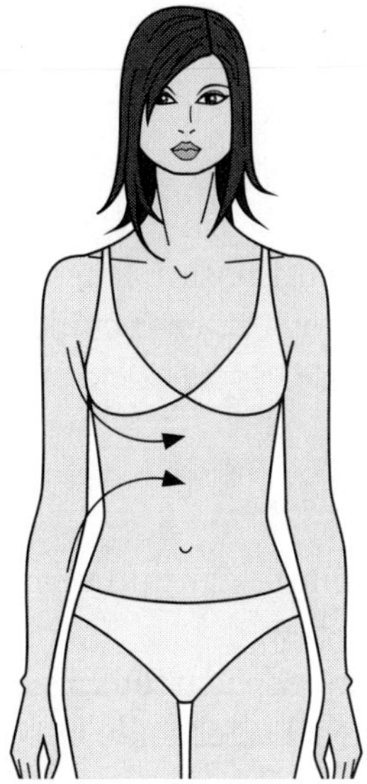

LA FORMULE COMPLÈTE / VOIE ORALE

Dans un flacon de verre coloré de 5 ml, mélangez :

HE camomille noble	10 gouttes
HE lentisque pistachier	20 gouttes
HE menthe poivrée	20 gouttes
HE lavande vraie	10 gouttes
HV rose musquée bio	qsp 5 ml

▶ Prenez 2 gouttes du mélange sur ½ sucre, du miel, de l'huile d'olive, de la mie de pain, aux 3 repas, 5 jours sur 7, pendant 3 mois.

POURQUOI CES HUILES ESSENTIELLES ?

- Camomille noble et menthe poivrée : anti-inflammatoires, antalgiques, anesthésiantes.
- Lentisque pistachier : décongestionnante, antispasmodique, antalgique.
- Lavande vraie : cicatrisante, antalgique, anti-inflammatoire.

MES CONSEILS EN +

- Si le test de l'*Helicobacter pylori* est positif, faites le traitement p. 475.
- Faites une cure de gel d'aloès : avalez-en 1 cuillère à soupe le matin.
- Prenez des extraits glycérinés de végétaux cicatrisants. Mélangez à parts égales
  - EG mélisse
  - EG réglisse

  qsp 150 ml

  Avalez 1 cuillère à café diluée dans un verre d'eau le soir.
- Mangez lentement, mastiquez bien.
- Supprimez alcool et tabac, fritures, charcuteries, sucreries.
- Rechargez-vous en probiotiques Lactobacillus.

MA TISANE AROMA « SPÉCIALE ULCÈRE À L'ESTOMAC »

Plantes : mélisse (feuilles) + réglisse (racines)
Huile essentielle : basilic exotique

- Dans un bocal, mélangez ⅓ de mélisse et ⅔ de réglisse.
- Versez 2 cuillères à café du mélange dans une tasse d'eau bouillante. Laissez bouillir 5 minutes, puis coupez le feu. Couvrez et faites infuser 5 minutes. Filtrez.
- Plongez dans la tasse ½ cuillère à café de miel dans laquelle vous aurez versé 1 goutte d'huile essentielle de basilic exotique.
- Buvez 2 tasses par jour, en dehors des repas. En cure de 20 jours.

VERS

Voir « Parasitoses intestinales » (p. 500).

VOMISSEMENTS

Le corps se débarrasse violemment d'un aliment, d'un toxique. Le vomissement est précédé de la nausée ce qui donne le temps de se préparer…

POURQUOI ?

- Abus d'alcool, de gras.
- Stress parfois.

Le réflexe / Voie orale

Lapez ou sucez 2 gouttes de **gingembre** sur un comprimé neutre, plusieurs fois dans la journée selon besoins.

LA FORMULE COMPLÈTE / VOIE ORALE

Dans un flacon de verre coloré de 2 ml mélangez :

HE gingembre	10 gouttes
HE basilic exotique	10 gouttes
HE menthe poivrée	10 gouttes
Ess. citron	10 gouttes

▶ Avalez 1 goutte du mélange avec un petit morceau de mie de pain. Renouvelez toutes les heures jusqu'à disparition des malaises.

POURQUOI CES HUILES ESSENTIELLES ?

- Gingembre : la spécialiste de la nausée et du vomissement.
- Basilic exotique : antispasmodique.
- Menthe poivrée : digestive.
- Citron : détoxicante.

Elles régulent la sécrétion des sucs gastriques, la motilité du tube digestif.

MES CONSEILS EN +

- Ne luttez pas : c'est le corps qui gagne toujours. Ce n'est qu'un mauvais moment à passer. Quel soulagement après !
- Buvez de petites quantités d'eau ou de Coca (exceptionnellement) entre deux vidanges.

MA TISANE AROMA ANTIVOMISSEMENTS

Plantes : gingembre + menthe
Huile essentielle : menthe poivrée

- Dans un bocal, mélangez 20 g de gingembre et 50 g de menthe.
- Versez 2 cuillères à café du mélange dans 25 cl d'eau bouillante. Laissez frémir 5 minutes, puis coupez le feu. Couvrez et faites infuser 5 minutes. Filtrez.
- Plongez dans la tasse ¼ de cuillère à café de miel dans laquelle vous aurez versé 1 goutte d'huile essentielle de menthe poivrée.
- Buvez 1 tasse et renouvelez si nécessaire 1 ou 2 fois. Cela devrait suffire

Quatrième partie

100 recettes pour bien digérer

Petits-déjeuners, goûters et en-cas

Chia au lait

COUPE-FAIM, BONNE HUMEUR

POUR 4 PERSONNES
PRÉPARATION : 10 MINUTES
REPOS : 12 HEURES
SANS CUISSON

SANS FODMAPS · SANS GLUTEN · SANS LACTOSE

INGRÉDIENTS :

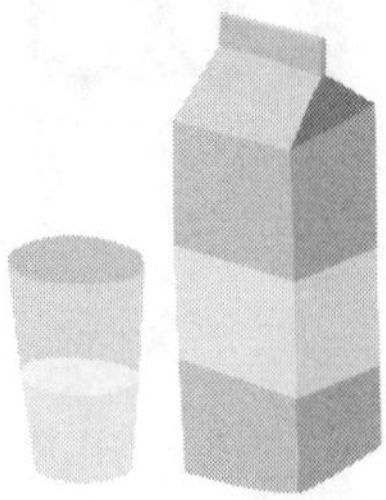

50 cl de lait végétal (amande, soja, riz…)

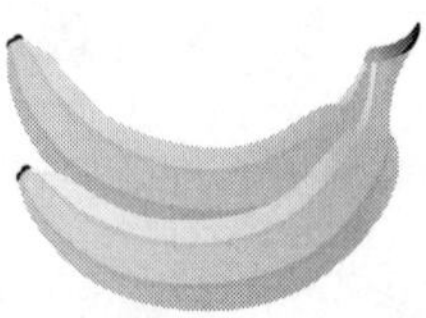

2 bananes bien mûres

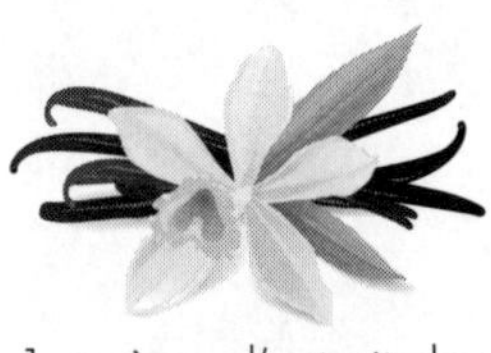

1 c. à c. d'extrait de vanille

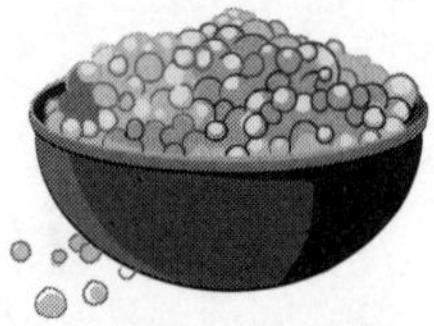

80 g de graines de chia

① Mettez le lait, les bananes épluchées et coupées en morceaux et l'extrait de vanille dans un robot. Mixez jusqu'à l'obtention d'une consistance lisse.
② Versez dans un saladier et incorporez les graines de chia. Mélangez, couvrez de film étirable et laissez gonfler au réfrigérateur pendant 12 heures, en remuant si possible une ou deux fois.
③ Mélangez une nouvelle fois avant de répartir dans des ramequins.

L'astuce

Les graines de chia sont de nouveaux « superaliments » en France, mais connus depuis des siècles en Amérique du Sud. Elles se trouvent facilement en magasins bio et dans certaines parapharmacies. Vous pouvez décorer ces crèmes crues avec des dés de fruits frais, quelques amandes effilées…

Pain aux graines

ANTICHOLESTÉROL, ANTICONSTIPATION

SANS GLUTEN SANS LACTOSE

POUR 1 PAIN
PRÉPARATION : 5 MINUTES
CUISSON : 30 MINUTES

INGRÉDIENTS :
200 g de farine de riz
1 sachet de levure chimique sans gluten
2 œufs
25 cl de crème de riz (liquide)
3 c. à s. de lait de riz
4 c. à s. d'huile de sésame
2 c. à s. de graines de lin doré
2 c. à s. de graines de tournesol décortiquées
1 c. à c. de graines de pavot
sel.

① Préchauffez le four th. 7 (210 °C). Cassez les œufs dans un saladier, battez-les en omelette avec du sel, la crème et le lait puis l'huile de sésame. Incorporez ensuite la farine de riz et la levure chimique, puis les graines.
② Versez la pâte dans un moule à cake huilé et faites cuire 30 minutes environ.

L'astuce

Un pain idéal à servir en accompagnement d'un assortiment de jambons, d'un pâté, de rillettes de poisson ou de saumon fumé.

Pancakes de sarrasin

GOURMANDS, ANTIOXYDANTS

SANS FODMAPS SANS GLUTEN SANS LACTOSE

POUR 18 PANCAKES ENVIRON
PRÉPARATION : 10 MINUTES
REPOS : 1 HEURE
CUISSON : 3 MINUTES ENVIRON PAR PANCAKE

INGRÉDIENTS :
150 g de farine de sarrasin
50 g de farine de riz
2 œufs
20 cl de lait végétal (soja, noisette, amande...)
1 sachet de levure chimique
(sans gluten)
2 c. à s. d'huile de tournesol
1 pincée de sel.

① Dans un saladier, mélangez les farines, la levure et le sel. Creusez un puits, ajoutez les œufs, l'huile et un peu de lait. Commencez à mélanger avec un fouet, en ajoutant peu à peu du lait, de façon à obtenir une pâte fluide et assez épaisse.
② Couvrez et laissez reposer 1 heure.
③ Chauffez une petite poêle à blinis huilée. Versez une petite louche de pâte et laissez cuire sur feu moyen. Quand des bulles se forment à la surface, décollez délicatement le pancake et retournez-le. Laissez cuire encore quelques instants de l'autre côté. Servez aussitôt.

L'astuce

La pâte se conserve deux jours au réfrigérateur, dans un shaker ou tout autre récipient hermétique. Secouez-la ou mélangez-la bien avant de l'utiliser de nouveau. Non sucrés, ces pancakes se dégustent aussi bien au petit-déjeuner qu'à table, avec du saumon fumé, des rillettes de thon...

Porridge à l'avoine

ANTICHOLESTÉROL, ANTIGRIGNOTAGES

POUR 4 PERSONNES
PRÉPARATION : 5 MINUTES
CUISSON : 5 MINUTES

SANS FODMAPS · SANS GLUTEN · SANS LACTOSE

INGRÉDIENTS :

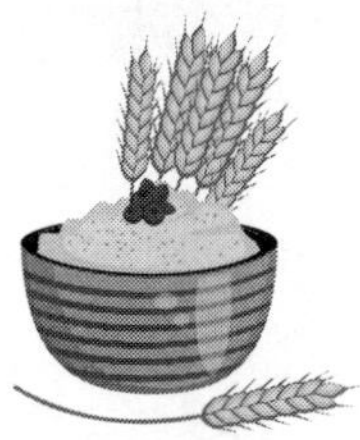

160 g de flocons d'avoine (avec le logo « épi barré »)

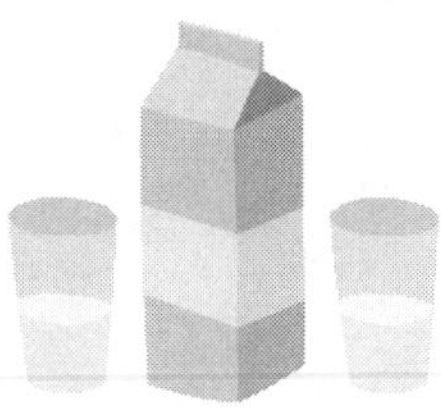

1 litre de lait végétal au choix (amande, soja, riz…)

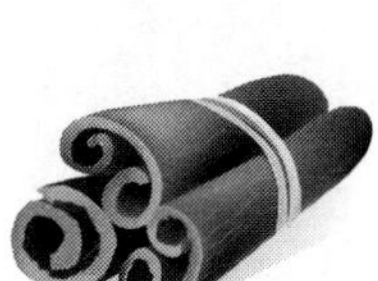

1 c. à c. de cannelle

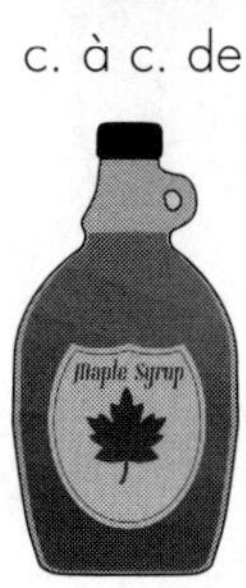

4 c. à s. de sirop d'érable

① Versez le lait dans une casserole avec les flocons d'avoine, portez à frémissements et laissez cuire 5 minutes sans cesser de mélanger.

② Ôtez du feu, ajoutez la cannelle, le sirop d'érable, et versez dans des bols. Servez tiède.

L'astuce

À base d'avoine, à index glycémique bas, et aromatisé à la cannelle, qui permet de réguler la glycémie, le porridge anglais est une recette parfaite pour éviter les envies de grignotage dans la matinée. Facultatif : servez avec des quartiers de fraises, des dés de kiwis, de papaye…

Crêpes, gaufres et pancakes

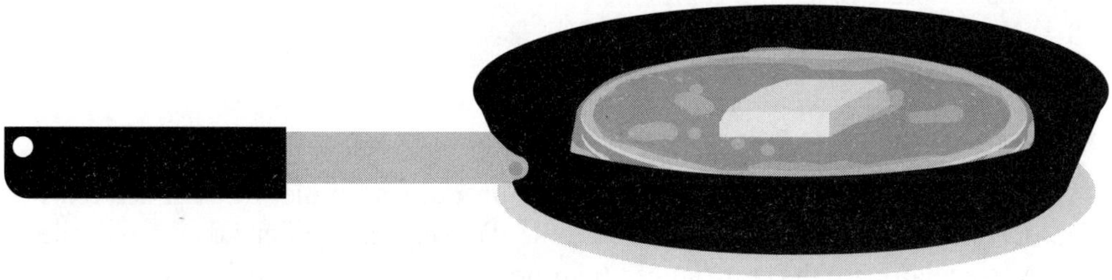

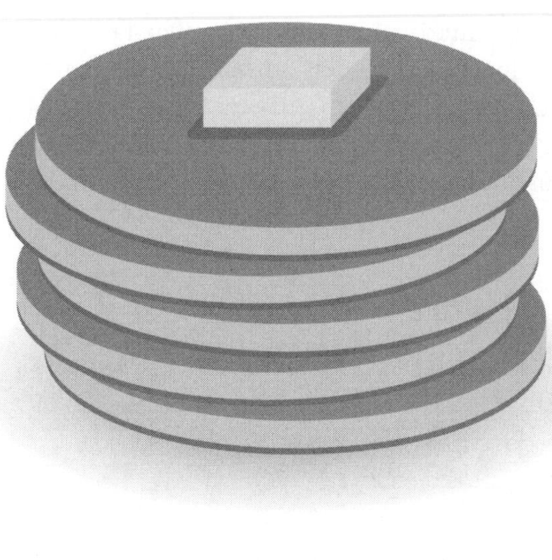

Crêpes à la farine de riz

ANTISTRESS, GOURMANDES

POUR 18 CRÊPES ENVIRON
PRÉPARATION : 15 MINUTES
CUISSON : 15 MINUTES
REPOS : 30 MINUTES

SANS GLUTEN SANS LACTOSE

INGRÉDIENTS :
200 g de farine de riz
3 œufs
30 cl de lait de riz
1 c. à c. d'extrait de vanille
2 c. à s. d'huile d'olive
1 c. à s. d'eau de fleur d'oranger
1 pincée de sel.

① Versez la farine dans un saladier et formez un puits au milieu. Cassez les œufs et fouettez-les avec le lait, la vanille, l'huile d'olive, l'eau de fleur d'oranger et le sel. Versez dans le puits et mélangez pour obtenir une pâte fluide. Laissez reposer 30 minutes.
② Huilez une crêpière antiadhésive (25 cm de diamètre) et chauffez-la. Quand elle est bien chaude, versez une petite louche de pâte et tournez la poêle pour que la pâte s'y répartisse uniformément.
③ Quand la surface commence à sécher, retournez-la et faites cuire 1 minute de l'autre côté environ. Faites glisser au fur et à mesure sur une assiette.

L'astuce

Des crêpes moelleuses et savoureuses, à servir surtout avec des confitures (fraises, abricots, reines-claudes…). Mais elle fonctionne aussi délicieusement avec du miel et des amandes effilées, des fruits et du chocolat fondu, une boule de glace vanille et un coulis de fruits…

Crêpes aux deux farines

ANTISTRESS, PROTECTION OCULAIRE

SANS GLUTEN SANS LACTOSE

POUR 12 À **15** CRÊPES
PRÉPARATION : 15 MINUTES
CUISSON : 15 MINUTES
REPOS : 30 MINUTES

INGRÉDIENTS :
100 g de farine de riz
50 g de farine de maïs
3 œufs
30 cl de lait de riz
1 c. à c. d'extrait de vanille
2 c. à s. d'huile d'olive
1 pincée de sel.

① Mélangez les farines dans un saladier et formez un puits au milieu. Cassez les œufs et fouettez-les avec le lait, la vanille, l'huile d'olive et le sel. Versez dans le puits et mélangez pour obtenir une pâte fluide. Laissez reposer 30 minutes.
② Huilez une crêpière antiadhésive (25 cm de diamètre) et chauffez-la. Quand elle est bien chaude, versez une petite louche de pâte et tournez la poêle pour que la pâte s'y répartisse uniformément.
③ Quand la surface commence à sécher, retournez-la et faites cuire 1 minute de l'autre côté environ. Faites glisser au fur et à mesure sur une assiette.

L'astuce

Le top des garnitures, avec ces crêpes à la farine de maïs ? De la compote d'abricots, de la crème pâtissière parfumée au citron ou de la marmelade d'orange.

Crêpes thaïes

TRANSIT, IMMUNITÉ, BONNES POUR LE MÉTABOLISME

POUR 10 CRÊPES ENVIRON
PRÉPARATION : 15 MINUTES
CUISSON : 15 MINUTES
REPOS : 30 MINUTES

SANS GLUTEN SANS LACTOSE

INGRÉDIENTS :
125 g de farine de riz
2 œufs
25 cl de lait de coco
1 c. à s. d'huile d'olive
1 pincée de sel.

① Versez la farine dans un saladier et formez un puits au milieu. Cassez les œufs et fouettez-les avec le lait de coco, l'huile et le sel. Versez dans le puits et mélangez pour obtenir une pâte fluide. Laissez reposer 30 minutes.
② Huilez une crêpière antiadhésive (25 cm de diamètre) et chauffez-la. Quand elle est bien chaude, versez une petite louche de pâte et tournez la poêle pour que la pâte s'y répartisse uniformément.
③ Quand la surface commence à sécher, retournez-la et faites cuire 1 minute de l'autre côté environ. Faites glisser au fur et à mesure sur une assiette.

L'astuce

Servez ces crêpes en entrée, garnies d'une farce salée : mélangez de la chair de crabe avec un peu de crème de soja et parfumez avec de la coriandre ciselée et quelques graines de sésame. Fameux !

Galettes au sarrasin

ANTIHYPERTENSION, ANTICHOLESTÉROL, ANTIDIABÈTE

SANS GLUTEN · SANS LACTOSE · SPÉCIAL PRÉBIOTIQUES

POUR 12 CRÊPES ENVIRON
PRÉPARATION : 15 MINUTES
CUISSON : 15 MINUTES
REPOS : 1 HEURE

INGRÉDIENTS :

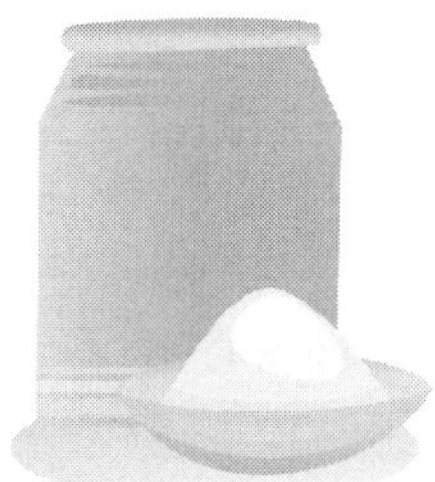

130 g de farine de sarrasin

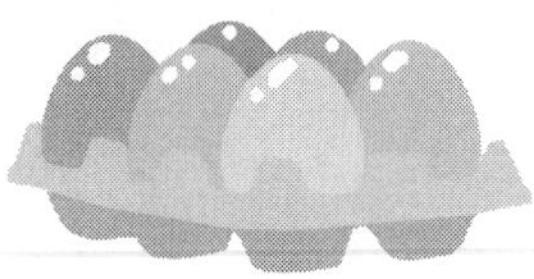

2 œufs

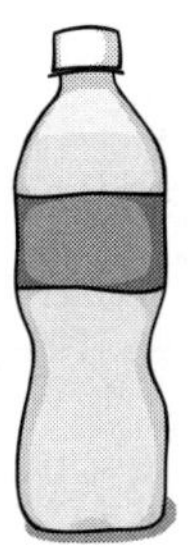

30 cl d'eau

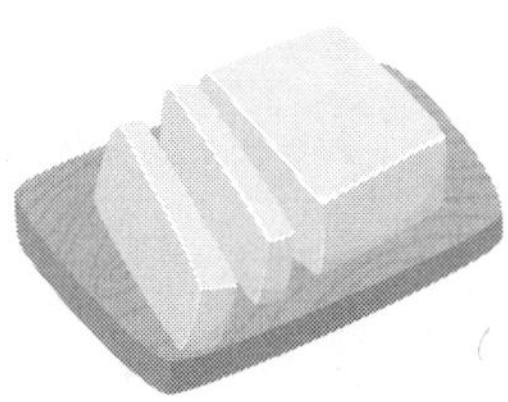

30 g de margarine végétale

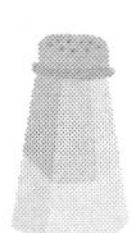

½ c. à c. de sel

① Faites fondre la margarine dans une petite casserole sur feu très doux.
② Versez la farine dans un saladier et délayez-la peu à peu avec l'eau sans cesser de mélanger au fouet. Ajoutez les œufs puis la margarine fondue et le sel. Mélangez et laissez reposer 1 heure au frais.
③ Huilez une poêle antiadhésive à l'aide d'un papier absorbant et chauffez-la. Versez une louche de pâte et faites cuire la galette en la retournant dès que le premier côté est pris.
④ Faites glisser sur une assiette puis recommencez l'opération pour cuire toutes les galettes de la même façon.

L'astuce

Vous pouvez remplacer l'eau par du cidre. Servez ces galettes avec une compote de pommes, des dés de jambon et des oignons fondus, ou des épinards et du saumon fumé.

Apéritifs

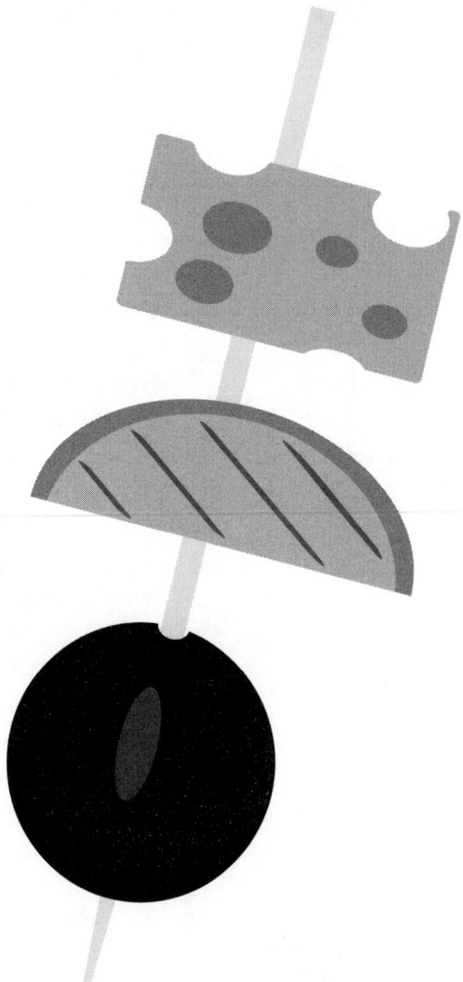

Caviar d'aubergine au miso

APAISE LES INTESTINS IRRITABLES,
ANTI-CALCULS BILIAIRES, SUPER-IMMUNITÉ

POUR 4 PERSONNES
PRÉPARATION : 10 MINUTES
CUISSON : 45 MINUTES

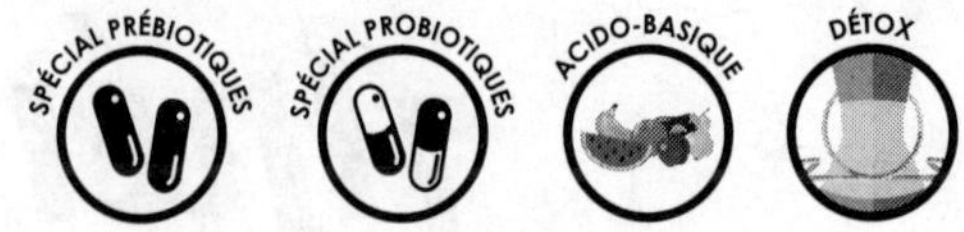

INGRÉDIENTS :

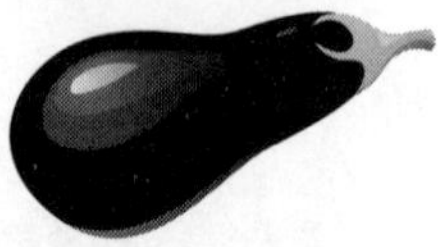

2 aubergines

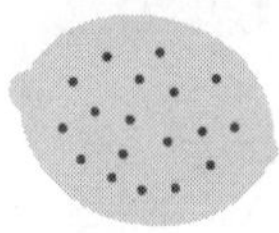

1 citron

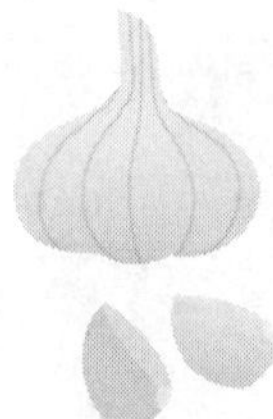

3 gousses d'ail

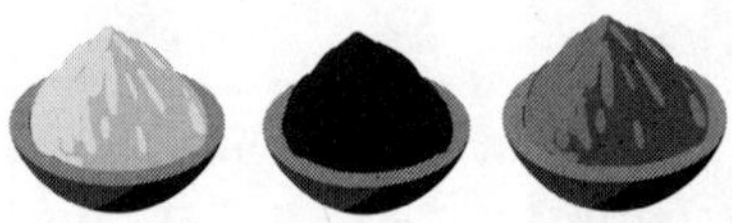

1 c. à s. de miso

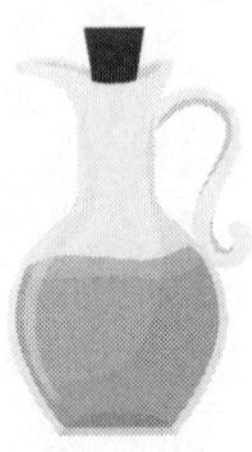

3 c. à s. d'huile d'olive

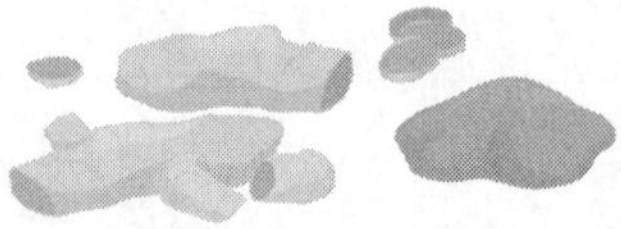

1 c. à c. de curcuma

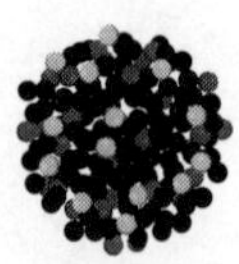

poivre

1. Fendez la peau des aubergines et placez-les sur la grille du four à 180 °C (th. 6) jusqu'à ce que leur peau plisse, soit environ 45 minutes.
2. Quand elles sont cuites, laissez-les refroidir puis ouvrez-les dans leur longueur et prélevez leur chair à l'aide d'une cuillère.
3. Dans le mixeur, mettez la chair d'aubergine, l'ail pelé, le jus du citron, le miso, l'huile, le curcuma et le poivre puis réduisez en purée.
4. Servez bien frais.

L'astuce

Servez ce caviar d'aubergine sur des toasts grillés ou en accompagnement de légumes ou de pâtes. On achète du miso dans les boutiques asiatiques, épiceries exotiques et boutiques bio.

Crackers apéro à l'épeautre et aux graines

SANS GRAISSE HYDROGÉNÉE, ANTICHOLESTÉROL

POUR UNE TRENTAINE DE CRACKERS
PRÉPARATION : 15 MINUTES
CUISSON : 10 À 15 MINUTES

SANS FODMAPS

INGRÉDIENTS :
220 g de farine de petit-épeautre
5 cl d'huile d'olive
1 c. à s. rase de graines de pavot
1 c. à s. rase de graines de sésame
12 cl d'eau environ
1 c. à c. rase de sel fin.

① Préchauffez le four à 180 °C (th. 6). Mélangez la farine avec l'huile, le sel et incorporez peu à peu l'eau pour former une boule homogène.
② Farinez le plan de travail et étalez finement la pâte sur 3 mm d'épaisseur environ.
③ Découpez des formes (triangles, disques, carrés…) à l'aide d'un emporte-pièce ou d'un couteau et rangez-les sur une plaque à four recouverte de papier sulfurisé. Parsemez-en la moitié de graines de sésame, et l'autre moitié de graines de pavot. Faites cuire 10 à 15 minutes. Attention, les biscuits ne doivent pas noircir.

L'astuce

Ces biscuits sont infiniment plus sains que ceux du commerce, et vous le verrez, beaucoup plus goûteux. Servez-les avec des rillettes de poisson ou des purées froides de légumes.

Cake nordique

BON POUR LE CERVEAU ET L'HUMEUR, ANTISTRESS, COUPE-FAIM

SANS GLUTEN SANS LACTOSE

POUR 1 CAKE
PRÉPARATION : 15 MINUTES
CUISSON : 40 MINUTES ENVIRON

INGRÉDIENTS :
200 g de farine de riz
1 sachet de levure chimique sans gluten
3 œufs
6 c. à s. d'huile d'olive
10 cl de lait de riz
100 g de lanières de saumon fumé
poivre.

① Préchauffez le four th. 7 (210 °C). Cassez les œufs dans un saladier et battez-les en omelette avec le lait et l'huile. Poivrez, incorporez la farine mélangée avec la levure puis les lanières de saumon fumé.
② Versez dans un moule à cake et faites cuire 40 minutes environ.

L'astuce

Choisissez des « lardons » de saumon fumé, qui seront bien moelleux. Et aromatisez la pâte avec un peu d'aneth ciselé.

Tofu-naise

ANTI-CALCULS BILIAIRES, IMMUNITÉ

POUR 1 BOL
PRÉPARATION : 5 MINUTES
SANS CUISSON

INGRÉDIENTS :
200 g de tofu soyeux
¼ de poivron rouge
1 cornichon à la russe
1 échalote
1 c. à s. de ciboulette ciselée
2 c. à s. de crème de soja
sel, poivre.

① Travaillez le tofu à la fourchette dans un saladier avec du sel, du poivre et la crème de soja. Battez bien.
② Détaillez le poivron en tout petits dés ainsi que le cornichon. Pelez et hachez l'échalote.
③ Ajoutez les légumes à la préparation ainsi que la ciboulette, mélangez une dernière fois et réservez au frais jusqu'au moment d'utiliser.

L'astuce

Cette tartinade remplace allègrement la mayonnaise dans les sandwichs et peut aussi se servir comme dip apéritif, avec des bâtonnets de légumes.

Guacamole de carottes

BONNE MINE, ANTIOXYDANT

POUR 4 PERSONNES
PRÉPARATION : 10 MINUTES
CUISSON : 15 MINUTES
RÉFRIGÉRATION : 2 HEURES

INGRÉDIENTS :
400 g de carottes
1 c. à s. de purée de sésame
1 c. à c. de graines de nigelle
1 c. à c. de cumin en poudre
sel, poivre.

① Épluchez les carottes et faites-les cuire 15 minutes dans une casserole d'eau bouillante salée. Elles doivent être bien tendres. Égouttez-les et écrasez-les à l'aide d'une fourchette avec la crème de sésame, le cumin, du sel, du poivre.
② Laissez refroidir et placez 2 heures au réfrigérateur. Parsemez de graines de nigelle. Servez en apéritif, avec des bâtonnets de légumes ou de fines tartines.

L'astuce

La purée de sésame ou « tahin » se trouve en magasins diététiques et bio, ou dans les épiceries orientales.

Raïta

SUPER-FLORE INTESTINALE, ANTICHOLESTÉROL, ANTIOXYDANTE

POUR 4 PERSONNES
PRÉPARATION : 10 MINUTES
SANS CUISSON
ATTENTE : 20 MINUTES

SPÉCIAL PRÉBIOTIQUES

SPÉCIAL PROBIOTIQUES

INGRÉDIENTS :

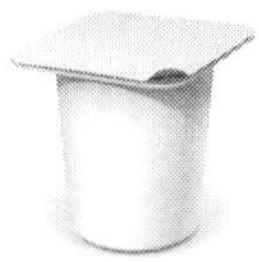

4 yaourts nature au bifidus ou à l'acidophilus

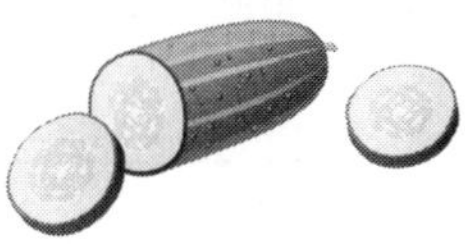

1 concombre

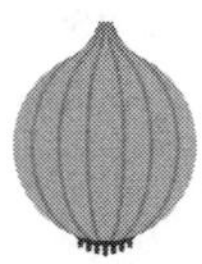

1 oignon

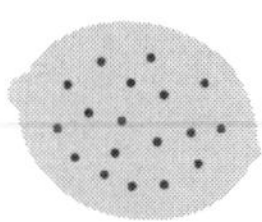

1 citron

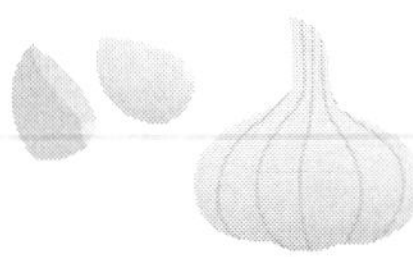

1 gousse d'ail

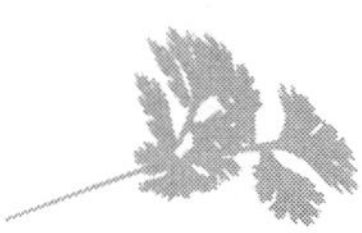

1 bouquet de coriandre

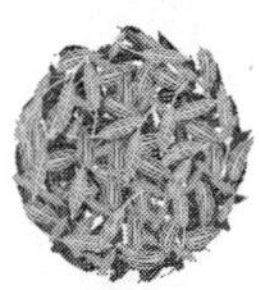

½ c. à c. de cumin en grains

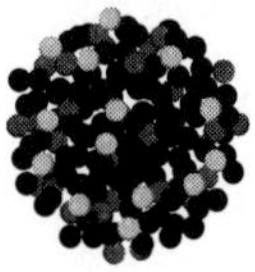

poivre

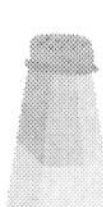

sel

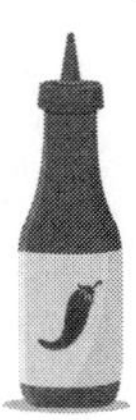

Tabasco

1. Pelez le concombre, ouvrez-le en deux dans sa longueur et ôtez ses pépins à l'aide d'une petite cuillère. Râpez-le (grille à gros trous), saupoudrez-le de sel, puis laissez-le dégorger pendant 20 minutes.
2. Pendant ce temps, épluchez l'oignon et l'ail, émincez-les finement. Rincez et ciselez la coriandre.
3. Versez les yaourts dans un saladier, ajoutez le poivre, quelques gouttes de Tabasco, l'ail et l'oignon.
4. Rincez le concombre et pressez-le entre vos mains pour éliminer l'eau, mélangez-le à la préparation.
5. Faites griller rapidement les grains de cumin dans une poêle antiadhésive, répartissez sur la raïta et servez bien frais.

L'astuce

Servez la raïta avec des crudités coupées en bâtonnets (carottes, céleri…), du poulet tandoori, du poisson froid…

Rillettes de thon à la ciboulette

RICHES EN PROTÉINES, MINCEUR, ANTIOXYDANTES

POUR 4 PERSONNES
PRÉPARATION : 5 MINUTES
SANS CUISSON

SANS FODMAPS · SPÉCIAL PROBIOTIQUES · SANS GLUTEN · SANS LACTOSE

INGRÉDIENTS :
1 boîte de thon au naturel (140 g)
2 yaourts de soja
1 c. à s. de jus de citron
1 c. à s. de ciboulette ciselée
poivre.

① Égouttez le thon et mettez-le dans un saladier. Écrasez-le à l'aide d'une fourchette puis ajoutez les yaourts au soja, le jus de citron, la ciboulette et du poivre.
② Travaillez le tout jusqu'à obtention d'une préparation onctueuse. Placez au frais jusqu'au moment de servir.

L'astuce

Le thon est ultra-concentré en protéines et quasiment dépourvu de lipides. Dégustez ces rillettes sur des rondelles de concombre ou de radis noir, avec des bâtons de carottes ou de céleri, ou pour farcir des feuilles d'endives.

Sauce apéro au poivron rouge

SUPER-MINCEUR, BONNE MINE, ANTIOXYDANTE

SANS FODMAPS
SANS GLUTEN
SANS LACTOSE

POUR 4 PERSONNES
PRÉPARATION : 5 MINUTES
CUISSON : 20 À 25 MINUTES

INGRÉDIENTS :

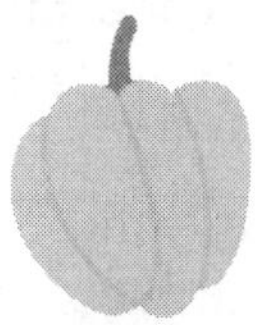

1 poivron jaune

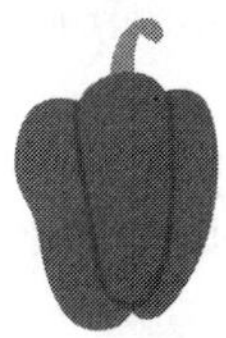

1 poivron rouge

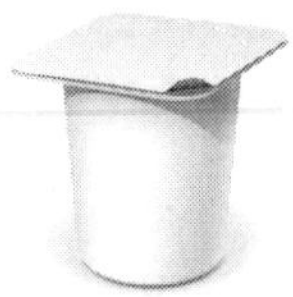

1 yaourt au soja

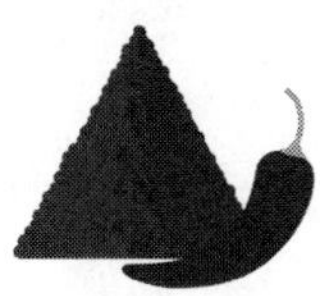

quelques pincées de paprika

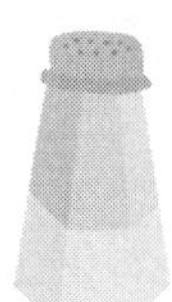

sel

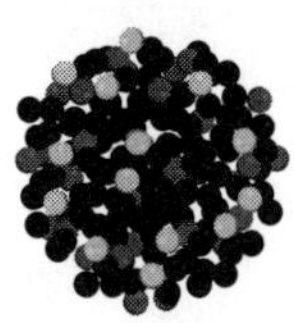

poivre

① Préchauffez le four à 210 °C (th. 7), position gril. Rincez les poivrons, faites-les cuire au four 20 à 25 minutes en les retournant régulièrement, jusqu'à ce que la peau boursoufle et noircisse. Laissez tiédir en les égouttant dans une passoire.

② Éliminez la queue et les pépins des poivrons, pelez-les, séchez-les parfaitement en les tamponnant avec un papier absorbant, puis mixez-les finement avec le yaourt, le paprika, du sel et du poivre.

③ Versez dans un bol et placez au réfrigérateur jusqu'au moment de servir. Accompagnez de bâtons de légumes crus.

L'astuce

Égouttez parfaitement les poivrons : s'ils sont encore gorgés de liquide, la sauce sera trop fluide. Si jamais c'est le cas, vous pourrez l'épaissir en la remixant avec 1 c. à s. de son d'avoine.

Toasts apéro de concombre

MINCEUR, RICHES EN PROTÉINES

POUR 4 PERSONNES
PRÉPARATION : 15 MINUTES
SANS CUISSON

SANS FODMAPS · SANS GLUTEN · SANS LACTOSE

INGRÉDIENTS :

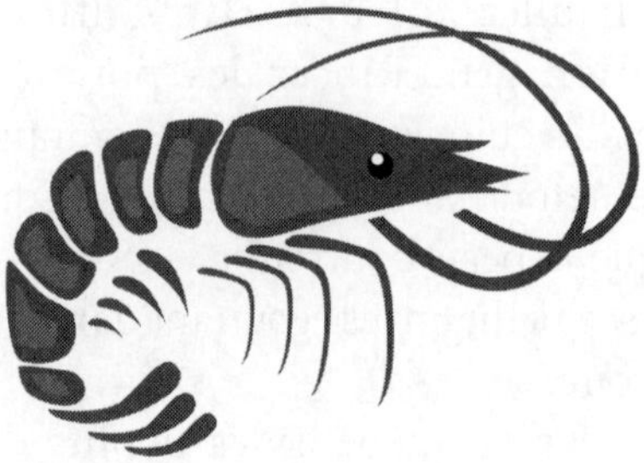

160 g de crevettes roses cuites et décortiquées

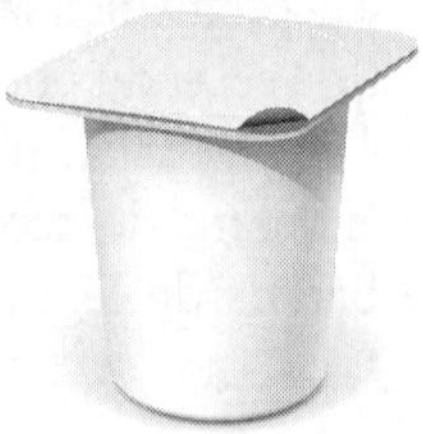

1 yaourt au soja

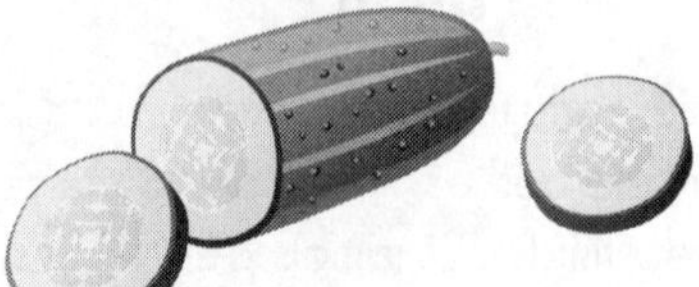

1 concombre

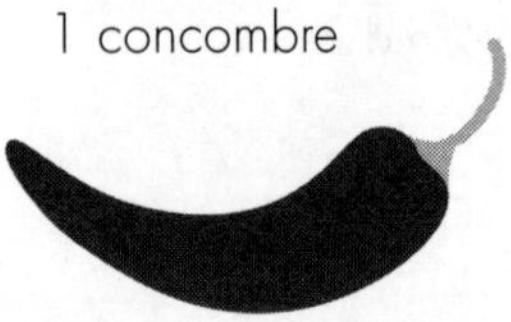

piment d'Espelette

① Pelez soigneusement le concombre. Coupez-le en tranches de 4 mm d'épaisseur environ.

② Détaillez les crevettes en tronçons et mélangez-les avec le yaourt au soja et quelques pincées de piment d'Espelette. (Vous pouvez aussi mixer le tout grossièrement.)

③ Déposez un peu de préparation sur chaque rondelle de concombre. Servez frais.

L'astuce

Des toasts apéro 100 % détox, riches en protéines, en fibres, et à quasiment 0 % de matière grasse. N'oubliez pas de bien peler le concombre si vous avez du mal à tolérer sa peau.

Rillettes de poulet tandoori

SUPER-PROTÉINÉES, BONNES POUR LA FLORE INTESTINALE, ANTI-INFLAMMATOIRES

POUR 4 PERSONNES
PRÉPARATION : 10 MINUTES
SANS CUISSON
RÉFRIGÉRATION : 2 HEURES

SPÉCIAL PROBIOTIQUES
SANS GLUTEN

INGRÉDIENTS :

160 g de blanc de poulet cuit
150 g de yaourt velouté
1 c. à c. de poudre tandoori
2 c. à s. de jus de citron
2 c. à s. d'huile d'olive.

① Coupez le poulet en morceaux puis écrasez la chair avec une fourchette, de façon à l'effeuiller et à séparer les fibres. Mettez-la dans un saladier avec le jus de citron, l'huile et les épices tandoori, puis mélangez à la fourchette et incorporez le yaourt.
② Placez au réfrigérateur 2 heures environ avant de servir.

L'astuce

Servez sur des tranches de pain grillées. Vous pouvez aussi mixer le poulet mais c'est meilleur quand il reste des morceaux, comme dans les rillettes classiques.

Guacamole à la coriandre

ANTICHOLESTÉROL, ANTIOXYDANT

POUR 4 PERSONNES
PRÉPARATION : 10 MINUTES
SANS CUISSON

SANS GLUTEN — SANS LACTOSE

INGRÉDIENTS :
2 avocats bien mûrs
1 tomate
¼ d'oignon
1 citron
1 c. à s. de coriandre ciselée
1 pincée de piment d'Espelette
sel.

① Coupez la tomate en quartiers, ôtez les pépins et retaillez la chair en tout petits dés. Laissez égoutter dans une fine passoire.
② Pelez l'oignon et taillez-le en petits dés. Ouvrez les avocats, ôtez les noyaux et récupérez la chair.
③ Écrasez-la à la fourchette avec le jus du citron, puis ajoutez les dés de tomate égouttés, l'oignon, la coriandre, du sel et le piment.

L'astuce

Le guacamole s'oxyde vite et n'aime pas attendre plus de 12 heures au réfrigérateur. Préparez-le au dernier moment.

Entrées et soupes

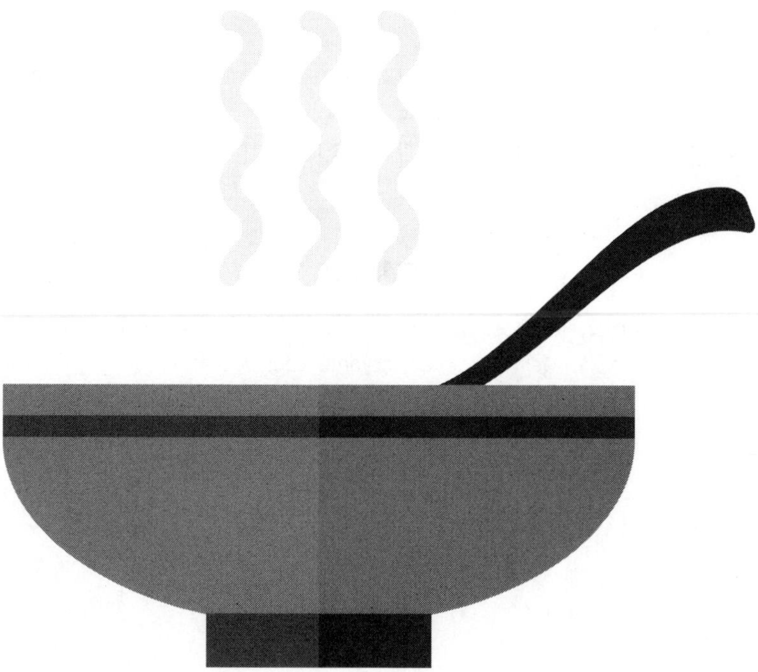

Barquettes d'endives au saumon fumé

SUPER-MINCEUR, ANTI-CALCULS BILIAIRES

POUR 4 PERSONNES
PRÉPARATION : 10 MINUTES
SANS CUISSON

SANS FODMAPS — SANS GLUTEN — SANS LACTOSE

INGRÉDIENTS :
2 belles endives
400 g de tofu soyeux
3 c. à s. de ciboulette ciselée
2 tranches de saumon fumé
sel, poivre.

① Mixez le saumon fumé et le tofu soyeux jusqu'à obtention d'un mélange homogène. Ajoutez les herbes, le sel et le poivre.
② Détachez les feuilles d'endives et garnissez-les de préparation. Servez très frais.

L'astuce

Des endives bien fraîches, aux feuilles bien charnues et craquantes, sont indispensables. Rouges ou jaunes, comme vous voulez !

Carpaccio de lieu au citron

HYPERPROTÉINÉ, MINCEUR, ANTIBALLONNEMENTS

POUR 4 PERSONNES
PRÉPARATION : 15 MINUTES
CONGÉLATION : 30 MINUTES
SANS CUISSON

SANS FODMAPS · SANS GLUTEN · SANS LACTOSE

INGRÉDIENTS :
400 g de filets de lieu sans peau
1 citron jaune
1 citron vert
1 c. à c. d'aneth ciselé
1 c. à c. de baies roses
1 c. à s. d'huile de colza
sel.

① Placez les filets de lieu 30 minutes au congélateur, pour faciliter la découpe. Pendant ce temps, pressez les citrons. Versez le jus dans un bol, ajoutez l'huile, l'aneth et salez.
② Taillez les filets de lieu en fines tranches avec un grand couteau. Répartissez-les dans des assiettes. Parsemez de baies roses et arrosez de sauce. Servez aussitôt.

L'astuce

Le lieu, comme le cabillaud, offre une chair très maigre et très riche en protéines, ainsi que de l'iode, essentiel au bon métabolisme. Vous pouvez déguster ce carpaccio avec des pancakes de sarrasin (voir recette p. 514).

Salade détox aux haricots verts

MINCEUR, ANTIBALLONNEMENTS, AMIE DU FOIE

POUR 4 PERSONNES
PRÉPARATION : 5 MINUTES
CUISSON : 15 MINUTES

SANS FODMAPS · SANS GLUTEN · SANS LACTOSE · ACIDO-BASIQUE · DÉTOX

INGRÉDIENTS :
200 g de haricots verts, frais ou surgelés
1 carotte
1 bouquet de cresson
1 orange
2 c. à s. d'huile d'olive
2 brins de menthe fraîche
sel, poivre.

① Plongez les haricots verts 15 minutes dans de l'eau bouillante salée, égouttez. Laissez refroidir.
② Rincez et essorez le cresson, éliminez les tiges les plus grosses et les plus dures.
③ Épluchez la carotte et coupez-la en tagliatelles à l'aide d'un économe.
④ Pressez l'orange et fouettez son jus avec l'huile d'olive, salez, poivrez. Mélangez les légumes dans un saladier, ajoutez les feuilles de menthe et la sauce à l'orange. Servez aussitôt.

L'astuce

Grâce à leur teneur en potassium et à leurs fibres, la carotte et les haricots verts favorisent le drainage. À défaut de cresson, vous pouvez utiliser de la mâche ou de la roquette.

Soupe de légumes spirulinée

PROTECTION CARDIAQUE

POUR 6 PERSONNES
PRÉPARATION : 5 MINUTES
CUISSON : 10 MINUTES

SANS FODMAPS · SANS GLUTEN · SANS LACTOSE · ACIDO-BASIQUE · DÉTOX

INGRÉDIENTS :

400 g d'épinards surgelés
20 cl de lait de soja
1 petite courgette
1 c. à c. de spiruline
1 ou 2 pincées de muscade
sel, poivre.

① Rincez la courgette, ôtez les extrémités et coupez-la en morceaux. Mettez-les dans un autocuiseur avec les épinards, la muscade, salez, poivrez et versez 60 cl d'eau. Fermez l'autocuiseur et faites cuire 10 minutes à partir de la montée en pression.
② Mixez avec le lait et la spiruline. Servez aussitôt.

L'astuce

La spiruline, une algue, se trouve sous forme de poudre en magasins bio. Sa richesse en chlorophylle, antiseptique et cicatrisante, aide à détoxifier l'organisme. Elle est aussi riche en acides aminés essentiels, en minéraux (fer, zinc, magnésium, sélénium…), vitamines (du groupe B dont la B12, E, bêta-carotène…), et contient de la SOD (superoxyde dismutase), un puissant antioxydant.

Soupe froide AOP

SUPER-ANTIOXYDANTE, ANTICHOLESTÉROL

POUR 4 PERSONNES
PRÉPARATION : 10 MINUTES
SANS CUISSON

DÉTOX – SANS FODMAPS – SANS GLUTEN – SANS LACTOSE

INGRÉDIENTS :
2 avocats bien mûrs
4 à 5 oranges à jus
2 brins de persil plat
poivre.

1. Coupez les avocats en deux, retirez les noyaux et récupérez la chair à l'aide d'une petite cuillère. Mettez-la dans un robot avec les feuilles de persil et du poivre.
2. Pressez les oranges : vous devez obtenir environ 40 cl de jus. Versez ce dernier dans le robot et mixez finement de façon à obtenir une préparation lisse et onctueuse. Servez aussitôt.

L'astuce

Pas d'Appellation d'Origine Protégée ici, mais un cocktail d'ingrédients hautement détoxifiants. Le persil agit notamment au niveau du foie et est un diurétique naturel. Si vous avez une centrifugeuse, n'hésitez pas à en mettre dans vos jus de légumes.

Velouté de concombre coco-menthe

REMINÉRALISANT, ANTIBALLONNEMENTS, BON POUR L'IMMUNITÉ

POUR 4 PERSONNES
PRÉPARATION : 10 MINUTES
SANS CUISSON
RÉFRIGÉRATION : 1 HEURE

SANS FODMAPS SANS GLUTEN SANS LACTOSE

INGRÉDIENTS :

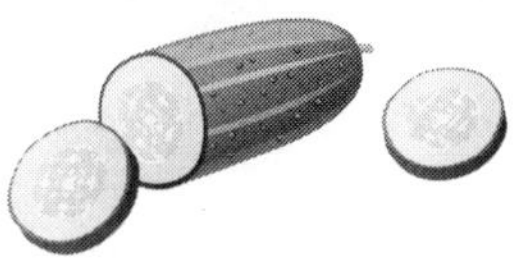

1 concombre

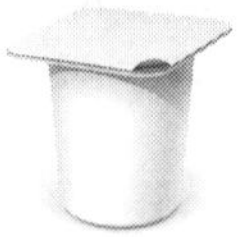

3 yaourts au soja

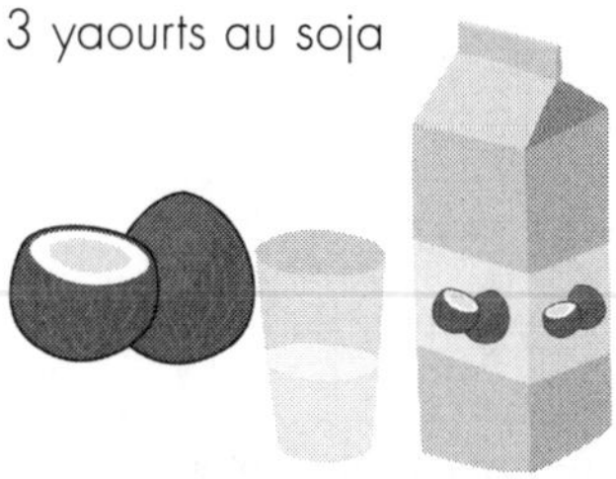

20 cl de lait de coco

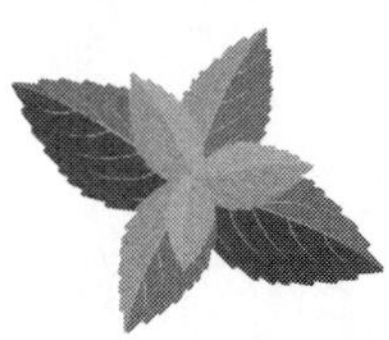

1 c. à s. de menthe fraîche ciselée

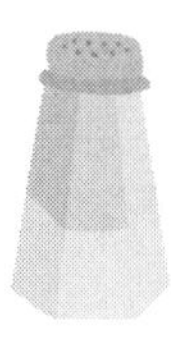

sel

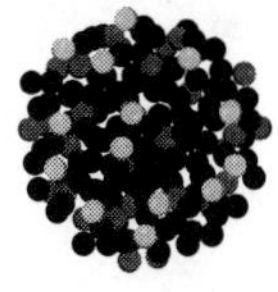

poivre

① Épluchez le concombre et coupez-le en morceaux. Mettez-les dans le bol d'un robot avec les yaourts, le lait de coco, la menthe, du sel et du poivre. Mixez finement le tout.

② Répartissez dans des bols et placez 1 heure au frais avant de servir.

L'astuce

On utilise souvent le lait de coco dans des sauces de currys et dans des desserts, mais peu dans des soupes froides. Essayez, c'est délicieux ! À défaut, vous pouvez le remplacer par de la crème de soja liquide.

Potage au potiron

BELLE PEAU, REMARQUABLE ANTI-INFLAMMATOIRE

POUR 4 PERSONNES
PRÉPARATION : 5 MINUTES
CUISSON : 15 MINUTES

SANS FODMAPS · SANS GLUTEN · SANS LACTOSE

INGRÉDIENTS :
800 g de chair de potiron
30 cl de lait de soja
1 c. à c. rase de réglisse en poudre
sel.

① Coupez le potiron en cubes, faites-les cuire à l'eau bouillante salée pendant 15 minutes. Égouttez à l'aide d'une écumoire, mixez avec la réglisse et le sel puis ajoutez peu à peu le lait.
② Servez dans des bols.

L'astuce

Vous pouvez parsemer la surface de ce potage avec des amandes effilées dorées quelques instants dans une poêle antiadhésive.
Pas de réglisse ? Remplacez-la par une pincée de muscade râpée. Méfiez-vous de la réglisse en cas d'hypertension.

Velouté froid de concombre aux crevettes et à la menthe

ANTIBALLONNEMENTS, ANTICHOLESTÉROL, HALEINE FRAÎCHE

SANS FODMAPS — SANS GLUTEN — SANS LACTOSE

POUR 4 PERSONNES
PRÉPARATION : 5 MINUTES
CUISSON : 15 MINUTES
REPOS : 1 HEURE

INGRÉDIENTS :
1 gros concombre
20 cl de lait d'amande
1 brin de menthe fraîche
16 crevettes crues décortiquées
2 c. à s. d'huile d'olive
1 c. à c. de menthe séchée
sel, poivre.

① Mettez les crevettes dans un plat, ajoutez 1 c. à s. d'huile et émiettez la menthe séchée entre vos doigts. Mélangez de façon à bien enrober les crevettes d'huile et de menthe. Laissez reposer 1 heure au réfrigérateur.
② Rincez le concombre, pelez-le, ôtez les pépins et mixez le tout avec du sel, du poivre et le lait d'amande.
③ Chauffez une poêle antiadhésive, faites dorer les crevettes 5 minutes environ, en les retournant à mi-cuisson. Ôtez du feu.
④ Servez le velouté dans des assiettes creuses, répartissez les crevettes, des feuilles de menthe fraîche et quelques gouttes d'huile d'olive. Servez aussitôt.

L'astuce

Si vous tolérez les oligosaccharides, vous pouvez préparer un velouté glacé de fenouil : faites cuire 2 bulbes à l'eau bouillante salée puis mixez-les finement.

Choucroute crue en salade

SUPER-PROTECTRICE DE LA FLORE INTESTINALE, ANTIOXYDANTE

POUR 4 PERSONNES
PRÉPARATION : 10 MINUTES
SANS CUISSON

SPÉCIAL PROBIOTIQUES · SANS GLUTEN · SANS LACTOSE

INGRÉDIENTS :
300 g de choucroute crue
2 carottes
2 pommes
3 échalotes
1 c. à s. de vinaigre de cidre
2 c. à s. d'huile de noix
1 c. à c. de graines de cumin.

① Versez la choucroute dans une passoire, rincez-la sous l'eau fraîche puis égouttez-la.
② Épluchez les pommes et les carottes puis râpez-les.
③ Pelez les échalotes et émincez-les.
④ Mélangez tous les ingrédients dans un saladier et servez bien frais.

L'astuce

Vous pouvez faire l'impasse sur le rinçage mais votre salade sera plus salée.

Salade de chicorée

GOURMANDE, BONNE POUR LA FLORE INTESTINALE

POUR 4 PERSONNES
PRÉPARATION : 15 MINUTES
CUISSON : 5 MINUTES

SPÉCIAL PRÉBIOTIQUES

INGRÉDIENTS :
1 grosse chicorée
1 gousse d'ail
4 tranches de pain de campagne
1 noix de beurre
250 g de lardons
1 c. à s. de vinaigre balsamique
3 c. à s. d'huile d'olive
sel, poivre.

① Coupez le trognon de la chicorée et séparez les feuilles. Lavez-les et essorez-les.
② Dans un petit bol, mélangez l'huile, le vinaigre, le sel et le poivre.
③ Aillez le pain et coupez-le en petits cubes. Faites-les revenir à feu doux dans une poêle avec le beurre.
④ Faites dorer les lardons à feu vif en remuant souvent. Mélangez tous les ingrédients dans un saladier.

L'astuce

Vous pouvez ajouter le restant d'ail coupé en tranches fines dans votre salade.

Soupe miso

SUPER-PROTECTRICE DE LA FLORE INTESTINALE, DU CERVEAU ET DU CŒUR, ANTI-CALCULS BILIAIRES

SPÉCIAL PRÉBIOTIQUES – SPÉCIAL PROBIOTIQUES – SANS LACTOSE

POUR 4 PERSONNES
PRÉPARATION : 10 MINUTES
TREMPAGE : 10 MINUTES
CUISSON : 13 MINUTES

INGRÉDIENTS :

1 c. à s. de wakamé (algue)
100 g de tofu
2 oignons nouveaux
1 c. à c. de dashi en granules
4 c. à s. de pâte miso.

① Mettez le wakamé à tremper pendant 10 minutes dans un bol d'eau tiède pour le réhydrater. Détaillez le tofu en petits dés.
② Essorez le wakamé et mettez-le avec le dashi dans 1 litre d'eau frémissante. Laissez cuire 10 minutes.
③ Délayez le miso dans 1 louche de bouillon puis versez-le dans la casserole.
④ Rincez et émincez les oignons nouveaux. Ajoutez-les avec le tofu au bouillon. Laissez chauffer 3 à 4 minutes sans jamais arriver à ébullition. Le miso ne doit pas cuire.
⑤ Répartissez dans 4 bols, patientez le temps que le miso décante, puis servez.

L'astuce

Vous pouvez ajouter 1 grande feuille d'algue kombu à cette soupe.
Remarques :

- Les algues sont naturellement riches en prébiotiques.
- Le dashi est un bouillon typiquement japonais à base d'algues. Il se trouve exactement au même endroit que le miso (voir p. 524).

sandwichs et tartines

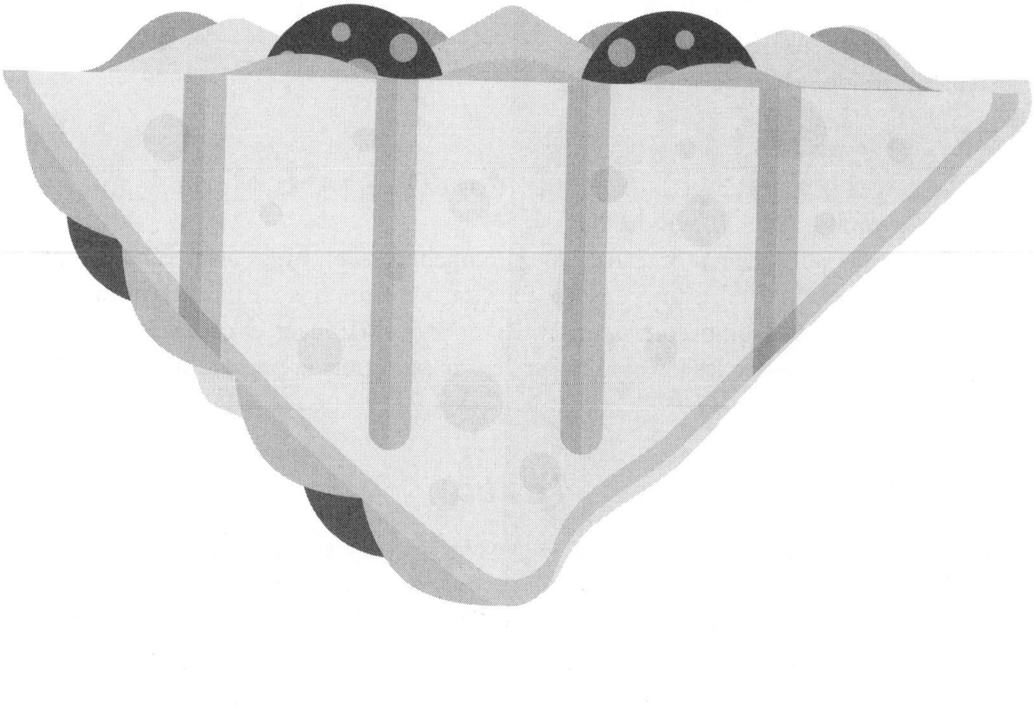

Tartines fraîcheur de saumon et concombre

BONNE HUMEUR, ANTIBALLONNEMENTS

POUR 4 PERSONNES
PRÉPARATION : 10 MINUTES
CUISSON : 3 MINUTES

SANS FODMAPS

INGRÉDIENTS :

4 grandes tranches de pain d'épeautre
200 g de saumon cuit et froid
1 concombre
1 petite poignée de jeunes pousses de salade
8 noix
1 c. à s. d'aneth ciselé
1 yaourt de soja
1 c. à c. de moutarde forte.

① Mélangez le yaourt avec la moutarde. Toastez les tranches de pain au grille-pain (ou 3 minutes sous le gril du four).

② Coupez le saumon en morceaux. Pelez le concombre, éliminez les pépins et coupez la chair en dés. Étalez un peu de sauce sur les tranches de pain et mélangez le reste avec le concombre, le saumon, les noix décortiquées et cassées en éclats et l'aneth. Répartissez les jeunes pousses sur le pain puis la préparation au saumon.

L'astuce

Pas de pain 100 % épeautre sous la main ? Remplacez-le par des tartines croquantes à la farine de riz ou de sarrasin, type Pain des fleurs. Et prévoyez-en alors deux au lieu d'une par personne.

Tartines tex-mex au poulet

ANTIOXYDANTES, RASSASIANTES

SANS FODMAPS — SANS LACTOSE

POUR 4 PERSONNES
PRÉPARATION : 10 MINUTES
CUISSON : 3 MINUTES

INGRÉDIENTS :
4 tranches de pain d'épeautre
1 gros avocat bien mûr
300 g de restes de poulet cuit
¼ d'ananas frais
2 c. à s. de coriandre ciselée
1 citron
sel, poivre.

① Toastez les tranches de pain au grille-pain (ou 3 minutes sous le gril du four). Émiettez le poulet en lanières. Taillez l'ananas en dés.
② Dénoyautez l'avocat, récupérez la chair et écrasez-la à la fourchette avec le jus du citron, du sel et du poivre, de façon à obtenir une purée onctueuse.
③ Étalez la purée d'avocat en fine couche sur les tranches de pain puis répartissez le poulet et les dés d'ananas. Parsemez de coriandre.

L'astuce

Choisissez bien de l'ananas frais et non de l'ananas en boîte, qui trempe forcément dans un sirop à base de sucre.

Quiches et tartes salées

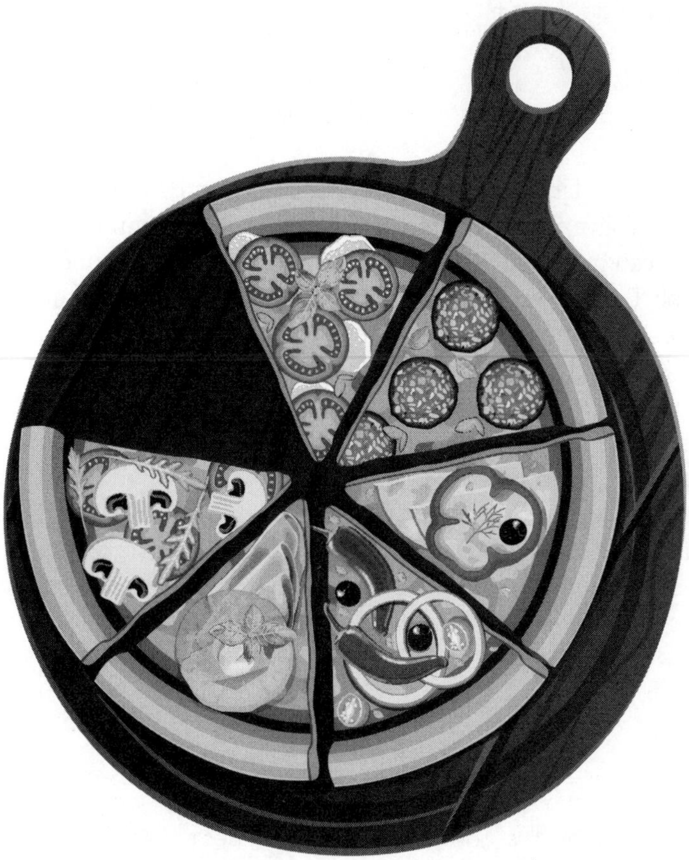

Quiche au saumon (sur pâte brisée au sarrasin)

GOURMANDE, COUPE-FAIM

SANS GLUTEN SANS LACTOSE

POUR UN MOULE À TARTE DE 24 CM DE DIAMÈTRE
PRÉPARATION : 20 MINUTES
CUISSON : 40 MINUTES
REPOS : 30 MINUTES

INGRÉDIENTS POUR LA PÂTE :
150 g de farine de riz
100 g de farine de sarrasin
4 c. à s. d'huile d'olive
1 pincée de sel.

POUR LA GARNITURE :
4 œufs
20 cl de crème de soja
3 petites tranches de saumon fumé (100 g environ)
4 tomates cocktail
sel, poivre.

① Mélangez les deux farines et le sel. Mettez sur le plan de travail et creusez un puits. Versez l'huile d'olive et pétrissez rapidement de façon à obtenir un sable grossier. Ajoutez un peu d'eau froide, cuillerée par cuillerée, jusqu'à obtenir une boule de pâte lisse et homogène. Faites-la reposer 30 minutes au frais, enveloppée dans du film étirable.

② Farinez la boule, déposez-la sur une feuille de papier sulfurisé (d'une taille un peu supérieure à celle du moule) et recouvrez d'une feuille de film étirable. Étalez au rouleau à pâtisserie, décollez délicatement le film étirable et installez la pâte dans le moule sur la feuille de papier. Farinez-vous les doigts et terminez de repousser la pâte afin qu'elle épouse bien le moule.

③ Préchauffez le four th. 6 (180 °C). Cassez les œufs dans un saladier, battez-les en omelette avec la crème de soja, du sel et du poivre. Ajoutez le saumon fumé coupé en lanières et les tomates cocktail coupées en quatre. Versez sur le fond de pâte et faites cuire 40 minutes environ.

L'astuce

La saveur du sarrasin fait de cette pâte la complice incontestée des fruits de mer (crevettes, moules, Saint-Jacques, crabe…), des poissons, mais aussi de toutes les garnitures salées : poireaux, tomates… Essayez aussi avec des fruits (abricots et pêches notamment), vous nous en direz des nouvelles !

Salades repas

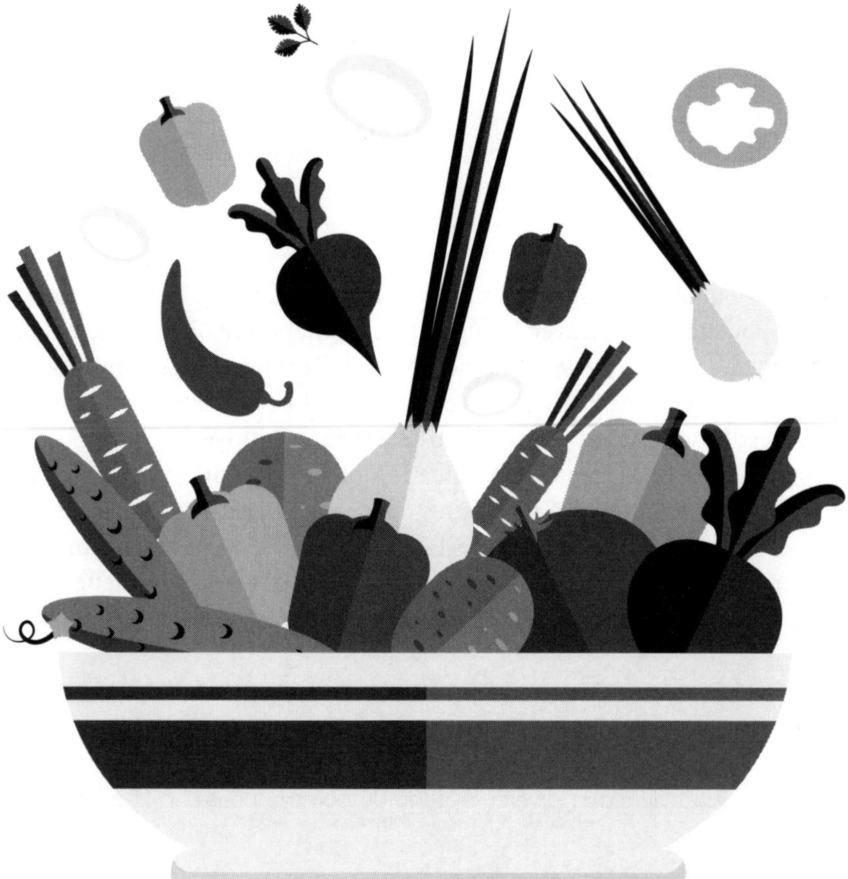

Salade au canard et à l'orange

ANTIOXYDANTE, ANTIFATIGUE

POUR 4 PERSONNES
PRÉPARATION : 10 MINUTES
CUISSON : 20 MINUTES

SANS FODMAPS SANS LACTOSE

INGRÉDIENTS :

4 poignées de jeunes pousses de salade mélangées
1 gros magret de canard
2 oranges bio
2 tranches de pain d'épeautre
½ poivron rouge
1 c. à s. d'huile d'olive
1 c. à s. de ciboulette ciselée
sel, poivre.

① Prélevez 3 bandes de zestes sur une orange, ébouillantez-les puis coupez-les en lanières. Fouettez son jus avec l'huile, du sel et du poivre. Pelez l'autre orange à vif et détachez les segments de leurs membranes. Recoupez-les en morceaux.

② Coupez les tranches de pain en dés et faites-les dorer quelques minutes dans une poêle antiadhésive, en les retournant. Réservez et nettoyez la poêle.

③ Saisissez le magret de canard côté peau dans la poêle 10 minutes. Retournez-le et poursuivez la cuisson 5 à 6 minutes. Ôtez du feu, retirez la peau et coupez en tranches épaisses. Assaisonnez la salade avec la vinaigrette, mélangez avec les morceaux d'orange, les zestes, le poivron rouge en dés et la ciboulette. Répartissez dans des assiettes, puis ajoutez les tranches de canard et les dés de pain.

L'astuce

Si vous avez du mal à digérer la peau du poivron, pensez à le peler au préalable.

Taboulé de quinoa au crabe

PROTECTEUR DU CERVEAU ET DU COEUR

POUR 4 PERSONNES
PRÉPARATION : 10 MINUTES
CUISSON : 10 À 15 MINUTES

SANS GLUTEN SANS LACTOSE

INGRÉDIENTS :
200 g de quinoa
1 oignon
¼ de concombre
2 tomates
8 olives noires dénoyautées
1 bouquet de persil plat
1 boîte de chair de crabe
4 c. à s. d'huile d'olive
1 citron
sel, poivre.

① Faites cuire le quinoa à l'eau bouillante salée pendant 10 à 15 minutes puis égouttez-le et laissez-le refroidir. Pendant ce temps, pelez et émincez l'oignon. Épluchez le concombre, coupez-le en dés. Détaillez les tomates en petits dés. Mélangez les légumes et les olives dans un saladier, salez, poivrez.
② Rincez et séchez le bouquet de persil, ôtez les tiges et hachez finement les feuilles.
③ Ajoutez le quinoa aux légumes ainsi que la chair de crabe égouttée, le persil, l'huile et le jus du citron. Mélangez puis réservez au réfrigérateur jusqu'au moment de servir.

L'astuce

Un melon sous la main ? Faites des billes dans sa chair à l'aide d'une cuillère parisienne et ajoutez-moi tout ça dans le saladier !

Salade de sarrasin au poulet

PROTECTRICE DU CERVEAU ET DU CŒUR, SUPER-TRANSIT INTESTINAL

POUR 4 PERSONNES
PRÉPARATION : 5 MINUTES
CUISSON : 20 À 35 MINUTES

SANS GLUTEN
SANS LACTOSE

INGRÉDIENTS :
200 g de sarrasin
2 blancs de poulet cuits et froids
4 tomates séchées à l'huile d'olive
½ oignon blanc
2 courgettes
4 c. à s. d'huile d'olive
3 c. à s. de jus de citron
sel, poivre.

① Faites cuire le sarrasin selon les indications du paquet (entre 15 et 30 minutes) à l'eau bouillante salée puis égouttez et stoppez la cuisson en passant les grains sous un filet d'eau froide : ils resteront ainsi bien croquants.
② Mettez dans un saladier et laissez refroidir.
③ Coupez les tomates en lanières, le poulet en dés et les courgettes en rondelles. Émincez l'oignon. Chauffez la moitié de l'huile dans une poêle et faites revenir les courgettes jusqu'à ce qu'elles soient dorées. Salez, poivrez.
④ Mélangez le tout avec le sarrasin, arrosez avec le reste d'huile et le jus de citron puis réservez au frais jusqu'au moment de servir.

L'astuce

Si vous manquez de temps, contentez-vous de les couper en très fines tranches et de laisser reposer la salade une petite heure avant de servir. Les courgettes s'attendriront grâce au jus de citron et s'imbiberont des parfums de la salade.

Salade d'épinards à l'œuf poché

PROTECTION OCULAIRE, AMIE DU CŒUR

POUR 4 PERSONNES
PRÉPARATION : 10 MINUTES
CUISSON : 20 MINUTES

SANS FODMAPS · SANS GLUTEN · SANS LACTOSE

INGRÉDIENTS :
4 poignées de pousses d'épinards
4 œufs extra-frais
4 tranches de bacon
200 g de tomates cerises
1 c. à c. de moutarde
4 c. à s. de vinaigre de cidre
2 c. à s. d'huile d'olive
2 c. à s. de vinaigre d'alcool.

① Chauffez une poêle antiadhésive et faites dorer les tranches de bacon 5 à 10 minutes, jusqu'à ce qu'elles deviennent croustillantes. Coupez en morceaux. Rincez et essorez les pousses d'épinards, mettez-les dans un saladier avec les tomates cerises coupées en deux et les brisures de bacon.
② Portez à ébullition une grande casserole d'eau additionnée du vinaigre d'alcool. Cassez un œuf dans un bol et faites-le glisser dans l'eau. Laissez cuire 3 minutes, récupérez-le à l'aide d'une écumoire et déposez-le sur une assiette. Procédez de même pour les autres œufs, un par un.
③ Fouettez la moutarde avec l'huile et le vinaigre de cidre. Versez dans la salade, mélangez rapidement et répartissez dans 4 assiettes. Déposez un œuf sur chaque et servez aussitôt.

L'astuce

Les œufs pochés ne sont pas compliqués à réussir, il faut simplement penser à vinaigrer l'eau (de façon à faciliter la coagulation du blanc) et à utiliser une grande casserole.

Salade de crevettes à l'asiatique

MINCEUR, ANTIBALLONNEMENTS, ANTI-INFLAMMATOIRE

POUR 4 PERSONNES
PRÉPARATION : 10 MINUTES
CUISSON : 10 MINUTES ENVIRON

DÉTOX · SANS FODMAPS · SANS GLUTEN · SANS LACTOSE

INGRÉDIENTS :
300 g de vermicelles de riz
24 crevettes décortiquées
1 petite branche de céleri
1 barquette de tomates cerises
1 c. à c. de gingembre frais râpé
3 c. à s. d'huile de sésame
24 feuilles de basilic thaï
1 citron vert
2 c. à s. de coriandre ciselée
sel.

① Faites cuire les vermicelles de riz selon les indications du paquet, à l'eau bouillante salée. Égouttez, passez sous un filet d'eau froide pour les refroidir et égouttez de nouveau.
② Piquez les crevettes par 2 ou 3 sur des piques en bois, en alternant avec des feuilles de basilic. Chauffez 2 c. à s. d'huile dans une poêle et chauffez-y les crevettes en les retournant plusieurs fois. Elles ne doivent pas dorer.
③ Dans un saladier, mélangez les vermicelles, la branche de céleri finement émincée, les tomates cerises coupées en deux, le gingembre et l'huile de sésame restante. Ajoutez les brochettes de crevettes, la coriandre et arrosez de jus de citron vert.

L'astuce

Les vermicelles de riz sont naturellement sans gluten. À ne pas confondre avec les nouilles chinoises à base de blé, de couleur plus jaune. Pour une version très très light de cette recette, on peut remplacer les vermicelles par des shiratakis, des vermicelles à base de konjac (rayon diététique des grandes surfaces). Elles n'apportent que 6 calories aux 100 grammes !

Salade de dinde anti-âge

SUPER-ANTIOXYDANTE, BONNE POUR LES YEUX, APAISE LES INTESTINS IRRITABLES, ANTI-CALCULS BILIAIRES

DÉTOX · SANS FODMAPS · SANS GLUTEN · SANS LACTOSE

POUR 4 PERSONNES
PRÉPARATION : 10 MINUTES
CUISSON : 10 À 15 MINUTES

INGRÉDIENTS :
400 g d'escalope de dinde
2 poignées de pousses d'épinards
1 c. à s. de pistaches décortiquées non salées
½ grenade
1 c. à s. de coriandre ciselée
2 c. à s. d'huile d'olive
1 citron
1 c. à c. rase de curcuma.

① Émincez la dinde en aiguillettes. Chauffez 1 c. à s. d'huile dans une poêle et faites revenir les aiguillettes 10 à 15 minutes environ, en les retournant régulièrement. Ôtez du feu, laissez refroidir.
② Détachez les grains de grenade de leur écorce et des membranes blanches qui les cloisonnent. Mettez-les dans un saladier avec les pousses d'épinards, les pistaches, la coriandre et la dinde.
③ Fouettez le jus du citron avec l'huile restante et le curcuma (dosez selon vos goûts). Versez dans le saladier et mélangez délicatement.

L'astuce

La grenade se distingue par des teneurs records en antioxydants. Rouges et croquants, ses arilles (les grains) se mettent à toutes les sauces : dans des salades composées, des salades de fruits, sur du riz ou un poulet en sauce, comme le font les Iraniens… Profitez-en ! Quant au curcuma, il stimule le foie et favorise la production d'enzymes en charge de la détoxication.

Salade de millet aux moules

ANTICHOLESTÉROL, TONUS, ANTISTRESS

POUR 4 PERSONNES
PRÉPARATION : 10 MINUTES
CUISSON : 20 MINUTES ENVIRON
RÉFRIGÉRATION : 2 HEURES

SANS FODMAPS · SANS GLUTEN · SANS LACTOSE

INGRÉDIENTS :
300 g de millet
300 g de moules décoquillées surgelées
1 poivron jaune
2 petites courgettes
2 tomates
1 c. à c. de cumin
1 citron
4 c. à s. d'huile d'olive
sel, poivre.

① Versez le millet dans une grande casserole et chauffez-le 2 minutes à sec, en remuant, sans le laisser noircir. Hors du feu, ajoutez 2 fois son volume d'eau. Salez, couvrez et laissez cuire sur feu doux jusqu'à absorption complète de l'eau (20 minutes environ). Ôtez du feu, laissez gonfler 5 minutes puis découvrez et faites complètement refroidir.

② Pendant ce temps, faites cuire les moules 5 minutes à la casserole. Égouttez, laissez refroidir.

③ Coupez le poivron en deux, ôtez la queue et les pépins. Détaillez les courgettes en tout petits dés. Coupez les tomates en quatre, ôtez les pépins et recoupez la chair en petits dés. Mettez les légumes dans un saladier avec le millet, le cumin, les moules, le jus du citron et l'huile. Salez, poivrez et mélangez. Laissez reposer 2 heures au réfrigérateur.

L'astuce

Sans gluten, le millet se distingue aussi par ses teneurs intéressantes en magnésium, qui participe au bon équilibre nerveux.

Salade de pommes de terre au thon

ANTIBALLONNEMENTS, PROTECTRICE DU CERVEAU ET DU CŒUR, COUPE-FAIM

POUR 4 PERSONNES
PRÉPARATION : 15 MINUTES
CUISSON : 15 MINUTES

SANS FODMAPS · SANS GLUTEN · SANS LACTOSE

INGRÉDIENTS :
800 g de pommes de terre à chair ferme
300 g de thon au naturel
4 tomates séchées
1 barquette de tomates cerise
12 olives noires
16 feuilles de basilic
2 c. à s. de pignons
2 c. à s. d'huile d'olive
2 c. à s. de vinaigre de vin
sel, poivre.

① Faites cuire les pommes de terre à l'eau bouillante salée, dans leur peau, 15 minutes environ. Pendant ce temps, égouttez le thon, coupez les tomates séchées en lanières et les tomates cerises en deux. Chauffez les pignons dans une poêle antiadhésive, en les surveillant : ils ne doivent pas noircir. Fouettez l'huile avec le vinaigre. Salez et poivrez.

② Quand les pommes de terre sont cuites, égouttez-les, laissez tiédir et épluchez. Coupez-les en quatre dans la longueur et mettez-les dans un saladier. Ajoutez le thon, les deux sortes de tomates, les olives, le basilic et la sauce. Mélangez délicatement puis parsemez de pignons.

L'astuce

Du basilic dans vos recettes, c'est un coup de pouce pour une digestion facilitée.

Salade de sobas au thon

ANTI-INFLAMMATOIRE, ESTOMAC DE VELOURS

POUR 4 PERSONNES
PRÉPARATION : 15 MINUTES
CUISSON : 10 MINUTES

SANS FODMAPS — SANS GLUTEN — SANS LACTOSE

INGRÉDIENTS :
250 g de nouilles soba
2 boîtes de thon au naturel
1 poignée de pousses d'épinards
1 c. à s. de sésame
1 citron
1 c. à s. gingembre frais râpé
2 c. à s. d'huile de sésame (ou d'olive)
sel.

① Faites cuire les nouilles sobas à l'eau bouillante salée, 5 minutes environ. Égouttez-les et passez-les sous un filet d'eau froide pour stopper la cuisson. Mettez-les dans un saladier avec les pousses d'épinards.
② Fouettez le jus du citron avec l'huile de sésame, le gingembre et un peu de sel. Égouttez le thon, émiettez-le dans le saladier, ajoutez la sauce et les graines de sésame.

L'astuce

Les nouilles sobas, ces spaghettis japonais, sont réalisées à base de sarrasin, parfois mélangé avec de la farine de blé. Regardez sur l'emballage à quelle recette vous avez affaire et choisissez une version « 100 % sarrasin ».

Salade à l'agneau sauce fraîcheur

ANTIBALLONNEMENTS, AMIE DE LA FLORE INTESTINALE, PROTECTRICE DU CERVEAU ET DU CŒUR

POUR 4 PERSONNES
PRÉPARATION : 10 MINUTES
CUISSON : 20 + 10 À 15 MINUTES

SANS FODMAPS — SANS GLUTEN — SANS LACTOSE

INGRÉDIENTS :

2 cœurs de sucrine
2 poivrons rouges
1 concombre
400 g de gigot d'agneau
une douzaine d'olives mélangées
1 yaourt au soja
1 citron
2 brins de menthe
1 petite c. à c. de cumin
1 c. à s. d'huile d'olive
sel, poivre.

① Préchauffez le four à 210 °C (th. 7). Faites cuire les poivrons entiers 20 minutes, en les retournant régulièrement, jusqu'à ce que la peau noircisse et boursoufle. Ôtez du four, laissez tiédir puis pelez-les, épépinez-les et coupez-les en lanières.
② Coupez le gigot en cubes, hachez-les au mixeur. Mélangez avec le cumin, l'huile d'olive, du sel et du poivre. Formez des boulettes de la taille de grosses noix.
③ Déposez-les sur une plaque à four recouverte de papier sulfurisé et faites-les cuire 10 à 15 minutes en les retournant à mi-cuisson, jusqu'à ce qu'elles soient dorées.
④ Détachez les feuilles de sucrine, rincez-les et essorez-les. Rincez et séchez le concombre, détaillez-le en tranches. Fouettez le yaourt avec le jus du citron, du sel et du poivre. Mélangez dans un plat la sucrine, le concombre, les lanières de poivrons, les olives, les feuilles de menthe, disposez les boulettes d'agneau, nappez de sauce au yaourt et servez aussitôt.

L'astuce

Un peu de cumin dans une recette, c'est une bonne façon d'améliorer globalement la digestion du repas. Choisissez-le de préférence en poudre, il sera mieux toléré.

Légumes et accompagnements

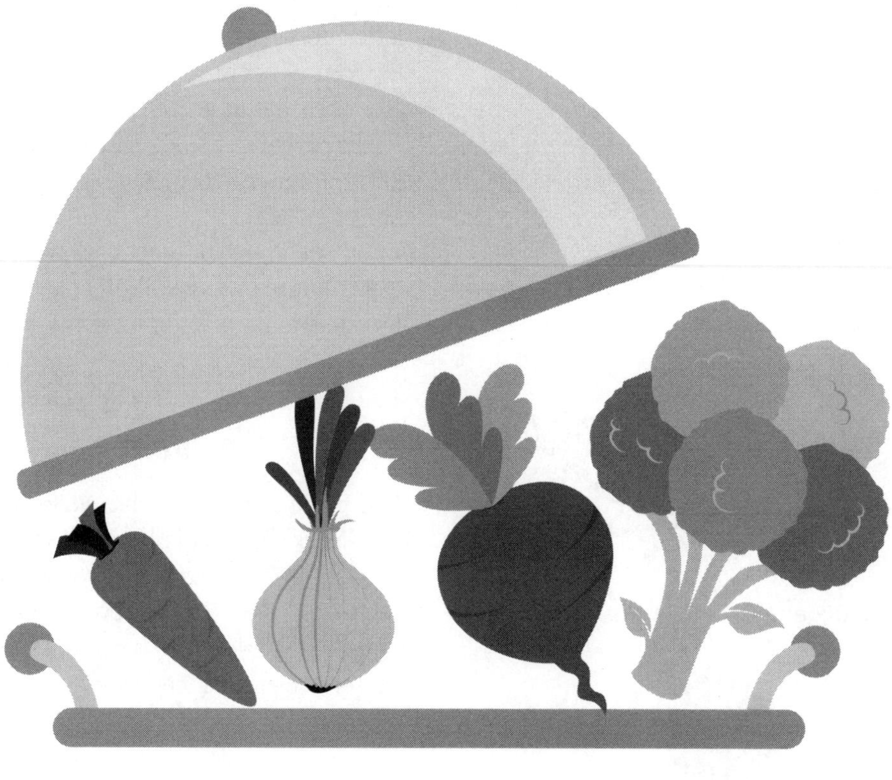

Fenouil braisé à la badiane

ANTIBALLONNEMENTS

SANS FODMAPS · SANS GLUTEN · SANS LACTOSE

POUR 4 PERSONNES
PRÉPARATION : 10 MINUTES
CUISSON : 35 MINUTES

INGRÉDIENTS :

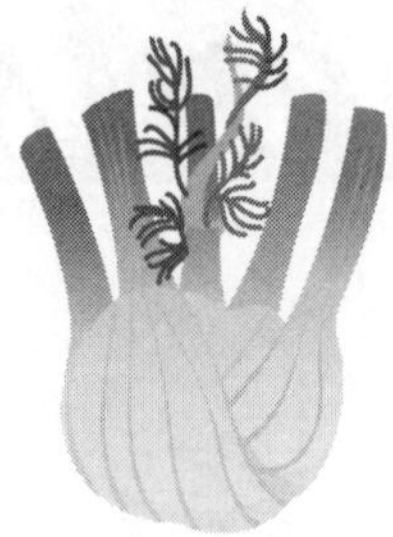

2 beaux bulbes de fenouil

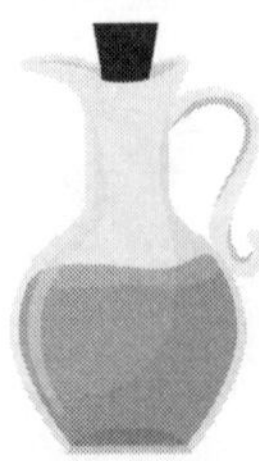

2 c. à s. d'huile d'olive

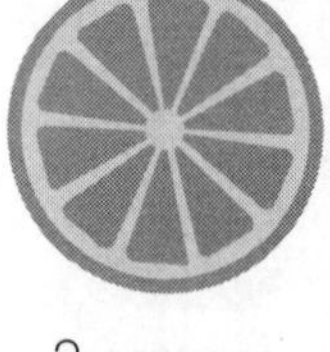

2 oranges

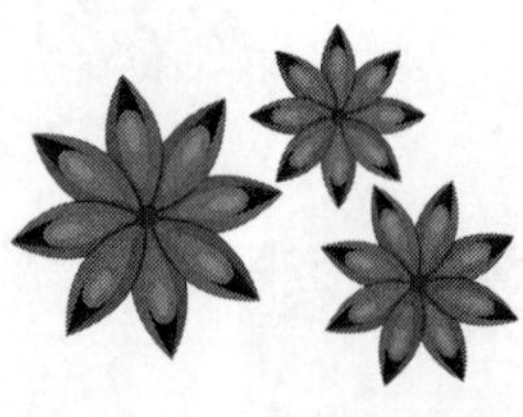

4 étoiles de badiane

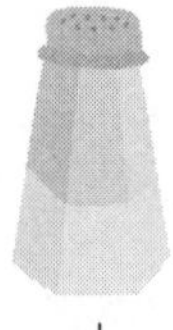

sel

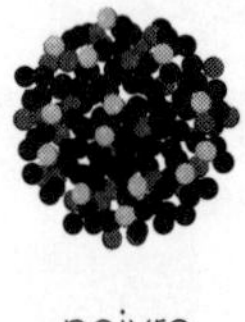

poivre

① Rincez les bulbes de fenouil, ôtez les tiges vertes et les pluches, et coupez-les en deux verticalement puis encore en deux. Pressez les oranges.

② Chauffez l'huile dans une cocotte, déposez les quarts de fenouils, côté coupé vers le bas. Salez, poivrez et faites dorer 5 minutes environ. Quand ils commencent à colorer, ajoutez les étoiles de badiane et le jus des oranges. Couvrez, baissez le feu et laissez mijoter 25 minutes en retournant les bulbes de temps en temps.

③ En fin de cuisson, ôtez le couvercle de façon à faire évaporer l'eau et à caraméliser légèrement les fenouils.

L'astuce

Vous pouvez remplacer les étoiles de badiane par 2 c. à c. de graines d'anis vert. Ces fenouils fondants et légèrement caramélisés seront délicieux avec un poisson ou une volaille, mais ils peuvent aussi être servis bien frais, en entrée.

Flans de carottes au carvi

BONNE MINE, ANTIBALLONNEMENTS

POUR 4 PERSONNES
PRÉPARATION : 10 MINUTES
CUISSON : 35 À 40 MINUTES

SANS FODMAPS · SANS GLUTEN · SANS LACTOSE

INGRÉDIENTS :
300 g de carottes épluchées
2 œufs
1 c. à s. de Maïzena
10 cl de crème de soja
1 c. à c. de graines de carvi
sel, poivre.

① Coupez les carottes en rondelles et faites-les cuire 15 minutes à l'eau bouillante salée : elles doivent être bien tendres. Égouttez-les et mixez-les finement. Mettez la purée obtenue dans un saladier.
② Préchauffez le four à 180 °C (th. 6). Délayez la Maïzena dans la crème de soja puis ajoutez les œufs et la purée de carottes. Battez bien le tout.
③ Répartissez dans des ramequins supportant la chaleur et disposez-les dans un plat à four rempli d'eau chaude à moitié. Enfournez pour 20 à 25 minutes de cuisson.
④ Retirez les ramequins avec précaution (attention à ne pas vous brûler) et dégustez chaud ou froid.

L'astuce

Les recettes de flan font souvent appel à de la farine de blé pour leur donner la texture attendue et de la tenue. Remplacez-la par de la Maïzena (fécule de maïs) ou de la fécule de pomme de terre : zéro Fodmaps !

Potiron vanillé

APAISANT, ANTIHYPERTENSION

SANS GLUTEN · SANS LACTOSE

POUR 4 PERSONNES
PRÉPARATION : 10 MINUTES
CUISSON : 40 MINUTES

INGRÉDIENTS :
1 quartier de potiron (1 kg environ)
½ gousse de vanille
6 c. à s. d'huile d'olive
sel, poivre 5 baies.

① Préchauffez le four th. 7 (210 °C). Ôtez l'écorce du potiron, coupez la chair en dés.
② Fendez la gousse de vanille, récupérez les grains à l'aide de la lame d'un couteau. Dans un grand saladier, mélangez les dés de potiron avec l'huile, du sel, du poivre, les grains de vanille et la gousse vide.
③ Étalez le tout dans un grand plat à four et faites cuire 40 minutes environ, en retournant les dés de temps en temps, jusqu'à ce qu'ils soient tendres et confits.

L'astuce

Ce potiron tout doux accompagnera une volaille ou un poisson. Selon vos envies, vous pouvez ajouter aux morceaux de potiron une patate douce ou 2 carottes, également coupées en cubes.

Purée au safran

APAISANTE, ANTIDÉPRIME, JOLIE PEAU

POUR 4 PERSONNES
PRÉPARATION : 5 MINUTES
CUISSON : 20 MINUTES

INGRÉDIENTS :

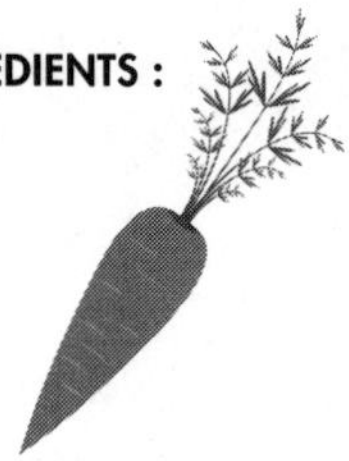

500 g de carottes

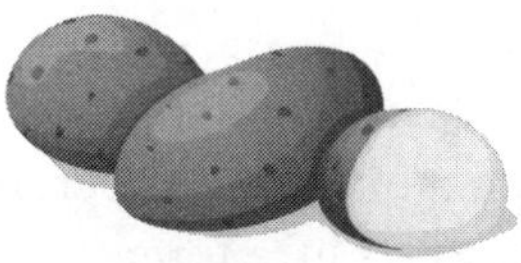

500 g de pommes de terre

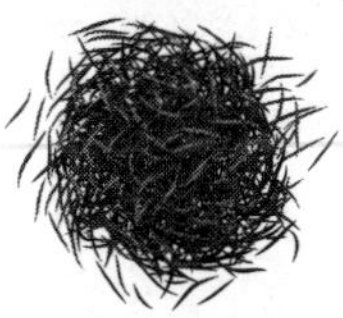

1 capsule de safran

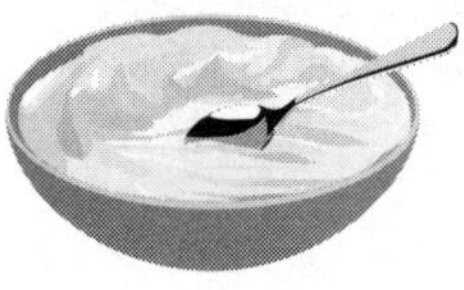

2 c. à s. de crème allégée à 8 %

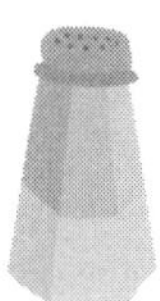

sel

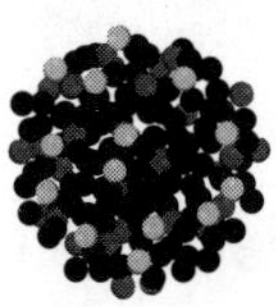

poivre

① Épluchez les carottes et les pommes de terre et faites-les cuire à l'eau bouillante salée 20 minutes.
② Égouttez-les, passez au moulin à légumes. Ajoutez la crème, le safran, salez et poivrez.

L'astuce

Servez cette purée avec des brochettes d'agneau grillées.

Aubergines à la marjolaine

MINCEUR, ANTICHOLESTÉROL

POUR 4 PERSONNES
PRÉPARATION : 10 MINUTES
CUISSON : 20 MINUTES

SANS GLUTEN — SANS LACTOSE

INGRÉDIENTS :
4 aubergines
20 cl de sauce tomate nature
1 oignon
2 c. à s. d'huile d'olive
1 c. à c. de marjolaine
sel, poivre.

① Rincez les aubergines, coupez-les en cubes. Pelez et émincez l'oignon. Chauffez l'huile dans une sauteuse, faites-y revenir l'oignon puis ajoutez les aubergines. Laissez dorer pendant 5 minutes en remuant, puis versez la sauce tomate, salez, poivrez, et incorporez la marjolaine.

② Baissez le feu, couvrez et laissez cuire 15 minutes environ. Ôtez le couvercle en fin de cuisson pour laisser un peu de jus s'évaporer.

L'astuce

Pour la sauce tomate, choisissez-la impérativement non cuisinée, sans herbes ni matière grasse ajoutée de façon exagérée (3 % de lipides, pas plus).

Viandes

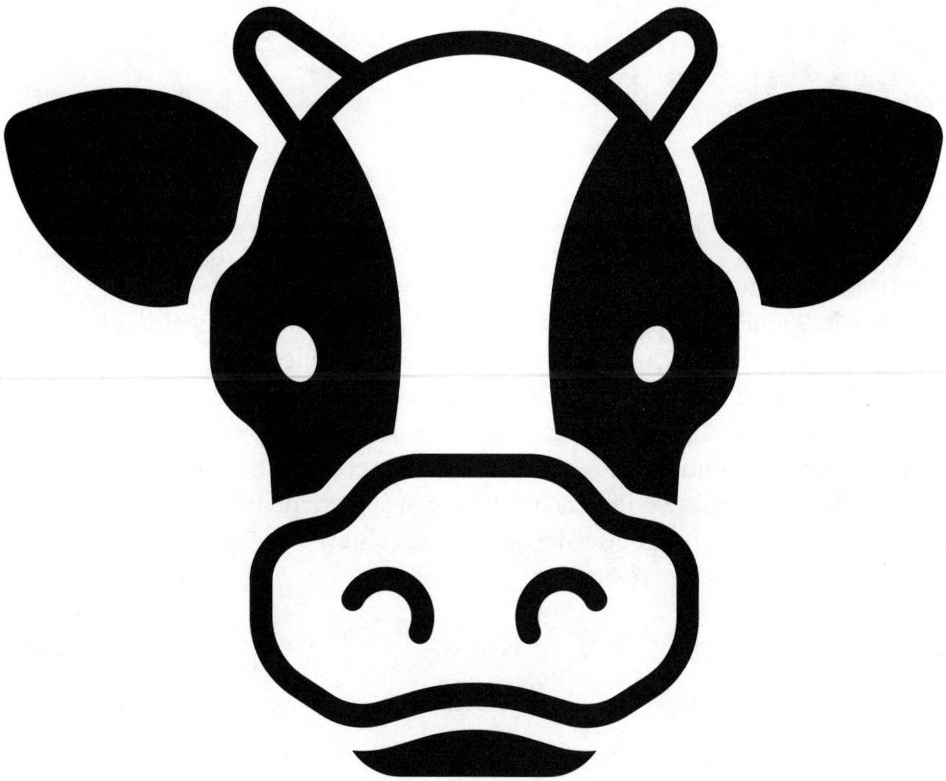

Riz sauté au poulet et à l'estragon

COUPE-FAIM, ANTICHOLESTÉROL, ANTIOXYDANT

SANS FODMAPS · SANS GLUTEN · SANS LACTOSE

POUR 4 PERSONNES
PRÉPARATION : 10 MINUTES
CUISSON : 20 À 30 MINUTES

INGRÉDIENTS :
300 g de riz complet
400 g de blancs de poulet
2 carottes
1 boîte de pousses de bambou
10 cl de lait de coco
2 c. à s. d'huile d'olive
2 c. à s. d'estragon ciselé
sel, poivre.

① Faites cuire le riz complet à l'eau bouillante salée, selon les indications du paquet (20 à 30 minutes).
② Pendant ce temps, coupez les blancs de poulet en aiguillettes. Égouttez les pousses de bambou. Pelez les carottes et coupez-les en rondelles.
③ Chauffez l'huile dans une poêle, faites dorer les aiguillettes de poulet 10 minutes environ sur feu vif. Salez, poivrez. Ôtez de la poêle et remplacez les aiguillettes par les pousses de bambou et les carottes. Laissez revenir 5 minutes puis incorporez le lait de coco. Laissez cuire encore 10 minutes en remuant.
④ Quand le riz est cuit, égouttez-le. Servez aussitôt avec les légumes, les aiguillettes de poulet et parsemez d'estragon.

L'astuce

Si vous tolérez les choux, vous pouvez remplacer les pousses de bambou par 1 poignée de fleurettes de brocoli.

Boulettes au thym et à la tomate

ANTIFATIGUE, MINCEUR, COUPE-FAIM

SANS FODMAPS SANS GLUTEN SANS LACTOSE

POUR 4 PERSONNES
PRÉPARATION : 10 MINUTES
CUISSON : 10 MINUTES

INGRÉDIENTS :
300 g de steak haché à 5 % de MG
300 g de gigot d'agneau
2 c. à s. d'huile d'olive
1 c. à c. de thym
4 tomates séchées
sel, poivre.

① Coupez le gigot en cubes, retirez le gras visible et hachez les cubes au mixeur avec les tomates séchées. Mélangez avec le bœuf haché, un peu de thym, du sel et du poivre.
② Formez des boulettes de la taille de grosses noix. Chauffez l'huile dans une poêle et faites-les cuire une dizaine de minutes en les retournant, jusqu'à ce qu'elles soient dorées.

L'astuce

Ces boulettes parfumées sont délicieuses avec du riz basmati et un coulis de tomate, ou avec une salade verte et une sauce à base de yaourt au soja fouetté avec des herbes fraîches.

Boulettes de poulet au quinoa

ANTIDIABÈTE, RASSASIANTES, ANTIOXYDANTES

POUR 4 PERSONNES
PRÉPARATION : 10 MINUTES
CUISSON : 30 MINUTES

SANS FODMAPS — SANS GLUTEN — SANS LACTOSE

INGRÉDIENTS :
500 g de blancs de poulet
1 c. à c. de cumin
1 c. à c. de paprika
1 c. à c. de ras-el-hanout
1 c. à s. de persil ciselé
1 c. à s. de coriandre ciselée
1 boîte de tomates pelées concassées (400 g)
2 c. à s. d'huile d'olive
250 g de quinoa
sel, poivre.

① Coupez les blancs de poulet en cubes et mixez-les avec le cumin, le ras-el-hanout, le persil, la coriandre, un peu de sel et de poivre. Formez des boulettes.
② Chauffez l'huile dans une poêle et faites dorer les boulettes, 10 minutes environ. Ajoutez les tomates et le paprika. Salez et poivrez légèrement. Laissez mijoter 20 minutes environ sur feu doux.
③ Pendant ce temps, faites cuire le quinoa dans 1,5 fois son volume d'eau salée pendant 10 minutes. Ôtez du feu et laissez reposer 5 minutes. Servez avec les boulettes et leur sauce.

L'astuce

On ajoute souvent de l'ail ou de l'oignon lorsqu'on prépare une sauce tomate. Mais ils posent souci à cause de leurs Fodmaps. Préférez des épices !

Filet mignon à la purée de carottes

ANTIFATIGUE, BONNE MINE

SANS FODMAPS SANS GLUTEN SANS LACTOSE

POUR 4 PERSONNES
PRÉPARATION : 20 MINUTES
CUISSON : 25 À 30 MINUTES

INGRÉDIENTS :
1 kg de carottes
1 filet mignon de porc
4 c. à s. de moutarde forte
2 verres de vin blanc sec
5 c. à s. d'huile d'olive
1 c. à c. de cumin en poudre
sel, poivre.

① Enduisez le filet mignon de moutarde. Chauffez 2 c. à s. d'huile dans une cocotte, faites-y dorer le filet sur toutes les faces. Ajoutez le vin blanc, couvrez et laissez mijoter sur feu doux 25 à 30 minutes.

② Pendant ce temps, épluchez les carottes, coupez-les en rondelles et faites-les cuire 15 minutes à la vapeur. Écrasez-les à l'aide d'un presse-purée ou d'une fourchette en ajoutant le cumin, le restant d'huile d'olive, du sel et du poivre. Présentez le filet mignon tranché sur la purée de carottes et servez aussitôt.

L'astuce

Les carottes cuites sont les amies des intestins sensibles. Et si, en plus, vous leur ajoutez du cumin, c'est tout bonus : celui-ci lutte très efficacement contre les flatulences.

Marmite de poulet aux patates douces

ANTICHOLESTÉROL, ANTIOXYDANTE

POUR 6 PERSONNES
PRÉPARATION : 10 MINUTES
CUISSON : 50 MINUTES

SANS FODMAPS – SANS GLUTEN – SANS LACTOSE

INGRÉDIENTS :

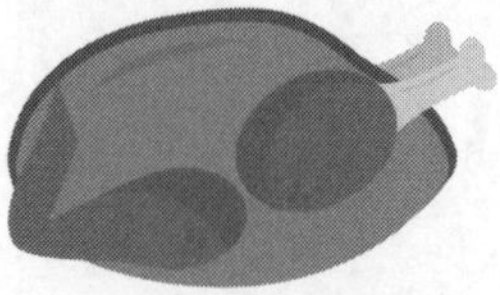
1 poulet coupé en morceaux

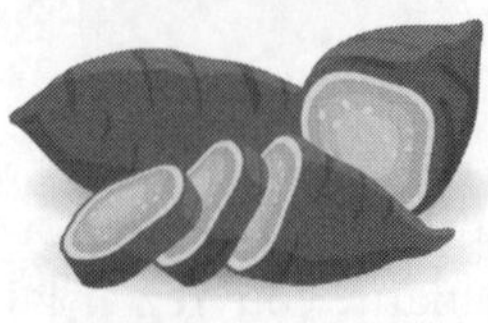
3 patates douces

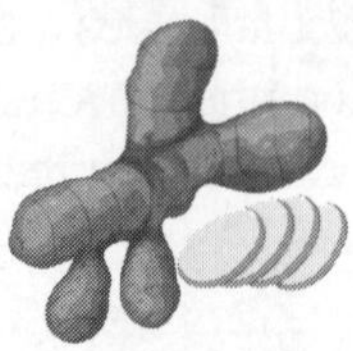
½ c. à c. rase de gingembre

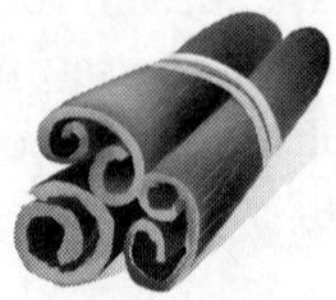
1 bâton de cannelle

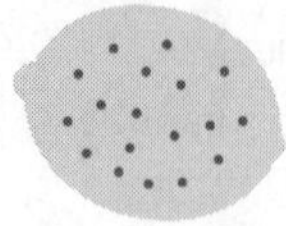
1 citron confit (au sel)

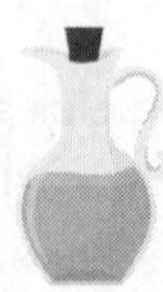
2 c. à s. d'huile d'olive

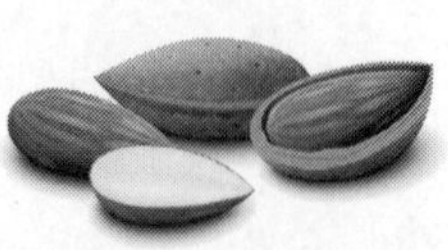
100 g d'amandes entières, mondées

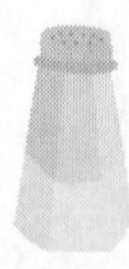
sel

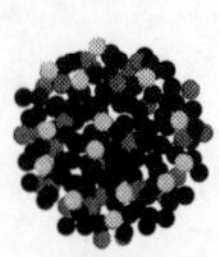
poivre

1. Pelez les patates douces et coupez-les en morceaux. Chauffez l'huile dans une cocotte et faites-y revenir les morceaux de poulet de tous les côtés. Quand ils sont dorés, ôtez-les de la cocotte, jetez la graisse de cuisson et ajoutez le citron coupé en petits dés, la cannelle et le gingembre. Remettez les morceaux de poulet, ajoutez les patates douces et les amandes, couvrez d'eau à hauteur. Salez, poivrez.
2. Baissez le feu, couvrez et faites mijoter 45 minutes.

L'astuce

Les patates douces offrent l'avantage d'un index glycémique plus bas que celui des pommes de terre, d'où une meilleure satiété. De leur côté, les amandes sont riches en fibres et le poulet, en protéines. Merci de laisser la peau sur le côté de l'assiette.

Tajine de veau au potiron

TONUS, BONNE MINE

SANS FODMAPS — SANS GLUTEN — SANS LACTOSE

POUR 4 PERSONNES
PRÉPARATION : 15 MINUTES
CUISSON : 1 H 25

INGRÉDIENTS :
800 g de jarret de veau
800 g de potiron
1 c. à c. de cannelle
1 c. à c. de gingembre en poudre
2 c. à c. de cumin
2 c. à s. de coriandre ciselée
2 c. à s. d'huile d'olive
1 citron bio
sel, poivre.

① Prélevez trois bandes de zeste sur le citron. Plongez-les dans une petite casserole d'eau bouillante pendant 30 secondes, égouttez, recommencez l'opération avec une eau propre puis égouttez à nouveau. Coupez-les en fines lanières.
② Détaillez la viande en morceaux. Chauffez l'huile dans une cocotte ou un plat à tajine, faites-y revenir les cubes de viande de tous les côtés. Quand ils sont dorés, saupoudrez les épices, ajoutez le jus du citron et les zestes, et couvrez d'eau à hauteur.
③ Couvrez, baissez le feu et faites cuire 1 heure environ. Ajoutez le potiron coupé en cubes, et poursuivez la cuisson 20 minutes.
④ Servez parsemé de coriandre.

L'astuce

Le potiron et les autres courges (potimarron, Butternut…) se digèrent facilement. Vous pouvez aussi le remplacer par des carottes.

Tartare de bœuf à l'italienne

ANTIFATIGUE, ANTIBALLONNEMENTS, ANTIDIABÈTE

POUR 4 PERSONNES
PRÉPARATION : 5 MINUTES
SANS CUISSON

SANS FODMAPS SANS GLUTEN

INGRÉDIENTS :
600 g de viande de bœuf haché pour tartare
4 pétales de tomates séchées
1 c. à s. de basilic ciselé
2 c. à s. de copeaux de parmesan
sel, poivre 5 baies.

① Coupez les tomates en tout petits dés. Dans un saladier, mélangez la viande, les tomates taillées en dés, les copeaux de parmesan, le basilic, un peu de sel et de poivre.
② Présentez en forme de dôme sur les assiettes et servez aussitôt.

L'astuce

Servez ces tartares avec de la salade verte et ou une salade de pommes de terre. Dans tous les cas, on n'ajoute ni oignon ni échalote, à cause des Fodmaps, si vous y êtes intolérant bien sûr.

Chich taouk

STOP-FAIM, PROTECTEUR DU CERVEAU ET DU CŒUR

POUR 4 PERSONNES
PRÉPARATION : 10 MINUTES
CUISSON : 15 MINUTES
ATTENTE : 1 HEURE

SANS GLUTEN — SANS LACTOSE

INGRÉDIENTS :
800 g de blancs de poulet
2 c. à s. d'huile d'olive
2 citrons
4 gousses d'ail
1 c. à c. de piment
1 c. à c. de cumin en poudre
1 c. à c. de sumac
1 c. à c. de thym
½ capsule de safran
sel.

① Coupez le poulet en cubes. Pressez les citrons, pelez et pressez les gousses d'ail. Mélangez-les avec l'huile et les épices, salez, puis ajoutez les cubes de poulet et remuez pour bien les enrober. Couvrez de film étirable, placez au réfrigérateur et laissez mariner 1 heure.

② Préchauffez le four th. 7 (210 °C). Enfilez les cubes de poulet sur des piques à brochettes et faites-les griller 15 minutes environ les retournant régulièrement.

L'astuce

« Chich taouk » signifie littéralement en turc « poulet à la broche ». Ces brochettes se servent traditionnellement avec du tzatziki (salade de concombre au fromage blanc et à la menthe).

Papillote de poulet au gingembre

VENTRE PLAT, APHRODISIAQUE

POUR 4 PERSONNES
PRÉPARATION : 10 MINUTES
CUISSON : 15 MINUTES

INGRÉDIENTS :

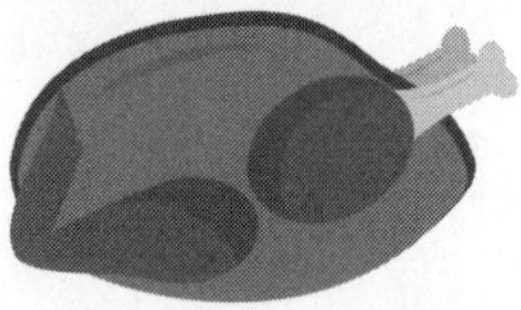

500 g de blancs de poulet

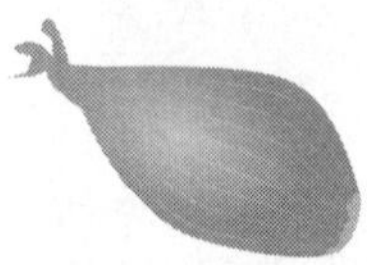

1 échalote

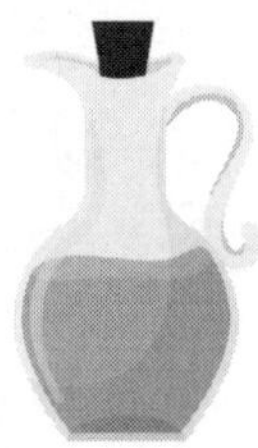

2 c. à s. d'huile d'olive

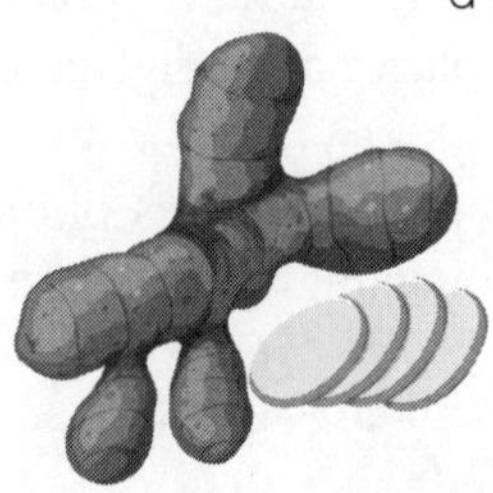

1 c. à s. de gingembre frais râpé

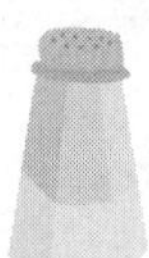

sel

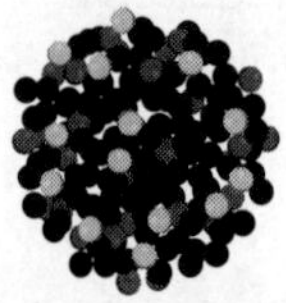

poivre

① Préchauffez le four th. 7 (210 °C). Coupez les blancs de poulet en lanières. Pelez et émincez finement l'échalote. Mettez la viande dans un saladier avec l'huile, le gingembre, l'échalote, un peu de sel et du poivre et mélangez de façon à ce que les morceaux soient bien enrobés.

② Répartissez le mélange sur 4 carrés de papier sulfurisé, refermez-les en papillotes et faites cuire 15 minutes.

L'astuce

Servez ces papillotes avec une julienne de légumes vapeur ou du quinoa.

Rôti de porc à la badiane

VENTRE PLAT

POUR 4 PERSONNES
PRÉPARATION : 5 MINUTES
CUISSON : 50 MINUTES

SANS GLUTEN SANS LACTOSE

INGRÉDIENTS :
1 rôti de porc
1 gousse d'ail
6 étoiles de badiane
50 cl de bouillon de légumes sans gluten
2 c. à s. d'huile d'olive
sel, poivre.

① Pelez et hachez la gousse d'ail. Chauffez l'huile dans une sauteuse, ajoutez l'ail et les étoiles de badiane, mélangez, puis déposez le rôti. Faites-le dorer de tous les côtés, salez, poivrez.
② Versez le bouillon de légumes, baissez le feu et laissez mijoter 45 minutes sur feu doux.

L'astuce

Pour une saveur sucrée-salée, remplacez le bouillon par la même quantité de jus d'orange fraîchement pressé. Accompagnez de riz blanc agrémenté de quelques graines d'anis vert.

Tataki de bœuf

ANTI-ÂGE, PROTECTEUR CARDIAQUE

POUR 4 PERSONNES
PRÉPARATION : 10 MINUTES
CUISSON : 6 MINUTES

SANS GLUTEN SANS LACTOSE

INGRÉDIENTS :
2 steaks de 150 g
2 c. à s. d'huile d'olive
2 belles poignées de roquette
4 c. à s. de graines de sésame
6 c. à s. de jus de citron
8 c. à s. de sauce soja
1 c. à s. d'huile de sésame
2 gousses d'ail
1 c. à c. de gingembre frais râpé
1 c. à s. de ciboulette ciselée.

① Chauffez l'huile d'olive dans une poêle et saisissez les steaks 2 à 3 minutes de chaque côté. Ôtez du feu et laissez refroidir sur une assiette. Coupez en fines lamelles.

② Mélangez le jus de citron, la sauce soja, l'huile de sésame, l'ail pelé et pressé et le gingembre. Répartissez la roquette dans 4 assiettes, ajoutez un peu de sauce, disposez les tranches de viande, parsemez de ciboulette, de graines de sésame et ajoutez le reste de sauce.

L'astuce

Le tataki se prépare avec une viande saisie mais rose à cœur. Si vous la préférez plus cuite, prolongez évidemment la cuisson.

Dinde au cerfeuil

VENTRE PLAT, ANTISTRESS

SANS GLUTEN

POUR 4 PERSONNES
PRÉPARATION : 5 MINUTES
CUISSON : 15 MINUTES

INGRÉDIENTS :
4 escalopes de dinde
20 cl de crème allégée ou de crème de soja
2 c. à s. de cerfeuil ciselé
2 c. à s. d'huile d'olive
sel, poivre.

① Chauffez l'huile dans une sauteuse. Taillez les escalopes en lanières. Saisissez-les dans la sauteuse, salez, poivrez puis baissez sur feu doux et laissez cuire à couvert, pendant 10 minutes.
② Versez la crème, ajoutez le cerfeuil, chauffez encore pendant 2 minutes et servez aussitôt.

L'astuce

Accompagnez ce petit plat express avec du quinoa ou du riz.

Poulet rôti aux herbes de Provence

BRÛLE-GRAISSES, AMI DU CŒUR

POUR 4 À **6** PERSONNES
PRÉPARATION : 5 MINUTES
CUISSON : 1 H 30

SANS GLUTEN SANS LACTOSE

INGRÉDIENTS :
1 poulet fermier
6 gousses d'ail
2 gros oignons
2 c. à s. d'herbes de Provence
4 c. à s. d'huile d'olive
sel, poivre.

① Préchauffez le four à 180-210 °C (th. 6-7). Pelez les gousses d'ail et les oignons. Déposez le poulet dans un plat, badigeonnez-le d'huile d'olive à l'aide d'un pinceau de cuisine puis saupoudrez-le d'herbes en les faisant adhérer. Salez, poivrez, versez 2 verres d'eau dans le plat puis glissez au four en arrosant le poulet tous les quarts d'heure avec le jus rendu.
② Au bout de 45 minutes, retournez-le et faites-le cuire encore 45 minutes.

L'astuce

Si vous enlevez la peau, le poulet est très maigre. Sauf la cuisse, un peu plus grasse, mais aussi plus riche en zinc.

Tomates farcies aux herbes

PROTECTION CARDIAQUE

POUR 4 PERSONNES
PRÉPARATION : 10 MINUTES
SANS CUISSON

INGRÉDIENTS :

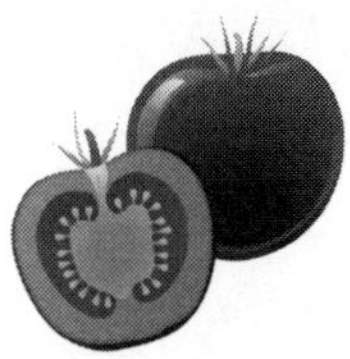

4 grosses tomates

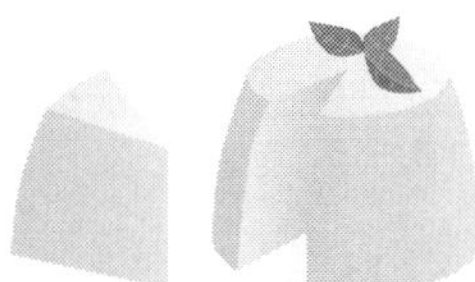

250 g de ricotta

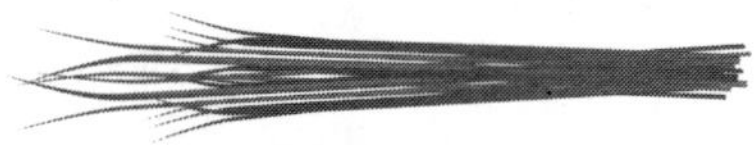

2 c. à s. de ciboulette ciselée

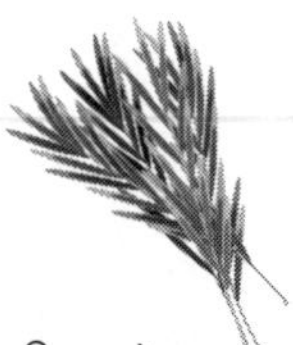

2 c. à s. d'estragon ciselé

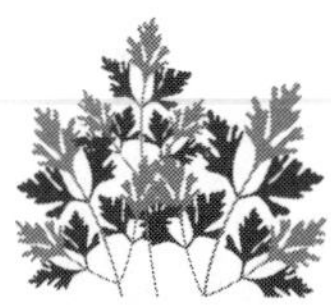

2 c. à s. de persil ciselé

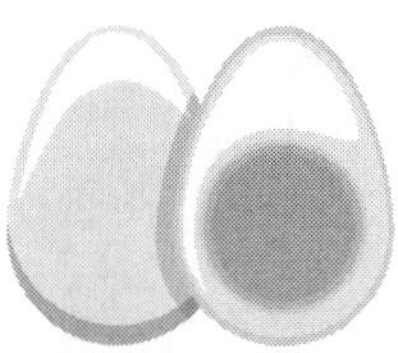

1 œuf dur

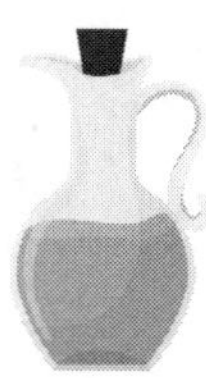

1 c. à s. d'huile d'olive

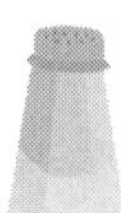

sel

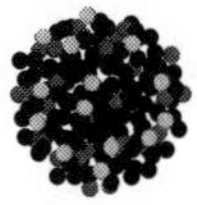

poivre

① Rincez les tomates, coupez le chapeau puis évidez la chair à l'aide d'une petite cuillère. Salez légèrement l'intérieur et retournez-les sur une assiette pour les faire égoutter.

② Mixez la ricotta avec l'œuf écalé, du sel, du poivre et l'huile, puis ajoutez les herbes. Garnissez les tomates avec cette farce et placez au frais jusqu'au moment de servir.

L'astuce

Cette préparation peut également farcir des tronçons de concombre évidés ou des feuilles d'endives.

Wok de bœuf

TONUS

POUR 4 PERSONNES
PRÉPARATION : 10 MINUTES
CUISSON : 3 À 5 MINUTES

SANS GLUTEN — SANS LACTOSE

INGRÉDIENTS :
600 g de rumsteck
2 oignons
3 c. à s. de persil ciselé
3 c. à s. de ciboulette ciselée
2 c. à s. d'huile d'olive
sel, poivre.

① Détaillez la viande en aiguillettes. Pelez et émincez les oignons.
② Chauffez l'huile dans une poêle, faites revenir les oignons puis ajoutez les aiguillettes de rumsteck.
③ Faites dorer sur feu vif 3 à 5 minutes en remuant sans cesse. Parsemez d'herbes, salez, poivrez et servez aussitôt.

L'astuce

Accompagnez ce wok de bœuf avec du riz. Vous pouvez aussi ajouter 1 gousse d'ail émincée en même temps que les oignons.

Poisson

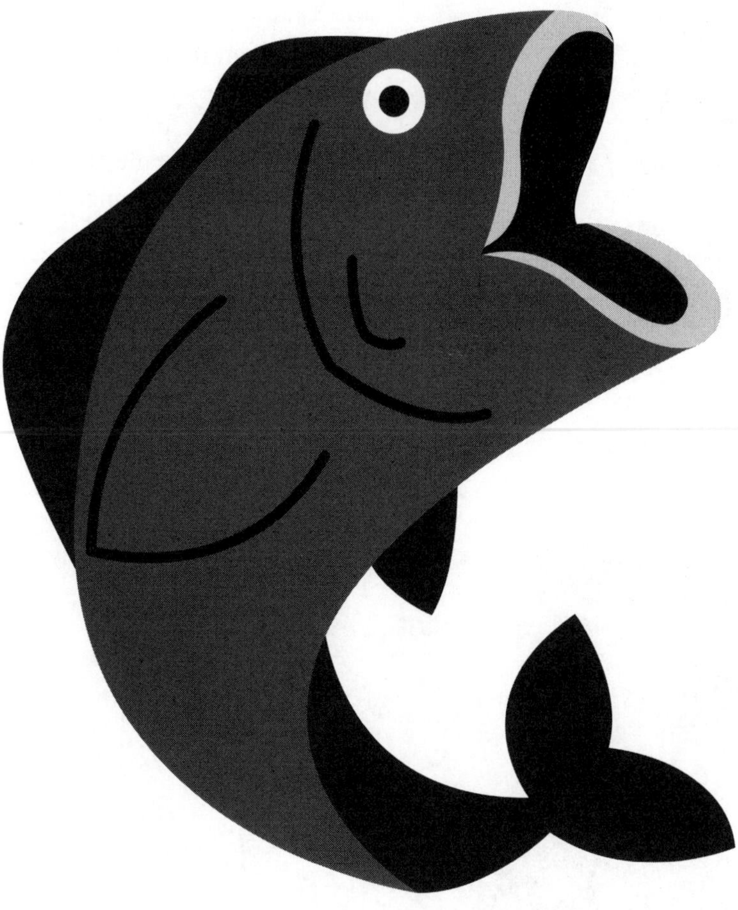

Moules au citron confit

TONUS, BONNES POUR LE CŒUR ET LE CERVEAU, ANTIDIABÈTE

POUR 4 PERSONNES
PRÉPARATION : 5 MINUTES
CUISSON : 10 MINUTES

SANS FODMAPS · SANS GLUTEN · SANS LACTOSE

INGRÉDIENTS :

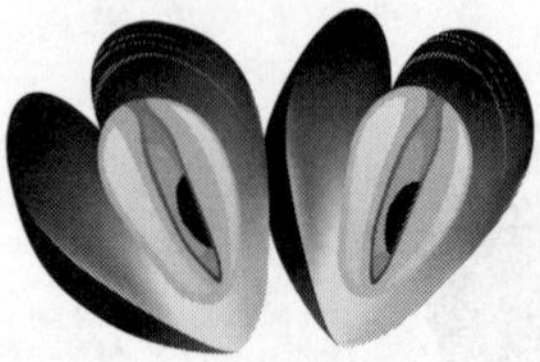

2 litres de moules

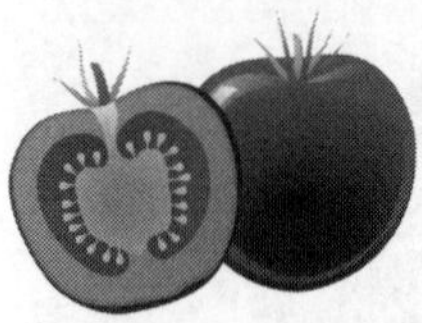

2 tomates

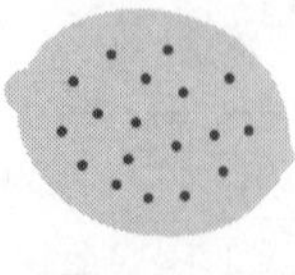

1 citron confit

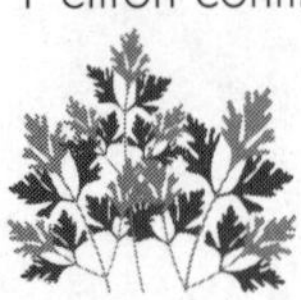

2 c. à s. de persil ciselé

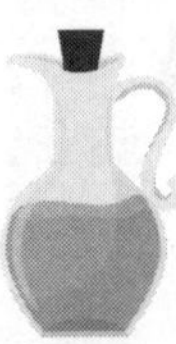

1 c. à s. d'huile d'olive

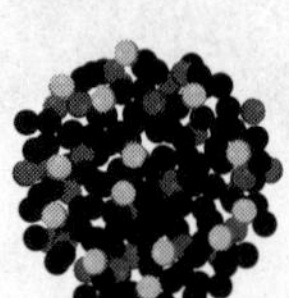

poivre

① Coupez les tomates et le citron confit en dés. Chauffez l'huile dans une cocotte. Ajoutez les moules et laissez ouvrir sur feu vif en remuant.

② Ajoutez les quartiers de tomates, le citron confit, poivrez et versez un verre d'eau. Laissez cuire 10 minutes environ à couvert et parsemez de persil ciselé.

L'astuce

Accompagnez ces moules de sarrasin, de riz ou encore de quinoa. Vous pouvez bien sûr utiliser des moules surgelées. Dans ce cas, il vous en faudra 600 g environ.

Papillotes de merlan à l'orange

SUPER-LIGHT, TONUS, ANTIDOULEUR

POUR 4 PERSONNES
PRÉPARATION : 10 MINUTES
CUISSON : 20 MINUTES

SANS FODMAPS · SANS GLUTEN · SANS LACTOSE

INGRÉDIENTS :
4 beaux filets de merlan
2 petites oranges, bio de préférence
2 petites courgettes
1 c. à c. rase de réglisse
4 c. à c. d'huile d'olive
sel, poivre.

① Préchauffez le four à 200 °C (th. 6-7). Lavez soigneusement les oranges sous un filet d'eau chaude puis séchez-les et coupez-les en rondelles. Ôtez les extrémités des courgettes et coupez-les en très fines tranches (à l'aide d'une mandoline si vous en avez une).

② Disposez 4 feuilles de papier sulfurisé devant vous. Répartissez la moitié des courgettes et des oranges, déposez 1 filet de merlan sur chaque feuille et recouvrez avec le reste de courgettes et d'oranges. Salez, poivrez, ajoutez l'huile et parsemez de réglisse. Fermez la papillote et faites cuire 20 minutes au four.

L'astuce

Courgette, orange et réglisse : une alliance gourmande et hautement digeste. Vous pouvez malgré tout remplacer la réglisse par du cumin.

Pavé de thon grillé aux poivrons

BON POUR LE CŒUR ET LE CERVEAU

POUR 4 PERSONNES
PRÉPARATION : 15 MINUTES
CUISSON : 15 MINUTES

SANS FODMAPS SANS GLUTEN SANS LACTOSE

INGRÉDIENTS :
4 pavés de thon
2 poivrons rouges
2 poivrons jaunes
3 c. à s. d'huile d'olive
sel, poivre.

① Coupez les poivrons en deux, ôtez les pépins puis retaillez la chair en dés. Chauffez 2 c. à s. d'huile dans une sauteuse, ajoutez les dés de poivron. Laissez revenir 10 minutes environ, en remuant régulièrement, jusqu'à ce qu'ils soient tendres.
② Chauffez le reste d'huile dans une poêle antiadhésive et saisissez les pavés de thon, 2 minutes de chaque côté (ils doivent rester roses à cœur, prolongez la cuisson si vous les aimez plus cuits). Salez légèrement.
③ Servez aussitôt avec la fondue de poivrons et donnez un tour de moulin à poivre.

L'astuce

Vous pouvez relever les pavés de thon d'un trait de vinaigre balsamique. N'oubliez pas de les parsemer de basilic.

Poisson tandoori

RASSASIANT, TONUS, ANTI-INFLAMMATOIRE

POUR 4 PERSONNES
PRÉPARATION : 5 MINUTES
CUISSON : 25 À 30 MINUTES

SANS FODMAPS SANS GLUTEN SANS LACTOSE

INGRÉDIENTS :
8 pommes de terre
500 g de filet de cabillaud avec la peau, coupé en cubes
4 c. à c. bombées de poudre tandoori
20 cl de lait de coco.

① Préchauffez le four à 210 °C (th. 7). Pelez les pommes de terre, coupez-les en gros morceaux et faites-les cuire 10 à 15 minutes à la vapeur.
② Pendant ce temps, mélangez les morceaux de poisson avec le lait de coco et la poudre tandoori. Répartissez-les sur 4 feuilles de papier sulfurisé. Refermez les papillotes et faites cuire 15 minutes.
③ Servez aussitôt avec les pommes de terre vapeur.

L'astuce

La poudre tandoori se trouve au rayon exotique des grandes surfaces. À défaut, vous pouvez utiliser de la poudre de curry.

Nouilles sautées au crabe et au gingembre

TONUS, ANTI-INFLAMMATOIRES

POUR 4 PERSONNES
PRÉPARATION : 10 MINUTES
CUISSON : 10 MINUTES

SANS LACTOSE

INGRÉDIENTS :
250 g de nouilles chinoises
250 g de chair de crabe
1 c. à s. de gingembre frais râpé
2 gousses d'ail
2 c. à s. de vinaigre de riz
1 c. à s. de sauce soja douce
1 c. à s. de ciboulette ciselée
2 c. à s. d'huile d'olive.

① Faites cuire les nouilles selon les indications de temps données sur le paquet (5 minutes environ).
② Pelez et émincez les gousses d'ail. Chauffez l'huile dans une sauteuse ou un wok, faites revenir l'ail et le gingembre. Ajoutez le crabe et faites-le sauter 2 à 3 minutes puis versez le vinaigre de riz, la sauce soja et les nouilles égouttées.
③ Parsemez de ciboulette ciselée et servez aussitôt.

L'astuce

Si possible, achetez de la chair de crabe surgelée (pattes et morceaux). Si vous le choisissez en boîte, évitez les miettes premier prix, et tablez sur les produits incluant pattes et morceaux. Vous pouvez ajouter des champignons noirs réhydratés (environ 3 c. à s. de champignons « secs »).

Papillotes de truite à la badiane

SUPER-MINCEUR, HYPERPROTÉINÉES

POUR 4 PERSONNES
PRÉPARATION : 5 MINUTES
CUISSON : 15 MINUTES

SANS GLUTEN SANS LACTOSE

INGRÉDIENTS :

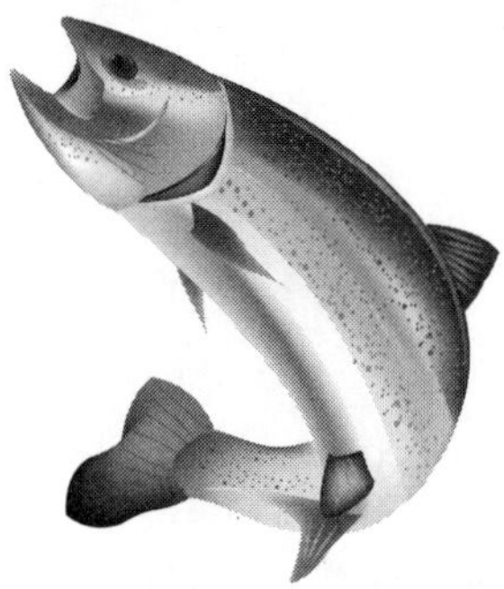

4 filets de truite

8 étoiles de badiane

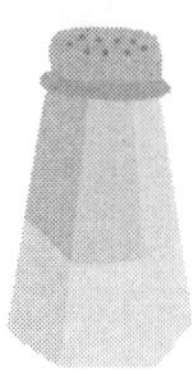

sel

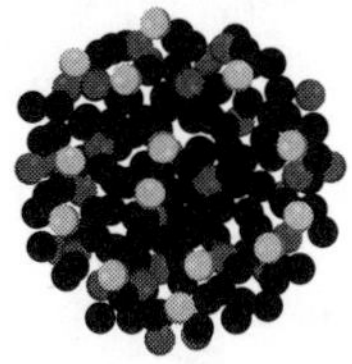

poivre

① Préchauffez le four th. 7 (210 °C). Étalez quatre carrés de papier sulfurisé devant vous.
② Déposez un filet de truite sur chacun, salez légèrement, poivrez et ajoutez 2 étoiles de badiane sur chaque filet. Refermez les papillotes et faites cuire 15 minutes.

L'astuce

Vous pouvez préparer ces papillotes avec des filets de saumon.

Saint Jacques au curcuma

TOP MINCEUR, APAISE LES INTESTINS IRRITABLES, ANTI-CALCULS BILIAIRES

POUR 4 PERSONNES
PRÉPARATION : 5 MINUTES
CUISSON : 15 MINUTES

SANS GLUTEN

INGRÉDIENTS :
400 g de noix de Saint Jacques
1 c. à c. de curcuma
20 cl de crème liquide légère
2 c. à s. d'huile d'olive
sel, poivre.

① Chauffez l'huile dans une poêle. Ajoutez les noix de Saint Jacques et faites-les dorer 1 minute de chaque côté. Saupoudrez de curcuma puis versez la crème liquide.
② Salez, poivrez et laissez cuire 3 minutes sur feu doux et servez aussitôt.

L'astuce

Parsemez de coriandre ciselée au moment de servir. En accompagnement, servez du quinoa : il se marie très bien au curcuma. En fin de mois, remplacez les noix de Saint-Jacques par des noix de pétoncles, moins chères.

Brochettes de cabillaud au romarin

ANTIBALLONNEMENTS, ANTIDIABÈTE

POUR 4 PERSONNES
PRÉPARATION : 5 MINUTES
CUISSON : 10 À 15 MINUTES

SANS GLUTEN SANS LACTOSE

INGRÉDIENTS :

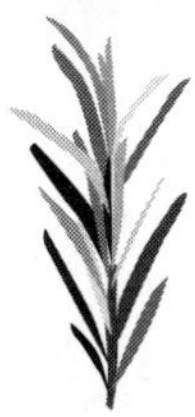

4 brins de romarin

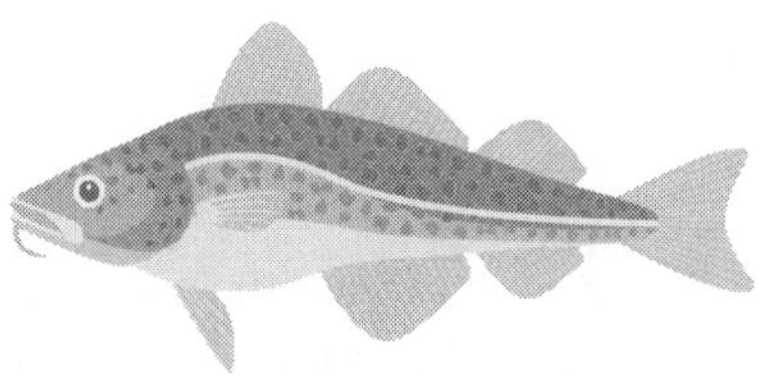

4 pavés de cabillaud

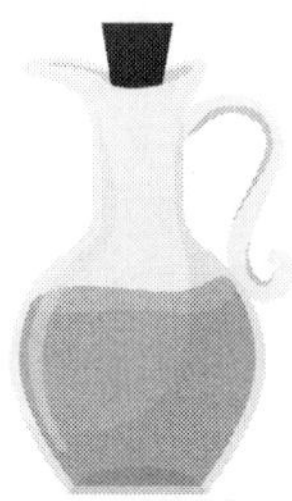

huile d'olive

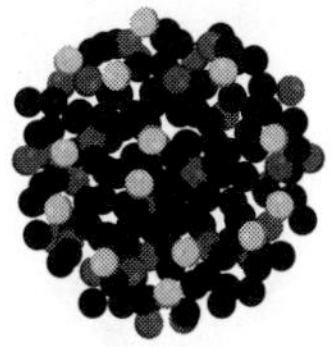

poivre

① Préchauffez le four à 210 °C (th. 7). Coupez le cabillaud en gros cubes. Faites une entaille au centre de chaque cube à l'aide d'un couteau fin.

② Réalisez 4 brochettes en enfilant les cubes de cabillaud sur les brins de romarin. Disposez-les sur une feuille de papier sulfurisé, posée sur la lèchefrite. Arrosez d'un filet d'huile d'olive, poivrez et refermez la feuille de papier sulfurisé.

③ Faites cuire 10 à 15 minutes.

L'astuce

Évitez de faire griller directement ces brochettes sous le gril du four : le romarin noircirait. La papillote évite ce désagrément.

Carpaccio de thon au gingembre et à la coriandre

STOP-FAIM

SANS GLUTEN SANS LACTOSE

POUR 4 PERSONNES
PRÉPARATION : 10 MINUTES
ATTENTE : 1 H 30
SANS CUISSON

INGRÉDIENTS :
300 g de steak de thon en un morceau
5 c. à s. d'huile d'olive
1 pincée de piment d'Espelette
2 c. à s. de coriandre ciselée
1 c. à c. de gingembre frais râpé
1 petite échalote.

① Placez le morceau de poisson au congélateur pendant 30 minutes pour en faciliter la découpe. Pendant ce temps, pelez et émincez finement l'échalote. Fouettez l'huile d'olive avec le gingembre, le piment, l'échalote et la moitié de la coriandre.
② Coupez le poisson en fines tranches, arrosez de marinade et placez 1 heure au réfrigérateur.
③ Parsemez du reste de coriandre et servez aussitôt.

L'astuce

Le thon doit évidemment être parfaitement frais. Précisez à votre poissonnier que vous préparez une recette où le poisson sera mangé cru.

Cassolettes de moules à l'estragon

REMINÉRALISANTES

POUR 4 PERSONNES
PRÉPARATION : 5 MINUTES
CUISSON : 25 MINUTES

SANS GLUTEN SANS LACTOSE

INGRÉDIENTS :
200 g de moules décoquillées et surgelées
3 gros blancs de poireaux
20 cl de crème de soja
1 c. à s. d'estragon ciselé
sel, poivre.

① Faites décongeler les moules 5 minutes à la casserole avec un fond d'eau. Égouttez.
② Éliminez la base des poireaux puis coupez-les en tronçons de 1 cm environ.
③ Faites-les cuire 20 minutes à la vapeur. Quand ils sont tendres, mettez-les dans une casserole, versez la crème de soja, les moules, salez et poivrez, puis réchauffez quelques instants sur feu doux. Ajoutez l'estragon, répartissez dans des cassolettes et servez.

L'astuce

Si vous avez envie d'un plat encore plus gourmand, faites gratiner les cassolettes au four, avec un peu de fromage râpé.

Papillotes de limande à la marjolaine

BRÛLE-GRAISSES, HYPERPROTÉINÉES

POUR 4 PERSONNES
PRÉPARATION : 5 MINUTES
CUISSON : 20 MINUTES

SANS GLUTEN
SANS LACTOSE

INGRÉDIENTS :
8 filets de limande
2 tomates
1 gousse d'ail
1 c. à c. de marjolaine
sel, poivre.

① Préchauffez le four à 210 °C (th. 7). Coupez les tomates en petits dés. Pelez l'ail et coupez la gousse en fines lamelles. Préparez 4 grandes feuilles de papier sulfurisé.
② Déposez deux filets de poisson sur chaque feuille. Répartissez l'ail puis les dés de tomates, salez, poivrez et parsemez de marjolaine.
③ Refermez les feuilles de papier pour former les papillotes. Posez-les dans un plat à four ou sur la lèchefrite et faites cuire 20 minutes.

L'astuce

Remplacez les deux tomates par une vingtaine de tomates cerises coupées en deux : encore plus joli quand vous ouvrirez les papillotes !

Riz sauté aux fruits de mer

ANTICHOLESTÉROL, ANTIBALLONNEMENTS

SANS GLUTEN SANS LACTOSE

POUR 4 PERSONNES
PRÉPARATION : 5 MINUTES
CUISSON : 30 MINUTES

INGRÉDIENTS :
250 g de riz complet
400 g de cocktail de fruits de mer surgelés
4 tomates
2 c. à s. d'huile d'olive
1 oignon
1 gousse d'ail
2 c. à s. de basilic ciselé
sel, poivre.

① Faites cuire le riz à l'eau bouillante salée selon les indications du paquet. Égouttez.
② Coupez les tomates en dés. Pelez et émincez l'ail et l'oignon. Chauffez l'huile dans une sauteuse, faites revenir l'ail, l'oignon et les dés de tomates, ajoutez le cocktail de fruits de mer, poivrez et laissez cuire 15 minutes.
③ Ajoutez le riz et le basilic, mélangez rapidement et servez aussitôt.

L'astuce

Les mélanges de fruits de mer se trouvent facilement dans n'importe quel rayon de surgelés. Vous pouvez aussi choisir de réaliser une recette « tout moules », « tout crevettes » ou « tout calamars ».

Steaks de thon à la ciboulette

PROTECTION AU MASCULIN (PROSTATE)

POUR 4 PERSONNES
PRÉPARATION : 15 MINUTES
RÉFRIGÉRATION : 1 HEURE
CUISSON : 15 MINUTES

SANS GLUTEN — SANS LACTOSE

INGRÉDIENTS :
4 steaks de thon
6 tomates mûres
2 gousses d'ail
1 c. à s. de ciboulette ciselée
2 c. à s. d'huile d'olive
1 c. à s. de concentré de tomate
½ citron vert
sel, poivre.

① Pelez et épépinez les tomates, coupez la chair en petits cubes. Épluchez et pressez les gousses d'ail. Chauffez la moitié de l'huile dans une poêle, ajoutez l'ail, les tomates et le concentré, du sel et du poivre. Faites cuire pendant 10 minutes sur feu vif, en remuant, de façon à ce que le liquide s'évapore.

② Laissez refroidir complètement (1 heure environ au réfrigérateur). Incorporez alors la ciboulette et le jus du citron vert. Chauffez le reste d'huile dans une autre poêle, saisissez les steaks de thon 3 minutes d'un côté puis 1 à 2 minutes sur l'autre face. Servez aussitôt avec la concassée.

L'astuce

Si possible, préparez la concassée la veille, de façon à ce qu'elle soit bien fraîche au moment du service.

Œufs et tofu

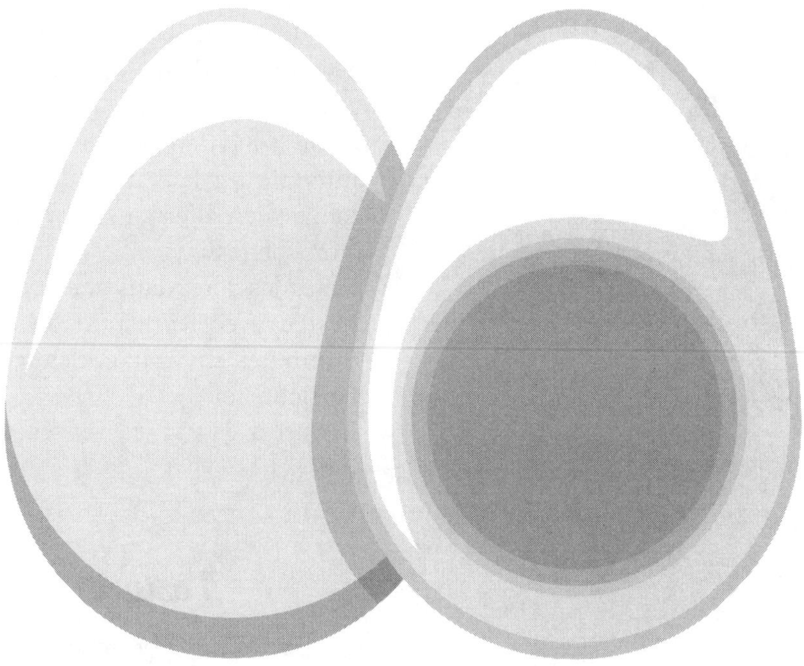

Brochettes de tofu aux tomates

ANTICHOLESTÉROL, ANTIOXYDANTES, ANTI-CALCULS BILIAIRES

SANS FODMAPS — SANS GLUTEN — SANS LACTOSE

POUR 4 PERSONNES
PRÉPARATION : 15 MINUTES
CUISSON : 20 MINUTES ENVIRON

INGRÉDIENTS :

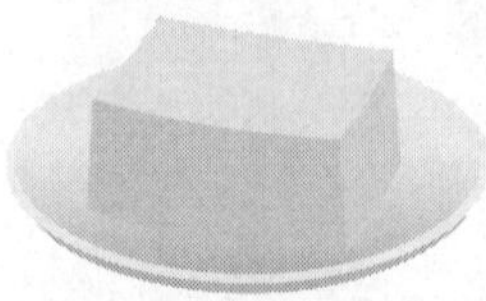

400 g de tofu

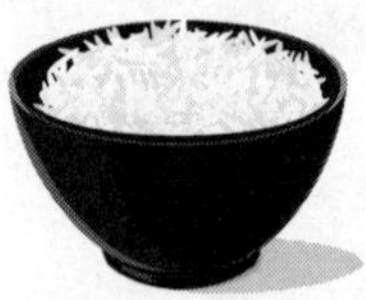

250 g de riz basmati

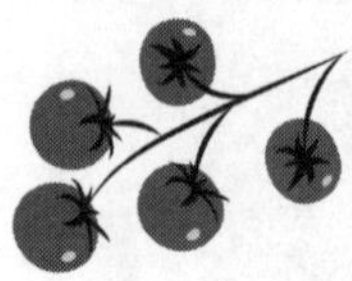

16 tomates cerises

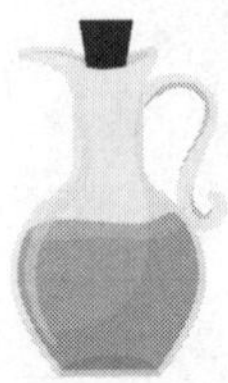

2 c. à s. d'huile d'olive

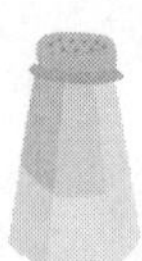

sel

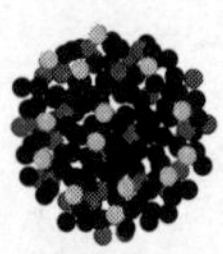

poivre

① Faites cuire le riz à l'eau bouillante légèrement salée, jusqu'à ce qu'il soit bien tendre.

② Pendant ce temps, coupez le tofu en cubes. Mettez-les dans un saladier avec les tomates cerises et ajoutez 1 c. à s. d'huile d'olive, salez légèrement et poivrez. Mélangez délicatement de façon à bien enrober les ingrédients, puis piquez les cubes de tofu et les tomates en alternance sur des piques à brochettes.

③ Faites-les dorer dans une poêle antiadhésive avec le restant d'huile, 6 à 8 minutes environ, en les retournant plusieurs fois.

④ Égouttez le riz et servez avec les brochettes.

L'astuce

Vous pouvez faire mariner les dés de tofu au préalable, pendant 1 heure environ, dans un mélange d'huile d'olive, de jus de citron et d'épices (curry, cumin…). Ils seront beaucoup plus savoureux !

Gratin d'épinards à la béchamel et aux œufs durs

COUPE-FAIM, PROTECTION CARDIAQUE

SANS GLUTEN – SANS LACTOSE

POUR 4 PERSONNES
PRÉPARATION : 10 MINUTES
CUISSON : 10 + 10 MINUTES

INGRÉDIENTS :
1 kg d'épinards en branches (surgelés)
4 œufs durs
50 cl de lait de soja
60 g de Maïzena
1 c. à c. de curry
3 petits pains suédois ou biscottes sans gluten
sel, poivre.

① Faites décongeler les épinards selon les indications données sur le paquet (10 minutes environ à la casserole) puis égouttez-les.
② Préchauffez le four th. 7 (210 °C). Délayez la Maïzena avec un peu de lait froid dans un grand saladier. Portez le reste de lait à ébullition. Dès qu'il frémit, versez sur le mélange à la Maïzena tout en fouettant. Reversez dans la casserole et faites épaissir sur feu doux sans cesser de remuer. Quand la sauce a pris la texture souhaitée, ôtez du feu, salez, poivrez. Ajoutez le curry puis les épinards et versez dans un plat à gratin.
③ Mettez les pains suédois ou les biscottes dans un sachet en plastique (sac de congélation) et réduisez-les en chapelure à l'aide d'un rouleau à pâtisserie.
④ Écalez les œufs durs et coupez-les en deux. Disposez-les sur les épinards, jaune vers le haut. Saupoudrez de chapelure et faites gratiner 10 minutes au four.

L'astuce

Parfumez la béchamel avec un peu de muscade en poudre.

Œufs brouillés à la tomate et au basilic

BONS POUR LA VUE, ANTIBALLONNEMENTS

POUR 4 PERSONNES
PRÉPARATION : 10 MINUTES
CUISSON : 15 MINUTES ENVIRON

SANS FODMAPS SANS GLUTEN SANS LACTOSE

INGRÉDIENTS :
6 œufs
4 tomates
2 c. à s. d'huile d'olive
2 c. à s. de basilic ciselé + feuilles de basilic pour le décor
sel, poivre.

① Coupez les tomates en quatre, éliminez les pépins et recoupez la chair en petits dés. Chauffez l'huile dans une sauteuse, faites fondre les dés de tomates avec du sel et du poivre jusqu'à ce qu'ils aient rendu toute leur eau.
② Cassez les œufs dans un saladier et battez-les avec le basilic ciselé. Versez-les dans la sauteuse et laissez cuire en remuant doucement avec une cuillère en bois, jusqu'à obtention de la texture désirée. Les œufs doivent être pris mais encore légèrement baveux.
③ Parsemez de feuilles de basilic et servez aussitôt.

L'astuce

Si vous tolérez mal la peau des tomates, n'hésitez pas à les peler au préalable.
Servez ces œufs brouillés avec une salade verte, ou bien des pommes de terre vapeur.

Omelette légère, purée de courgettes au basilic

ANTIBALLONNEMENTS, ESTOMAC DE VELOURS, COUPE-FAIM

SANS FODMAPS SANS GLUTEN SANS LACTOSE

POUR 4 PERSONNES
PRÉPARATION : 10 MINUTES
CUISSON : 20 MINUTES

INGRÉDIENTS :
8 œufs
10 cl d'eau de Vichy
4 courgettes
2 pommes de terre
10 cl de crème de soja
1 c. à s. de basilic ciselé
sel, poivre
huile pour la poêle.

① Éliminez les extrémités des courgettes, épluchez les pommes de terre. Coupez le tout en morceaux et faites cuire à l'eau bouillante salée, 15 minutes environ. Égouttez, passez au moulin à légumes, salez, poivrez, ajoutez la crème et le basilic. Incorporez un peu d'eau de cuisson si besoin de façon à obtenir la texture idéale.
② Cassez les œufs dans un saladier, battez-les vivement en omelette puis ajoutez l'eau de Vichy et battez encore. Chauffez une poêle légèrement huilée et versez les œufs. Faites cuire en omelette. Quand elle est presque cuite, pliez-la en deux dans la poêle et faites-la glisser sur une assiette.
③ Dégustez immédiatement avec la purée.

L'astuce

L'eau de Vichy dans l'omelette favorise sa légèreté et sa digestibilité. Si vous avez du mal à digérer les œufs en général, essayez cette recette !

Omelette au broccio et à la menthe

SUPER-PROTÉINÉE, ANTIBALLONNEMENTS

SANS GLUTEN

POUR 4 PERSONNES
PRÉPARATION : 5 MINUTES
CUISSON : 3 MINUTES

INGRÉDIENTS :
8 œufs
300 g de broccio
2 c. à s. d'huile d'olive
2 c. à s. de menthe ciselée
sel, poivre.

① Fouettez les œufs avec du sel et du poivre. Ajoutez le broccio grossièrement émietté.
② Chauffez l'huile dans une poêle, versez les œufs battus et ajoutez la menthe ciselée. Faites cuire 3 minutes et repliez l'omelette comme un chausson.

L'astuce

Vous pouvez remplacer le broccio par de la ricotta.

Desserts

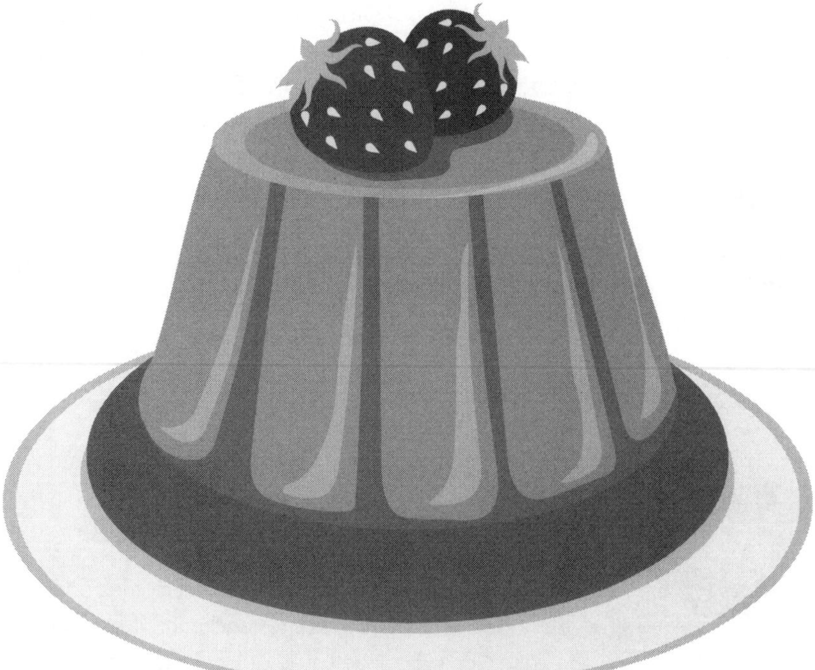

Bananes poêlées au chocolat

ANTISTRESS

SANS FODMAPS SANS GLUTEN SANS LACTOSE

POUR 4 PERSONNES
PRÉPARATION : 5 MINUTES
CUISSON : 15 MINUTES

INGRÉDIENTS :

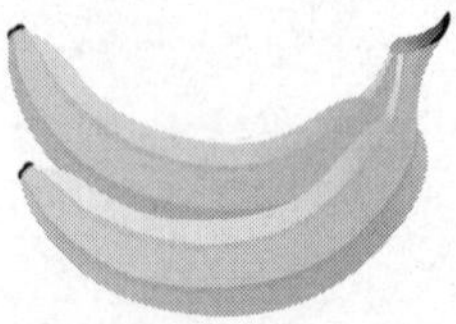

4 petites bananes bien mûres

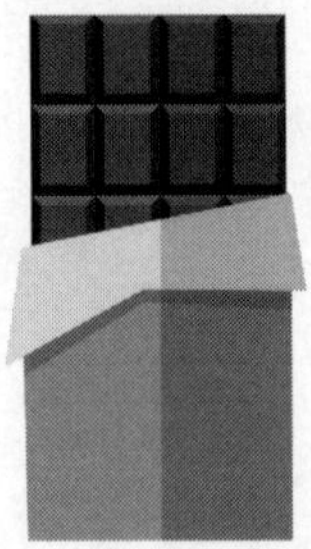

40 g de chocolat à 70 %

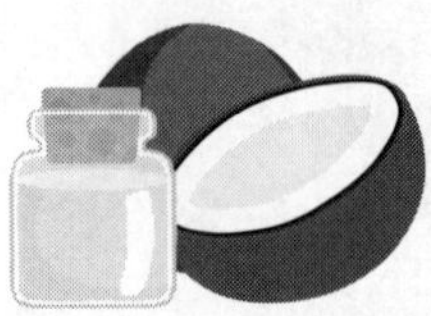

20 g d'huile de coco

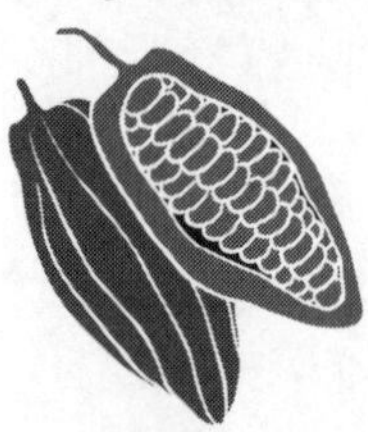

cacao amer

① Pelez les bananes et coupez-les en deux dans la longueur. Chauffez l'huile de coco dans une grande poêle antiadhésive sur feu très doux. Quand elle est fondue, déposez les bananes du côté coupé et faites-les dorer 10 minutes environ. Retournez-les en cours de cuisson en faisant attention à ne pas les casser.

② À part, faites fondre le chocolat au bain-marie.

③ Quand les demi-bananes sont tendres et dorées, servez-les par deux dans une assiette. Versez un peu de chocolat en filet et saupoudrez d'un voile de cacao. Servez aussitôt.

L'astuce

D'habitude, on fait rôtir les bananes dans du beurre fondu. Ici, il est remplacé par de l'huile de coco (à trouver en magasins bio). Délicieusement parfumée, elle est parfaite avec les bananes !

Crème glacée express à la myrtille

ANTICHOLESTÉROL, ANTIOXYDANTE, ANTIBALLONNEMENTS, ANTI-CALCULS BILIAIRES

POUR 4 PERSONNES
PRÉPARATION : 5 MINUTES
SANS CUISSON
CONGÉLATION : 3 HEURES

SANS FODMAPS · SANS GLUTEN · SANS LACTOSE

INGRÉDIENTS :
400 g de tofu soyeux (ou 4 yaourts au soja)
2 bananes bien mûres
200 g de myrtilles surgelées
feuilles de basilic.

1. Pelez les bananes, coupez-les en rondelles et rangez-les sur une assiette en plastique ou dans un contenant supportant la congélation, de préférence sans les empiler. Placez 3 heures au congélateur, le temps qu'elles durcissent.
2. Juste avant de servir, versez le tofu (ou les yaourts au soja) dans un robot. Ajoutez les myrtilles surgelées, les rondelles de bananes puis mixez. La préparation va prendre une texture glacée et onctueuse.
3. Servez aussitôt dans des ramequins, décorez de basilic, et dégustez sans attendre.

L'astuce

À base de bananes bien mûres et de myrtilles, voici une glace parfaitement digeste, contrairement aux crèmes glacées traditionnelles, dont la crème fraîche et le lait peuvent incommoder les intestins fragiles.

Yaourts gourmands au lait de coco

SUPER-APAISANTS, BONNE NUIT !

POUR 8 YAOURTS
PRÉPARATION : 5 MINUTES
CUISSON : 9 HEURES
RÉFRIGÉRATION : 12 HEURES

SANS FODMAPS · SANS GLUTEN · SANS LACTOSE

INGRÉDIENTS :
1 sachet de ferments pour yaourts
70 cl de lait de soja
40 cl de lait de coco.

① Mélangez le sachet de ferments avec le lait de coco. Ajoutez le lait de soja et mélangez bien avec un fouet à main.
② Répartissez la préparation dans les pots, rangez-les dans la yaourtière et faites-les prendre pendant 9 heures.
③ Laissez-les refroidir, fermez les pots et placez-les 12 heures minimum au réfrigérateur.

L'astuce

Si vous tolérez le lait, ajoutez 3 c. à s. de lait écrémé en poudre à la préparation : les yaourts seront encore plus fermes.

Yaourts tout simples au lait de soja

AMIS DE LA FLORE INTESTINALE

POUR 8 YAOURTS
PRÉPARATION : 5 MINUTES
CUISSON : 7 À 9 HEURES
RÉFRIGÉRATION : 12 HEURES

SANS FODMAPS – SANS GLUTEN – SANS LACTOSE

INGRÉDIENTS :
1 litre de lait de soja nature
1 sachet de ferments pour yaourts ou 1 yaourt au soja du commerce.

① Délayez le yaourt ou le sachet de ferments avec le lait de soja. Mélangez avec un fouet à main puis répartissez la préparation dans les pots, rangez-les dans la yaourtière et faites-les prendre 7 à 9 heures.
② Laissez-les refroidir, fermez les pots et placez-les 12 heures minimum au réfrigérateur.

L'astuce

Ces yaourts restent un peu plus fluides que les yaourts « standards », c'est normal.

Sorbet express à la fraise

ANTIOXYDANT

DÉTOX · SANS FODMAPS · SANS GLUTEN · SANS LACTOSE

POUR 1 LITRE DE SORBET
PRÉPARATION : 5 MINUTES
SANS CUISSON

INGRÉDIENTS :
400 g de fraises surgelées
1 grosse banane
1 blanc d'œuf.

① Pelez la banane et coupez-la en rondelles. Mettez-les dans le bol d'un robot avec les framboises surgelées et 2 c. à s. d'eau, puis mixez.
② Quand la préparation est lisse, ajoutez le blanc d'œuf puis mixez à nouveau jusqu'à obtenir la texture d'une glace à l'italienne. Servez aussitôt.

L'astuce

Si vous supportez le miel, remplacez la banane par 1 c. à s. de miel.

Crème facile au tofu et à la myrtille

ANTI-CALCULS BILIAIRES, COUPE-FAIM, ANTIOXYDANTE

SANS FODMAPS · SANS GLUTEN · SANS LACTOSE

POUR 4 PERSONNES
PRÉPARATION : 10 MINUTES
SANS CUISSON
RÉFRIGÉRATION : 3 HEURES MINIMUM

INGRÉDIENTS :
400 g de tofu soyeux
100 g de myrtilles surgelées
1 c. à s. de purée d'amande blanche
1 banane bien mûre.

① Mettez le tofu dans le bol d'un robot. Ajoutez les myrtilles, la purée d'amande et la banane pelée et coupée en morceaux. Mixez le tout de façon à obtenir une crème lisse et onctueuse.
② Répartissez dans 4 ramequins et placez 3 heures minimum au frais.

L'astuce

Cette crème sera plus ferme si vous la laissez bien reposer au frais. Une nuit, c'est même encore mieux.

Quinoa au lait et aux fraises

COUPE-FAIM, ANTIOXYDANT

POUR 4 PERSONNES
PRÉPARATION : 10 MINUTES
CUISSON : 20 MINUTES

ACIDO-BASIQUE · SANS FODMAPS · SANS GLUTEN · SANS LACTOSE

INGRÉDIENTS :
150 g de quinoa
60 cl de lait de soja
1 banane très mûre
150 g de fraises
½ gousse de vanille.

① Fendez la gousse de vanille en deux, récupérez les grains à l'aide de la lame d'un couteau. Versez le lait dans une casserole, ajoutez les grains de vanille et le quinoa préalablement rincé.
② Portez à ébullition, baissez le feu puis laissez cuire 20 minutes en remuant régulièrement. Ôtez du feu, incorporez la banane finement mixée. Coupez les fraises en deux ou en quatre après les avoir équeutées.
③ Répartissez le quinoa dans des ramequins, ajoutez les fraises et servez tiède.

L'astuce

Cuit dans du lait, le quinoa se prête bien aux desserts lactés. Sa saveur douce est parfaite avec de la vanille.

Salade aux trois agrumes à l'infusion de menthe

ANTIOXYDANTE, BONNE POUR LA CIRCULATION, ANTIBALLONNEMENTS

SANS FODMAPS SANS GLUTEN SANS LACTOSE

POUR 4 PERSONNES
PRÉPARATION : 20 MINUTES
CUISSON : 2 MINUTES
REPOS : 1 H 10

INGRÉDIENTS :
4 oranges
2 pamplemousses
1 orange sanguine
2 c. à s. de sirop d'érable
½ botte de menthe fraîche.

① Effeuillez la menthe et mettez-la dans un saladier supportant la chaleur, ou dans une casserole. Portez 20 cl d'eau à frémissements et versez sur la menthe. Couvrez et laissez infuser 10 minutes. Filtrez et ajoutez le sirop d'érable.

② Pendant ce temps, pelez les agrumes à vif et détachez chaque quartier de sa membrane. Mettez-les dans un saladier. Versez l'infusion de menthe par-dessus et laissez refroidir 1 heure.

L'astuce

Les agrumes sont bien tolérés dans le cadre d'un régime pauvre en Fodmaps (à condition bien sûr de ne pas en avaler des cagettes entières). Vous pouvez aussi utiliser des pamplemousses jaunes ou roses, des clémentines, des mandarines…

Soupe de clémentines à la réglisse

VITAMINE C, TONUS

SANS FODMAPS — SANS GLUTEN — SANS LACTOSE

POUR 4 PERSONNES
PRÉPARATION : 15 MINUTES
CUISSON : 5 MINUTES
REPOS : 3 HEURES

INGRÉDIENTS :
12 clémentines
1 c. à s. de sirop d'érable
2 bâtons de réglisse.

① Versez 20 cl d'eau dans une casserole et portez à frémissements. Coupez les bâtons de réglisse en deux et mettez-les dans un saladier résistant à la chaleur ou dans une casserole. Versez l'eau par-dessus, couvrez et laissez totalement refroidir (2 heures environ). Ôtez les bâtons, ajoutez le sirop d'érable.
② Épluchez les clémentines, séparez les quartiers. Pelez chaque quartier à vif (facilitez-vous l'opération en plongeant les quartiers dans une casserole d'eau frémissante pendant quelques secondes ; laissez tiédir avant de peler).
③ Recouvrez d'infusion de réglisse et laissez reposer 1 heure. Répartissez dans des ramequins et décorez d'un bâton de réglisse.

L'astuce

Hors saison, remplacez les clémentines par des oranges (elles seront aussi plus simples à peler). Pauvres en Fodmaps et riches en vitamine C, elles ont tout bon. Quant aux bâtons de réglisse, ils se trouvent au marché, chez les vendeurs d'épices, en magasins bio, ou même… en pharmacies ! Attention en revanche si vous souffrez d'hypertension. Dans ce cas, remplacez simplement la réglisse par une gousse de vanille fendue en deux.

Terrine de fruits Bikini

SUPER-ANTIOXYDANTE

POUR 4 PERSONNES
PRÉPARATION : 10 MINUTES
CUISSON : 2 MINUTES
RÉFRIGÉRATION : 12 HEURES

SANS FODMAPS · SANS GLUTEN · SANS LACTOSE

INGRÉDIENTS :

500 g de fruits rouges mélangés (framboises, fraises, myrtilles, mûres…)
4 feuilles de gélatine
2 c. à s. de sirop d'érable
50 cl d'eau.

① Faites ramollir la gélatine dans de l'eau froide.
② Disposez les fruits dans une terrine.
③ Portez l'eau à ébullition avec le sirop d'érable, ôtez du feu et ajoutez les feuilles de gélatine. Mélangez bien pour les faire dissoudre puis versez sur les fruits, dans la terrine.
④ Faites prendre 12 heures au réfrigérateur. Pour servir, coupez en tranches.

L'astuce

Un dessert super-léger, à préparer la veille pour le lendemain. Selon vos envies, vous pouvez remplacer l'eau par une infusion au choix : mélisse, verveine, menthe, thé vert…

Oranges à la marocaine

ANTIFATIGUE, ANTIBALLONNEMENTS

ACIDO-BASIQUE · DÉTOX · SANS GLUTEN · SANS LACTOSE

POUR 4 PERSONNES
PRÉPARATION : 10 MINUTES
SANS CUISSON
RÉFRIGÉRATION : 1 HEURE

INGRÉDIENTS :
6 oranges
6 dattes
2 c. à s. d'eau de fleur d'oranger
8 feuilles de menthe fraîche
1 c. à c. rase de cannelle en poudre
1 c. à s. de sucre de canne roux
1 c. à s. de pignons.

① Pelez les oranges à vif et coupez-les en tranches. Dénoyautez les dattes et coupez-les en morceaux. Rincez et séchez délicatement les feuilles de menthe, ciselez-les finement. Mélangez le sucre et la cannelle. Rangez les tranches d'orange dans un saladier en alternant avec les morceaux de dattes et un peu de sucre. Arrosez-les d'eau de fleur d'oranger et parsemez de menthe. Laissez reposer 1 heure environ au réfrigérateur.

② Au moment de servir, faites dorer les pignons quelques instants dans une poêle antiadhésive. Parsemez sur les oranges et servez aussitôt.

L'astuce

Mélangez oranges classiques et oranges sanguines : le résultat visuel est superbe (et délicieux en bouche !)

Tartare d'ananas au gingembre

APHRODISIAQUE, ANTIBALLONNEMENTS

POUR 4 PERSONNES
PRÉPARATION : 10 MINUTES
SANS CUISSON

DÉTOX — SANS GLUTEN — SANS LACTOSE

INGRÉDIENTS :
600 g de chair d'ananas (pesée sans l'écorce)
1 c. à c. de gingembre frais râpé
feuilles de menthe fraîche.

① Coupez la chair de l'ananas en tout petits dés, en prenant bien soin d'enlever toute trace marron d'écorce. Mélangez dans un saladier avec le gingembre râpé.
② Placez un cercle à pâtisserie dans une assiette à dessert, tassez un peu de tartare dans le cercle et ôtez celui-ci délicatement. Procédez ainsi pour les quatre tartares et décorez d'une feuille de menthe.

L'astuce

Pas de cercle à pâtisserie ? Servez le tartare tout simplement dans des verres ou des ramequins transparents. Si vous avez du temps, laissez reposer le tartare quelques heures avant de le dresser : le parfum du gingembre aura eu le temps de se diffuser.
L'alliance « ananas-gingembre » fonctionne aussi parfaitement en confiture. Pesez 750 g de sucre pour 1 kg de chair d'ananas très mûre, et ajoutez 1 à 2 c. à s. de gingembre frais râpé en milieu de cuisson.

Brochettes d'abricots au romarin

ANTI-INFECTIEUSES, BELLE PEAU, ANTIBALLONNEMENTS

POUR 4 PERSONNES
PRÉPARATION : 5 MINUTES
CUISSON : 10 MINUTES

SANS GLUTEN — SANS LACTOSE

INGRÉDIENTS :

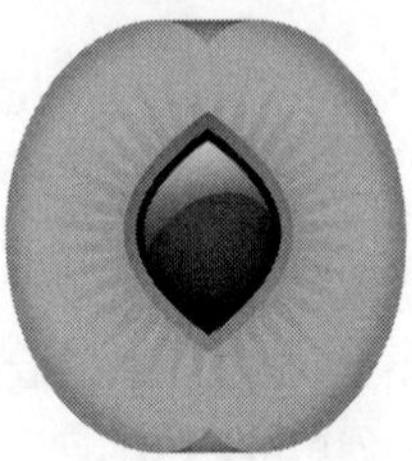

10 beaux abricots

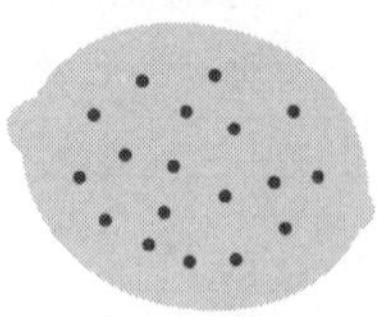

1 citron

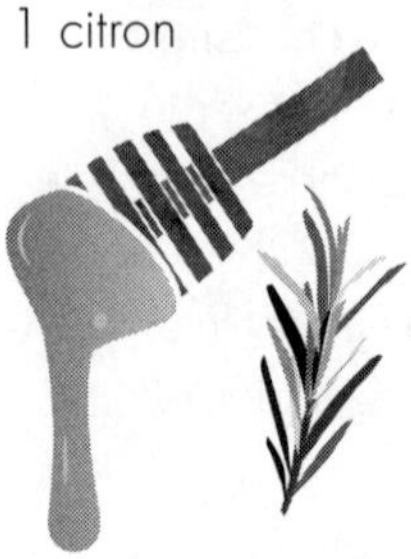

2 c. à s. de miel de romarin

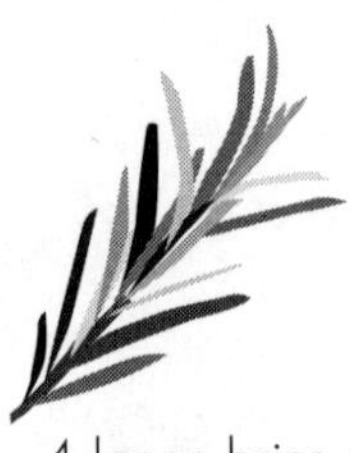

4 longs brins de romarin (20 cm)

① Coupez les abricots en deux et ôtez les noyaux. Dans un saladier, mélangez le jus du citron et le miel, ajoutez les abricots et remuez pour enrober les fruits.

② Préchauffez le four à 210 °C (th. 7). Percez les oreillons dans leur milieu avec une pique en bois et enfilez 5 oreillons sur chaque brin de romarin. Déposez les brochettes sur une grande feuille de papier sulfurisé, installée sur la lèchefrite, refermez la feuille de façon à former une papillote et faites cuire 10 minutes.

L'astuce

Le miel de romarin possède des vertus cholagogues, c'est-à-dire qu'il exerce une action bénéfique sur le foie. Mais vous pouvez bien entendu utiliser du miel toutes fleurs ou le miel que vous avez chez vous.

Fraises au citron et au basilic

TONUS, MINCEUR, ANTIBALLONNEMENTS

SANS GLUTEN SANS LACTOSE

POUR 4 PERSONNES
PRÉPARATION : 10 MINUTES
CUISSON : 3 MINUTES
ATTENTE : 1 HEURE

INGRÉDIENTS :
500 g de fraises
3 bandes de zestes de citron
3 c. à s. de sirop d'érable
2 c. à s. de basilic ciselé.

① Plongez les zestes dans une petite casserole d'eau bouillante pendant 30 secondes, égouttez, recommencez l'opération avec une eau propre puis égouttez à nouveau. Coupez-les en fines lanières.
② Rincez et séchez délicatement les fraises, coupez-les en deux ou en quatre selon leur taille et mettez-les dans un saladier avec le sirop d'érable, les zestes de citron et le basilic. Mélangez et laissez reposer 1 heure.

L'astuce

Choisissez des fraises françaises plutôt que d'Espagne. Hors saison ? Remplacez-les par des fruits rouges surgelés. Si vous trouvez du basilic violet, la recette sera encore plus jolie à regarder.

Gaspacho de mangue à la menthe

BELLE PEAU, SPÉCIAL IMMUNITÉ

POUR 4 PERSONNES
PRÉPARATION : 15 MINUTES
SANS CUISSON
RÉFRIGÉRATION : 2 HEURES

SANS GLUTEN SANS LACTOSE

INGRÉDIENTS :
500 g de chair de mangue (fraîche ou surgelée)
2 oranges à jus
2 c. à s. de miel liquide
1 c. à s. de menthe fraîche ciselée.

① Coupez la chair de mangue en morceaux. Pressez les oranges. Mixez la mangue avec le jus d'orange, le miel et la menthe.
② Réservez 2 heures au frais.

L'astuce

Utilisez des mangues très mûres pour cette recette : plus elles seront souples et juteuses, meilleur sera le résultat. Si elles sont très fibreuses, passez la préparation au tamis de façon à obtenir un gaspacho bien lisse.

Salade d'ananas à l'aneth

MINCEUR, ANTICELLULITE, ANTIBALLONNEMENTS

SANS GLUTEN SANS LACTOSE

POUR 4 PERSONNES
PRÉPARATION : 15 MINUTES
SANS CUISSON

INGRÉDIENTS :

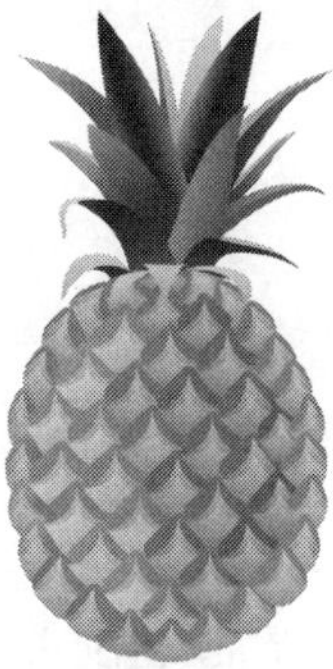

1 ananas

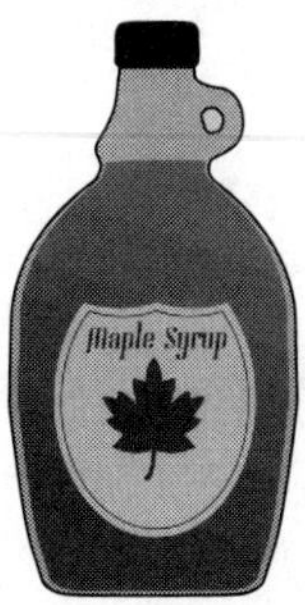

3 c. à s. de sirop d'érable

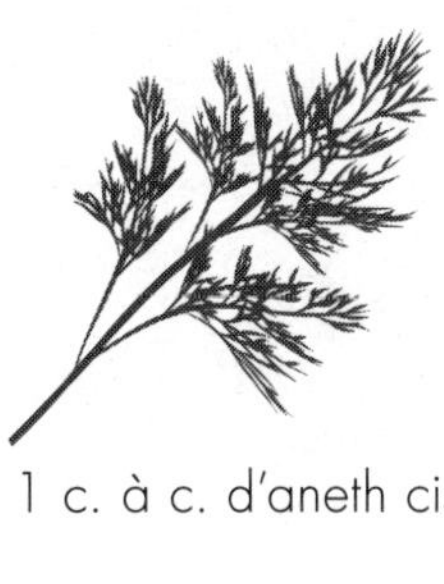

1 c. à c. d'aneth ciselé

① Ôtez l'écorce de l'ananas, le cœur puis taillez la chair en cubes.
② Mettez dans un saladier, versez le sirop d'érable, ajoutez l'aneth et mélangez.

L'astuce

Plus les dés d'ananas seront taillés petits, meilleure sera la répartition de l'aneth. Si possible, servez cette salade très fraîche, après passage au réfrigérateur.

Riz au lait (d'amande)

BONNE HUMEUR

SANS GLUTEN SANS LACTOSE

POUR 4 PERSONNES
PRÉPARATION : 5 MINUTES
CUISSON : 30 MINUTES

INGRÉDIENTS :
130 g de riz rond
65 cl de lait d'amande
75 g de sucre roux
1 c. à c. d'arôme d'amande amère.

① Faites « crever » le riz en le plongeant 4 minutes dans une casserole d'eau bouillante (non salée). Égouttez puis remettez-le dans la casserole avec le lait. Faites cuire 20 minutes sur feu doux en remuant régulièrement, ajoutez le sucre, l'arôme d'amande amère et faites cuire encore 5 minutes. Le riz doit avoir absorbé le lait et être onctueux.
② Versez dans des ramequins et laissez refroidir puis réservez au réfrigérateur jusqu'au moment de servir.

L'astuce

Au moment de servir, parsemez d'amandes effilées grillées. Un dessert qui ravira les fans d'amandes !

Sablés au sarrasin

COUPE-FAIM, ANTIOXYDANTS

SANS GLUTEN SANS LACTOSE

POUR 25 SABLÉS
PRÉPARATION : 10 MINUTES
CUISSON : 15 MINUTES

INGRÉDIENTS :
150 g de farine de sarrasin
100 g de Maïzena
½ sachet de levure chimique sans gluten
125 g de margarine végétale
100 g de sucre
1 œuf.

① Préchauffez le four th. 6-7 (180-210 °C). Tamisez la farine, la Maïzena et la levure dans un saladier. Ajoutez le sucre et la margarine et frottez entre vos doigts pour obtenir une pâte sableuse.
② Ajoutez l'œuf et pétrissez rapidement pour obtenir une pâte lisse et homogène.
③ Étalez la pâte sur 5 mm d'épaisseur, découpez des petits cercles à l'aide d'un emporte-pièce, déposez-les sur une feuille de papier sulfurisé et faites cuire 15 minutes environ. Les biscuits doivent légèrement dorer.

L'astuce

Nappez ces sablés d'une couche de chocolat noir (ou trempez-les à moitié dans du chocolat noir fondu puis laissez figer sur une feuille de papier sulfurisé). Nature, ils accompagneront une compote de pommes.

Tapioca des îles

NO STRESS

SANS GLUTEN SANS LACTOSE

POUR 4 PERSONNES
PRÉPARATION : 5 MINUTES
CUISSON : 7 MINUTES

INGRÉDIENTS :
40 g de tapioca
20 cl de lait de coco
30 cl de lait de soja
3 c. à s. de miel
¼ d'ananas
½ c. à c. d'extrait de vanille.

① Chauffez le lait de coco et le lait de soja dans une grande casserole, ajoutez le miel et l'extrait de vanille, et faites-y cuire le tapioca 7 minutes environ, jusqu'à ce que les billes deviennent translucides.
② Ôtez l'écorce et le cœur de l'ananas, coupez la chair en dés et répartissez dans 4 ramequins. Versez le tapioca par-dessus et réservez au frais jusqu'au moment de servir.

L'astuce

Si le dessert est réservé à des adultes, vous pouvez le parfumer avec 1 c. à c. de rhum. Il existe du tapioca express qui cuit en 3 à 4 minutes. Vérifiez le temps de cuisson du vôtre sur son emballage.

ANNEXES

VOS QUESTIONS LES PLUS FRÉQUENTES SUR LE BLOG DE DANIÈLE FESTY

1 COMMENT FAIRE LORSQU'ON N'A PAS ASSEZ DE SALIVE ?

Certaines personnes ne fabriquent pas assez de salive, ce qui pose des problèmes. Non seulement elles peuvent être plus sujettes aux problèmes dentaires (caries…) mais aussi la digestion peut être perturbée.

- Buvez régulièrement de l'eau, par petites gorgées, tout au long de la journée. Si l'eau ne fait pas saliver, au moins vous limiterez le problème de la bouche trop sèche (haleine, caries…).
- Plus vous parlez, plus vous devez boire.
- Si vous vivez en atmosphère trop sèche (cas typique des appartements surchauffés et des bureaux climatisés), installez un humidificateur, ou au moins un bol d'eau à renouveler chaque jour.
- Attention à tous les aliments asséchants, déshydratants : sel et aliments très salés (charcuterie, poisson fumé, produits industriels…), café, thé fort (caféine), boissons alcoolisées, boissons sucrées (avec vrai ou faux sucre), épices violentes, grande quantité d'ail ou d'oignon…
- Si vous avez la bouche très sèche, vous devez consulter car c'est peut-être le signe d'une maladie (hormonale, auto-immune…), d'un calcul salivaire ou que vous ne supportez pas l'un de vos médicaments (antihistaminique, tranquillisant, chimiothérapie…).

2 COMMENT FACILITER LA DIGESTION ?

- *En « mâchant » le travail de l'estomac,* dans tous les sens du terme. Vous avez des dents, servez-vous-en : plus vous déchiquetez les aliments en petits morceaux, moins l'estomac aura besoin de travailler.
- *En évitant les gros repas :* plus il y a de matière à malaxer, plus cela va prendre de temps. Logique.
- *En mangeant des aliments à température du corps,* autant que possible. Si vous mangez trop froid ou trop chaud, la digestion sera plus lente.
- *En se détendant.* Le stress et l'émotion en général (colère) retardent l'évacuation gastrique.

Regardez le tableau ci-dessous. Plus vous consommez d'aliments rapides à digérer, mieux cela vaut.

ALIMENT	DURÉE DE SÉJOUR DANS L'ESTOMAC
Lait écrémé (75 ml)	1 h 30
Fruits (100 g)	2 heures
Légumes (100 g)	2 h 30
Pain (100 g)	2 h 30
Viande de bœuf (100 g)	3 heures
Noix (50 g)	4 heures
Purée au beurre (100 g)	5 heures
Friture (100 g)	8 heures

3 QUELLES SONT LES PLANTES LES PLUS UTILES À LA DIGESTION ?

- *Le boldo* contient de la boldine, une substance qui épargne le foie et facilite l'évacuation de la bile.
- *Le fenouil* contient une huile essentielle riche en anéthol, substance qui stimule la digestion.
- *La papaye* contient de la papaïne, une enzyme digestive qui active la digestion des protéines.
- *Le radis noir* contient des composés soufrés qui éliminent les toxines, assurent le drainage du foie et de la vésicule biliaire.

4 QUEL RAPPORT ENTRE LE STRESS ET MA FLORE ?

Le stress affecte notre corps tout entier. Quand on est stressé, on produit des sécrétions digestives plus acides, et les mouvements de notre intestin ralentissent. Ce qui ne plaît pas du tout à notre flore intestinale (notamment aux lactobacillus et aux bifidus). Les conditions de vie deviennent alors propices aux bactéries ennemies et aux parasites, qui se développent plus facilement et plus rapidement.

5 QUE FAIRE POUR RÉTABLIR UNE FLORE INTESTINALE DÉSÉQUILIBRÉE ?

Prenez des probiotiques, bactéries « amies » qui viennent soutenir les nôtres. On les trouve naturellement dans certains aliments (yaourts, choucroute), mais surtout dans des compléments alimentaires si l'on veut atteindre un quota suffisant. Les compléments alimentaires se présentent sous forme de comprimés, de petits flacons ou de sachets de poudre à diluer dans l'eau. Ils ensemencent l'intestin dès la première prise, mais il faut les prendre en cure pour une efficacité durable. Ce qui ne doit pas vous empêcher de prendre soin de vos intestins tout au long de l'année en leur apportant plein de bonnes choses, notamment les végétaux et les céréales complètes dont ils raffolent, tout en limitant les aliments perturbateurs tels que les produits laitiers.

6 LES YAOURTS CONTIENNENT-ILS DES PROBIOTIQUES ?

Oui. Mais s'ils peuvent être utiles au quotidien, et uniquement chez les personnes qui tolèrent bien le lait, leur concentration en ferments est largement insuffisante pour atteindre les mêmes résultats qu'une supplémentation. Le yaourt doit théoriquement contenir 10^7 *Lactobacillus bulgaricus* et *Streptococcus thermophilus* par gramme, à la date de péremption. Ces deux types de bactéries permettent à la fois de bien fermenter le lait, et d'être agréables au goût. Dès lors qu'il contient d'autres bactéries, il n'a plus droit à l'appellation de yaourt, mais à celle de « produit laitier fermenté ». Certains d'entre eux ont des qualités probiotiques intéressantes, d'autres sont très insuffisantes. Dans tous les cas, il est nécessaire de renouveler la consommation chaque jour, car notre organisme élimine quotidiennement toutes ces bactéries, si gentilles soient-elles.

7 LES PROBIOTIQUES EN COMPLÉMENTS ALIMENTAIRES SONT-ILS RÉELLEMENT PLUS EFFICACES QUE LES YAOURTS ?

Oui, sans comparaison possible, car les souches sont choisies en fonction de leurs propriétés bien particulières (on ne prend pas les mêmes probiotiques pour traiter une allergie ou des diarrhées) et en plus elles sont disponibles sous forme très concentrée. En dehors de leur efficacité évidente sur les troubles fonctionnels intestinaux courants – diarrhées, constipation, ballonnements… – ainsi que sur leurs effets « secondaires » (acné, douleurs articulaires et musculaires…), ils rendent de multiples services aussi ponctuels qu'appréciables.

Ainsi, ils préviennent ou raccourcissent la durée des gastro-entérites, protègent des mycoses dues à la prise d'antibiotiques ainsi que de la turista du voyageur. Ils présentent un intérêt en cas d'ulcère de l'estomac (infection à *Helicobacter pylori*). Mais leur responsabilité dépasse encore largement ce cadre, puisque les chercheurs découvrent en ce moment que les probiotiques jouent un rôle dans la modulation de certains cancers, les premiers étudiés étant ceux du côlon et de la vessie. Ce qui est logique ! Naturellement, les probiotiques sont également des « médicaments » de choix, indispensables en cas de maladie inflammatoire de l'intestin (Crohn, rectocolite hémorragique).

8 À QUI S'ADRESSENT LES PROBIOTIQUES ?

Toutes les personnes qui se reconnaissent dans les descriptions ci-dessus ont évidemment intérêt à recourir aux probiotiques, mais les bien portants en bénéficieront également, aussi curieux que cela puisse paraître. Car puisque les probiotiques augmentent l'immunité et régulent indirectement divers troubles, on se sent toujours mieux avec que sans. C'est pourquoi certains laits infantiles sont supplémentés en probiotiques, car ils se rapprochent alors du lait maternel : on sait qu'ils préviennent les diarrhées et la dermatite atopique du nourrisson, parce qu'ils colonisent l'intestin des bébés, mettant ainsi en place la flore digestive pour toute leur vie. On peut donc utiliser aussi bien les probiotiques en prévention qu'en traitement.

Ce qu'il faut retenir

Les principaux agresseurs intestinaux :
- le stress,
- l'alcool,
- les médicaments anti-inflammatoires,
- la pilule,
- les antibiotiques,
- les anesthésiques préopératoires,
- la chimiothérapie.

9 COMMENT SAVOIR SI J'AI UNE CANDIDOSE ?

Posez-vous ces questions avant d'aller consulter le praticien si vos soupçons se confirment. Il y a toutes les chances pour qu'il vous demande exactement la même chose.
- Avez-vous pris des antibiotiques pendant plus d'un mois d'affilée, ou plusieurs fois dans une seule année ?
- Si « oui », avez-vous arrêté votre traitement avant la fin de la prescription, parce que vous vous sentiez « mieux » ?
- Avez-vous pris des médicaments qui supprimaient vos réactions immunitaires (antiallergie par exemple) ?
- Avez-vous eu plusieurs fois du muguet dans la bouche ?
- Avez-vous souffert d'infections dues à des champignons (mycoses des pieds, champignons sur la peau, les ongles...) ?
- Êtes-vous sujet aux allergies ? Notamment, êtes-vous particulièrement sensible aux levures, moisissures, champignons ?
- Souffrez-vous d'intolérances alimentaires ?
- Trouvez-vous certaines odeurs insupportables (insecticides, produits chimiques divers, parfums, fumée de cigarette...) ?
- Avez-vous déjà pris des stéroïdes (hormones mâles) ?
- Êtes-vous sujet à des fringales, notamment de sucre, de pâtes, de pain, d'alcool ?
- Tous ces symptômes s'aggravent-ils lorsque le temps est chaud et humide ?
- Tous ces symptômes s'aggravent-ils lorsque vous vous trouvez dans une atmosphère humide et/ou un lieu sentant la moisissure ?

- Vous plaignez-vous régulièrement de :
  - fatigue ;
  - déprime/dépression ;
  - maux de tête ;
  - troubles visuels ;
  - infections ORL (surtout aux oreilles) fréquentes ;
  - sensation étrange de « flotter » dans l'espace, impression « d'irréalité » ;
  - problèmes sexuels (impuissance, frigidité, manque de désir) ;
  - troubles digestifs (brûlures d'estomac, indigestion, constipation, diarrhées, ballonnements, inconforts, douleurs) ;
  - douleurs diverses sans raison apparente (articulations et muscles notamment).
- Pour les femmes :
  - prenez-vous la pilule ?
  - souffrez-vous de syndrome prémenstruel ?
  - avez-vous régulièrement des mycoses ?

On peut très bien répondre « oui » à certaines de ces questions en l'absence de candidose. C'est lorsque les « oui » s'accumulent (surtout en ce qui concerne les antibiotiques et le sucre) que l'on peut commencer à soupçonner le coupable.

10 QUE PEUT-ON CRAINDRE LORSQU'ON A UNE CANDIDOSE ?

Le *Candida* affaiblit notre système immunitaire, donc il faut s'attendre à :

- une multiplication d'infections diverses, de troubles ORL, de mycoses… On « attrape » tout ce qui passe.

Le *Candida* « mange » certains nutriments à notre place, afin de croître et de multiplier… On risque donc :

- des déficiences nutritionnelles qui, elles-mêmes, vont nous affaiblir.

Le *Candida* s'infiltre partout, forant de minuscules trous dans notre barrière intestinale. Ainsi, de petits résidus d'aliments ou de toxiques divers se retrouvent dans le sang alors qu'ils devraient rester dans le tunnel intestinal jusqu'à la « sortie »… On souffre :

- de réactions allergiques, de douleurs diverses (le corps dépose ses encombrants où il peut, souvent dans des endroits où il trouve de la place, tels que les articulations).

Le *Candida* se « balade » partout dans le corps si on lui en donne la possibilité, il peut ainsi se rendre responsable :

- d'une multitude de symptômes.

11 DE QUOI LE *CANDIDA* A-T-IL BESOIN POUR SE DÉVELOPPER ?

D'antibiotiques et de sucre principalement. Le stress, la fatigue et une infection peuvent lui rendre service également… Comme tout être vivant sur cette planète, dès lors que les conditions sont réunies pour sa survie et sa reproduction, le *Candida*… survit et se reproduit. Si vous souffrez ponctuellement d'une crise de muguet dans la bouche ou d'une mycose vaginale, c'est normal : un déséquilibre a dû survenir, mais vous « matez » les ardeurs du *Candida* et oubliez l'incident. En revanche, si les épisodes se répètent et/ou s'additionnent à d'autres symptômes, peut-être votre problème est-il plus préoccupant : le muguet ou la mycose peuvent être alors la partie émergente de l'iceberg, et ce n'est pas en traitant seulement localement que vous arriverez à quelque chose. D'où le problème bien connu des femmes, qui se traînent d'une mycose à une autre, désespérées, totalement réfractaires aux traitements locaux (le *Candida* s'y est habitué depuis belle lurette ! Il fait de la résistance, exactement comme les microbes résistants aux antibiotiques), et elles ne savent plus quoi faire pour s'en débarrasser. Il est indispensable de traiter la candidose interne. Il faut traquer la levure dans sa « maison ». D'autant que tant qu'on ne s'en débarrasse pas, c'est un cercle vicieux qui ne peut que s'aggraver.

La candidose, un cercle vicieux

Vous prenez des antibiotiques. Ils détruisent les bactéries qui régulent la flore intestinale (c'est leur travail : tout tuer sur leur passage). Les *Candida* prolifèrent car ils sont plus « rapides » à recoloniser les places vacantes. Pour pouvoir se développer, ils fabriquent des toxines qui rendent leur environnement encore plus propice à leur développement (c'est ce que font aussi tous les microbes). Ces toxines affaiblissent notre propre système immunitaire. On est plus susceptible d'attraper une infection… retour à la case départ « antibiotiques ».

12 QUEL RAPPORT ENTRE LES ANTIBIOTIQUES ET LA CANDIDOSE ?

Tout se passe dans l'intestin grêle. Là, les bactéries dominantes, « amies », s'appellent *Lactobacilles casei* et *Lactobacillus acidophilus*. En temps normal, elles règnent en maître sur tout leur petit monde. En cas de traitement antibiotique, le génocide est terrible : toutes les bactéries sont décimées, les gentilles comme les méchantes. Mais juste à côté, dans le gros intestin, le réservoir à bactéries est si immense que ses hôtes sont fort peu sensibles aux antibiotiques. La « niche » de l'intestin grêle leur tend les bras : elle est vide, et la nature ayant horreur du vide, les bactéries du gros intestin se précipitent pour coloniser la place. Hélas, l'environnement de l'intestin grêle, modifié par les médicaments, est devenu un terrain favorable à la croissance de micro-organismes nocifs, tels que le streptocoque des selles, le *Candida*, etc. Et le pire c'est que ces malfaiteurs s'associent entre eux. Ainsi, le streptocoque expulse les bactéries qui pourraient neutraliser le *Candida* !

Or, comme dans toute guerre, l'ennemi qui prend la place pille et colonise au sens propre. Il s'approprie la nourriture qui, normalement, nous revient : il faut bien qu'il vive et se reproduise. Puisque nous parlons du *Candida*, rappelons que ce bandit de grand chemin capte nos sucres alimentaires et, en bonne levure, fermente le tout pour créer d'une part de l'alcool, d'autre part des gaz, qui nous mènent droit aux ballonnements, rots, vents et autres gargouillis.

Antibiotiques + pilule + alimentation riche en sucre = terreau exceptionnel pour l'explosion du *Candida*.

13 EST-CE QUE CHANGER SIMPLEMENT D'ALIMENTATION PEUT SUFFIRE ?

Non ! Mais attention ! Venir à bout d'une candidose requiert impérativement de se conformer à une prescription médicale, et il est extrêmement important d'attaquer le parasite sur tous les fronts en même temps. Il est nécessaire de changer d'alimentation + de créer des conditions néfastes à la croissance du *Candida* + de prendre des probiotiques sous forme de suppléments alimentaires pour réensemencer la flore + de réparer la barrière intestinale agressée. Qu'une seule arme manque à cet arsenal thérapeutique et c'est la rechute assurée, avec un *Candida* qui reviendra plus fort qu'avant.

C'est vrai, c'est contraignant, mais la guérison ne sera possible qu'à ce prix. Si votre candidose est installée depuis longtemps, partez du principe que vos restrictions alimentaires vont durer entre 6 et 24 mois (selon votre « réponse » au traitement). Ensuite, vous pourrez revenir à une alimentation « normale ». Cependant, gardez en tête qu'il ne faudra pas recréer les conditions de vie propices au *Candida*. Vous allez voir qu'une nouvelle vie va commencer, ni triste ni sans saveurs, au contraire : vous allez redécouvrir les légumes frais, les préparations simples et saines, des céréales jusque-là inconnues de vous... Quelle aventure ! Et grâce aux probiotiques, les résultats peuvent être rapidement spectaculaires. Des chercheurs ont montré qu'une diète anti-*Candida* seule ne porte pas ses fruits. D'un point de vue écologique, cela s'explique facilement : si vous affamez l'ennemi, il se replie à la recherche de nourriture à l'intérieur (plis de la paroi intestinale) et devient extrêmement difficile à déloger.

14 À QUOI SERVENT LES FIBRES DES ALIMENTS ?

On ne trouve des fibres que dans les aliments végétaux (les « fibres de la viande » n'ont rien à voir et font référence à des types de protéines).

CATÉGORIES D'ALIMENTS	FRACTION	PRINCIPALES CARACTÉRISTIQUES DES FIBRES	EFFETS PHYSIOLOGIQUES RECONNUS OU PROBABLES
Fruits	Pulpe	Solubles et visqueuses (pectines), solubles et non visqueuses (hémicelluloses) et insolubles (hémicelluloses)	Effet probable sur l'excrétion fécale (↑). Effet probable de protection contre les MCV et le DNID
	Peau	Majoritairement insolubles (cellulose et hémicelluloses)	Effet probable sur le transit digestif (accélération en cas de constipation)
Légumes		Solubles et insolubles	Effet probable sur l'excrétion fécale (↑). Effet probable de protection contre les MCV et le DNID

CATÉGORIES D'ALIMENTS	FRACTION	PRINCIPALES CARACTÉRISTIQUES DES FIBRES	EFFETS PHYSIOLOGIQUES RECONNUS OU PROBABLES
Légumes secs	Cotylédon	Solubles et insolubles	Effet probable sur l'excrétion fécale (↑). Effet probable de protection contre les MCV et le DNID
	Tégument	Majoritairement insolubles (cellulose et hémicelluloses)	Effet probable sur le transit digestif (accélération en cas de constipation)
Céréales	Farine blanche	Solubles et insolubles	Effet probable sur l'excrétion fécale (↑). Effet probable de protection contre les MCV et le DNID
	Son	Majoritairement insolubles (cellulose et hémicelluloses) Mais également des fibres solubles et visqueuses	Régulation du transit digestif (accélération en cas de constipation) (son de blé). Effet probable de protection contre les MCV et le DNID. Effet probable sur l'inflammation de bas grade, facteur de risque des MCV (↑)

MCV = maladies cardio-vasculaires

DNID = diabète non insulino-dépendant ou diabète de type 2

(Source : Martine Champ Directrice de recherche INRA à Nantes et directrice adjointe du Centre de Recherche en Nutrition Humaine Ouest, conférence de Presse 9 octobre 2014.)

15 COMMENT SE MANIFESTENT LES TROUBLES FONCTIONNELS DIGESTIFS ?

Une personne sur deux souffre, au moins occasionnellement, de *troubles digestifs fonctionnels*. *Troubles digestifs*, tout le monde comprend de quoi il s'agit. *Fonctionnels* signifie que l'organe digestif n'est pas atteint, mais que pour une raison ou une autre, principalement un « stress digestif », il fonctionne mal et/ou est le siège de douleurs et d'inconforts. L'hypersensibilité du côlon et l'intolérance aux Fodmaps entrent précisément dans cette catégorie.

Vous n'êtes pas seul !

Les troubles fonctionnels digestifs sont la première cause de consultation chez le gastro-entérologue.

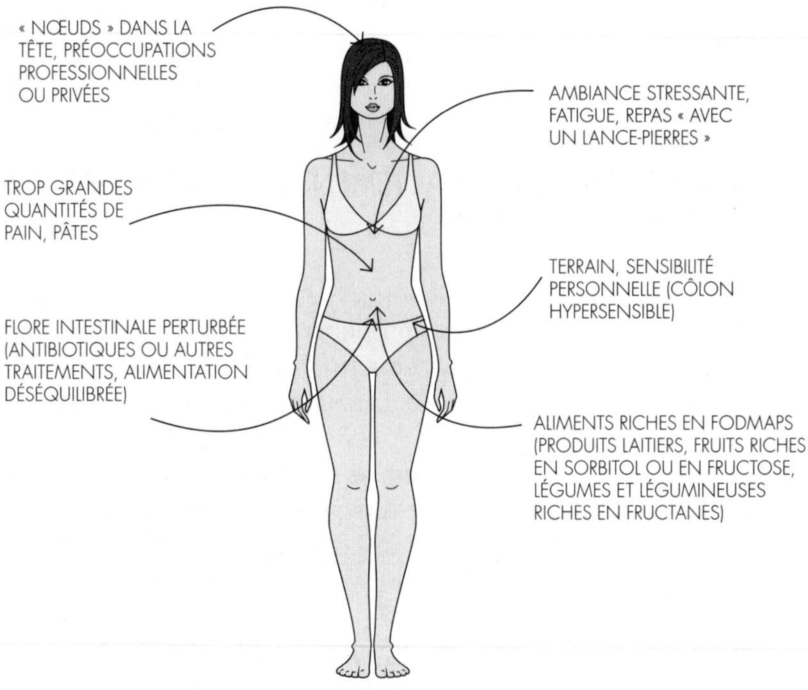

16 COMMENT ÊTRE SÛR QU'IL S'AGIT D'UNE MALADIE FONCTIONNELLE ET NON D'UNE MALADIE LÉSIONNELLE ?

En allant consulter un médecin, surtout si vous présentez les signes suivants :

- sang dans les selles ;
- anomalie brutale des selles (pas la même couleur, la même odeur la même consistance, le même rythme…) sans raison ;
- aucune amélioration de votre état malgré un Régime Fodmaps de plusieurs semaines ;

- état général détérioré, par exemple grande fatigue dès le matin, fièvre, perte de poids, d'appétit… ;
- douleurs digestives constantes ;
- douleurs digestives qui se déplacent, qui changent ;
- hémorroïdes, surtout liées à une constipation farouche ;
- ou encore si l'un de vos parents proches a eu un cancer des voies digestives, notamment du côlon.

17 ÇA VEUT DIRE QUOI EXACTEMENT CÔLON SPASMODIQUE ? QUE LE CÔLON SPASME ?

Exactement. Si vous pouviez observer le vôtre, vous verriez des contractions, totalement indépendantes de votre volonté. Cette appellation « côlon spasmodique » est un peu ancienne, puisqu'on parle aujourd'hui de « trouble de la motricité viscérale ». Mais le résultat est exactement le même, et l'ancien terme plus parlant pour les patients.

Comment cela se passe-t-il ? Soit l'intestin se contracte trop fort et trop souvent, soit il ne parvient pas à se relaxer. Imaginez : lorsque vous voulez attraper quelque chose, comme un sac, le muscle de votre bras se contracte pour effectuer le mouvement. Mais cette contraction n'est possible que parce que, avant, il était décontracté. S'il reste contracté tout le temps, c'est non seulement douloureux (crampe ou contracture), mais en plus inopérant pour effectuer les gestes les plus élémentaires. Même chose pour les muscles intestinaux : leur état « normal » est la relaxation, précisément pour pouvoir se contracter lorsque c'est nécessaire. En cas d'hypersensibilité viscérale, le côlon reste plus ou moins contracté sans cesse, ce qui n'est évidemment pas propice à un quotidien serein.

18 EST-IL ANORMAL D'AVOIR DES GAZ ?

Pas du tout. Ne pas en avoir serait anormal ! Chaque personne émet entre 0,5 litre et 1 litre de gaz par jour, soit une quinzaine de pets en moyenne, témoins de l'activité physiologique parfaitement naturelle des bactéries intestinales. Ce qui n'est pas normal, c'est lorsqu'il y en a trop, et qu'ils sentent très mauvais. Ce n'est pas non plus normal d'avoir des gaz dès la fin du repas, en ayant besoin de desserrer sa ceinture : à coup sûr, vous avez outrepassé vos capacités digestives. L'intolérance aux Fodmaps en est l'exemple type.

19 EST-CE PARCE QUE JE MANGE TROP VITE QUE J'AI MAL À L'ESTOMAC ?

Oui, peut-être. Plus exactement, lorsqu'on « avale » ses repas sans les voir passer, presque debout entre deux portes, voire carrément en courant dans la rue parce qu'on est en retard, il faut s'attendre à des représailles. Rien n'est plus routinier qu'un estomac et ne pas tenir compte de sa répulsion totale pour l'aventure et l'excitation est une grave erreur stratégique. À force d'agressions, il peut souffrir d'une vraie inflammation : la gastrite. Le tableau est complet si, en plus, les aliments sont épicés, très sucrés (surtout s'ils sont isolés : par exemple une poignée de bonbons seuls dans l'après-midi), si ce sont des jus d'agrumes (surtout d'orange, surtout à jeun) ou s'il est question d'alcool. Mais si les aliments peuvent aggraver la situation, ils ne sont pas en cause à eux tout seuls. Par exemple, si vous êtes du genre calme, votre inflammation peut provenir d'un microbe (salmonelle, staphylocoque) ou d'une allergie. Il est indispensable de consulter.

20 POURQUOI NE PAS FAIRE EN SORTE QUE L'ESTOMAC SOIT MOINS ACIDE TOUT LE TEMPS ?

Mauvaise idée. L'estomac n'est pas acide uniquement pour nous embêter. S'il est si désagréable, c'est parce qu'il réserve un accueil radical aux microbes (bactéries, virus) qui aimeraient s'implanter en nous via le cheval de Troie que sont les aliments. De plus, l'acidité est nécessaire à la digestion d'aliments riches en protéines animales, comme la viande, le poisson ou les œufs : le risque d'un estomac moins acide étant, d'une part, de ne pas bien bénéficier de tous leurs nutriments, d'autre part de laisser passer des particules non digérées qui pourraient se retrouver anarchiquement dans le sang, et provoquer des allergies. Par ailleurs, l'acidité stimule le pancréas – qui intervient plus tard dans la chaîne digestive, en produisant des jus alcalins, « doux ».

Ce changement radical d'environnement permet aux enzymes de digérer les quelques aliments non décimés par l'acidité, tels les céréales, le pain ou les légumes secs. Non digérés, ces sucres (amidons) deviendraient d'excellents substrats pour le redoutable *Candida*.

En outre, les gentilles bactéries ne pouvant survivre en milieu acide, elles ont besoin de ce sas alcalin pour vivre en paix : si l'estomac n'est pas suffisamment acide, le pancréas ne fabriquera pas assez de sécrétions tampons : les bactéries ne pourront pas s'installer correctement ni effectuer leur travail rapidement. Or, à ce stade de la digestion, la rapidité est la première des qualités, car elle permet un transfert express des aliments vers l'étape suivante, empêchant les éventuels toxiques de s'installer sur les parois. Par ailleurs, c'est dans le grêle que s'effectue la majorité de l'absorption des nutriments (vitamines, protéines...). Si le travail est ralenti, le risque de maladie s'accroît.

21 EST-CE QUE SI ÇA BRÛLE, J'AI UN ULCÈRE ?

Pas forcément, heureusement ! Il y a même de très très grandes chances pour qu'il ne s'agisse PAS d'un ulcère. Les brûlures et aigreurs sont à l'estomac ce que les troubles fonctionnels sont à l'intestin : des symptômes réels et parfaitement désagréables, mais sans lésion de l'organe. Le « stade » au-dessus c'est l'ulcère et son équivalent intestinal, la colite inflammatoire ou lésionnelle : parvenu à ce seuil, bien plus rare, les organes sont bel et bien touchés.

En réalité, le plus souvent, lorsqu'on se plaint de l'estomac, c'est de dyspepsie, de reflux ou de gastrite (inflammation de la paroi de l'estomac) que l'on souffre, ou éventuellement de problème de côlon. Mais très rarement d'ulcère. Rendez-vous compte que le RGO toucherait, à divers stades de gravité, jusqu'à 30 % d'entre nous !

22 POURQUOI NE PAS PRENDRE DES MÉDICAMENTS ANTIACIDES ?

Oui, pourquoi pas. Ponctuellement, il n'y a pas de mal. Mais d'une part, ils ne traitent pas le problème (ils ne font que soulager la douleur) et d'autre part, leur composition n'est pas anodine. Bon nombre d'entre eux contiennent de l'aluminium. Or, on soupçonne ce métal d'être toxique, notamment pour le cerveau, même à faible dose. Il serait impliqué dans le développement des maladies cardiaques, neurologiques et dégénératives. Une fois de temps à autre, pas de problème, mais cela vaut-il vraiment la peine d'augmenter ses risques de développer une maladie d'Alzheimer, alors que l'on peut traiter autrement ses brûlures d'estomac ?

23 POURQUOI NE FAUT-IL PAS S'ALLONGER APRÈS AVOIR MANGÉ ?

Pour profiter de la gravité. En position verticale, l'acide a plus de mal à remonter dans les « tuyaux ». Si vous mettez le tout à plat, vous ouvrez en grand la porte aux giclées d'acide. De même, perdre du poids et porter des vêtements dans lesquels on est à l'aise relève de la même logique. Tout ce qui compresse l'estomac ressemble à une pression sur un tube de mayonnaise : si le tube est ouvert, la sauce n'a d'autre choix que d'en sortir. Eh bien les vêtements serrés (tout comme les kilos en trop) « pressent » l'estomac, dont l'acidité n'a d'autre possibilité que d'en sortir. Certaines brûlures d'estomac disparaissent miraculeusement rien qu'en desserrant sa ceinture !

24 ON M'A DIT QUE LE VINAIGRE POUVAIT SOULAGER, EST-CE VRAI ?

Oui. Ça peut paraître bizarre de combattre de l'acide gastrique avec un autre acide. Pourtant, le premier est agressif, et pas le second. Ce conseil est donc valable mais à plusieurs conditions : le vinaigre doit impérativement être issu de cidre de pomme et de bonne qualité. Dans ce cas, et seulement dans ce cas, buvez lors de chaque repas un verre d'eau dans lequel vous ajoutez une cuillère à soupe de vinaigre. Faut-il préciser qu'il ne faut pas prendre cette boisson à jeun, donc pas avant les repas ?

25 LES MÉDICAMENTS PEUVENT-ILS BRÛLER L'ESTOMAC ?

Pas tous, mais certains. L'aspirine est réputée pour cela. Certains autres médicaments, agressifs pour la muqueuse gastrique, sont souvent responsables de douleurs. Les plus connus sont les anti-inflammatoires, certains antidépresseurs ou sédatifs. Absorbez-les toujours au cours d'un repas, jamais seuls. Et parlez-en à votre médecin ou à votre pharmacien.

26 LES GRAISSES ALIMENTAIRES PEUVENT-ELLES APAISER LES BRÛLURES ?

Ça dépend desquelles. Les repas trop gras, donc indigestes, sont à proscrire. Ils nécessitent de grandes quantités d'acide pour leur digestion, vous imaginez la suite. C'est particulièrement vrai s'il s'agit de graisses provenant des viandes, charcuteries, produits laitiers ou fromages. Cependant, il ne faut évidemment pas fuir toutes les graisses, et notamment pas celles qui contiennent des acides gras dits « insaturés ». Ainsi, les poissons gras et les huiles végétales de noix, d'olive, de colza sont, au contraire, anti-inflammatoires et augmentent même la résistance de la muqueuse de l'estomac.

27 MA HANTISE, C'EST LE PETIT-DÉJEUNER. POURQUOI AI-JE TOUJOURS MAL APRÈS ?

Il y a fort à parier que, comme bon nombre de Français, vous prenez un petit déjeuner particulièrement assassin pour votre estomac. Premier cas de figure : vous n'avalez rien ou un café. Il n'y a pas pire : l'estomac sécrète des acides qui n'ont rien à digérer, sauf lui-même… Bon démarrage matinal ! En deuxième position ex aequo, nous avons le pack jus d'orange + café (ou thé) au lait. Le jus d'agrume démarre très fort en réveillant l'estomac, exactement comme si une personne mal intentionnée vous tirait du sommeil en faisant crisser une craie sur un tableau. Ensuite, la fête continue puisque certaines substances du thé ou du café forment des sortes de grumeaux avec le lait, rendant le tout absolument indigeste. Précisons que ce mélange est néfaste pour tous, que l'on souffre ou non de brûlures d'estomac.

On ne va pas vous imposer un petit déjeuner standard mais quelques pistes peuvent vous éclairer.

- Le matin, il faut manger. Le müesli ou le pain complet tartiné de beurre (mais oui !) et de miel représentent un bon choix. Mais pain + fromage, jambon ou œuf, c'est bien aussi.
- Pour les boissons, l'idéal est le thé noir ou vert (au jasmin ou à la menthe si vous aimez). Pour les réfractaires au thé, reste la chicorée ou le cacao (pas de chocolat au lait pour les mêmes raisons que précédemment). Autre option, le lait végétal (lait d'amande, de riz ou de soja) peut fort bien convenir.
- Un fruit entier est toujours préférable au jus de fruits. Des fruits secs, une compote ou un fruit cuit conviennent également si vous tolérez mal les fruits crus.

- Si vous aimez le fromage ou le fromage blanc, c'est le meilleur moment de la journée pour en manger.
- Enfin, un œuf à la coque, c'est parfait !

Autre possibilité : vous ne mangez rien d'agressif mais vous vivez dans une atmosphère stressante, à la maison ou au travail. Il n'est pas rare que des couples « en guerre » démarrent leur journée avec un estomac retourné. Le pauvre n'y est pour rien : il subit, lui aussi. Mieux vaut régler vos problèmes que prendre des antiacides…

28 JE SOMNOLE TOUT LE TEMPS APRÈS LE REPAS, QUE FAIRE ?

Souvent par notre faute, parce qu'on l'a habitué à des repas trop fréquents et/ou trop copieux, l'estomac peut se mettre en mode « hyperchlorhydrie », c'est-à-dire qu'il fabrique en permanence plus d'acide qu'il n'en faut. Au programme, fringales fréquentes voire constantes, douleurs et aigreurs, nausées, renvois acides et brûlants (on dit « pyrosis »). Ce n'est pas fini ! Car lorsqu'il se « calme », c'est au contraire pour ne plus fabriquer suffisamment de sucs digestifs. La digestion prend alors un temps fou, s'accompagne de somnolence et de lourdeur. Là, c'est « l'hypochlorhydrie ». Dans ce cas et seulement dans ce cas, l'angélique, la gentiane, le romarin et le thym sont bien utiles.

29 POURQUOI MON ESTOMAC N'EST-IL PAS ASSEZ ACIDE

Le problème de l'estomac insuffisamment acide est extrêmement fréquent, surtout à partir d'un certain âge. En fait, il existe de nombreuses raisons pour lesquelles votre estomac peut manquer à ses devoirs :
- vieillissement (50 % des seniors souffrent d'hypochlorydrie) ;
- stress et insuffisance surrénalienne ;
- hypothyroïdie ;
- carence en zinc ou en fer ;
- *Helicobacter pylori* (la même bactérie responsable de l'ulcère) ;
- asthme et insuffisance respiratoire ;
- prédisposition génétique ;

- excès de métaux lourds (ingestion de trop d'aluminium, de cadmium, de plomb... *via* l'alimentation et l'environnement) ;
- prise d'inhibiteurs de pompe à protons au long cours (type Mopral).

Attention, un estomac insuffisamment acide n'est pas seulement source de gêne digestive. C'est aussi un facteur de mauvaise absorption du calcium, magnésium, fer, zinc, sélénium, ainsi que des vitamines B3, B6, B9, B12 et D. Autrement dit, il faut vraiment faire quelque chose !

30 J'AI SOUVENT DES INDIGESTIONS, POURQUOI ?

Pour diverses raisons l'estomac peut se mettre en grève. En d'autres termes, il se bloque et tente d'expulser son contenu (plutôt par le haut...). C'est le cas si l'excès de nourriture est manifeste, mais aussi suite à un choc émotionnel ou physique, une intoxication, ou encore un coup de froid. Manger un sandwich dehors en hiver n'est donc pas vraiment une bonne idée !

Si les nausées passent difficilement, il peut être salutaire de provoquer les vomissements. Ensuite, préparez-vous un verre de citron chaud (citron + eau chaude, pas de sirop de citron ! Ni de sucre !). Les chanceux qui disposent de quelques plantes chez eux chercheront la camomille, la gentiane, le romarin et le tilleul. La menthe et la mélisse restent aussi de grands classiques. Le meilleur service que vous puissiez vous rendre est de vous reposer au chaud, sous la couette et, évidemment de vous mettre à la diète.

Si vous avez « tout le temps » des indigestions, c'est que vous mangez peut-être n'importe quoi ou n'importe comment. Dernière possibilité, si malgré vos efforts vous vous sentez « mal », peut-être avez-vous des calculs biliaires. Mieux vaut consulter !

31 POURQUOI AI-JE MAUVAISE HALEINE ?

Peut-être souffrez-vous de mauvaise haleine, même si on ne vous l'a jamais dit. Si personne ne parvient à discuter longtemps avec vous en restant en face, votre haleine n'est peut-être pas très fraîche. Dans la majorité des cas, le problème vient d'une mauvaise hygiène dentaire : la plaque se développe et les bactéries qui y prolifèrent joyeusement sont à l'origine des odeurs indésirables. Si, en plus, vous fumez ou buvez régulièrement de l'alcool, tout s'aggrave. Mais le trouble peut venir d'ailleurs : infection ORL, digestive ou affection de la bouche non diagnostiquée. Haleine fétide et problèmes d'estomac sont aussi très souvent liés.

32 LE HOQUET C'EST GRAVE ?

Non, tant que ça ne dure que quelques minutes, de temps à autre. C'est une contraction spasmodique subite et involontaire du diaphragme qui s'accompagne d'une constriction de la glotte, de vibrations des cordes vocales. La signature : un bruit caractéristique, souvent nettement plus drôle pour l'entourage que pour celui qui l'émet ! Certains médecins pensent que cette bizarrerie est liée à l'aérophagie, mais tout le monde n'est pas d'accord sur ce point.

33 LE STRESS PEUT-IL DÉCLENCHER UNE DIARRHÉE ?

Bien sûr, ça ne vous est jamais arrivé quand vous étiez petit ? Ou ado avant un rendez-vous amoureux ? Ou même adulte, toujours pour des raisons émotionnelles ? Chez les hypersensibles, le simple fait de voyager peut déclencher une diarrhée. Tandis que chez d'autres personnes, surtout des femmes, un même déplacement entraînera une constipation… C'est dire à quel point ventre et émotions sont liés. Même lorsqu'on ne ressent pas une activité comme stressante, elle peut l'être inconsciemment et provoquer des réactions intestinales. Naturellement, rien de grave dans ce cas : ne vous lancez pas dans un traitement inadapté. Pensez juste à boire un peu plus pour maintenir votre hydratation.

34 LES INFECTIONS INTESTINALES PROVOQUENT-ELLES AUTOMATIQUEMENT DES DIARRHÉES ?

Non, mais très souvent quand même. La plupart des infections intestinales sont « bruyantes » : on ne peut pas passer à côté. Que l'on souffre de gastro-entérite ou de turista, on est atteint de diarrhée car le corps essaie de se débarrasser des microbes par les selles. Les douleurs abdominales ont tendance à nous plier en deux, et/ou à se localiser dans la partie gauche de l'abdomen. Les responsables de tout ce chambardement sont des germes (salmonelles, colibacilles...), des virus (gastro-entérite) ou des parasites (amibes). En général, on sait où et quand on a attrapé le microbe, mais ce n'est pas toujours le cas. L'eau contaminée est un vecteur bien connu d'infection intestinale, surtout dans les pays chauds. Mais on peut aussi très bien avaler des aliments infectés ou simplement être en contact avec des personnes atteintes. Vous revenez d'un voyage avec une infection intestinale ? Soyez prudent car si la majorité de ces infections sont banales, certaines peuvent être graves. En l'absence d'amélioration rapide, consultez.

35 VACANCES, J'OUBLIE TOUT ?

Méfiance, car les parasites, eux, ne vous oublient pas. La célébrissime diarrhée du voyageur, aussi nommée « turista » au Mexique, « djerbienne » en Tunisie, « delhi-belly » en Inde, « vitesse » au Mali ou encore « vengeance », « hot-dog », « gigue »... touchent toujours les personnes qui ne sont pas « du coin » et n'ont pas les défenses pour lutter contre certaines bactéries présentes dans l'eau ; notre flore intestinale qui y est confrontée pour la première fois réagit violemment en cherchant à expulser l'ennemi. Cette notion de fief est importante, car si nous ne considérons pas la France comme un pays « à risque », les Américains, eux, attrapent souvent une « turista » qu'ils pourraient appeler « le sale tour d'Eiffel » par exemple !

Cependant, dans la majorité des cas, les diarrhées que l'on contracte en vacances sont, en fait, dues à des toxi-infections et non à des bactéries, ce qui explique l'absence de fièvre, même si nous avons l'impression de nous vider et que « la fin est proche ». Cela signifie également que les antibiotiques n'ont absolument aucun effet sur ces « incidents de parcours », puisqu'ils ne combattent que les bactéries. Si vous en êtes victime, pensez surtout à vous hydrater énormément (boissons sucrées de préférence, pour une fois le Coca-cola est recommandé), à prendre des sels minéraux éventuellement en compléments, pour compenser ceux que vous perdez, et à faire appel aux antidiarrhéiques naturels conseillés plus loin : ils limiteront le volume des selles et les douleurs. Puis attendez patiemment.

36 POURQUOI ON SE DÉSHYDRATE QUAND ON A DES DIARRHÉES ?

Prenons l'exemple de la turista. Dans votre corps, la guerre fait rage. L'*Escherichia coli*, très souvent en cause dans la diarrhée du voyageur, fait naturellement partie de notre flore intestinale. Mais les *E. coli* étrangères provoquent un conflit, car elles sécrètent une toxine qui empêche nos intestins d'absorber l'eau. Toute l'eau ! Celle des aliments, celle que l'on boit, etc. Bilan : le corps est forcé d'évacuer tout ce liquide, d'où les selles hyperliquides. C'est fort désagréable mais nous ne sommes pas vraiment malades.

En revanche, méfiance si votre diarrhée s'accompagne de sang ou d'aspect bizarre des selles, le tout sur fond de fièvre. Là, ça sent la bactérie très agressive, et si les mesures que vous trouverez dans « mes conseils » n'aboutissent pas très rapidement à une amélioration, les antibiotiques seront nécessaires. Dans ce cas, prendre un antidiarrhéique est plutôt une mauvaise idée car alors les germes nocifs resteront plus longtemps en contact avec la muqueuse intestinale. Mieux vaut au contraire évacuer, et c'est d'ailleurs ce que s'efforce de faire le corps.

37 QUELLES SONT LES PRÉCAUTIONS DE BASE POUR ÉVITER LA TURISTA ?

Ne buvez que des liquides encapsulés (jamais d'eau du robinet), évitez les crudités, pelez les fruits, fuyez les boissons et aliments glacés, refusez les plats mal cuits et/ou réchauffés plusieurs fois. Ne fondez pas vos espoirs sur l'alcool : il ne tue pas les bactéries qui nous concernent. Dans la mesure du possible, essayez de manger dans de la vaisselle nettoyée à l'eau purifiée. Et pourquoi ne pas emporter des comprimés désinfectants pour l'eau, ne serait-ce que pour pouvoir vous laver les dents avec l'eau du robinet ainsi traitée ? Cependant, si vous restez un petit moment à l'étranger, et malgré toutes vos précautions, il y a une « chance » sur deux pour que vous l'attrapiez quand même… Enfin, il y *avait*. Car il existe un produit bien adapté qui vous met plus sûrement à l'abri de ce spectre. Comme il existe le *Lactibiane*, le même laboratoire propose le *Lactibiane Voyage*, qui contient des souches spécifiques de nature à prévenir la diarrhée du voyageur. 20 milliards de ferments protecteurs par sachet et des fibres d'acacia qui agissent en synergie pour protéger la flore intestinale des voyageurs. Il suffit de diluer 1 sachet tous les jours (à partir de la veille du départ) dans un grand verre d'eau (issue d'une bouteille encapsulée), ½ heure avant un repas. Malgré toutes vos précautions, il restera toujours des facteurs non maîtrisables, tels que le stress, la fatigue, la chaleur… qui participent au dérèglement intestinal. Sachez que dans 50 % des cas, on ne trouve aucune cause aux diarrhées du voyageur !

38 LES MÉDICAMENTS PEUVENT-ILS PROVOQUER LA DIARRHÉE ?

Oui. Si vous prenez un traitement (antibiotiques, colchicine…), il se peut très bien que vous ne le supportiez pas. Ne l'arrêtez pas : parlez-en à votre médecin ou à votre pharmacien.

Une cause classique et méconnue de diarrhée, ce sont… les brûlures d'estomac. Non pas que les acides gastriques puissent causer des diarrhées en se frayant un passage jusqu'aux intestins, mais si vous avez pris un antiacide, il y a de fortes chances pour que ce soit lui qui vous scotche sur le siège des toilettes. C'est justement le principe actif antiacide, l'hydroxyde de magnésium, qui a ce fâcheux effet secondaire. L'alternative serait de prendre un antiacide à l'hydroxyde d'aluminium, mais qui, d'une part, s'avère moins efficace, et d'autre part, se révèle dangereux. La quadrature du cercle. Raison de plus pour ne pas utiliser ce genre de médicament.

39 EST-CE QUE JE PEUX AVOIR DES PARASITES SANS LE SAVOIR ?

Oui. Si vous êtes fatigué sans savoir pourquoi, si vous vous sentez « mal » sans vraie raison, si en outre votre appétit subit des fluctuations et si vous souffrez de maux de ventre, peut-être avez-vous des vers. Non loin de l'infection intestinale, et c'est pourquoi nous en parlons ici, on trouve l'infestation du même organe, mais cette fois par des parasites. N'imaginez pas que ce trouble soit réservé à d'obscurs pays lointains ni à des personnes particulièrement nécessiteuses. La parasitose intestinale est extraordinairement répandue là encore sans qu'on s'en doute. Les parasites les plus fréquemment rencontrés sont les oxyures, les ascaris ou le ténia. La meilleure façon de les éviter est d'avoir une bonne hygiène et d'éviter de manger de la viande (surtout porc et bœuf) crue. Cependant, il existe de nombreux autres biais de contamination. Par exemple si le cuisinier au restaurant n'est pas un fanatique du savon après être passé aux toilettes, ou si le steak que vous dégustez est issu d'un animal infesté. C'est pourquoi il est très courant d'être porteur sans le savoir.

40 LES ENFANTS PEUVENT-ILS VRAIMENT AVOIR DES VERS ?

Oui, le problème est même encore plus courant que pour les adultes, notamment parce que l'hygiène des mains n'est pas toujours rigoureuse et que les plus petits portent tout à la bouche. Résultat : les enfants infestés sont grognons, fatigués, ont mal au ventre, n'ont pas faim. Pour confirmer les soupçons, on peut observer les selles de l'enfant. Si de tout petits vers blancs y remuent, ce sont des oxyures, petits vers responsables de l'oxyurose. Le traitement est simple et efficace, mais doit être entrepris par l'ensemble du foyer. En effet, ces parasites sont particulièrement contagieux et l'on peut très bien en héberger sans le savoir.

41 FAUT-IL ACHETER DES ALIMENTS ENRICHIS EN FIBRES ?

Si vous y tenez. Mais une alimentation naturellement riche en fruits et légumes ainsi qu'en céréales complètes est suffisante et, sous cette forme, les fibres sont bien mieux tolérées. Si vous voulez améliorer encore la tolérance et augmenter votre consommation de végétaux, ne pensez pas « tout cru ». Le cuit permet de manger mathématiquement plus de fibres, puisque l'eau s'est évaporée. Le meilleur exemple est celui de la salade d'épinards, dont on mange quelques feuilles crues, tandis que mis à cuire, ce légume fond littéralement sous nos yeux, et on en absorbe facilement 2 ou 3 fois plus.

42 EST-ON CONSTIPÉ POUR LES MÊMES RAISONS À 18 ANS OU À 60 ANS ?

Non. Chez les enfants et les jeunes adultes, l'origine de la constipation est plutôt d'ordre alimentaire ou hygiénique : on se nourrit mal (fibres absentes, « pas le temps » de boire de l'eau, etc.), on est stressé au travail et on ne compense pas avec du sport, etc.

Après la retraite, certaines personnes ont tendance à restreindre encore leur activité physique, ce qui n'arrange rien. Mais surtout, des petits soucis de santé peuvent provoquer une constipation, avant même d'apparaître clairement eux-mêmes. Une hypothyroïdie, par exemple, ou un vrai problème au côlon, peuvent se manifester par une constipation dont vous ne souffriez pas auparavant. C'est la soudaineté des signes qui doit vous alerter.

Enfin, pour les personnes les plus âgées, la constipation fréquente s'explique par l'association de tous les facteurs évoqués auxquels s'ajoutent les éventuels traitements (antidouleurs, antidépresseurs, antiacides contenant de l'aluminium, médicaments à base de calcium, antiallergiques, antiparkinsoniens, diurétiques, narcotiques…). On parle alors de « constipation iatrogène ».

43 FAUT-IL PRENDRE DES LAXATIFS QUAND ON EST CONSTIPÉ ?

La logique nous souffle que oui, mais en réalité, la réponse est plutôt non. Même temporairement, mieux vaut les éviter. Dans tous les cas, il est préférable de remédier à la cause de la constipation, généralement liée à une mauvaise hygiène de vie : alimentation, sédentarité, stress. Très rarement, ces médicaments peuvent se justifier. Et dans tous les cas, ils ne peuvent être qu'un complément à une meilleure hygiène diététique, notamment une consommation accrue d'aliments riches en fibres (fruits et légumes) et d'eau. L'exercice physique fait partie intégrante du traitement. Par ailleurs, l'abus de ce type de médication peut entraîner une véritable maladie nommée « la maladie des laxatifs », ou encore une situation de dépendance avec besoin régulier de laxatifs, nécessité d'augmenter la posologie et constipation sévère en cas de sevrage. En outre, leur usage prolongé peut entraîner des colopathies (maladie du côlon). Enfin, les laxatifs provoquent toujours une perte de minéraux et certains d'entre eux réduisent l'absorption de vitamines (A, D, E et K).

44 COMMENT LES DOULEURS INTESTINALES ET LE STRESS SONT-ILS LIÉS ?

Le cerveau et l'intestin sont étroitement liés. Alors qu'on pensait que les neurotransmetteurs étaient des signaux réservés aux neurones du cerveau, comme leur nom le laisse présager, on sait maintenant qu'il n'en est rien : l'intestin en fabrique tout autant. Les chercheurs ont fait des pas de géant dans ce domaine, ces dernières années. Ils affirment aujourd'hui que si le stress peut générer des troubles intestinaux, le chemin inverse est aussi vrai, et peut-être même encore plus fréquent ! Ainsi, certains colitiques d'un naturel calme deviennent nerveux en raison de leurs inconforts digestifs. Une situation susceptible de mener à de véritables dépressions ! C'est pourquoi lorsqu'on se traite pour un trouble du ventre, quel qu'il soit, il faut soigner le ventre ET le psychisme.

D'un point de vue psychanalytique, le premier cadeau que le bébé fait à sa mère, c'est un sourire. Le second, c'est une belle selle sur le pot. Si un conflit se présente, instinctivement le nourrisson (puis l'enfant, puis l'adulte !) se constipe sur le thème « je ne te ferai pas de cadeau, je rétentionne ». Cela mène à ce qu'on appelle un caractère « obsessionnel ». À l'inverse, l'enfant explosif qui va sans arrêt à la selle dévoile un caractère dit « hystérique » (plutôt féminin, mais pas obligatoirement).

45 EST-CE QUE MON INTESTIN EST ABÎMÉ ?

Rappelez-vous que l'on surnomme la colite « la crise de larmes intestinales ». Vous avez régulièrement/constamment des douleurs dans le ventre, particulièrement le matin après le petit déjeuner. Vous prenez du Spasfon, qui vous calme sur le moment mais le mal revient vite. Vous ne comprenez pas pourquoi vous souffrez tant. Ça fait mal parce que l'intestin ne supporte rien ou presque et qu'il se rebelle « bruyamment » en se contractant. Les colites spasmodiques ont beau perturber la vie quotidienne, l'intestin lui-même n'est en général pas abîmé (au moins au début). Avec la colite inflammatoire (maladie de Crohn, rectocolite hémorragique), les choses sont nettement plus délicates. La muqueuse est lésée, il faut la soigner.

46 COMMENT PEUT-ON SOUFFRIR EN ALTERNANCE DE CONSTIPATION ET DE DIARRHÉES ?

Ce cas de figure survient fréquemment, même chez les non-colitiques, après quelques jours de selles insuffisantes ou même absentes. À force de subir cet « encombrement », l'intestin fabrique en réaction des sécrétions qui propulsent son propriétaire aux toilettes pour une vraie débâcle de selles liquides. Parfois, l'exonération est précédée d'un effort pour expulser un « bouchon » dur. On appelle ce phénomène « fausse diarrhée ». Et avec raison, puisque c'est une facette de la constipation !

47 LES ANXIOLYTIQUES ET LES ANTIDÉPRESSEURS SONT-ILS UNE BONNE SOLUTION ?

Certainement pas et pourtant ces médicaments sont prescrits de façon extraordinairement courante aux colitiques ! Une supplémentation en magnésium marin, la relaxation, la pratique d'un sport, la sophrologie et même l'autohypnose fonctionnent beaucoup mieux, et sans effets secondaires. Les diverses recherches menées sur ce dernier point montrent que sous hypnose, la pression du côlon baisse, comme s'il se « détendait ». Au Royaume-Uni, à l'hôpital de Manchester, il existait même il y a quelques années un service « hypnose » réservé aux colitiques ! Pour se calmer, on peut donc apprendre l'autohypnose afin de ne pas dépendre du médecin pour se soulager. Après avoir intégré la technique en cabinet médical, lors de la consultation, il est facile de se mettre en état d'hyperconcentration (car c'est de cela qu'il s'agit) sur le système digestif. À raison d'une vingtaine de minutes par jour, on peut passer d'une focalisation sur le confort digestif à une aide antistress plus globale. En 3 ou 4 séances à peine, on maîtrise cet « outil » que l'on peut utiliser partout : transports en commun, embouteillage, avion… Rien n'empêche de pratiquer parallèlement la relaxation : les deux se complètent très bien ! Mais ceci, c'est pour le « fond » et cela ne concerne que l'aspect « psy ». Or, un colitique veut être soulagé, et tout de suite.

48 L'ARGILE, ÇA MARCHE VRAIMENT ?

Oui, c'est un très bon « pansement intestinal ». Elle est habituellement recommandée en cas d'excès d'air (flatulences, ballonnements). Mais comme elle apaise également les douleurs de type colitique, laissez-lui une petite place dans votre pharmacie familiale. D'autant qu'elle peut rendre service à toute la famille... Cette terre si particulière est un super-absorbant naturel. Elle fixe à sa surface les gaz et s'en imprègne comme une éponge pour vous en débarrasser. En externe comme en interne, l'argile travaille inlassablement à absorber, assainir, régénérer, cicatriser... Au passage, elle procure un teint plus frais, une peau plus belle. On peut préparer de « l'eau argileuse » en mélangeant de l'eau et de l'argile, mais le plus simple est de tester son efficacité grâce à des gélules ou à des sachets tout prêts. Divers médicaments couramment prescrits en cas de douleurs du côlon ne sont autres que de l'argile, même s'ils portent des noms différents.

En cas de colite accompagnée de véritable inflammation, je conseille vivement d'associer à la cure interne des cataplasmes d'argile. Préparez une pâte épaisse, ou utilisez un produit tout prêt, que vous ferez chauffer (pas au gaz ni au micro-ondes ! Uniquement en la mélangeant avec de l'eau chaude). Appliquez directement un cataplasme vraiment épais sur la zone douloureuse. À raison de 2 ou 3 applications par jour pendant un mois, vous constaterez que les douleurs s'estompent voire disparaissent. Une cure d'argile doit durer au minimum 3 semaines, plusieurs mois en cas de colite ancienne.

49 L'ALIMENTATION PEUT-ELLE SOIGNER LA COLITE ?

Non, mais elle reste la pierre angulaire du traitement pour obtenir une relative « paix du ventre ». Cependant, on a longtemps rabâché aux pauvres colitiques qu'ils ne devaient pas manger de ci, et surtout pas de ça, les privant au passage de nutriments protecteurs sous prétexte qu'ils étaient associés à des fibres, par exemple. Le support de la colite est le stress, les aliments ne jouent qu'un rôle secondaire. En revanche, un colitique est particulièrement sensible d'un point de vue digestif et il est évident qu'il doit se rapprocher le plus possible d'une hygiène alimentaire idéale. Mais tout étant affaire de susceptibilité individuelle, commencez par tenter de petites portions. Si tout se passe bien, vous pouvez augmenter les doses ! Il n'y a pas que les aliments qui comptent. Il y a aussi la façon de les « aborder ». Que demande le côlon ? Un peu de considération : des repas calmes, à heures régulières ; un petit déjeuner substantiel, un déjeuner moyen, un dîner léger ; une mastication suffisante des aliments ; pas de tabac, surtout à table : il irrite le système digestif ; pas de stress : discussion houleuse, comptage maniaque des calories, culpabilisation parce qu'on s'octroie un bon petit plat, etc. Finalement, ce brave côlon se nourrit avant tout de calme et de sérénité.

50 EST-CE QU'UN JOUR J'AURAI UN VENTRE PLAT ?

Bien sûr ! À condition de faire ce qu'il faut pour. Soit votre problème est lié à un relâchement musculaire, et le seul moyen est de vous mettre sérieusement au sport. Soit votre ventre est gros parce qu'il est plein d'air, et il faut éviter d'en avaler et/ou d'en fabriquer. Les mauvaises habitudes sont souvent à l'origine de véritables ballons de baudruches abdominaux qui disparaissent mystérieusement pendant la nuit… Symptomatique aussi d'un déséquilibre de la flore digestive : lorsqu'en sortant de table vous vous sentez systématiquement ballonné avec une irrépressible envie de repousser un ou deux crans de votre ceinture.

51 J'AI PEUR D'ARRÊTER DE FUMER ET DONC DE PRENDRE DU POIDS, SURTOUT AU NIVEAU DU VENTRE. QUE FAIRE ?

Ah, vous fumez ? Saviez-vous que le tabac est un grand ennemi du ventre plat ? Il libère les réserves en sucre du foie, qui retourne dans la circulation du sang. À terme, cela peut provoquer des hypoglycémies, donc des fringales de sucre, donc des kilos superflus. En outre, le tabac perturbe les sécrétions digestives, surtout s'il est consommé pendant ou juste après le repas. Ballonnements et flatulences sont inévitables. D'autant que lorsqu'on fume, on avale de l'air dont l'estomac ne sait que faire. Et puis fumer parce qu'on a peur de grossir est un faux problème. Lorsqu'on arrête de fumer, il est conseillé d'éviter certains aliments déclencheurs d'envie. C'est le cas du café, du thé, des épices, des sodas (surtout au cola) et des boissons alcoolisées. Tiens, il se trouve que ce sont aussi des aliments anti-ventre plat, quelle surprise !

52 LE CHARBON, ÇA SERT À QUOI EXACTEMENT ?

C'est une véritable éponge à gaz. Il remporte la palme d'or pour améliorer l'ensemble des troubles digestifs et réduire en un temps record les ballonnements et autres flatulences, le tout de façon 100 % naturelle.

Il fait partie des vieux remèdes qui n'ont été détrônés par aucun remplaçant chimique. C'est un absorbant intestinal, c'est-à-dire qu'il attire à sa surface les gaz et les molécules dissoutes et dispersées : nicotine, polluants, toxines, et même certains virus, bactéries et parasites intestinaux… et qu'il entraîne le tout fermement vers la sortie ! Il est, de plus, parfaitement toléré. Aucun ballonnement, aucune diarrhée, ne lui résiste.

Nous pourrions tous tirer profit de cures régulières de charbon dans le but de désinfecter le côlon et de lutter contre les mycoses intestinales. Ce produit n'est pas assez connu, ou en tout cas mal connu. En outre, on a longtemps reproché au charbon de provoquer une constipation ou de rendre la langue noire : cet inconvénient appartient au passé avec les capsules de charbon de Belloc à avaler. On recommande en général 2 capsules 2 à 3 fois par jour, ou au moment des inconforts. Le charbon est réservé aux adultes et aux enfants à partir de 6 ans. À utiliser quelques jours en cure : lui aussi empêcherait l'assimilation des vitamines et minéraux si pris trop régulièrement.

53 EST-CE QUE LES MÉDICAMENTS PEUVENT FAIRE GROSSIR LE VENTRE ?

Hélas oui. C'est le cas de certains traitements hormonaux (dont quelques pilules), des corticoïdes, des neuroleptiques et, pour les diabétiques, de l'acarbose. Les personnes qui suivent ce type de traitement doivent être encore plus vigilantes que les autres en ce qui concerne les apports en sucre et la prévention en général (sport, hygiène alimentaire…). Il n'y a hélas pas grand-chose d'autre à faire…

GLOSSAIRE

Adipolyse = lipolyse : l'organisme détruit les graisses en acides gras et alcool

Antalgique : contre les douleurs

Antinaupathique : évite les nausées au cours d'un voyage

Apéritive : ouvre l'appétit

Carminative : réduit les gaz intestinaux, aide à les éliminer

Cholérétique : favorise la sécrétion de bile

Cholagogue : provoque la vidange de la vésicule biliaire dans l'intestin

DNV (dystonie neurovégétative) : tous troubles liés au stress

Dolichocôlon : côlon plus long que la normale

Dyskinésie biliaire : anomalies au niveau de la vésicule

Dyspepsie : inconfort digestif après les repas

Entérocolite : inflammation de l'intestin

Halitose : mauvaise haleine

Lithiase biliaire : formation de calculs dans la vésicule biliaire

Litholytique : détruit les calculs

Hémogliase : épaississement du sang

Météorisme : gaz dans le ventre

Somnolence postprandiale : somnolence après les repas

Stomachique : digestive, bonne pour l'estomac

Verminose : invasion de vers intestinaux

TABLE DES MATIÈRES

Imprimé en France. - JOUVE, 1, rue du Docteur Sauvé, 53100 MAYENNE
N° 2706582C - Dépôt légal : mars 2018